Karl W. Lauterbach
Stephanie Stock
Helmut Brunner
(Herausgeber)

Gesundheitsökonomie

Verlag Hans Huber
Programmbereich Gesundheit

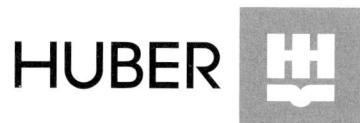

Bücher aus verwandten Sachgebieten

Reiners
Mythen der Gesundheitspolitik
2009. ISBN 978-3-456-84679-8

Simon
Das Gesundheitssystem in Deutschland
Eine Einführung in Struktur und Funktions-
weise
3. A. 2009. ISBN 978-3-456-84135-3

Gerlinger/Röber
Die Pflegeversicherung
2009. ISBN 978-3-456-84598-2

Haubrock/Schär (Hrsg.)
**Betriebswirtschaft und Management in der
Gesundheitswirtschaft**
5. Aufl. 2009. ISBN 978-3-456-84664-4

Krippner-Stikklas/Stikklas
**Lehrbuch Fachwirt/in im Sozial- und Gesund-
heitswesen (IHK)**
Band 1: Sozial- und Gesundheitsökonomie
2007. ISBN 978-3-456-84261-5

Rosenbrock/Gerlinger
Gesundheitspolitik
Eine systematische Einführung
2. A. 2006. ISBN 978-3-456-84225-7

Kuhn/Wildner
Gesundheitsdaten verstehen
2006. ISBN 978-3-456-84355-1

v. Troschke/Mühlbacher
**Grundwissen Gesundheitsökonomie, Gesund-
heitssystem, Öffentliche Gesundheitspflege**
2005. ISBN 978-3-456-84140-3

Weitere Informationen über unsere Neuerscheinungen finden Sie im Internet unter:
www.verlag-hanshuber.com.

Karl W. Lauterbach
Stephanie Stock
Helmut Brunner
Herausgeber

Gesundheitsökonomie

Lehrbuch für Mediziner und andere Gesundheitsberufe

2., vollständig überarbeitete Auflage

Verlag Hans Huber

Lektorat: Dr. Klaus Reinhardt
Bearbeitung: Ulrike Boos
Herstellung: Daniel Berger
Umschlagillustration: pinx, Wiesbaden
Umschlaggestaltung: Claude Borer, Basel
Druckvorstufe: Kösel, Krugzell
Druck und buchbinderische Verarbeitung: novoprint, Barcelona
Printed in Spain

Bibliographische Information der Deutschen Bibliothek
Die Deutsche Bibliothek verzeichnet diese Publikation in der Deutschen Nationalbibliographie; detaillierte bibliographische Daten sind im Internet über http://dnb.d-nb.de abrufbar.

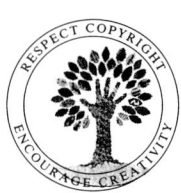

Anregungen und Zuschriften bitte an:
Verlag Hans Huber
Hogrefe AG
Lektorat Medizin/Gesundheit
Länggass-Strasse 76
CH-3000 Bern 9
Tel.: 0041 (0)31 300 4500
Fax: 0041 (0)31 300 4593

2. Auflage 2009
© 2006, 2009 by Verlag Hans Huber, Hogrefe AG, Bern
ISBN 978-3-456-84695-8

Inhalt

Teil 4: Methoden der gesundheitsökonomischen Bewertung 277

Vorwort

Die Verknüpfung medizinischer und wirtschaftswissenschaftlicher Kenntnisse wird immer wichtiger. Steigende Beitragssätze in der gesetzlichen Krankenversicherung finden ihren Niederschlag in immer neuen Kostendiskussionen und Reformgesetzen, die vom niedergelassenen Arzt bis zum Krankenhausdirektor, von der pharmazeutischen Industrie bis zu den Spitzenverbänden der Selbstverwaltung alle Ebenen des Gesundheitssystems betreffen.

Häufig werden diese Diskussionen von interessensgeleiteten Lobbygruppen dominiert, ohne dass die wirtschaftlichen Konsequenzen des medizinischen Versorgungsbedarfs wirklich analysiert, kritisch diskutiert und bewertet werden. Darüber hinaus galten ökonomische Fragestellungen in der Medizin lange Zeit sogar als unethisch und manche Ärzte sprechen auch heute noch von einem Antagonismus zwischen Medizin und Ökonomie. Dieser moralische Vorbehalt gegen wirtschaftliche Effizienz im Gesundheitswesen war lange eine ideale Voraussetzung für die Einführung neuer Produkte und Therapien, auch wenn der zusätzliche Nutzen gering war. Dies war in einer Phase, in der die Verbreiterung des Zugangs zu Gesundheitsleistungen Priorität hatte, politisch erwünscht. Mit zunehmendem finanziellen Druck auf das Gesundheitssystem tritt die Kostendämpfung mehr und mehr in den Vordergrund.

Spätestens seit Mitte der 1990er-Jahre wurde in der Gesundheitspolitik erkannt, dass strukturelle Reformen zur Erschließung von Rationalisierungsreserven unausweichlich sind, um die Herausforderungen des demografischen Wandels abzufedern. Zur Ausschöpfung von Rationalisierungsreserven wird international schon lange auf die Gesundheitsökonomie sowie auf die ihr verwandten Disziplinen Evidenzbasierte Medizin und «Health-Technology-Assessment» zurückgegriffen. Um die Akzeptanz sowie den adäquaten Einsatz dieser Instrumente zu unterstützen, müssen die finanziellen Konsequenzen von Entscheidungen, die auf dieser Grundlage getroffen werden, transparent werden. Knappe Ressourcen verlangen klare, durch Leistungserbringer und die Solidargemeinschaft nachvollziehbare Entscheidungen der Ressourcenallokation. Der Einbau gesundheitsökonomischer Vorlesungen in das Curriculum der ärztlichen Ausbildung war daher überfällig.

Hauptanliegen dieses Buches ist es, die methodischen Grundlagen zu vermitteln, die Entscheidungen zu Rationalisierung und Allokation von Ressourcen zu Grunde liegen sollen. Eine sinnvolle Anwendung der Methoden ist nur möglich, wenn sie in den entsprechenden gesundheitspolitischen Kontext eingebettet werden. Dazu ist ein Verständnis der Strukturen des Systems sowie der begleitenden ethischen Diskussion notwendig. Diese Aspekte werden in dem vorliegenden Buch von einem Team aus Medizinern, Gesundheitsökonomen, Wirtschaftswissenschaftlern und Statistikern dargestellt. Wir hoffen, dass das Buch dazu beiträgt, Medizin und Ökonomie in Einklang zu bringen.

Karl W. Lauterbach
Helmut Brunner
Stephanie Stock

Teil 1:
Ethik und Ökonomie in der Medizin

1. Einführung

Helmut Brunner und Anna Furmaniak

1.1 Ökonomische Medizin

Da die Kosten im deutschen Gesundheitswesen seit vielen Jahren stärker steigen als das Volkseinkommen, müssen die wirtschaftlichen Konsequenzen der medizinischen Versorgung verstärkt analysiert, kritisch diskutiert und bewertet werden. Ökonomische Probleme der medizinischen Versorgung wurden bisher vorwiegend von Wirtschaftswissenschaftlern und nur selten von Ärzten untersucht. Oft war daher der klinische Bezug nicht deutlich. Der ärztliche Alltag wurde häufig unvollständig abgebildet. Besonders hinderlich war das unzureichende Verständnis für eine klinisch-ökonomische Fragestellung innerhalb der Ärzteschaft. Das mangelnde Interesse und die oft misstrauische Einstellung vieler Mediziner gegenüber der Ökonomie steht der Lösung der Probleme im Wege (s. **Tab. 1-1**).

Da es keine prinzipiellen Unterschiede zwischen ärztlicher und ökonomischer Ethik gibt, muss in der Ärzteschaft die Akzeptanz für Medizinische Ökonomie verbessert werden.

Das deutsche Gesundheitssystem bietet zwar eine gute ärztliche Versorgung, sie ist aber gemessen an ihrer Qualität zu teuer geworden, weil ökonomische Aspekte in der Medizin bisher eine untergeordnete Rolle gespielt haben. Ökonomie galt in der Medizin lange Zeit als unethisch. Manche Ärzte sprechen weiterhin von einem unvereinbaren Gegensatz zwischen Medizin und Ökonomie. Dieser moralische Vorbehalt gegen wirtschaftliche Effizienz im Gesundheitswesen ist lange eine ideale Voraussetzung für die Einführung neuer Produkte und Therapien gewesen, auch wenn ihr medizinischer Nutzen gering war. Mit dem starken Wachstum der Gesundheitsausgaben bei beschränkten finanziellen

Tabelle 1-1: Unterschiede in den Zielen von Medizin und Ökonomie.

Ziele der Medizin
■ Die Versorgung des **einzelnen Patienten** hat höchste Priorität.
■ **Qualität und Erfolg** der Behandlung stehen im Vordergrund.
■ Verwirklichung hippokratischer **Wertvorstellungen (Ethik)**.

Ziele der Ökonomie
■ Sinnvolle **Zuordnung** (Allokation) der knappen Mittel (Ressourcen). Ökonomische Ethik.
■ **Zielgruppen:**   a) die gesamte Bevölkerung (Volkswirtschaft),   b) Mitarbeiter eines Unternehmens,   c) Gruppen von Patienten und Versicherten.
■ Verwirklichung ökonomischer Ethik.
■ Der Arzt als Nutzer knapper Ressourcen.
■ Das **Behandlungsergebnis** wird mit den **entstandenen Kosten bewertet**. Die Ausgabe von Medizin-bezogenen Mitteln für andere Verwendungen wird in die Überlegungen einbezogen, **Opportunitätskosten**.

Quelle: Eigene Darstellung

Mitteln gewinnt in den letzten Jahren die Wirtschaftlichkeit medizinischer Leistungen an politischem und wissenschaftlichem Interesse.

Natürlich ist das Gesundheitswesen nicht nur ein Kostenfaktor, sondern auch ein Wachstumsmarkt, der zusätzliche Arbeitsplätze bietet (s. **Abb. 1-1**). In den Niederlanden und Dänemark wird für die medizinische Versorgung der Bevölkerung weit weniger ausgegeben als in Deutschland, der Schweiz oder den USA, obwohl die Qualität der medizinischen Versorgung in diesen Ländern sicher nicht geringer ist als in Deutschland (s. **Abb. 1-2**).

1.2 Kostenanstieg

In Deutschland wurden in den letzten fünf Jahren 10 bis 11% des Bruttoinlandsprodukts, BIP, für die Gesundheit ausgegeben, während für die Bildung mit 5 bis 6% des BIP im internationalen Vergleich relativ geringe Mittel aufgewendet wurden. Nur in den USA lag der Anteil der Gesundheitsausgaben am BIP höher als in Deutschland, während einige Länder mit hoher Versorgungsqualität deutlich geringere Ausgaben verzeichneten (s. **Abb. 1-2** und **Abb. 1-3**). Sehr wichtig ist es, die Pro-Kopf-Ausgaben im Gesundheitswesen in die Überlegungen einzubeziehen (s. **Abb. 1-4** und **Abb. 1-5**). Die Zunahme der Gesundheitsausgaben in Deutschland ist in den **Abbildungen 1-6** und **1-7** dargestellt. Zwei grundsätzliche Ursachen werden für den Kostenanstieg im Gesundheitswesen verantwortlich gemacht:

• die demografische Entwicklung, Altersstruktur der Bevölkerung (s. **Abb. 1-8**) und die niedrige Geburtenrate mit später fehlenden Einnahmen sowie

• der technologische Fortschritt.

Wegen der ständig verbesserten Interventionsmöglichkeiten durch den technischen Fortschritt der Medizin und wegen der absehbaren Mehrbelastungen des Sozialstaates durch den demografischen Wandel, die Zunahme älterer Mitbürger, kann der Frage nach dem volkswirtschaftlich verantwortbaren Ressourceneinsatz im Gesundheitswesen nicht mehr ausgewichen werden. Für Ärzte mit ihrer in einer Welt knapper Mittel realitätsfremden Haltung sind schwere ethische Konflikte vorhersehbar, da der Einzelne und die

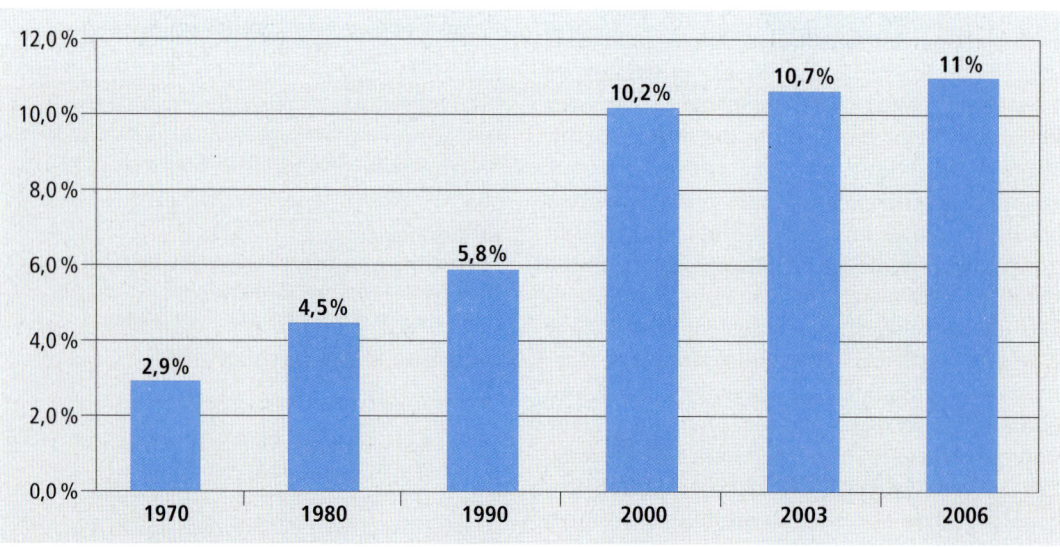

Quelle: Statistisches Bundesamt, 2007

Abbildung 1-1: Beschäftigte im Gesundheitswesen als Anteil an allen Beschäftigten.

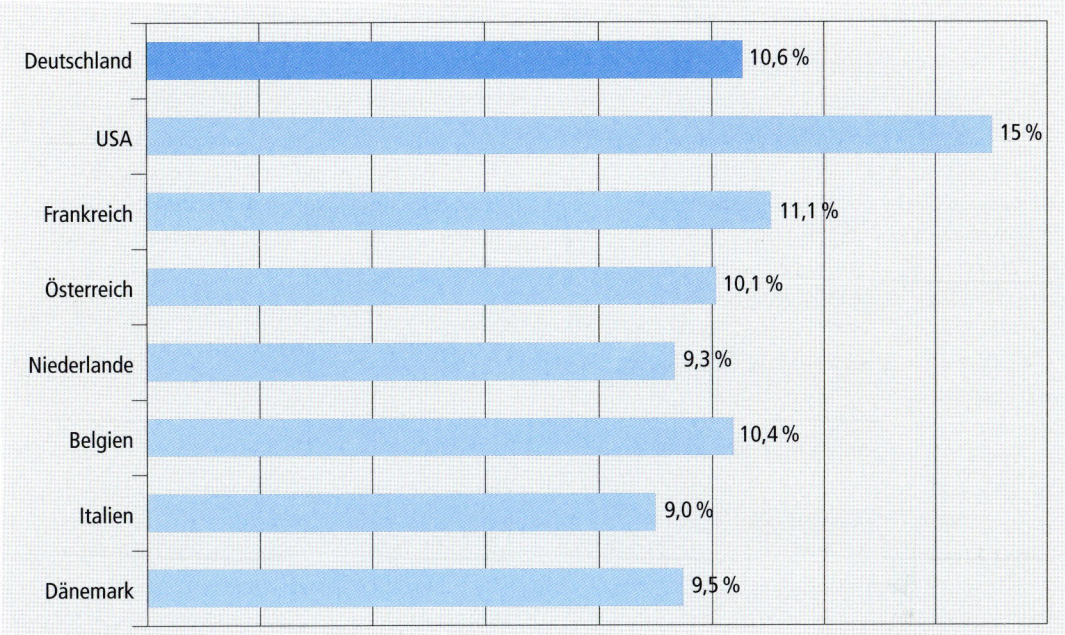

Quelle: OECD, 2008

Abbildung 1-2: Anteil der Gesundheitsausgaben am Bruttoinlandsprodukt (2006).

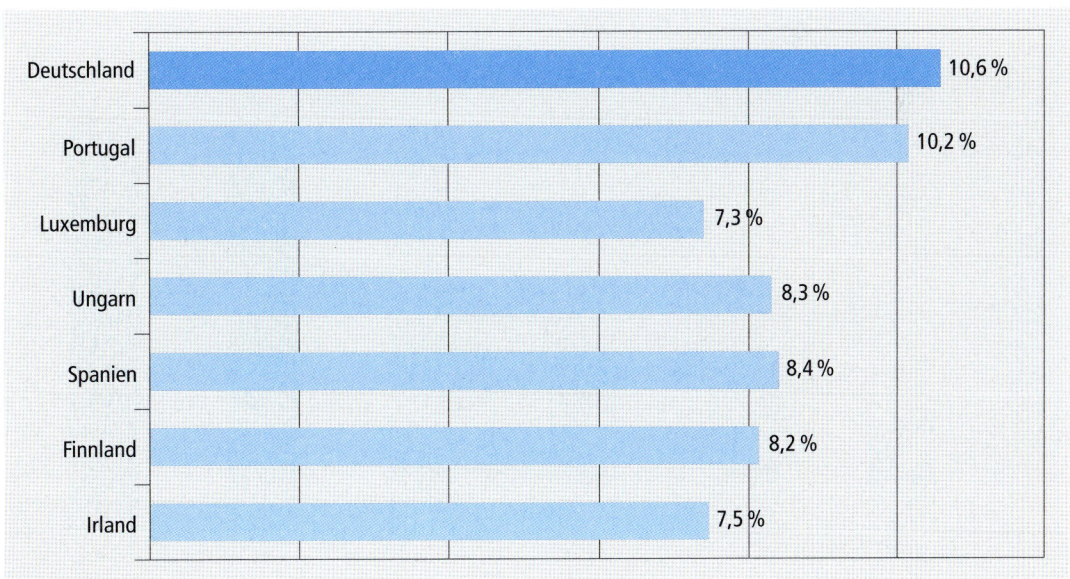

Quelle: OECD, 2008

Abbildung 1-3: Anteil der Gesundheitsausgaben am Bruttoinlandsprodukt (2006).

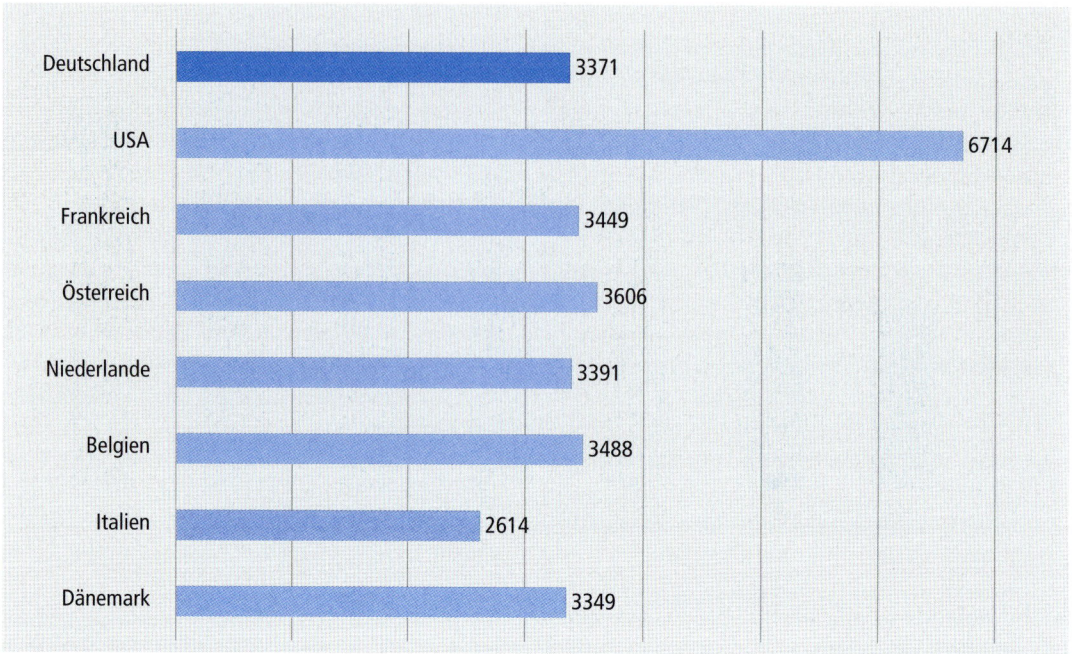

Quelle: OECD, 2008

Abbildung 1-4: Pro-Kopf-Ausgaben im Gesundheitswesen in US $ Kaufkraftparität

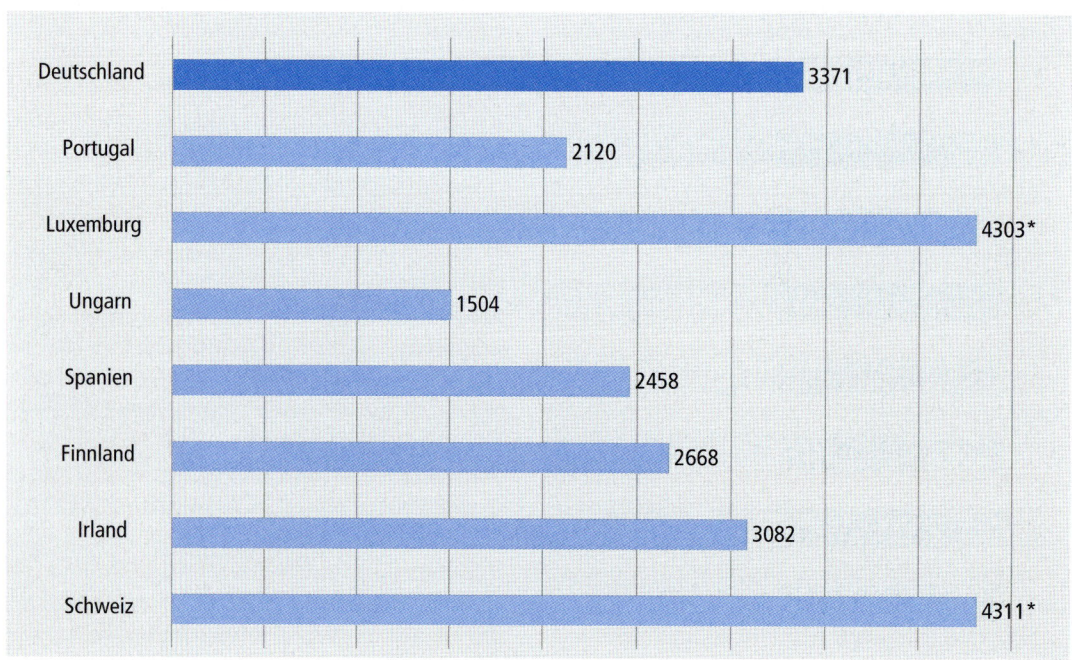

Quelle: OECD, 2008   * Schätzung

Abbildung 1-5: Pro-Kopf-Ausgaben im Gesundheitswesen in US $ Kaufkraftparität

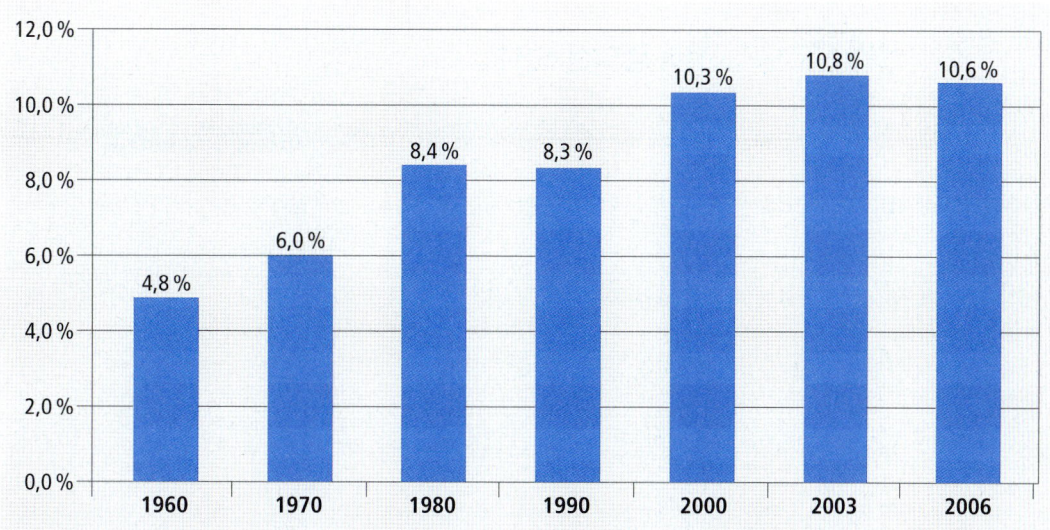

Quelle: OECD, 2008

Abbildung 1-6: Gesundheitsausgaben der BRD als Anteil am Bruttoinlandsprodukt.

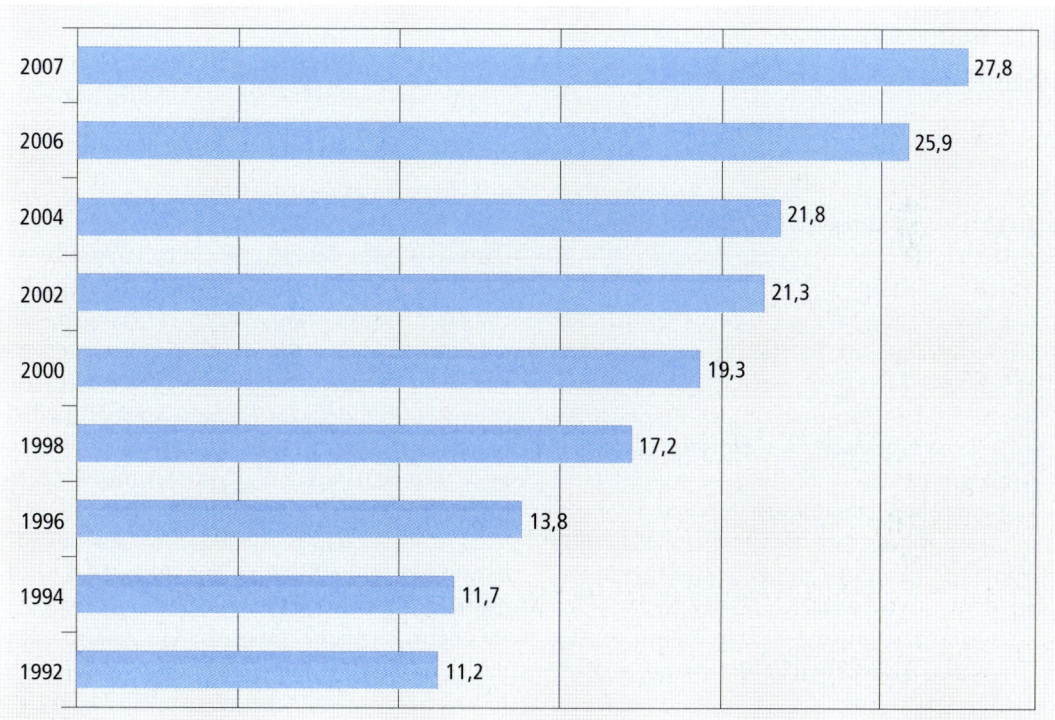

Quelle: Schwabe/Paffrath, 2008

Abbildung 1-7: Arzneimittelausgaben der GKV in Mrd €.

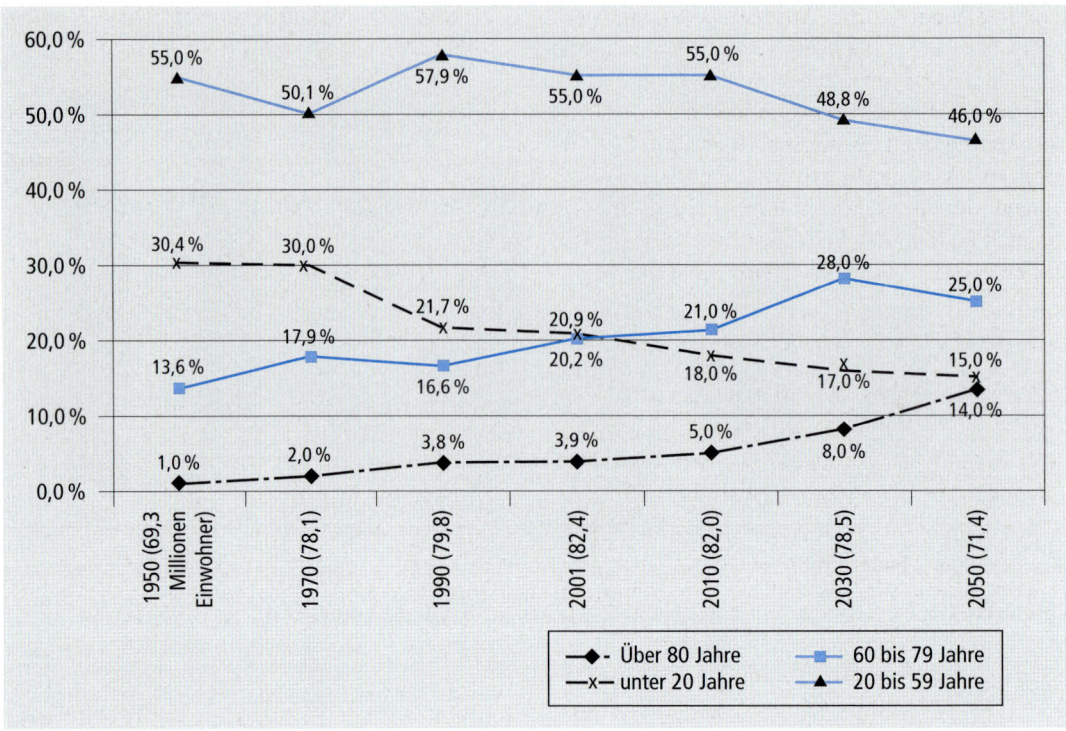

Quelle: Statistisches Bundesamt, 2006

Abbildung 1-8: Bevölkerung in Deutschland, Anteil der Altersgruppen an der deutschen Bevölkerung.

Gemeinschaft für den Einsatz der knappen Ressourcen Prioritäten setzen müssen. Es ergeben sich dabei folgende prinzipielle Fragen:

- Hat die demografische Entwicklung oder der technologische Fortschritt den stärkeren Anteil an der Kostenentwicklung im Gesundheitswesen? Daraus würden sich unterschiedliche Konsequenzen für politische Entscheidungen ergeben.
- Wie lange kann die Kostensteigerung im Gesundheitswesen noch durch Rationalisierung medizinischer Maßnahmen abgefangen werden?
- Zwingen ökonomische Fakten vielleicht jetzt schon zur verdeckten Rationierung medizinischer Leistungen?
- Soll die Rationierung medizinischer Leistungen in Deutschland zum Thema einer öffentlichen Debatte gemacht werden?

1.3 Kostenbegrenzung

Grundsätzlich stehen zwei Möglichkeiten der Kostenbegrenzung zur Verfügung, Rationalisierung und Rationierung. Rationalisierung bedeutet Effizienzsteigerung durch Optimierung der Handlungsabläufe, während bei der Rationierung aus Gründen der Mittelknappheit medizinische Leistungen trotz erwiesenen Nutzens nicht erbracht werden. Rationierung wird, im Unterschied zur Rationalisierung, bei jeder Debatte über Einschränkungen von Gesundheitsleistungen aus ethischen Gründen kontrovers diskutiert.

Möglichkeiten zur Erfassung von Kosten und die Basis für ihre Senkung bieten Kosten-Nutzen-Analysen als Entscheidungshilfen und die konsequente Anwendung des Konzeptes der «Evidence-based Medicine» und des «Health-Technology-Assessment» (EBM/HTA). Kostensenkung ist auch durch Anreize zu sparsamerem Umgang mit finanziellen Ressourcen bei den Leistungserbringern, Stärkung der Eigenverantwortung der Patienten, Qualitätsmanagement, Vernetzung der Leistungserbringer, die Einführung von Managed-Care-Modellen und Änderungen der gesetzlichen Rahmenbedingungen möglich (s. **Tab. 1-2**). Im stationären Bereich sind in den letzten Jahren durchaus Anstrengungen

zur Kapazitätsreduktion erfolgreich gewesen (s. **Abb. 1-9**). Die Kosten sind zwar weiter gestiegen, aber in erheblich geringerem Maße als in früheren Jahren.

1.4 Rationalisierung, Rationierung

Alle Möglichkeiten zur Rationalisierung müssen erkannt und ausgeschöpft werden, bevor medizinische Leistungen rationiert werden. Rationierung medizinischer Maßnahmen muss als Ultima Ratio nach Ausschöpfen der Rationalisierungsreserven angesehen werden (s. **Tab. 1-2**). Nach einer Studie von Beske et al. (1997) sind viele Ärzte in Deutschland der Meinung, dass in einigen Bereichen der Medizin heute schon rationiert wird. Zu dieser Problematik wäre eine neue detaillierte Analyse hilfreich, um festzustellen, ob gravierende Rationierungen medizinischer Leistungen wirklich stattfinden. Zunächst sind aber noch Rationalisierungen möglich. Dies soll an der Antibiotikatherapie erläutert werden. Weitere Beispiele lassen sich leicht finden.

Tabelle 1-2: Möglichkeiten der Kostendämpfung.

- Evidence-based Medicine und Health Technology Assessment, **EBM/HTA**
- stärkere Betonung des **ökonomischen Prinzips** mit mehr Wettbewerb im Gesundheitswesen
- gesundheitsökonomische Bewertung medizinischer Maßnahmen, **Kosten-Nutzen-Analysen, KNA,** mit dem Ziel der Rationalisierung
- **Qualitätsmanagement,** Ziel: Rationalisierung
- **Telemedizin,** Vernetzung der Leistungserbringer, integrierte Versorgung, Ziel: Rationalisierung
- Einführung von **Managed-Care**-Modellen
- Politik: Änderung des **gesetzlichen Rahmens**

Quelle: Eigene Darstellung

Ein Bespiel für Rationalisierung: Antibiotika gehören zu den wirksamsten Arzneimitteln. Ihr

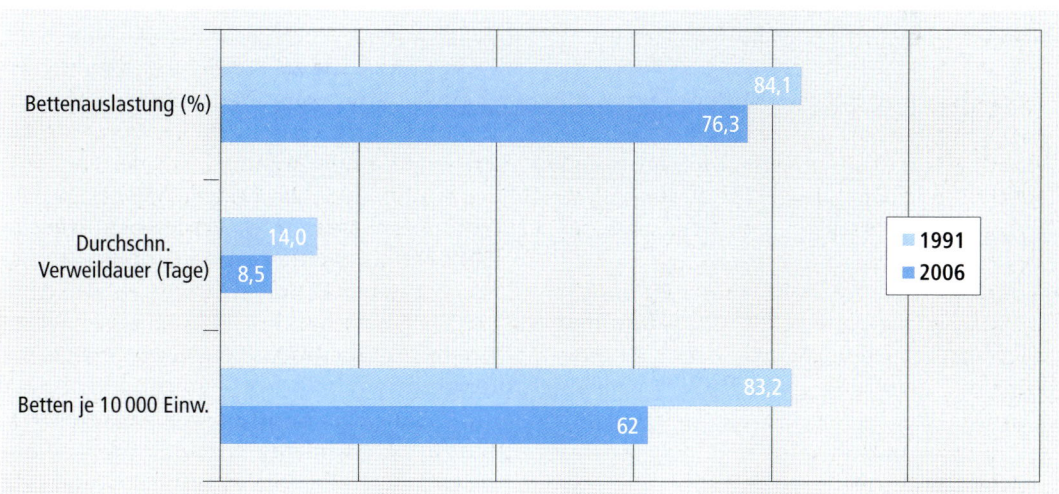

Quelle: Statistisches Bundesamt, 2006

Abbildung 1-9: Die stationäre Versorgung in Deutschland.

Einsatz wird von Patienten bei Arztbesuchen oft erwartet, da sie wegen ihrer hohen Effektivität und guten Verträglichkeit auf hohe Akzeptanz in der Bevölkerung stoßen. **Tabelle 1-3** gibt Vor-

Tabelle 1-3: Antibakterielle Chemotherapie.

Vorteile:

- Bekämpfung der Krankheitsursache, des Krankheitserregers
- hoher Therapiestandard
  - sehr gute Wirkung
  - gute Verträglichkeit
- relativ geringe Therapiekosten, also günstige Kosteneffektivität
- hohe Akzeptanz in der Bevölkerung.

Nachteilige Folgen dieser Vorteile:

- häufig ungezielter Einsatz
- Resistenzentwicklung der Erreger
- Schäden durch Nebenwirkungen bei unnötigem Einsatz.

Quelle: Eigene Darstellung

und Nachteile der Antibiotikatherapie wieder. Wegen ihrer positiven Eigenschaften werden sie in vielen Ländern, auch in Deutschland, zu häufig und daher oft ohne klare Indikation eingesetzt (s. **Abb. 1-10, Abb. 1-11** und **Tab. 1-4**). Die Folge ist eine unnötig starke Zunahme von In-

Tabelle 1-4: Mögliche Ursachen für das Versagen einer Antibiotikatherapie.

- Es liegt keine Infektion vor.
- Es liegt keine bakterielle Infektion vor.
- Es wurde eine zu niedrige Dosierung des Antibiotikums gewählt.
- Das Antibiotikum erreicht nicht den Infektionsherd (abgekapselte Entzündung: Abszess, Empyem).
- Die Behandlung setzt zu spät ein.
- Die Behandlung wird nicht lange genug fortgesetzt.
- Beim Patienten liegt eine schlechte Abwehrlage vor.
- Der Erreger ist gegen das Antibiotikum resistent.

Quelle: Eigene Darstellung

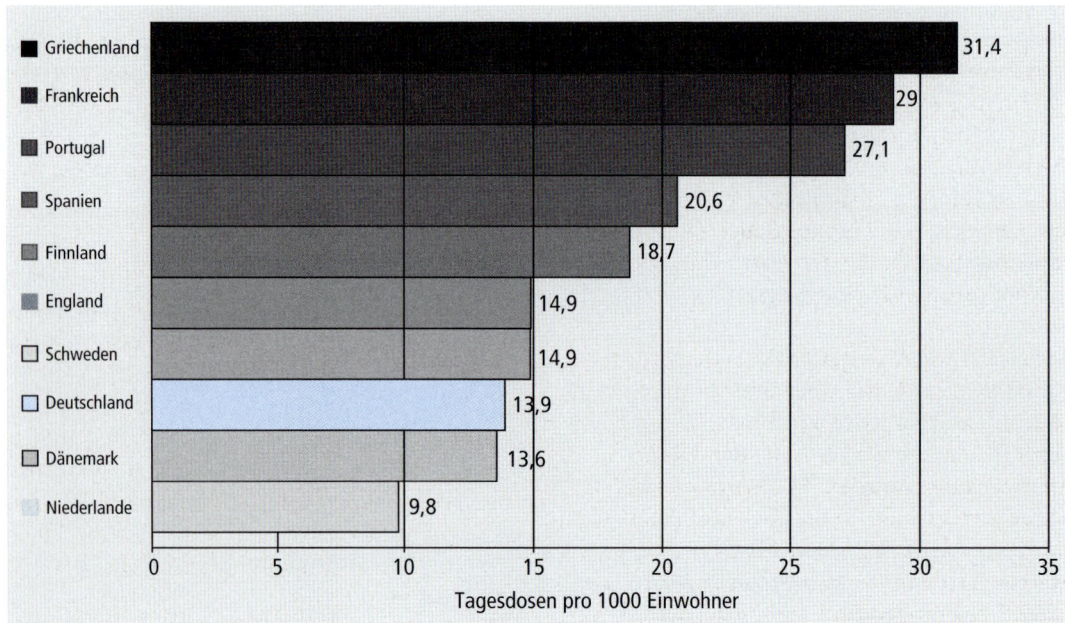

Quelle: Ferech et al., 2006

Abbildung 1-10: Ambulanter Antibiotikaverbrauch pro 1000 Einwohner und Tag in verschiedenen Ländern 2003.

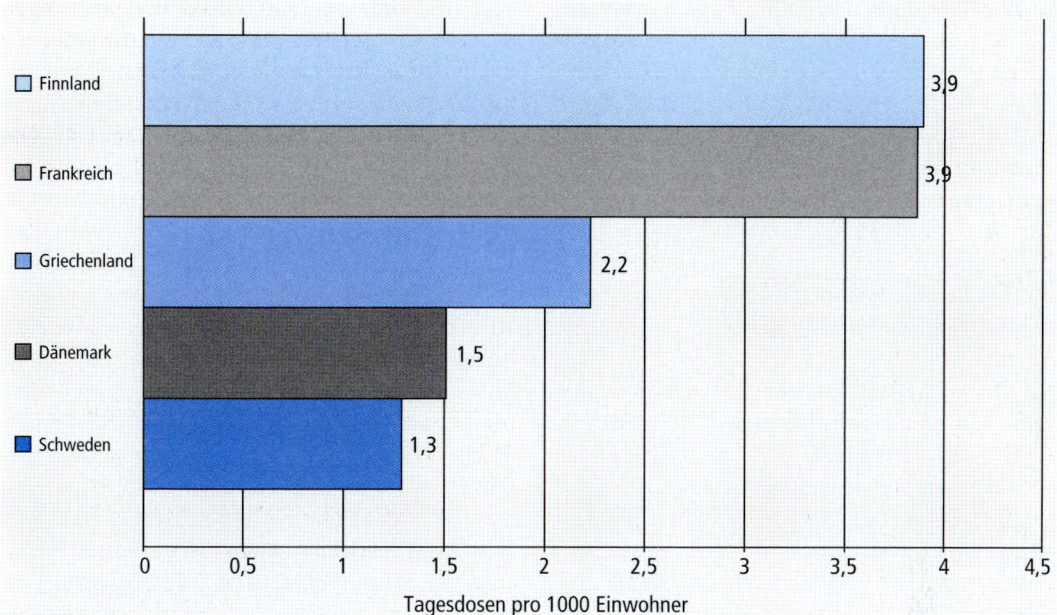

Quelle: Vander Stichele et. al., 2006

Abbildung 1-11: Stationärer Antibiotikaverbrauch pro 1000 Einwohner und Tag in verschiedenen Ländern 2002.

fektionen mit resistenten Erregern (s. **Abb. 1-12**). Dies kann durch einen rationaleren Einsatz von Antibiotika vermieden werden. Bewährte «alte» Grundprinzipien der antibakteriellen Chemotherapie bleiben daher gültig: klare Indikation, gezielter Einsatz, angemessen hohe Dosierung und ausreichende Therapiedauer. Diese Überlegungen sind auch für den kosteneffektiven Einsatz von Antibiotika vorrangig.

Anreize: Da der Zugang des Patienten zu den Angeboten des Gesundheitswesens durch Ärzte gesteuert wird, müssen bei ihnen für einen ökonomisch sinnvollen Einsatz der Maßnahmen Anreize gesetzt werden. Die Wirksamkeit dieser Anreize zeigt sich, wenn auch die finanziellen Konsequenzen der Entscheidungen transparent werden. Der Einbau von gesundheitsökonomischen Vorlesungen und Übungen in das Curriculum der ärztlichen Ausbildung war daher überfällig. Knappe Ressourcen verlangen klare, durch die Solidargemeinschaft nachvollziehbare, Entscheidungen. Medizin und Ökonomie

müssen in Einklang gebracht werden, da zunächst noch Rationalisierungen ohne wesentliche Rationierungen möglich sind, wenn ökonomische Bewertungsmethoden in der Medizin eingesetzt werden. Rationalisierungspotenzial liegt grundsätzlich dann vor,

- wenn medizinische Maßnahmen eingesetzt werden, ohne dass ein Wirksamkeitsnachweis aus klinischen Studien vorliegt. Naturstoffe sind nicht a priori unschädlich und nützlich, nur weil sie Naturstoffe sind. Hochgiftige Substanzen, z. B. Pflanzen- und Bakterientoxine, sind Naturstoffe.
- wenn medizinische Interventionen einen geringeren Nutzen erzeugen als alternative Maßnahmen, die die gleichen Kosten verursachen oder kostengünstigere Alternativen nicht an Nutzen übertreffen.

Ökonomen und Mediziner sehen Rationierungen im Gesundheitswesen unterschiedlich. Die Ökonomie geht von der Tatsache aus, dass die knappen Mittel für Güter und Dienstleistungen dort eingesetzt werden müssen, wo sie das beste Kosten-Nutzen-Verhältnis mit maximaler Wohlfahrt der Gesellschaft erzielen (siehe Kapitel 19). Man kann davon ausgehen, dass im deutschen Gesundheitswesen trotz der Rationalisierungsreserven auf lange Sicht rationiert werden muss.

1.5 Gesundheitsökonomie, Medizinische Ökonomie

Die Gesundheitsökonomie widmet sich den ökonomischen Auswirkungen der medizinischen Dienstleistungen und beschäftigt sich mit der Frage nach dem verantwortbaren und gerechten Einsatz der knappen finanziellen Ressourcen im Gesundheitswesen. Sie ist eine Hilfswissenschaft der «Evidence-based Medicine, EBM», wie die Mathematik für die Physik. Sie kann daher wie folgt definiert werden: Die **Gesundheitsökonomie** (Gesundheitsökonomik) verbindet Medizin und Wirtschaftswissenschaften. Ihre Methoden sind quantitative, vergleichende Studien zu Nutzen und Kosten medizinischer Maßnahmen mit dem Ziel, ökonomisch günstigere, qualitativ gleichwertige oder bessere Versorgungsalternativen aufzuzeigen.

Gesundheitsökonomen analysieren die Interaktionen zwischen Ärzten und Patienten, um gemeinsam rationale Behandlungsstrategien zu entwickeln und die Ergebnisse dieser Analyse auf die Anwendungsebene (Systemebene) zu übertragen. Kosten und Nutzen medizinischer Leistungen werden miteinander verglichen. Medizinische Ökonomie ist also eine medizinische Wissenschaft. Sie orientiert sich unmittelbar am Leistungsgeschehen und ist wegen ihrer Komplexität ein interdisziplinäres Forschungsgebiet. Die wichtigsten Schnittstellen sind die klinische Medizin, die klinische Epidemiologie, die Wirtschaftswissenschaften, die Gesundheitssystemforschung und die Versorgungsforschung.

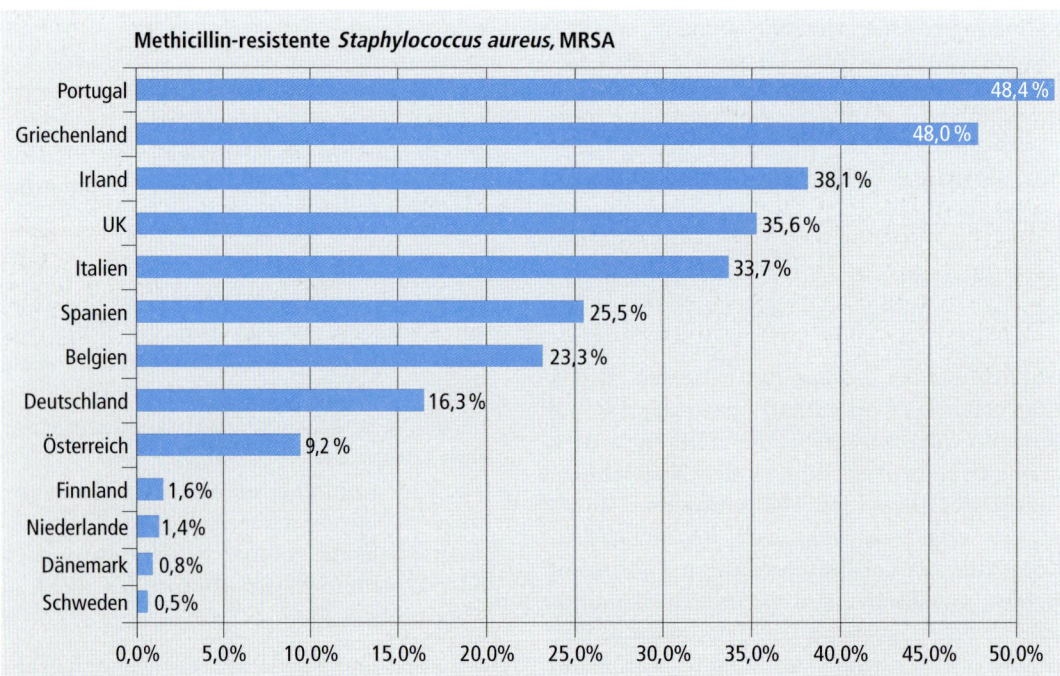

Quelle: EARSS, 2007

Abbildung 1-12: Resistenz von *Staphylococcus aureus* gegen Oxacilin, % resistente Stämme.

Ziele der Gesundheitsökonomie: Die Medizinische Ökonomie untersucht den Ressourceneinsatz in der praktischen Medizin. Der klinische und der ökonomische Nutzen von präventiven, diagnostischen und therapeutischen Maßnahmen werden im Rahmen der Gesundheitsökonomie bewertet.

Einige Fragestellungen der Gesundheitsökonomie:

- Welcher Mitteleinsatz ist mindestens notwendig, um einen bestimmten Gesundheitszustand zu erhalten oder wieder herzustellen?
- Wie hoch sind die Ressourcen für bestimmte medizinische Versorgungsleistungen maximal anzusetzen?
- Wie sollen Ressourcen innerhalb des Gesundheitswesens verteilt werden?
- Welche ökonomischen Konsequenzen haben klinische Entscheidungen?

Um diese Fragen möglichst sachlich beantworten zu können, muss Einigkeit zwischen Ökonomen und Medizinern in grundsätzlichen Vorbedingungen erzielt werden, nämlich:

- Die finanziellen Ressourcen sind knapp. Dies trifft auch für die Mittel zu, die in der Medizin eingesetzt werden. Das Volkseinkommen, gemessen am BIP, ist zwar sehr groß, aber begrenzt (ca. 2400 Mrd. €).
- Auch der medizinischen Versorgung muss daher das ökonomische Prinzip zu Grunde gelegt werden (s. Kapitel 19.1 «Ökonomisches Prinzip, Wirtschaftlichkeitsprinzip, Rationalprinzip»).

Übungs- und Kontrollfragen

1. Warum steigen die Kosten im Gesundheitswesen stärker als das Bruttoinlandsprodukt?
2. Welche Unterschiede bestehen zwischen den Zielen einer medizinischen Intervention und dem ökonomischen Prinzip?
3. Welche Möglichkeiten zur Kostenbegrenzung im Gesundheitswesen kennen Sie?
4. Was versteht man unter Rationalisierung und wie ist Rationierung definiert?
5. Erläutern Sie bitte an konkreten Beispielen Möglichkeiten zur Rationalisierung im Gesundheitswesen.

Literatur

Beske, F., Hallauer, J. F., Kern, A. O. Die Meinung der Ärzte. Deutsches Ärzteblatt 94: A2400–2402.

European Antimicrobial Resistance Surveillance System Participants. Methicillin-resistant Staphylococcus aureus in Europe. EARSS Annual Report 2007.

Ferech, M.; Coenen, S.; Malhotra-Kumar, S.; Dvorakova, K.; Hendrickx, E.; Suetens, C.; Goossens, H.; ESAC Project Group (2006): European Surveillance of Antimicrobial Consumption (ESAC): outpatient antibiotic use in Europe. J Antimicrob Chemother. 58: 401–407.

OECD Health Data, 2008.

Statistisches Bundesamt, 2006 und 2007.

Schwabe, U., Paffrath, D. (Hrsg.) (2008). Arzneiverordnungs-Report. Springer.

Vander Stichele, R. H.; Elseviers, M. M.; Ferech, M.; Blot, S.; Goossens, H.; European Surveillance of Antibiotic Consumption (ESAC) Project Group (2006): Hospital consumption of antibiotics in 15 European countries: results of the ESAC Retrospective Data Collection (1997–2002). J. Antimicrob Chemother. 58: 159–167.

2. Die Begriffe Gesundheit und Krankheit

Andreas Gerber

Die Einteilung in «gesund» und «krank» scheint die Medizin objektiv und eindeutig vornehmen zu können. Aber ist das immer möglich? Diese Frage ist von Bedeutung, da die Scheidung in «gesund» und «krank» Auswirkungen darauf hat, wie Gesundheit und Krankheit im sozialen, medizinischen und ökonomischen Zusammenhang bewertet werden (sollen). Die Anerkennung einer Veränderung als Krankheit hat sozialpolitische Folgen, führt zu Forschungsaktivitäten und dem Aufbau medizinischer Einrichtungen. Damit stehen die Mittel, die für Gesundheitsleistungen ausgegeben werden, in Konkurrenz zum Einsatz für andere Bereiche wie z. B. Bildung. Auch kann Krankheit als Ursache von Produktionsausfällen zu Kosten führen, die ebenfalls in Überlegungen zur Investition begrenzter Mittel eingehen. Eine Abgrenzung von Krankheit und Gesundheit sollte daher Grundlage aller Überlegungen zur Ausgestaltung der medizinischen Versorgung und zur Ressourcenverteilung sein.

Das Verständnis von Gesundheit und Krankheit wird geprägt von verschiedenen Faktoren und unterliegt einem steten Wandel. Virchow formulierte im 19. Jh., dass es einen über alle Zeiten und Kulturen einheitlichen Begriff von Gesundheit und Krankheit nicht geben kann, sondern dass beide Begriffe Konstrukte sind. «Was wir Krankheit nennen, ist nur eine Abstraktion [...] womit wir gewisse Erscheinungskomplexe [...] des Lebens aus der Summe der übrigen heraussondern, ohne dass in der Natur selbst eine Sonderung bestände.» (Virchow, 1854)

2.1 Einflüsse unterschiedlicher Faktoren auf das Verständnis von Gesundheit und Krankheit

2.1.1 Synchrone (längsschnittliche, historische) Perspektive

Die synchrone Dimension untersucht den Wandel von Gesundheits- und Krankheitsbegriffen im zeitlichen Verlauf. Unsere Sicht auf die Welt ist heute weitgehend von der Dichotomie «gesund» oder «krank» geprägt (**Medikalisierung**). Dies war nicht immer so. Phänomene wie der «Zappelphilipp» wurden früher als pädagogisches oder moralisches Problem eingeordnet. Auf Basis der Dichotomie «gesund» oder «krank» wird es heute als ein medizinisches Problem aufgefasst, das als Aufmerksamkeitsdefizit-Hyperaktivitäts-Syndrom (ADHS) bekannt geworden ist. Jede Bezeichnung einer Abweichung als Krankheit kann eine Stigmatisierung und damit negative Folgen wie gleichermaßen eine Erleichterung für die Betroffenen bedeuten. Des Weiteren spielen der technologische Fortschritt und die Verfügbarkeit von Pharmaka, Stichwort Viagra, eine wichtige Rolle in der gesellschaftlichen Bewertung von «gesund» oder «krank». So werden regelmäßig durch die pharmazeutische Industrie neue Diagnosen wie z. B. das Reizdarmsyndrom eingeführt, wenn eine Behandlung dafür verfügbar ist («**disease mongering**»). Im Gefolge dieser Entwicklungen lässt sich eine Haltung in der Bevölkerung erkennen, dass die Medizin auch für Wohlbefinden und gutes Leben sorgen soll (Wellness, Life style). Auch ökonomische Einflüsse, z. B. die allgemeine wirtschaftliche Entwicklung, können einen entscheidenden Einfluss darauf haben, was als krank bzw. behandlungsbedürftig eingestuft wird. Dies führt z. B. in der neonatologischen Intensivmedizin dazu, dass in einigen Ländern Frühgeborene unterhalb einer bestimmten Schwangerschaftswoche nicht behandelt werden, die in anderen Ländern gute Überlebenschancen hätten. Darüber hinaus ändert sich das individuelle Verständnis von Krankheit und Gesundheit im Lebenslauf. Und auch das persönliche Betroffensein von Krankheit wirkt auf die Auffassung von Gesundheit und Krankheit ein (s. **Abb. 2-1**).

2.1.2 Diachrone (querschnittliche) Perspektive

In der querschnittlichen Perspektive wird der Einfluss einzelner Faktoren untersucht, die zu einer Zeit zu Unterschieden im Verständnis von «gesund» und «krank» beitragen. Die wichtigsten Faktoren sind: Umwelt, Kultur, ethnische Zugehörigkeit, Sprache, Religion, Moralvorstellungen, Recht, Geschlecht und soziale Schicht.[1] Diese Faktoren prägen das individuelle Erleben

und den gesellschaftlichen Stellenwert von Krankheit und Gesundheit.

In diesem Zusammenhang muss hinterfragt werden, ob die Dichotomie «gesund» und «krank» überhaupt dem entspricht, was Menschen empfinden, und ob dies immer hilfreich ist. So werfen Zustände wie Genesung oder Verletzung die Frage auf, ob nicht auch ein Kontinuum vorstellbar wäre, an dessen beiden Polen «gesund» und «krank» stehen (Dever, 1992). Dies würde gesundheitsökonomische Überlegungen erschweren, da sich eine Zuweisung von Kosten als Krankheitskosten nicht eindeutig ergäbe. Zudem bleibt ungeklärt, wie Krankheit von Zuständen wie Behinderung («disability»), Beeinträchtigung, Einschränkung («impairment»), Verletzung («injury»), Störung,

---

1 Es wird hier nicht dargestellt, wie die entsprechenden Faktoren wie Umwelt sich auf Gesundheit und Krankheit auswirken (dazu s. u.), sondern es wird hier analysiert, ob die Vorstellungen von Gesundheit und Krankheit von diesen Faktoren abhängen, auch wenn die Vorstellungen zugleich wiederum Einfluss auf die konkrete Gestaltung von Gesundheit und Krankheit haben.

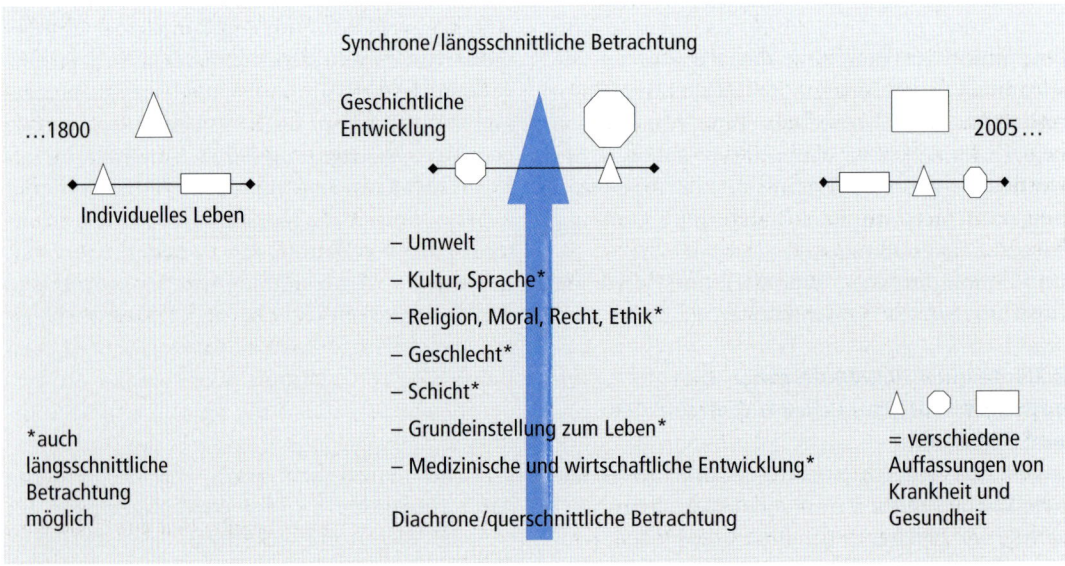

Quelle: Eigene Darstellung

Abbildung 2-1: Synchrone und diachrone Dimensionen der Auffassungen von Krankheit und Gesundheit.

Missbildung oder Defekt abgegrenzt werden kann. Weiterhin führt nicht jede Verletzung oder jeder Defekt dazu, dass jemand sich selbst als krank oder behindert wahrnimmt oder von seiner Umwelt so wahrgenommen wird. Umgekehrt wird man auch, selbst wenn sich keine vollständige Wiederherstellung des Gesundheitszustands einstellt, einen Menschen nicht dauerhaft als krank betrachten.[2]

Angesichts der Diversifikation der Auffassungen von Gesundheit und Krankheit gilt es, die Verteilung der Ausgaben für Forschung, Diagnostik, Therapie und Prävention kontinuierlich zu hinterfragen. Sie hilft jedoch andererseits, die Differenzierung der Versorgungsstrukturen in traditionelle Einzelpraxen, medizinische Versorgungszentren und integrierte Versorgung als ein Eingehen auf die kohorten-, kultur- und schichtspezifischen Bedürfnisse der Patienten zu verstehen (Schulz-Nieswandt/Kurscheid/Wölbert, 2004, S. 79). Empirische Erhebungen und Analysen von Auffassungen von Gesundheit und Krankheit gewinnen vor diesem Hintergrund erhebliche praktische Bedeutung.

2.2 Ausgewählte Definitionen von Gesundheit und Krankheit

Die Frage der Zuteilung der Ressourcen bestimmt auch die Auseinandersetzung um theoretisch fundierte Krankheits- und Gesundheitsbegriffe (z.B. Mazouz et al., 2004). Im Folgenden werden ausgewählte Definitionen von **Krankheit** und **Gesundheit** aus den Bereichen der Medizin/Epidemiologie, Psychologie, Soziologie und Philosophie dargestellt und hinsichtlich der Zuteilung von Ressourcen bewertet.

2.2.1 Medizinisch/epidemiologisch geprägte Auffassungen von Gesundheit und Krankheit

Medizinisch angelegte Auffassungen von Krankheit und Gesundheit sind in der Regel pathophysiologisch geprägt und haben den Vorteil, dass sie gut operationalisierbar sind. Zudem können sie scheinbar (objektiv) auf alle Personen angewendet werden. Damit könnten sie als Basis für

eine Allokation von Ressourcen herangezogen werden (s. **Tab. 2-1**).[3]

Die aufgelisteten Begriffe orientieren sich zum einen stark an der somatischen Medizin und sind zum anderen vornehmlich ätiologischen Charakters. Als Basis für die Entscheidung der Mittel sind sie somit nur eingeschränkt tauglich.

2.2.2 Psychologisch ausgerichtete Auffassungen von Gesundheit und Krankheit

Diese Konzepte betonen die Frage der Genese von Krankheit und Gesundheit, wie z.B. das **Stresskonzept**: Krankheit bzw. Gesundheit entstehen aufgrund von mangelnder bzw. ausreichender Resilienz (Widerstandsfähigkeit) in Abhängigkeit der eigenen (erworbenen) Ressourcen (Kompetenzen) und der Umweltressourcen.

Diese Modelle stellen die psychologischen Komponenten bei der Entstehung von Krankheit in den Vordergrund. Als Nachteil sei erwähnt, dass die Konzepte zum Teil vage bleiben, wie psychische und soziale Aspekte gewichtet werden sollen (Bobbert, 2000).

2.2.3 Soziologisch ausgerichtete Auffassungen von Gesundheit und Krankheit

Als klassisch gilt mittlerweile die Definition des Soziologen **Talcott Parsons** (1902–1979). «Health may be defined as the optimum capacity of an individual for the effective performance of the roles and tasks for which he has been socialized.» (Parsons, 1958, S. 176). Ein Vorteil dieser Auffassung ist, dass das Kranksein unmittelbar in das Gefüge sozialen Lebens eingeordnet wird, sie gibt jedoch keine konkreten Ansätze zur Gewichtung von Ressourcenverteilung oder Forschungsvorhaben.

---

2 Im Rahmen des Lehrbuchs kann keine Lösung angeboten werden. Der Lernerfolg besteht darin, die Problematisierung der Begriffe und ihre Zuordnung zueinander zu verstehen.

3 Insbesondere für die Phase gegen Ende des 20 Jh. teilen wir nicht die Analyse von Dever, so dass die Darstellung nur in Anlehnung an Dever erfolgt.

Tabelle 2-1: Epidemiologische Auffassungen.

Zeit	Modell von Krankheit	Modell von Gesundheit	Konkretisierung bzw. Beispiel	Epidemiologische Parameter	Gesundheitspolitische Denkmuster
Um 1900	Einfaches Modell von **Ursache** und Wirkung («Single-cause model»)[1]	Modell des ökologischen Gleichgewichts: Agens (Bakterium) und Wirt (Mensch) in der Balance	Pocken	Letalität[2]	Expositionsprophylaxe durch Hygiene Impfung Akutmedizin
Ab etwa 1920	Einfaches Modell von **Ursachen** und Wirkung («Multiple-cause model»)	Dreiecksbeziehung von Faktoren des Wirts (genetische Disposition, Erfahrung), Umweltfaktoren (physisch, sozial) und persönlichen Faktoren in der Balance	Tuberkulose	Morbidität (Prävalenz, Inzidenz)	Veränderung der sozialen Verhältnisse
2. Hälfte des 20. Jh. (noch industriell geprägtes Umfeld)	Komplexes Modell von **Ursachen** und **Wirkungen** («Multiple-cause/ multiple-effect model»)	Gesundheit als komplexes Zusammenspiel von Lebensstil, Umwelt, Biologie und Gesundheitssystem	Chronische Krankheiten wie Diabetes mellitus	Risikofaktoren (Prävalenz)	Screening, Prävention von Risikofaktoren
Ende des 20. Jh. (von der Dienstleistung geprägtes Umfeld)	Weiterentwicklung des Modells der chronischen Krankheiten zum Modell der sozialen Transformation	Auffassung von Gesundheit und Krankheit in einem Konzept, das die gesellschaftlichen und demografischen Faktoren betont, die «dys-ease» und Leiden an den gesellschaftlichen Veränderungen hervorrufen	«Dys-ease» im Sinne von Depression, Sucht, Störung der familialen Netzwerke, Störung der Mann-Frau-Beziehungen, Gewalt	Lebensqualität	Gesundheitsförderung, Entscheidungen über Distribution und Allokation

[1] Es wird jeweils das Modell dargestellt. Die Problematisierung erfolgt durch die Darstellung der Weiterentwicklung.
[2] Bei Dever steht Mortalität; in Bezug auf ein Versterben an einer bestimmten Krankheit spricht man aber von Letalität.

Quelle: Eigene Darstellung in Anlehnung an Dever, 1992

Als eine der einflussreichsten Definitionen von Gesundheit gilt die der *World Health Organisation* (WHO, 1946). Gesundheit wird definiert «als ein Zustand des **vollständigen körperlichen, geistigen und sozialen Wohlbefindens** und nicht nur der bloßen Abwesenheit von Krankheit und Gebrechen.» Kritiker bemängeln, dass damit ein nicht erreichbarer Zustand beschrieben wird. Dennoch ist die WHO-Erklärung insbesondere vor dem Hintergrund des Zweiten Weltkrieges als Fortschritt in der Auffassung von Gesundheit und Krankheit zu sehen.

2.2.4 Philosophisch geprägte Auffassungen von Gesundheit und Krankheit

Die philosophisch fundierten Krankheits- und Gesundheitsbegriffe lassen sich grob in so genannte **naturalistische** (objektivistisch) und **normativistische** Ansätze einteilen. Naturalistische Ansätze, allen voran Boorse (1975), gehen davon aus, dass Krankheit als ein speziesuntypisches Absinken von speziestypischen Funktionen oder Fähigkeiten zu definieren ist und somit unabhängig von Werten als Standardabweichung messbar ist. Die Vertreter normativistischer Ansätze dagegen betonen, dass Krankheit und Gesundheit immer Ergebnis von Aushandlungsprozessen sind. Dieses weite Spektrum von Auffassungen zieht dann auch unterschiedliche Einschätzungen zur Verteilung von Mitteln und Erstattung von Ausgaben im Gesundheitswesen nach sich. Andere versuchen über die Trennung in «Therapie und Enhancement» auf der Basis einer Abgrenzung von Gesundheit und Krankheit zu begründen, ob eine Maßnahme als therapeutisch oder nur als das Wohlbefinden eines Einzelnen steigernd zu gelten habe (Lenk, 2002) (s. **Abb. 2-2**).

2.3 Zusammenfassung

Die Diskussion um die Begriffe von Gesundheit und Krankheit kann anhand der Abbildung mit den drei Aspekten der medizinischen, der gesellschaftlichen und der individuellen Kriterien strukturiert werden (in Anlehnung an Lenk, 2002). Dass insbesondere Behinderung nicht mit der klassischen Trennung in «gesund» und «krank» zusammenfällt, wird mit der Abbildung exemplarisch dargestellt. Dass es zwischen allen vier Zuständen (Feldern) immer Unsicherheiten der Abgrenzung gibt, wird durch die Grauzone angedeutet. Diese Grauzone, wie die Abbildung (aus technischen Gründen) nicht erkennen lässt, durchzieht alle drei Kriterien, da sich die Unsicherheit der Grauzone nicht nur auf gesellschaftliche und individuelle Bestimmungen des Krankseins bezieht, sondern auch auf medizinische, z.B. Grenzen des Bluthochdrucks. Die von rechts in die Abbildung herein ragende

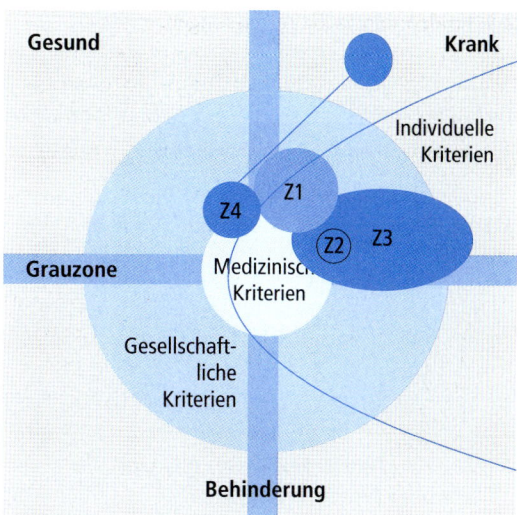

Quelle: Eigene Darstellung

Abbildung 2-2: Mögliche Abgrenzung von Gesundheit und Krankheit (s. Beschreibung im Text, Kap. 2.3).

Nase umfasst den Raum der Erstattungsfähigkeit. Es liegen durchaus objektive Krankheitstatbestände vor, die nicht in diesen Bereich fallen (Bagatellerkrankungen, Zahnersatz), aber auch «eigentlich» gesunde Zustände (Schwangerschaftsabbruch, Empfängnisverhütung), die in diesen Bereich gehören (vgl. Werner, 2004). Des Weiteren werden in der Abbildung exemplarisch die Zustände (= Z) 1 bis 4 grafisch dargestellt, die unterschiedliche Einstufungen von «krank» und «gesund» erlauben:

- Z1: krank nach medizinischen und gesellschaftlichen Kriterien, aber nur z. T. erstattungsfähig
- Z2: rein «medizinisch» krank
- Z3: krank nach medizinischen, gesellschaftlichen und individuellen Kriterien
- Z4: individuell krank, medizinisch gesund.

Anhand dieser Abbildung kann man sich über die Abgrenzung von «gesund» und «krank» verständigen. Denn bei aller Unmöglichkeit, eine allgemeingültige Abgrenzung von Krankheit und Gesundheit zeitübergreifend festzulegen, stehen wir zugleich in der Pflicht, diese auf allen drei Ebenen der Ressourcenallokation (s. u. zu Gerechtigkeitsüberlegungen) ständig durchzuführen: in der individuellen Begegnung Arzt und Patient (Mikroebene), auf der Ebene der Festlegung des Leistungskatalogs (Mesoebene) und in der Verteilung der Gesamtausgaben (Makroebene).

Übungs- und Kontrollfragen

1. Erläutern Sie die Faktoren, die zu einer unterschiedlichen Definition oder einem unterschiedlichen Verständnis von Krankheit und Gesundheit beitragen.
2. Nennen Sie Beispiele für menschliches Verhalten, das zu unterschiedlichen Zeiten in den Kategorien von Krankheit und Gesundheit aufgefasst worden ist.
3. Wie hat sich der epidemiologisch-medizinische Krankheitsbegriff im 20. Jahrhundert entwickelt?
4. Wie lautet die WHO-Definition von Gesundheit von 1946? Was sind ihre Vorteile, was ihre Nachteile?
5. Erläutern Sie die Begriffe «Medikalisierung» und «Disease Mongering».

Literatur

Bobbert, M. (2000): Die Problematik des Krankheitsbegriffs und der Entwurf eines moralisch-normativen Krankheitsbegriffs im Anschluss an die Moralphilosophie von Alan Gewirth. Ethica, 8: 405–40.

Boorsce, C. (1975): On the distinction between disease and illness. Philos and Public Affairs, 5: 49–68.

Dever, GEA (1992): Community Health Analysis. Global Awareness at the Local Level. 2nd ed. Gaithersburg MD, Aspen Publication.

Dreher, E.; Dreher, M. (1999): Konzepte von Krankheit und Gesundheit in Kindheit, Jugend und Alter. In: Oerter, R.; Hagen, C. v.; Röper, G.; Noam, G. (Hrsg.): Klinische Entwicklungspsychologie – Ein Lehrbuch. Weinheim, Beltz Verlag: 623–53.

Engel, GL (1977): The Need for a Medical Model: A challenge for biomedicine. Science, 196: 129–35.

Foucault, M. (1976) : La volonté de savoir. Paris, Gallimard.

Illich, I. (1974): Von der Nemesis der Medizin. Reinbek, Rowohlt.

Kass, L. (1981): Regarding the End of Medicine and the Pursuit of Health. In: Caplan, AL; Engelhardt, HT Jr.; McCartney, JJ (eds.): Concepts of Health and Disease: Interdisciplinary Perspectives. Reading MA, Addison-Wesley.

Lenk, C. (2002): Therapie und Enhancement. Ziele und Grenzen der modernen Medizin. Münsteraner Bioethik-Studien Bd. 2. Münster, LIT-Verlag.

Mazouz, N.; Werner, M. H.; Wiesing, U.: (2004): Krankheitsbegriff und Mittelverteilung. Beiträge zum Gesundheitsmanagement, Bd. 8 (hrsg. von Klusen, N.; Meusch, A.). Baden-Baden, Nomos Verlagsgesellschaft.

Moynihan, R.; Heath, I.; Henry, D. (2002): Selling sickness: the pharmaceutical industry and disease mongering. BMJ, 13: 886–91.

Parsons, T. (1958): Definitions of Health and Illness in the Light of American Values and Social Structure. In: Jaco, EG (ed.): Patients, Physicians and Illness. Glencoe Ill., The Free Press: 165–87.

Pollard, TM; Hyatt, SB (1999): Sex, gender and health. Biosocial Society Symposium Series, Vol. 11. Cambridge, Cambridge U Press.

Schofield, T., Connell, RW; Walker L.; Wood, JF; Butland, DL (2000): Understanding men's health and illness: a gender-relations approach to policy, research, and practice. J American College Health, 48: 247–56.

Schramme, T.: (2000): Zur Funktion des Krankheitsbegriffs in einem gerechten Gesundheitssystem. (http://www.phil.uni-mannheim.de/fakul/phil2/Schramme/Medizinische%20Gerechtigkeit.pdf, Abfrage am 7.4.2005).

Schulz-Nieswandt, F.; Kurscheid, C.; Wölbert, S. (2004): Integrierte Versorgung auf der Grundlage der Reform des SGB V durch das GMG. Ein betriebsmorphologischer und medizinanthropologischer Beitrag. (http://www.uni-koeln.de/wiso-fak/soposem/snw/pdf/gmg.pdf, Abfrage am 7.4.2005).

Schwartz, F. W.; Siegrist, J.; Troschke, J. v.; Schlaud, M. (2003): Wer ist gesund? Wer ist krank? Wie gesund bzw. krank sind Bevölkerungen. In: Schwartz, F. W. et al. (Hrsg.): Public Health. Gesundheit und Gesundheitswesen. München/Jena, Urban und Fischer: 23–47.

Virchow, R. (1854): Handbuch der speciellen Pathologie und Therapie. Bd. 1: Allgemeine Störungen. Erlangen.

Wade, D. T.; Halligan, P. W. (2004): Do biomedical models of illness make for good healthcare systems? BMJ, 329: 1398–1401.

Wieland, W. (1995): Philosophische Aspekte des Krankheitsbegriffes. In: Becker, V.; Schipperges, H. (Hrsg.): Krankheitsbegriff. Krankheitsforschung. Krankheitswesen. Heidelberg, Springer: 59–76.

Wiesing, U. (1998): Kann Medizin als praktische Wissenschaft auf eine allgemeine Definition von Krankheit verzichten? Z Med Eth, 44: 83–97.

World Health Organisation (WHO) (1946): Constitution of the World Health Organization, as adopted by the International Health Conference, New York, 19–22 June 1946; signed 22 July 1946 by the representatives of sixty-one states (Official Records of the World Health Organization, no. 2, p. 100) and entered into force 7 April 1948. (www.who.int/rarebooks/official_records/constitution.pdf, (18 February 2004), Abfrage am 10.4.2005).

3. Determinanten von Gesundheit und Krankheit oder: Was hält uns gesund und was macht uns krank?

Andreas Gerber und Gabriele Klever-Deichert

Nachdem zunächst die unterschiedlichen Begriffe und Definitionen von Gesundheit und Krankheit und deren Auswirkungen auf die Ausgestaltung von Gesundheitsversorgung und Allokation entwickelt wurden, sollen jetzt die Ursachen für Gesundheit und Krankheit im Mittelpunkt der Betrachtung stehen. Dass die Entstehung, Erhaltung sowie der Verlust von Gesundheit bzw. Krankheit[4] nicht als monokausales Geschehen aufgefasst werden können, ist Konsens (s. **Abb. 3-1**).

Hierbei erweist sich als entscheidend in Fragen der Zuteilung der Mittel, wie diese Faktoren bei Modellen der Förderung von Gesundheit bzw.

der Vermeidung oder Entstehung von Krankheit zu gewichten sind. Aus der unterschiedlichen Bewertung lassen sich verschiedene Ansätze zur Mittelzuteilung gewinnen und begründen. Wie ist beispielsweise der Beitrag von Bildung zu Gesundheit und Krankheit und wie viel sollte daher in Bildung vorrangig vor Gesundheitsversorgung investiert werden. Somit ist die Diskussion um eine Bewertung der Faktoren, die zu

---

4 Zur Diskussion um die Begriffsbestimmung von Gesundheit und Krankheit s. o. Im Folgenden werden Gesundheit und Krankheit pragmatisch als zwei sich ausschließende Zustände aufgefasst.

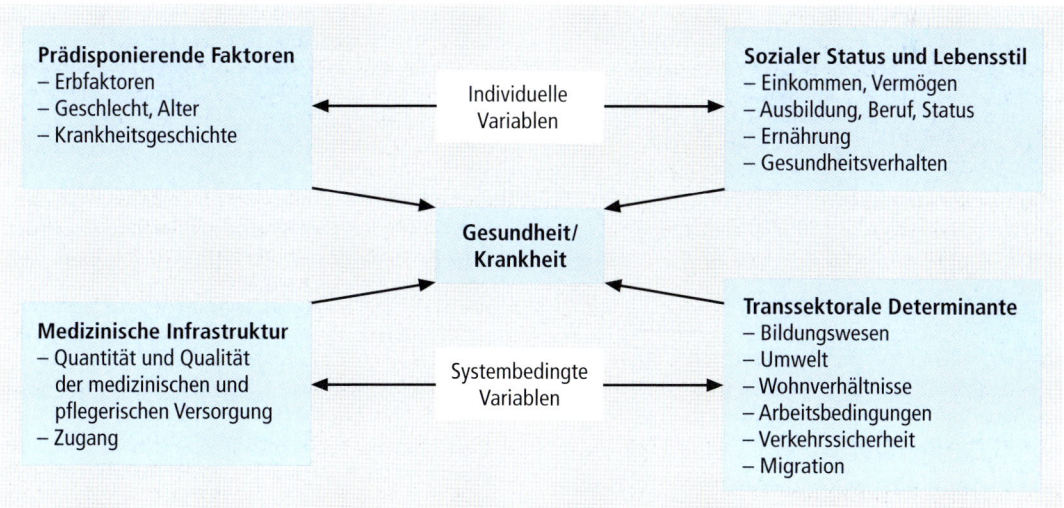

Quelle: Eigene Darstellung, in Anlehnung an SVR KaiG Gutachten 2000/2001

Abbildung 3-1: Ineinandergreifen von individuellen und sozialen Faktoren bei Gesundheit und Krankheit.

Gesundheit und Krankheit beitragen, von erheblicher praktischer Bedeutung in der Gesundheitsökonomie.

Die **Abbildung 3-1** zeigt, dass sowohl individuelle als auch soziale Faktoren zur gesundheitlichen Lage Einzelner wie auch von Bevölkerungsgruppen und der Bevölkerung als Ganzer beitragen. Entscheidend auf der Ebene des Individuums sind die Erbinformationen, das Geschlecht, das Alter und ggf. eine schon vorausgegangene Krankheitsgeschichte. Dabei gilt es festzuhalten, dass auch diese individuellen Faktoren immer schon sozial eingebettet und vermittelt sind, indem z.B. das Geschlecht zu bestimmten Rollen und Berufen und damit Risiken innerhalb einer Gesellschaft prädisponiert. Allerdings sind die genannten vier Faktoren, anders als die Faktoren, die unter der Rubrik sozialer Status und Lebensstil zusammengefasst werden, rückblickend nicht mehr beeinflussbar.[5] Neben Einkommen und Vermögen sind insbesondere Bildung und Ausbildung und in deren Folge Beruf und Status von entscheidender Bedeutung für die Entstehung von Krankheit und die Erhaltung von Gesundheit. Dazu kommt das Gesundheitsverhalten, das diverse Maßnahmen von der Zahnhygiene bis zum Bewegungsverhalten umfasst. Schließlich hat auch die Ernährung, sei sie selbst gewählt im Sinne einer z.B. ballaststoffreichen Diät oder aufgezwungen aufgrund von Armut, entscheidenden Einfluss.

Dem gegenüber stehen die systembedingten Variablen. Neben der medizinischen Infrastruktur sind das Bildungswesen und die Wohnverhältnisse von großer Wirkung auf den Gesundheitszustand einer Bevölkerung. Weiterhin fließen auch die Arbeitsbedingungen, die Umweltqualität, die Verkehrssicherheit und die Migration mit ein. Letztlich zeigt sich auch, dass die allgemeine wirtschaftliche Leistungsfähigkeit eines Landes nicht unbeträchtlichen Einfluss auf die Lebenserwartung und die Lebensqualität hat, die als Indikatoren von Gesundheit und Krankheit herangezogen werden (vgl. Kapitel 12 «Methodische Grundlagen von Gesundheitssystemvergleichen»). Alle Faktoren können in dieser allgemeinen Form sowohl protektiven als auch Risiko erhöhenden Charakter haben.

Von entscheidender Bedeutung für Gesundheit und Krankheit ist schließlich die Interdependenz der sozialen und der transsektoralen Faktoren. So korrelieren oftmals Bildung, sozialer Status, Einkommen, Arbeitsbelastung in Form von Stress und/oder Exposition gegenüber schädigenden Stoffen, Wohnverhältnisse und Umweltsituation. In ihrem Zusammenspiel können sich diese Faktoren in ihrer Wirkung auf die Gesundheit und Krankheit einzelner Personen wie auch von Bevölkerungsgruppen gegenseitig verstärken. Dies ist ablesbar an der Lebenserwartung, die auch in den Industriestaaten ein Gefälle zwischen den Schichten aufweist. Weiterhin aber zeigt sich auch, dass «sich die vielschichtigen Einflussgrößen gesundheitlicher Outcomes in einem hochkomplexen Beziehungsgeflecht zwar zumeist in ihren Effekten gegenseitig verstärken, zuweilen aber auch (teil-) kompensieren können.» (SVR KAiG Gutachten 2000/2001 Bd. 1, S. 109).

3.1 Individuelle Faktoren

Die Ausprägung von Gesundheit und Krankheit wird durch individuelle genetische Faktoren und deren Zusammenspiel mit Umweltfaktoren determiniert. Erst dieser Kontakt kann zur Manifestation einer Krankheit führen (Allergie, Favismus). Umwelteinflüsse spielen umgekehrt auch eine Rolle bei der Mutation von Genen. Bei vielen Erkrankungen handelt es sich überdies um multifaktorielle Erkrankungen (Schmidtke, 2003, S. 67f.), die durch die genetische Disposition, Geschlecht, Alter und Umweltfaktoren ausgelöst bzw. gegenseitig verstärkt werden können. Wichtige Beispiele sind «Volkskrankheiten» wie Bluthochdruck, Diabetes mellitus Typ 2 und

---

5 Die umfängliche Diskussion darüber, inwieweit die westlichen und insbesondere die deutsche Gesellschaft sozial «durchlässig» sind, soll hier nur als Problem angezeigt werden. Zumindest ihrem Selbstverständnis nach sind die westlichen Gesellschaften so organisiert, dass sie dem Einzelnen Spielraum zur Entfaltung in Ausbildung und Beruf und damit zu sozialer Veränderung lassen.

koronare Herzkrankheit. Insbesondere das Geschlecht trägt auch zu einem anderen Gesundheitsverhalten und Umgang mit den Angeboten des Gesundheitssystems bei. Zugleich können geschlechtsspezifische Unterschiede in der Erkennung und Behandlung durch das Gesundheitssystem aufgezeigt werden, z. B. bei der koronaren Herzkrankheit.

Die individuelle Krankheitsgeschichte bestimmt den weiteren Verlauf des Lebens. Liegen schon «Vorerkrankungen» vor, dann gestaltet sich zumeist jede zusätzliche Erkrankung schwieriger in Diagnostik und Therapie sowie der persönlichen Verarbeitung. Es ergeben sich Interaktionen zwischen Erkrankungen und deren Therapien. Außerdem kann die Religionszugehörigkeit positiv dazu beitragen, wie Krankheit verarbeitet wird (Gerber, 1993, mit Literaturhinweisen). Umgekehrt kann übersteigerte Religiosität zur Entstehung von psychischen Auffälligkeiten führen, die sogar von Krankheitswert sein können.

3.2 Soziale Faktoren

Der Gesundheitszustand wird neben individuellen und Umweltfaktoren wesentlich von der Zugehörigkeit zu einer sozialen Schicht beeinflusst. Dazu gehören die objektive soziale Stellung einer Person in der Gesellschaft und die in einer Gesellschaft vorhandene Spreizung. So weisen die skandinavischen Ländern einen vergleichsweise homogenen Lebensstandard bei unterschiedlicher sozialer Stellung auf, wohingegen in den USA traditionellerweise große Unterschiede zwischen den sozialen Schichten bestehen, die sich an einer schichtspezifisch unterschiedlichen Morbidität ablesen lassen. Neben der Schicht trägt die Bildung wesentlich zur Gesundheit bei (Gilleskie/Harrison, 1998). Adipositas aufgrund von entsprechenden Ernährungsgewohnheiten beispielsweise korreliert mit geringerem Bildungsgrad. Höhere Bildung geht einher mit einer höheren Lebenserwartung. Dieses Phänomen kann aber nur teilweise durch schichtspezifisches Risikoverhalten wie z. B. Rauchen oder Alkoholkonsum erklärt werden.

Schließlich führen Bildung und Ausbildung idealerweise zu Erwerbsarbeit. Mit der besseren beruflichen Qualifikation gehen häufig ein höherer Status und ggf. auch ein höheres Einkommen einher (Siegrist/Möller-Leimkühler, 2003). Das Zusammenspiel von Ausbildung, Beruf und Einkommen wird als sog. Meritokratische Triade beschrieben, die als Erklärungsmodell der gegenwärtigen sozialen Differenzierung gegenüber anderen Modellen wie z. B. der Standesgesellschaft (Adel, Bürgertum etc.) herangezogen wird (s. **Abb. 3-2**).

3.3 Systembedingte Faktoren

3.3.1 Systembedingte Faktoren innerhalb des Gesundheitssystems

Der Beitrag eines Gesundheitssystems zur Erhaltung von Gesundheit bzw. Vermeidung und Behebung von Krankheit kann (theoretisch) anhand von unterschiedlichen Parametern gemessen werden. Derzeit werden folgende drei Bereiche zumeist herangezogen: 1) Wie ist der Input, z. B. die Zahl der Produktionsfaktoren wie medizinisches Personal, die eingesetzt werden? 2) Wie ist die Strukturqualität? 3) Wie ist der Zugang zum Gesundheitssystem?

3.3.2 Systembedingte Faktoren außerhalb des Gesundheitssystems/ transsektorale Faktoren

Die transsektoralen Faktoren können in der Summe der Verhältnisprävention (SVR KaiG 2000/2001 Gutachten Bd. 1, S. 107) zugeordnet werden. Diese beschäftigt sich mit den Lebensumständen, wie z. B. den Wohnverhältnissen, und versucht, diese zu verändern. Wohnverhältnisse und die allgemeinen Hygieneverhältnisse haben einen großen Einfluss auf die Gesundheit der Bevölkerung. So hatte die Verbesserung der sanitären und hygienischen Verhältnisse einen größeren Einfluss auf die Steigerung der Lebenserwartung als der medizinische Fortschritt. Ebenso tragen Arbeitsverhältnisse durch die objektiv messbaren Bedingungen eines Schichtdiensts, die Schwere der körperlichen Arbeit (Heben) sowie die Exposition gegenüber Ge-

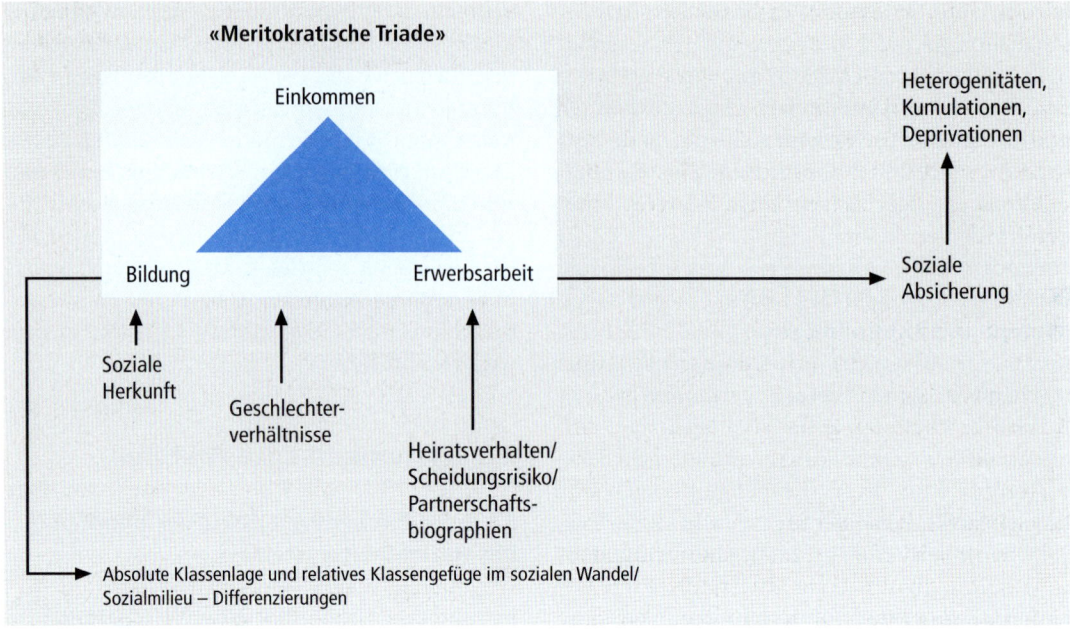

Quelle: Schulz-Nieswandt

Abbildung 3-2: Die Meritokratische Triade im gesellschaftlichen (inter-generationellen) Prozess der Reproduktion.

fahren oder toxischen Stoffen dazu bei, dass sich Krankheiten entwickeln können. Bis auf wenige Ausnahmen sind weniger qualifizierte Arbeitskräfte eher den Belastungen durch toxische Stoffe (Reinigung, chemische Industrie, Lackiereien u. a.) oder durch Lärm (Straßenbau u. a.) ausgesetzt als höher qualifizierte Arbeitskräfte. Darüber hinaus wird immer deutlicher, dass der Grad der Selbstbestimmung bei der Arbeit z. B. mit der Rate an Herzinfarkten korreliert, und dass das Klima am Arbeitsplatz auch zu Gesundheit und Krankheit beiträgt. Neuere Studien zeigen auch, dass Arbeitslosigkeit zu einer höheren Krankheitslast beiträgt, da sie oft mit Gefühlen von z. B. «Wertlosigkeit» einhergeht. Umwelteinflüsse (s. mehr dazu bei Fehr/Neus/Heudorf, 2005) werden u. a. den so genannten exogenen Faktoren zugeordnet. Untersuchungen über Sterblichkeit im Saarland und im Ruhrgebiet haben die Bedeutung der Umwelteinflüsse für Gesundheit und Krankheit belegt (Gatzweiler/Stiens, 1982). Auch hier weisen neuere Studien nach, dass beispielsweise sowohl die Stress-

belastung durch Lärm an lauten Straßen als auch die Feinstaubbelastung durch Partikel in den Abgasen von mit Diesel betriebenen Fahrzeugen zu Unterschieden im Gesundheitszustand führen. Insbesondere bei Fehr, Neus und Heudorf (2005) werden Maßnahmen zur ökologischen Gesundheitsförderung vorgestellt.

Migration kann sowohl Ursache von höherem sozialem Status und Flexibilität als auch von Verfolgung, Deprivation und Krieg sein, so dass sich wiederum völlig unterschiedliche Auswirkungen ergeben. Für die Bundesrepublik Deutschland vor der Wiedervereinigung hat sich für Regionen mit positivem Wanderungssaldo z. B. eine geringere Sterblichkeit ergeben (Neubauer, 1988). Andere Untersuchungen weisen nach, dass in Deutschland gerade Migranten und Migrantinnen bei der Arbeit einem höheren Risiko ausgesetzt sind zu verunfallen (Uske/Heveling-Fischell/Mathejczyk, 2001).

Auf einer den jeweiligen Systemen übergeordneten Ebene lässt sich zeigen, dass die Lebenserwartung und der Gesundheitszustand allgemein mit der Höhe des Bruttosozialprodukts korrelieren. Damit lässt sich die deutliche Schere erklären zwischen der niedrigen Lebenserwartung in den meisten afrikanischen, einigen asiatischen und lateinamerikanischen Ländern und den Industriestaaten des westlichen Europas beispielsweise. Dies belegen insbesondere Daten der WHO.

Übungs- und Kontrollfragen

1. Erklären Sie Krankheit und Gesundheit vor dem Hintergrund des Faktorenmodells.
2. Geben Sie Beispiele für die Entstehung von Krankheit aufgrund von individuellen Faktoren.
3. Geben Sie Beispiele für die Erhaltung von Gesundheit aufgrund von sozialen Faktoren.
4. Erläutern Sie die so genannten transsektoralen Faktoren und ihren Beitrag zu Gesundheit und Krankheit.

Literatur

Boeing, H.; Walter, D. (2003): Ernährung. In: Schwartz, F. W. et al. (Hrsg.): Public Health. Gesundheit und Gesundheitswesen. München/Jena, Urban und Fischer: 151–56.

Bös, K.; Brehm, W. (2003): Bewegung. In: Schwartz, F. W. et al. (Hrsg.): Public Health. Gesundheit und Gesundheitswesen. München/Jena, Urban und Fischer: 156–62.

Eis, D. (2003): Welchen Einfluss hat die Umwelt. In: Schwartz, F. W. et al. (Hrsg.): Public Health. Gesundheit und Gesundheitswesen. München/Jena, Urban und Fischer: 80–108.

Fehr, R.; Neus, H.; Heudorf, U. (2005): Gesundheit und Umwelt. Integrierte Programme zur ökologischen Gesundheitsförderung. Handbuch Gesundheitswissenschaften. Bern/Toronto, Hans Huber Verlag.

Gatzweiler, H. P.; Stiens, G. (1982): Regionale Mortalitätsunterschiede in der Bundesrepublik Deutschland – Daten und Hypothesen. Jahrbuch für Regionalwissenschaften, Bd. 3: 36–63.

Gerber, T. (1993): Zum Einfluss religiöser Einstellung auf die Lebensqualität von Tumorpatienten in der Allgemeinchirurgie. Dissertation Fachbereich Medizin Universität Hamburg.

Gilleskie, D. B.; Harrison, A. L. (1998): The Effect of Endogenous Health Inputs on the Relationship between Health and Education. Economics of Education Review. Vol 17: 279–97.

Glaeske, G. (2002): Auffälligkeiten der geschlechtsspezifischen Versorgung in der GKV. In: Hurrelmann, K.; Kolip, P. (Hrsg.): Geschlecht, Gesundheit und Krankheit. Männer und Frauen im Vergleich. Handbuch Gesundheitswissenschaften. Bern/Toronto, Hans Huber Verlag: 520–32.

Grunow, D.; Grunow-Lutter, V. (2002): Geschlechtsspezifische Formen von Selbstvorsorge und Selbsthilfe. In: Hurrelmann, K.; Kolip, P. (Hrsg.): Geschlecht, Gesundheit und Krankheit. Männer und Frauen im Vergleich. Handbuch Gesundheitswissenschaften. Bern/Toronto, Hans Huber Verlag: 548–64.

Härtel, U. (2002): Krankheiten des Herz-Kreislauf-Systems bei Männern und Frauen. In: Hurrelmann, K.; Kolip, P. (Hrsg.): Geschlecht, Gesundheit und Krankheit. Männer und Frauen im Vergleich. Handbuch Gesundheitswissenschaften. Bern/Toronto, Hans Huber Verlag: 273–90.

Hradil, S. (1997): Lebenssituation, Umwelt und Gesundheit. Materialien zur Bevölkerungswissenschaft. Heft 88. Wiesbaden.

Hurrelmann, K.; Klotz, T.; Haisch, J. (2004): Einführung: Krankheitsprävention und Gesundheitsförderung. In: Hurrelmann, K.; Klotz, T.; Haisch, J. (Hrsg.): Lehrbuch Prävention und Gesundheitsförderung. Bern/Toronto, Hans Huber Verlag: 11–19.

Hurrelmann, K.; Kolip, P. (2002): Geschlecht, Gesundheit und Krankheit. Männer und Frauen im Vergleich. Handbuch Gesundheitswissenschaften. Bern/Toronto, Hans Huber Verlag.

Mielck, A. (2000): Soziale Ungleichheit und Gesundheit. Empirische Ergebnisse, Erklärungsansätze, Interventionsmöglichkeiten. Bern, Hans Huber Verlag.

Neubauer, G. (1988): Regionale Sterblichkeitsunterschiede in Bayern. Schriften zur Gesundheitsökonomie. Bd. 3. Bayreuth.

Sachverständigenrat für die Konzertierte Aktion im Gesundheitswesen (SVRKAiG) Gutachten 2000/2001 Bedarfsgerechtigkeit und Wirtschaftlichkeit. Band 1. Baden-Baden, Nomos Verlagsgesellschaft.

Schmidtke, J. (2003): Humangenetik: Sind Gesundheit und Krankheit angeboren? In: Schwartz, F. W. et al. (Hrsg.): Public Health. Gesundheit und Gesundheitswesen. München/Jena, Urban und Fischer: 61–79.

Schulz-Nieswandt, F. (2003): Grundzüge der Alterssozialpolitk und der integrierten Versorgung (http://www.uni-koeln.de/wiso-fak/soposem/snw/startseite.shtml, Abfrage am am 4.4.2005).

Schwartz, F. W. et al. (2003): Public Health. Gesundheit und Gesundheitswesen. München/Jena, Urban und Fischer.

Siegrist, J.; Möller-Leimkühler, A. M. (2003): Gesellschaftliche Einflüsse auf Gesundheit und Krankheit. In: Schwartz, F. W. et al. (Hrsg.): Public Health. Gesundheit und Gesundheitswesen. München/Jena, Urban und Fischer: 125–38.

Siegrist, J. (2003): Gesundheitsverhalten – psychosoziale Aspekte. In: Schwartz, F. W. et al. (Hrsg.): Public

Health. Gesundheit und Gesundheitswesen. München/Jena, Urban und Fischer: 139–50.

Stössel, U.; Troschke, J. v. (2003): Fortschritt und Gesundheit. In: Schwartz, F. W. et al. (Hrsg.): Public Health. Gesundheit und Gesundheitswesen. München/Jena, Urban und Fischer: 109–24.

Uske, H.; Heveling-Fischell, M.; Mathejczyk, W. (2001): Risiko Migration. Krankheit und Behinderung durch Arbeit. Duisburger Insitut für Sprach- und Sozialforschung.

Wittwer-Backofen, U. (1999): Disparitäten der Alterssterblichkeit im regionalen Vergleich – Biologische versus sozioökonomische Determinanten – Regionale Studien für den Raum Hessen. Materialen zur Bevölkerungswissenschaft, Heft 95. Wiesbaden.

Medizin. Die gängige Antwort auf Informationsasymmetrien liegt in der Bereitstellung von geeigneten Informationen für Patienten aus unabhängiger Quelle.

- **Mangelnde Nachfragersouveränität:** Oftmals wird bestritten, dass Nachfrager als Patienten tatsächlich souverän und unabhängig ihre Präferenzen festlegen und äußern können. Ganz klar tritt diese mangelnde Souveränität bei Schwerverletzten ohne Bewusstsein zu Tage. Abgesehen von diesen offensichtlichen Extremfällen kann jedoch auch in anderen Bereichen von einer Beeinflussung ausgegangen werden.

- **Irrationales Verhalten:** Rationales Verhalten wurde bereits oben diskutiert. Empirisch wurde festgestellt, dass sich entgegen den Vorgaben der ökonomischen Theorie irrationale Entscheidungen in der Praxis ergeben. Die wichtigsten Bereiche sind:

  «Sunk costs»: Sunk costs sind in etwa «unwiederbringlich verlorene Kosten», etwa Investitionen, die nach einer Umentscheidung keinen Nutzen mehr haben. Sunk costs werden noch in die Entscheidungen einbezogen, obwohl nur zukünftig erwartbarer Nutzen einfließen sollte.

  Opportunitätskosten: Diese werden als zweitbester Einsatz der Mittel systematisch niedriger bewertet als eine gleichgroße Geldgröße.

  «Endowment effect» (in etwa «Besitzeffekt»): Güter im eigenen Besitz werden höher bewertet als vergleichbare Güter außerhalb des Besitzes.

  Präferenzumkehr: Bei zwei objektiv gleichen Entscheidungssituationen (dargestellt beispielsweise mittels Lotterien) wird je nach Darstellungszusammenhang zwischen den Alternativen gewechselt.

- **Soziale Präferenzen:** Verwandt mit dem irrationalen Verhalten ist (zumindest in der ökonomischen Theorie) das Vorhandensein sozialer Präferenzen. Demnach haben Personen nicht nur über den Nutzen für sich selbst geurteilt, sondern auch über den Nutzen für andere Personen. Diese sozialen Präferenzen beziehen sie in ihre Handlungen ein, was zu einer Abkehr von effizienten Märkten führen kann. Mit sozialen Präferenzen wird der Bereich der Fairness in die Ökonomie eingebracht, der empirisch erhebliche Bedeutung haben kann. Würde beispielsweise eine Tätigkeit in einem Hospiz nicht nur gemäß dem Nutzen für einen selbst, sondern auch anhand des Nutzens für die dort Versorgten beurteilt, lägen soziale Präferenzen vor.

- **Motivation:** Aus dem Bereich der Sozialpsychologie wurden ebenfalls Zweifel an der Stabilität der Motivation angemeldet. Die ökonomischen Annahme lautet, dass sich Verhaltensänderungen aus Änderungen der Rahmenbedingungen oder aber der Präferenzen ableiten lassen. Verhalten kann somit über diese beiden Bereiche beeinflusst werden, wobei Ökonomen in der Regel die Rahmenbedingungen bevorzugen, Psychologen jedoch die Präferenzen. Eine dritte Komponente kann jedoch durch die intrinsische Motivation entstehen, wonach Verhalten um seines selbst willen gewählt wird. Ursache kann z.B. das Selbstbild des Arztes sein. Wäre die intrinsische Motivation konstant, würden nur geringe «Störungen» für Analysen von ihr ausgehen. Verändert sie sich jedoch in Abhängigkeit von Änderungen der Rahmenbedingungen, ist das Instrumentarium der Ökonomie gestört. Beispielsweise könnten die aus einer intrinsischen Motivation heraus von Ärzten erbrachten Überstunden zurückgehen, wenn diese bei gleichem Niveau des Einkommens bezahlt werden. Dies erscheint unsinnig, da eine Bezahlung nach der ökonomischen Theorie zu einem Anstieg der Überstunden führen müsste. Die Bezahlung könnte jedoch als Vertrauensbruch aufgefasst werden, der mit einer Änderung der intrinsischen Motivation einhergeht.

Kritik bezüglich der Übertragung auf das Gesundheitswesen:

- **Marktüberlegenheit im Gesundheitswesen empirisch nicht gefestigt:** Die per se Annahme der Überlegenheit des Marktes über nichtmarktliche Lösungen beruht auf theoretischen

Analysen, die bisher noch in keinem Land in der Praxis beobachtet werden konnten. Kein Land weist ein vollständig wettbewerbliches System im Gesundheitssystem auf, nicht einmal die USA.[12] Vielmehr ist in allen Ländern eine «visible hand», in Anspielung auf die «invisible hand» des **Adam Smith**, vorhanden. Inwieweit daher die Überlegenheit des Marktes tatsächlich eintreten wird, ist bisher eine hypothetische Frage. Es kann sein, dass wichtige Nebenaspekte des Gesundheitswesens bisher nicht beachtet wurden, die sich erst bei der praktischen Umsetzung zeigen. Daher ist auch das Argument, dass die Vorteile des Marktes bereits in Teilgebieten des Gesundheitswesens beobachtet werden können, nicht unbedingt schlüssig. Eine Übertragung auf das gesamte Gesundheitswesen könnte Reaktionen auf anderen (Teil-)Märkten hervorrufen, die bisher nicht beobachtet wurden. Die mangelnde empirische Verwurzelung ist ein grundsätzliches Argument, welches die gesamten Überlegungen der Ökonomie nicht aushebeln kann, jedoch zur Vorsicht bei einer Übertragung mahnt. Zudem konnten auch auf Finanzmärkten, die dem Ideal des vollkommenen Marktes bereits nahe kommen, Anomalien des Verhaltens festgestellt werden.[13]

- **Anbieter-induzierte Nachfrage:** Gemäß der ökonomischen Theorie müssen Angebot und Nachfrage unabhängig voneinander sein. Im Gesundheitswesen ist es jedoch denkbar, dass die Anbieter ihre eigene Nachfrage generieren, indem sie die Patienten entsprechend beeinflussen.[14] Weicht der Arzt dabei von den Präferenzen des Patienten ab oder empfiehlt nicht-wirksame Therapien, ist ein allokatives Versagen vorhanden. Der Patient handelt nicht mehr gemäß seinen Präferenzen, die er bei vollständiger Information hätte und erhält somit nicht den möglichen Nutzen. Ausmaß und Motivation für anbieter-induzierte Nachfrage sind in der Literatur umstritten. Dass sie auftritt, wird jedoch meist bejaht. Der Nachweis wird erschwert durch viele Überlegungen. Marktpreise und damit ein «reines» Marktverhalten der Patienten existiert nicht und die Arzt-induzierte Nachfrage kann sich auch auf

Kosten-effektive Therapien erstrecken, die vom Patienten aufgrund von mangelnder Zahlungsbereitschaft ansonsten nicht nachgefragt worden wären. So entstünde durchaus eine Verbesserung des Gesundheitszustandes.[15]

- **Qualität:** In der ökonomischen Theorie wird meist vorausgesetzt, dass die Qualität der Leistung erkennbar ist (vollkommene Information). Somit kann der Patient auch niedrigere Qualität wählen. Diese Überlegung erscheint oftmals befremdlich, ist jedoch in der Praxis durchaus zu beobachten. Beispiele wären die Vermeidung von langen Anfahrten zu Spezialisten oder die ambulante statt stationäre Behandlung (falls die stationäre Behandlung nachgewiesen bessere Ergebnisse liefert). Unter bestimmten Bedingungen kann es jedoch wohlfahrtsteigernd sein, niedrige Qualität vom Markt auszuschließen.[16]

- **Unsicherheit:** Unsicherheit wirkt im Gesundheitswesen in zwei Bereichen. Erstens die Unsicherheit, wer eine Leistung im Verlaufe seines Lebens in Anspruch nehmen muss. Zweitens die Unsicherheit, ob eine in Anspruch genommene Leistung wirksam ist beim individuellen Patienten. Diesem Problem nähert man sich beispielsweise im Bereich der EBM (Evidenz-basierten Medizin) über statistische Größen. Eine weitere Möglichkeit ist die Untersuchung der genetischen Prädisposition von Patienten. In Bezug auf funktionierende

---

12 Hurley, J.: An overview of the normative economics of the health sector. In: Culyer, AJ; Newhouse, JP (2000): Handbook of Health Economics. Elsevier Science: 55 – 118.

13 Barberis, N.; Thaler, R.: A survey of behavioral finance. In: Constantinides, GM; Harris, M.; Stulz, R. (Hrsg.) (2003): Handbook of the Economics of Finance. Elsevier Science.

14 Dies wird teilweise ebenfalls mit «moral hazard» der Anbieterseite umschrieben, s. u. und bei Donaldson, C.; Gerard, K. (1993): Economics of Health care Financing: the visible hand. London, Macmillan: 31 f.

15 Donaldson, C.; Gerard, K. (1993): Economics of Health care Financing: the visible hand. London, Macmillan: 103 ff. Dort auch eine Übersicht über Studien.

16 Siehe die Ausführungen bei Hurley (2000), 76. Dort mit Verweis auf weitere Quellen.

Märkte ist Unsicherheit von großer Bedeutung. Schaffen Märkte es nicht, die Unsicherheit zu internalisieren, kann Marktversagen auftreten. Im Gesundheitswesen (und auch auf den meisten anderen Märkten) erfolgt diese Internalisierung über (Kranken-) Versicherungen. Versicherungen dienen dazu, das finanzielle Risiko auf viele Personen zu verteilen und durch eine Abschätzung des Risikos auf alle umzulegen. Die Versicherung schafft keine Absicherung gegenüber Gesundheitseinbußen, sondern nur gegenüber dem Risiko der finanziellen Ausgaben, die daraus resultieren. Dies führt bei Risko-aversen Bürgern zu Wohlfahrtgewinnen, nicht jedoch bei solchen, die sich gegenüber Risiko neutral verhalten. Mehrere Gründe können zum Versagen dieser Versicherungsmärkte führen:

- **Größeneffekte:** Je mehr Versicherte in einer Versicherung gesammelt sind, desto geringer können die Fixkosten pro Versichertem werden. Dies spricht dafür, dass große Versicherungen niedrigere Prämien anbieten könnten und damit konsequent zu Ende gedacht ein Monopol entsteht. Monopole führen jedoch zu Wohlfahrtsverlusten. Wird daher auf eine Vielfalt von Versicherungen hingewirkt, sind die Prämien höher, als sie sein müssten. Wohlfahrtsverluste aus dem Monopol müssen gegenüber Wohlfahrtsverlusten aus möglicherweise höheren Prämien bei Versicherungsvielfalt abgewogen werden.
- **Risikoselektion:** Hat der Versicherte bessere Informationen über seine Erkrankungsrisiko als die Versicherung, wird er nur denjenigen Versicherungsumfang wählen, der ihm einen Vorteil bietet. Mit anderen Worten werden die besten Risiken falls möglich Kontrakte mit anderen Bedingungen wie z.B. Leistungsausschluss wählen. In den Tarifen ohne Leistungsausschluss würden sich dann die schlechteren Risiken sammeln. Dadurch wird die über alle Risiken kalkulierte Prämie für den Versicherungskonzern nicht mehr haltbar. Erhöht er daraufhin die Prämie, werden wiederum die besten Risiken die Versicherung verlassen und der Zirkel beginnt erneut. Im Endstadium kann die Gruppe der Versicherten zu klein sein, um überhaupt noch eine Versicherung anbieten zu können. Wird die Versicherung generell als wohlfahrtsteigernd erkannt, führt Risikoselektion somit zu Wohlfahrtverlusten. Auch Versicherte, die eine Versicherung abschließen möchten, können diese nicht erhalten, da der Versicherung das Risiko nicht bekannt ist, und sie Missbrauch befürchten muss. Risikoselektion kann vermieden werden durch Zwangsversicherungen (für alle Bürger oder alle Mitglieder einer Gruppe).

- **Cream skimming:** Haben nicht die Versicherten, sondern die Versicherung bessere Informationen über die Erkrankungsrisiken, kann ebenfalls Marktversagen auftreten. Die Versicherung wird versuchen, lediglich Versicherte aufzunehmen, deren Risiko für Leistungsausgaben niedrig ist. Die gleiche Situation tritt auf, wenn im Rahmen von Kopfpauschalen für eine Gruppe von Versicherten nur gute Risiken in die versicherte Gruppe aufgenommen werden sollen. Die Problematik kann durch eine bessere Risikoadjustierung der Prämien aufgefangen werden. In Deutschland ist dies insbesondere im Rahmen des morbiditätsorientierten Risikostrukturausgleichs und des Übergangs von der privaten in die gesetzliche Krankenkasse von Bedeutung.
- **Moral hazard:** Mit «moral hazard» wird eine leichtfertige Verhaltensweise beschrieben, die sich aus der Gewissheit der Übernahme von Folgekosten aus der Versicherung ergibt. Beispielsweise kann die Tendenz zu Risikosportarten höher liegen, wenn daraus resultierende Ausgaben nach Sportunfällen von der Allgemeinheit der Versicherten getragen werden. Ein perfekter Versicherungsmarkt wird Moral-Hazard-Verhalten verhindern, indem die Prämien höher sind, als sie bei der Abdeckung des Risikos ohne Moral-Hazard-Verhalten wären.
- **Excess burden:** Die Abdeckung der Kosten über die Versicherung führt dazu, dass der Versicherte mehr Leistungen in Anspruch nimmt als seinem zusätzlichen Nutzen entspricht. Somit liegen die Grenzkosten höher als der Grenznutzen, was einem Wohlfahrtsverlust für die Gemeinschaft entspricht.

Insgesamt ergibt sich daraus, dass Versicherungen die Wohlfahrt des Einzelnen erhöhen können. Auf der anderen Seite senken «moral hazard» und «excess burden» die Wohlfahrt wieder. Die für eine Gesellschaft optimale Versicherung muss daher beide Gesichtspunkte berücksichtigten. Die Diskussion um Zuzahlungen und Selbstbehalte, Risikoübernahme durch den Patienten und auch Bürgerversicherung entsteht aus diesen Zusammenhängen.

- **Agency-Ansatz:**[17] Im Gesundheitswesen wird der Arzt oftmals als neutraler Ratgeber und Entscheidungsgehilfe gesehen. Agency ist aus Sicht des Patienten durchaus erwünscht. Behandlung gemäß der Präferenzen des Patienten kann für den Arzt jedoch finanziell nachteilig sein. Oftmals wird daher bei Bejahung des Agency-Ansatzes ein reduzierter Wettbewerbsdruck für Ärzte gefordert, damit sie finanziellen Raum für «altruistisches Verhalten» erhalten. Aus den Agency-Überlegungen entstand eine Vielzahl von spezifisch auf den Gesundheitssektor ausgerichteten ökonomischen Überlegungen. Sie umfassen die Selbstverwaltung in Deutschland, Internal Markets im *National Health Service (NHS)* in Großbritannien, amerikanische Managed-Care-Ansätze und auch Leitlinien. Sie dienen der Verringerung von Behandlungsvarianzen und sollen einen Ausgleich zwischen Anbietern und Nachfragern schaffen.

4.2.2 Weiterentwicklungen der ökonomischen Theorie

Im Folgenden sollen einige Weiterentwicklungen der ökonomischen Theorie vorgestellt werden, die insbesondere für das Gesundheitswesen von Interesse scheinen. Dies sind die aus der Entscheidungslehre kommenden Ansätze des mit Unsicherheit behafteten Nutzens (Erwartungsnutzen) und schließlich die Überlegung, statt auf Nutzen auf die Gesundheit selbst als zu maximierende Größe abzustellen («**extra-welfarism**»).

Entscheidungstheorie und Erwartungsnutzen

Über die ökonomischen Verhaltensannahmen hinaus hat im Bereich der **Entscheidungstheorie** um die Mitte des 20. Jhs. eine Diskussion um rationales Entscheiden begonnen. Sie hat das Ziel, nicht nur deskriptiv vollzogene Entscheidungen zu beschreiben, sondern zukünftige Entscheidungen vorzubereiten. Sie arbeitet wesentlich mit Entscheidungsbäumen.

Erwartungsnutzen bedeutet, dass die verschiedenen Entscheidungsmöglichkeiten einen Nutzen aufweisen, der jedoch nicht sicher, sondern mit (bekannten oder unbekannten) Wahrscheinlichkeiten eintritt, wenn die Entscheidungsalternative gewählt wird. Die Grundannahme lautet, dass Personen diejenige Alternative wählen, die den erwartbaren Nutzen maximiert.

$$\max \to \sum_{i=1}^{n} F(pi)U(xi)$$

Hierbei bestehen *n* Alternativen, die Eintrittwahrscheinlichkeit des Nutzens beträgt $F(p_i)$ und *U* ist der Nutzen für die Alternative x_i. Die Bedeutung des Erwartungsnutzens wurde bereits 1738 von Bernoulli festgestellt. Er wies nach, dass Personen zwischen einer objektiv erwartbaren Auszahlung (Geldbetrag multipliziert mit der Wahrscheinlichkeit der Auszahlung) und dem zugehörigen Nutzen unterschieden. Er erklärte damit, dass sehr hohe zu gewinnende Geldsummen nicht mehr den gleichen Nutzenzuwachs pro Geldbetrag bedeuten, wie geringe Geldsummen.

John von Neumann und **Oskar Morgenstern** begründeten 1944 daraus die axiomatisch gestützte **Erwartungsnutzentheorie**, die sich nicht mehr nur auf Geldbeträge, sondern auf alle Handlungen beziehen ließ. Ihre fünf Axiome wurden als Definition des rationalen Handelns

---

17 Der Agency-Ansatz ist nicht zu verwechseln mit dem Principal-Agent-Ansatz, der eher auf die Kontrollierbarkeit abstellt. Siehe beispielsweise Lüngen, M.; Lauterbach, K. (2001): Reformen der Krankenhausfinanzierung: Ist ein Endpunkt erreicht? Eine Analyse mithilfe des Principal-Agent-Ansatzes. Sozialer Fortschritt. 50 (4): 99–101.

gesetzt. Auch in der Entscheidungsanalyse müssen demnach die Handlungsalternativen, die Konsequenzen der Alternativen und die eigenen konsistenten Präferenzen bekannt sein:

- **Zukunftsorientierung:** Die Entscheidung hängt nicht davon ab, was bisher geschah. Ob ein Patient operiert wird, hängt somit nicht davon ab, ob er bereits dreimal zuvor operiert wurde. Vielmehr hängt es allein von seinen Erfolgsaussichten für die erneute Operation ab.
- **Dominanz:** Eine Alternative darf nicht gewählt werden, wenn sie von einer anderen Alternative in allen Eigenschaften dominiert wird. Erlaubt die Gabe von Schmerzmitteln eine bessere Prognose als die Operation in Bezug auf die beispielsweise als relevant angesehenen Dimensionen Qualität, Kosten und Zufriedenheit, so darf unter Rationalitätsgesichtspunkten nicht die Operation gewählt werden.
- **Transitivität:** Wie bereits bei den Präferenzen muss für drei Alternativen gelten, dass ein Zirkelschluss nicht auftreten darf. Wird A besser als B angesehen, und B besser als C, darf C nicht besser als A angesehen werden. Solche Zirkelschlüsse können in der Praxis auftreten, wenn die Bewertung auf verschiedenen Dimensionen der Alternativen beruhen.
- **Invarianz:** Die Entscheidung hängt nicht von der Art der Darstellung des Problems ab. Beispielsweise kann der Erfolg einer Operationsart dargestellt werden über die Letalität oder alternativ die Überlebensrate. Beide geben den gleichen logischen Sachverhalt wieder. Eine rationale Entscheidung muss unabhängig von dieser Art der Darstellung sein.

Auf diesen Annahmen basieren auch die Theorie des Erwartungsnutzens («expected utility»), die Theorie rationaler Erwartungen («rational choice theory») und die Spieltheorie («game theory»). Die Neudefinition des Nutzens für die Ökonomie ist eine der größten Leistungen der Entscheidungstheorie. Nutzen ist in der neoklassischen Ökonomie als abstraktes Ziel bei Entscheidungen unter Sicherheit angesehen worden. Nutzen war nur ordinal darstellbar und zwischen Personen nicht vergleichbar.

Die Theorie des Erwartungsnutzens geht nun darüber hinaus. Nutzen wird als subjektiver Wert («subjective value») definiert, der von dem objektiven Wert einer Entscheidung abweichen kann. Zuvor waren diese Entscheidungen unter Unsicherheit «irrationales Verhalten» in dem Sinne, dass eine konsistente Ableitung von strukturierten Entscheidungen nicht möglich schien.

Um den objektiven Wert einer Handlung überhaupt bestimmen zu können, beschränkt sich die Entscheidungstheorie oftmals zu Erklärungszwecken auf **Lotterien**, d.h. Entscheidungen unter Unsicherheit oder Risiko, je nachdem, ob die Wahrscheinlichkeiten der Lotterie bekannt sind oder nicht (s. **Abb. 4-1**). Personen werden in solchen Lotterien beispielsweise gefragt, ob sie eine sichere Auszahlung von 50 € einer unsicheren Auszahlung von 70 € vorziehen. Die Entscheidung hängt natürlich davon ab, mit welcher Wahrscheinlichkeit die 70 € in dieser Lotterie ausgezahlt werden. Es kann gezeigt werden, dass in der Empirie erstens Personen das Risiko bei möglichen Gewinnen eher scheuen (also die sichere Auszahlung bevorzugen), zweitens Risiken bei möglichen Verlusten eher in Kauf nehmen (also die unsichere Auszahlung bevorzugen), drittens sehr kleine und sehr große Wahrscheinlichkeiten oftmals falsch einschätzen und viertens der Rahmen, wie eine

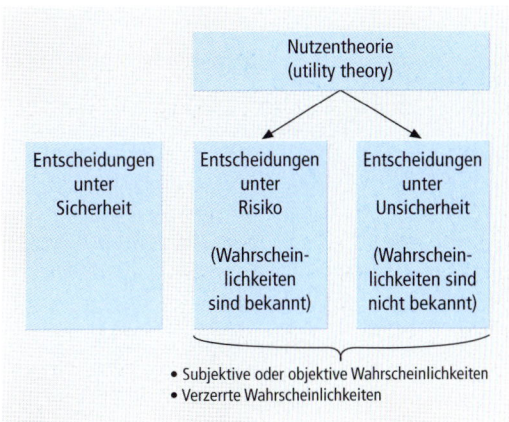

Quelle: Eigene Darstellung

Abbildung 4-1: Aufgliederung der Nutzentheorie.

Entscheidung unter Unsicherheit präsentiert wird, oftmals die Entscheidung beeinflusst («framing»).

Der Lotteriegedanke befremdet oftmals im Gesundheitswesen, findet dort jedoch breite Anwendung, wenn man den Kerngedanken «Handlungswahl ohne Sicherheit» zu Grunde legt. Oftmals wird in der Medizin die mit einer Wahrscheinlichkeit eintretende Wirkung einer Therapie abzuschätzen sein, wenn beispielsweise zwei Behandlungsmöglichkeiten abgewogen werden müssen.

Der Übergang von der Entscheidung unter **Sicherheit** auf **Unsicherheiten** hat erhebliche Auswirkungen auf die Messung des Nutzens. Die Variierung der Wahrscheinlichkeiten in Lotterien ermöglicht es, diese Änderungen als kardinal zu interpretieren. Danach würde auch der Nutzen aus der Lotterie einer kardinalen Einteilung genügen. Oben wurde dargestellt, dass die Wohlfahrtsökonomie durch die dort ordinal eingeschätzten Nutzen die Vergleichbarkeit zwischen Personen weitgehend aufgeben musste und damit das eigentliche Ziel, die Maximierung der Wohlfahrt, in der Praxis erheblichen Proble-

men gegenüber stand. Bietet die Entscheidungstheorie mit dem kardinalen Nutzenkonzept nun die Wende?

Die Antwort lautet leider nein. Auch wenn der Begriff des Nutzens («utilities») sowohl in der neoklassischen ökonomischen Theorie, der Wohlfahrtsökonomie und der Entscheidungstheorie gleichlautend gebraucht wird, verbergen sich andere Konzepte dahinter.[18] Beiden ist jedoch gemein, dass sie sich nicht messen lassen in einer Weise, wie sich beispielsweise Entfernungen in Metern messen lassen (s. **Tab. 4-2**).

Zentral ist die Frage, was Wahrscheinlichkeiten sind. Zunächst mutet die Frage einfach an. Jedoch bestehen verschiedene Konzeptionen. Ursprünglich wurden Wahrscheinlichkeiten über beobachtbare identische Ereignisse definiert oder logisch daraus abgeleitet.[19] Auch die Wahr-

18 Bereits Friedman/Savage (1952, S. 464) wiesen darauf hin, dass die Verwendung der gleichen Bezeichnung eher ein Versehen war, da die Unterschiede zwischen den Nutzenkonzepten zunächst nicht erkannt wurden.
19 Schoemaker (1982, S. 535 ff.). Dort auch differenzierter nach den vier Wahrscheinlichkeitsbegriffen.

Tabelle 4-2: Vergleich der Nutzenkonzepte in der Erwartungsnutzentheorie und der neoklassischen Theorie.

	Neoklassische Theorie	Erwartungsnutzentheorie
Autoren	beispielsweise Pigou	von Neumann/Morgenstern (1944)
Nutzen und Präferenzen	Nutzen determiniert Präferenzen und geht diesen voraus	Nutzen wird eingesetzt, um Präferenzen darzustellen
Sicherheit, Unsicherheit, Risiko	Entscheidung unter Sicherheit	Entscheidung unter Unsicherheit mit der Folge von möglichem risikoaversem Verhalten (oder auch Risiko suchendem Verhalten)
Nutzenkonzept	ordinales Nutzenkonzept, d. h. nur die Richtung, nicht jedoch die Stärke der Präferenzen kann abgeschätzt werden (nur größer/kleiner, nicht die Abstände)	kardinales Nutzenkonzept, wobei Kardinalität sich auf die Transformationsmöglichkeiten der Skala bezieht. Im Sinne von Präferenzen bleibt die Skala ordinal, da sie lediglich eine Rangordnung von Lotterien wiedergibt.
Marginalität	Zuwachs an Nutzen (wie beispielsweise Zufriedenheit) unter Sicherheit	Rate der Substitution zwischen dem Ereignis und der Wahrscheinlichkeit, die Lotterie zu gewinnen
Rechtfertigung	normative Grundlage	positive (axiomatische) Grundlage

Quelle: Eigene Darstellung. Siehe die Hinweise bei Schoemaker (1982) S. 531 ff.

scheinlichkeiten in der Erwartungsnutzentheorie im Sinne von Neumann/Morgenstern sind solche objektiven Wahrscheinlichkeiten, die in Lotterien eingesetzt werden.

Eine Weiterentwicklung geht davon aus, dass Wahrscheinlichkeiten subjektiv fundiert sind. Der Vorteil besteht darin, dass nicht nur wiederholbare und gleiche Ereignisse mit Wahrscheinlichkeiten belegt werden können, sondern prinzipiell jedes Ereignis (wie die Wahrscheinlichkeit der Vorhersage, dass Krebs in 20 Jahren vollständig heilbar sein wird). Die Erweiterung des Wahrscheinlichkeitsbegriffes führte dazu, dass die Erwartungsnutzentheorie als Entscheidungstheorie zur **subjektiven Erwartungsnutzentheorie** wurde («**subjective expected utility**», SEU).[20]

Extra-welfarism

Der Ansatz des «**extra-welfarism**» brachte zwei grundlegende Neuerungen. Statt der Berücksichtigung der Konsumenten beziehungsweise Patienten über ihre Nachfrage standen ihre Bedürfnisse («needs») im Vordergrund. Zweitens wurde die Maximierung der Wohlfahrt durch die Maximierung der Gesundheit («health») ersetzt.[21]

Aus wohlfahrtsökonomischer Sicht wird unterstellt, dass der Patient eine Präferenz für Gesundheitsleistungen äußern kann. Mehr Gesundheitsleistungen bedeuten dabei einen zumindest kleinen Nutzenzuwachs. Demnach konkurrieren Gesundheitsleistungen *(HC)* mit anderen Gütern *X*, um den Nutzen *U* zu ermöglichen. Formal ausgedrückt basiert die Funktion zur Bestimmung des Nutzens aus *X* und *HC*.

$$U = U(X,HC)$$

Dieser Ansatz konkurriert mit der Überlegung, dass Gesundheitsleistungen nicht unmittelbar das Ziel der Präferenzen eines Patienten darstellen, sondern möglicherweise Gesundheit selbst. Gesundheitsleistungen stellen nur einen Teilbereich dar, um Gesundheit zu erlangen. Andere Faktoren sind die genetische Disposition, Umwelt und Verhalten. Gesundheitsleistungen werden sogar teilweise als belastend angesehen, da sie Schmerzen, Ängste oder andere Unannehmlichkeiten auslösen können.

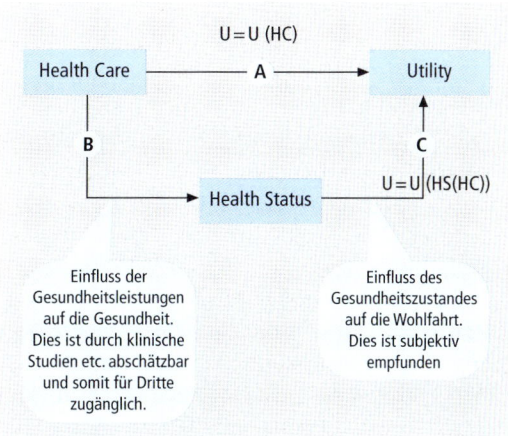

Quelle: Eigene Darstellung in Anlehnung an die Ausführungen bei Hurley, 2000

Abbildung 4-2: Schematischer Zusammenhang zwischen Gesundheitsleistungen, Gesundheit und Wohlfahrt.

Werden beide Ansätze zusammengenommen, wird die Wohlfahrt *U* eines Bürgers bestimmt durch den direkten Einfluss der Inanspruchnahme der Gesundheitsleistungen aus dem wohlfahrtsökonomischen Ansatz und gleichzeitig seinem Gesundheitszustand *HS*, der sich auch wiederum nach seiner Inanspruchnahme von Gesundheitsleistungen *HC* und den übrigen Determinanten *Z* richtet.

$$U = U(X,HC,HS(HC,Z))$$

Aus diesen Überlegungen lassen sich bereits weitreichende Schlussfolgerungen für die Gesundheitsökonomie ableiten. Der direkte Zusammenhang zwischen Gesundheitsleistung und Wohlfahrt ist aus der Wohlfahrtsökonomie übernommen (s. Pfad A in **Abb. 4-2**). Neu sind die Pfade B und C. Pfad B bezeichnet den Zusammenhang zwischen der Inanspruchnahme

20 Savage, Coleman, Esser.

21 Hurley, J.: An overview of the normative economics of the health sector. In: Culyer, AJ; Newhouse, JP (2000): Handbook of Health Economics. Elsevier Science: 55–118.

von Gesundheitsleistungen und dem Gesundheitszustand. Dieser Zusammenhang ist einer wissenschaftlichen Analyse, beispielsweise im Rahmen von klinischen Studien, gut zugänglich. Somit ist es ein häufig hinreichend objektivierbarer Zusammenhang. Pfad C hingegen ist subjektiv, da er den Einfluss des Gesundheitszustandes auf die Wohlfahrt eines Einzelnen beschreibt.

Mit diesen Überlegungen gelangt einerseits der weite Bereich der Evidenzbasierten Medizin in die Gesundheitsökonomie, andererseits werden Effizienzüberlegungen erschwert. Es kann sein, dass sich die Wahl zwischen Pfad A versus Pfade B und C nicht immer Entscheidungen in die gleiche Richtung ergeben. Während auf Pfad A eine sehr effektive Therapie die beste Wahl darstellen könnte, wäre auf Pfad B und C eine weniger effektive Therapie vorzuziehen, die jedoch dem Patienten subjektiv sehr großen Nutzen einbringt (beispielsweise aufgrund geringerer Nebenwirkungen).

Daher gibt es auch Entwürfe, die die Bedürfnisse der Bürger auf medizinische Gebiete einschränken möchten, die überhaupt eine effektive Therapie vorweisen können. Der Bedürftigkeitsansatz des «extra-welfarism» basiert aus diesem Grund stark auf dem Nachweis der Wirksamkeit von Therapien, also eher dem Angebot. Der wohlfahrtsökonomische Ansatz betont hingegen die Nachfrage, basierend auf Präferenzen der Bürger und der Zahlungsbereitschaft.

4.3 Ökonomische Evaluationen außerhalb von Märkten

Oftmals werden heute unter Gesundheitsökonomie die unter dem Begriff der Kosten-Effektivitäts-Analysen zusammengefassten Methoden verstanden. Die Methoden der Evaluation über Märkte mittels Präferenzen und Zahlungsbereitschaft wird darüber hinaus als Gesundheitsökonomik bezeichnet. Auch die Kosten-Nutzen-Analyse im engeren Sinne (Cost-benefit-Analyse), welche sowohl Kosten als auch Nutzen in Geldeinheiten bewertet, würde dann zur Gesundheitsökonomik zählen.

Neben der unterschiedlichen historischen Herkunft der beiden Zweige unterscheiden sie sich in der Praxis auch durch den Untersuchungsgegenstand. Kosten-Effektivitäts-Analysen beziehen sich häufig auf einzelne Therapien, Programme oder Maßnahmen, seltener auf umfassende gesundheitspolitische Vorschläge. Mit Kosten-Effektivitäts-Analysen sollen weniger Märkte analysiert werden als die an einem Markt erlaubten Güter festgestellt werden, beispielsweise im Rahmen eines Health-Technology Assessments.

Beide Konzepte setzen auf Opportunitätskostenansätze, unterscheiden sich hingegen bei der Messung des Nutzens.[22]

4.4 Vom Marktversagen zum Staatsversagen

Bisher wurde gezeigt, dass die ökonomische Theorie teilweise Probleme hat, mit ihrem Instrumentarium die spezifischen Voraussetzungen des Gesundheitswesens abzubilden und Lösungen anzubieten. Die Annahmen sind teilweise nicht übertragbar, es kann zu Marktversagen kommen. Donaldson/Gerard (1993) argumentieren zudem, dass das Gesundheitswesen dadurch gekennzeichnet ist, dass alle Gründe für Marktversagen dort geballt auftreten.

Wird eine Koordination von Angebot und Nachfrage über Märkte abgelehnt, muss nach alternativen Mechanismen der Koordination gesucht werden. Im Gesundheitswesen dürfte der Blick schnell auf den Staat, beziehungsweise die Körperschaften wie die Ärztekammern und kassenärztlichen Vereinigungen fallen (Wissenschaftszentrum Berlin für Sozialforschung, 1998). Die Bedeutung des Gutes Gesundheit für den Einzelnen, sein hoher psychologischer Symbolgehalt, die historisch gewachsene Prestigeträchtigkeit der Heilberufe und nicht zuletzt die Tatsache, dass über 230 Mrd. € jährlich neu im Gesund-

---

22 McGuire, A.: Theoretical concepts in the economic evaluation of health care. In: Drummond, M.; McGuire, A. (2001): Economic Evaluation in Health Care. New York, Oxford University Press: 3–21.

heitswesen verteilt werden, machen eine staatliche Intervention zudem wahrscheinlich.[23]

Eine Abkehr vom Markt bedeutet somit, dass das Funktionieren staatlicher Entscheidungen stärker in die Analyse einbezogen werden muss. In der klassischen ökonomischen Theorie wurde Politik noch kaum thematisiert. Es wurde davon ausgegangen, dass die von Wissenschaftlern abgeleitete beste Lösung von Politikern als «gütigen Diktatoren» umgesetzt wurden (Kirchgässner, 1998). Probleme, die sich im Prozess der Umsetzung ergeben könnten, wurden weitgehend vernachlässigt. Politik war eine exogene Größe.

Gerade im Gesundheitswesen kann die Umsetzung jedoch zu erheblichen Abweichungen zwischen der wünschbaren und der tatsächlich umgesetzten Lösung führen. Die Mischung aus sozialen, ethischen, medizinischen und wirtschaftlichen Überlegungen lassen die Annahme zu, dass erhebliche Anstrengungen unternommen werden, eigene Interessen durchzusetzen.

Politische Entscheidungen wurden erstmals umfassend mittels der «**ökonomischen Theorie der Politik**» einbezogen, als 1957 Anthony Downs und Philipp Herder-Dorneich unabhängig voneinander den Grundstein legten.[24] Es wurde gezeigt, dass die politische Arena als Markt mit Konkurrenzkampf um Wählerstimmen aufgefasst werden kann. Ein rationaler, an seiner Wiederwahl orientierter Politiker muss darauf achten, dass seine Vorschläge innerhalb der Wählerpräferenzen einen großen Raum abdecken. Besteht beispielsweise in seinem Wahlkreis nur geringe Unterstützung für die Schließung eines Krankenhauses, wäre es unter den Annahmen der ökonomischen Theorie der Politik nicht schlüssig, dass der Politiker die Schließung befürwortet, auch wenn dies aus ökonomischen Erwägungen sinnvoll erschiene und die Versorgungssicherheit gewahrt bliebe.

Ebenso werden Bürger als rational beschrieben, die derjenigen Partei ihre Stimme geben, die ihr den höchsten Nutzenzuwachs verspricht. Dabei wird einbezogen, dass es für den Wähler weder eine vollständige Voraussicht über die Wahlprogramme, noch deren Auswirkungen auf das eigene Nutzenniveau gibt. Auch wird die emotionale Bindung an eine Partei einbezogen.

Neben dem Bürger sind auch **Lobbygruppen** an der Beeinflussung der Politiker interessiert. Sie haben in der Regel spezielle Interessen, die denjenigen der Gesellschaft entgegenstehen können. Interessengruppen werden versuchen, in dem für sie wichtigen Bereich Verbesserungen zu ihren Gunsten durchzusetzen. Dies gelingt häufig, da die Nutzenverschlechterung für die Masse der Wähler marginal ist, die spürbaren Verbesserungen für die Interessensgruppe jedoch erheblich. Aus dieser Konstellation kann es rational sein, dass Politiker Interessensgruppen nachgeben, und es sich für Akteure eher lohnt, Einkommensvorteile statt aus eigener Produktivität aus der Produktivität anderer zu ziehen (sog. «**rent-seeking**»).

Die Ideen der ökonomischen Theorie der Politik wurden auch auf Bürokratien übertragen. Ein wichtiger Lehrsatz aus dieser Bürokratietheorie besagt, dass jeder Versuch, eine komplexe Organisation zu überwachen, wiederum die Tendenz zur Bildung einer neuen Organisation in sich hat.

Eine Abwägung zwischen Staat und Markt ist in der Praxis nicht immer einfach, da auch Märkte in der Regel nicht ohne Kosten funktionieren. So müssen Vertragspartner gefunden und überzeugt werden, und nach erfolgter Leistung muss die Einhaltung kontrolliert werden. Diese als **Transaktionskosten** bezeichneten Aufwendungen können dazu führen, dass Märkte gar nicht entstehen. Teilweise ist auch nicht bekannt, wem die Rechte an Eigentum gehören (**Property-Rights-Ansatz**) oder ob Anbieter oder Nachfrager über verdeckte Informationen verfügen, die ihnen Marktvorteile verschaffen (**Prinzipal-Agent-Ansatz**).

---

23 Angaben des statistischen Bundesamtes für 2001. Die Ausgaben der gesetzlichen Krankenkassen lagen in dem Jahr bei 133 Mrd. € (http://www.destatis.de/).

24 Einen Überblick über die gesamte Ökonomische Theorie der Politik bietet Behrends (2001).

4.5 Fazit

Die Übertragung von ökonomischen Ansätzen auf das Gesundheitswesen begann in den 1960er-Jahren mit einem Aufsatz von Kenneth Arrow. Er machte deutlich, dass er die Anbieterseite («health care industry») einer ökonomischen Analyse zugänglich hielt. Eine Ausweitung der Analyse auf weitere Gebiete, insbesondere auch Versicherungsmärkte («moral hazard, cream skimming») und die gesamte Wohlfahrt («extrawelfarism») erfolgte bald und ist noch nicht abgeschlossen.

Die Kritik an der Übertragbarkeit entzündet sich oftmals an den Verhaltensannahmen der Ökonomie und der mangelnden Einbeziehung ethischer Überlegungen. Ökonomische Modelle belassen es häufig bei der Feststellung, dass ein funktionierender Markt unabhängig von der Verteilung eine allokative Effizienz herstellt, und dass der Staat die notwendige Umverteilung der Mittel vornehmen kann (Arrow, 1963). Dies führt häufig dazu, dass aus der Geschichte der Ökonomie heraus die Produktionsbedingungen im Vordergrund stehen, weniger die Nachfrager. Auch innerhalb der Zunft der Ökonomen gibt es starke Befürworter der Übertragbarkeit auf das Gesundheitswesen und eher kritische Stimmen. Vor diesem Hintergrund hat sich Gesundheitsökonomie stark auf den Bereich der Kosten-Effektivitäts-Analysen (CEA) verlagert. Jedoch bleiben Verteilungs- und Gerechtigkeitsüberlegungen bestehen. So könnte die Heilung der Volkskrankheiten koronare Herzkrankheit, Krebs und COPD die Gesamtausgaben des Gesundheitswesens erhöhen, da die Menschen länger leben und konkurrierende Erkrankungen entwickeln. Demgegenüber würde die Beseitigung von Erkrankungen des Skeletts oder der Psyche die Kosten senken, da kaum zusätzliche (teure) Lebensjahre entstehen. Eine solche aus der CEA abgeleitete Bevorzugung bestimmter Forschungsgebiete nähme massiv Einfluss auf Verteilungsfragen.

Daraus auf eine völlige Ablehnung der Ökonomie in der Medizin zu schließen, wäre jedoch falsch. Eingangs wurde dargelegt, dass die Begrenztheit der Mittel und die Unendlichkeit der Bedürfnisse einen Ausgleichsmechanismus notwendig machen.

Eine Ablehnung sowohl von Markt als auch Staat muss dennoch eine Antwort darauf geben, wie die Steuerung oder Koordination erfolgen soll. Wird keine Regelung vorgesehen, bildet sich fast zwangsläufig ein Markt mit entsprechenden Zahlungsbereitschaften der Patienten und Behandlungsbereitschaften der Ärzte, ob dies nun Markt genannt wird oder nicht. Dies führt unmittelbar weiter zu Fragen der Gerechtigkeit.

Es bleibt die Erkenntnis, dass Gesundheitsökonomie dazu beitragen kann, mögliche Entwicklungen und Auswirkungen aufzuzeigen, dass jedoch die Besonderheiten des Gesundheitswesens und die Bedeutung des Gesundheitszustandes für den Einzelnen immer Beachtung finden müssen.

Unter Medizinern, jedoch auch in anderen Gruppen, wird häufig beklagt, dass sowohl der Markt als auch die mit einer staatlichen Regelung verbundenen Kontrollaufgaben (etwa Bürokratie) kaum erträglich seien. Es wird in diesem Zusammenhang häufig die Vision eines Gesundheitswesens fernab von Staat und Markt entworfen. Unklar bleibt jedoch, wie ein solches System aussehen könnte.

Ein Gesundheitswesen, das auf staatliche Interventionen weitgehend verzichtet, stellt in der Regel ein sehr marktnahes System dar. Die Zahlungsbereitschaft der Patienten, und damit eine Orientierung der Behandlung am Einkommen, wäre die Folge. Eine staatliche Korrektur dieser Verwerfungen kann jedoch auf vielfältige Weise erfolgen. Im Prinzip geht es bei der Kritik daher nicht um eine Ablehnung von Markt oder Staat, sondern um die Erreichung von gesellschaftlich gewünschten Zielen ohne Verlust an Wohlfahrt.

Literatur

Arrow, K.J.: Uncertainty and the welfare economics of medical care. The American Economic Review 1963; 53(5): 941–973.

Behrends, S. (2001): Neue Politische Ökonomie. München, Vahlen.

Buchanan, J.M., Tullock, G.: The Calculus of Consent. Logical Foundations of Constitutional Democracy. Ann Arbor: University of Michigan Press; 1962.

Cooter, R., Rappoport, P.: Were the ordinalists wrong about welfare economics? Journal of Economic Literature 1984; 22: 507–530.

Donaldson, C., Gerard, K.: Economics of Health care Financing: the visible hand. London: Macmillan; 1993.

Friedman, M., Savage, L. J.: The expected-utility hypothesis and the measurability of utility. The Journal of Political Economy 1952; 110(6): 463–474.

Hurley, J. (2000): An overview of the normative economics of the health care sector. In: Culyer, AJ; Newhouse, JP: Handbook of Health Economics. Elsevier Science: 55–118.

Kahle, E. (1997): Betriebliche Entscheidungen. München, Oldenbourg (4. Aufl.).

Kirchgässner, G.: Homo Oeconomicus. Tübingen: Mohr; 1991: 23.

Schoemaker, P. J.: The expected utility model: its variants, purposes, evidence and limitations. Journal of Economic Literature 1982; 20: 529–563.

Sen, A.: Rationality and Social Choice. The American Economic Review 1995; 85(1): 1–24.

Sen, A.: The possibility of Social Choice. The American Economic Review 1999; 89(3): 357ff.

Ich danke meinen Kollegen Frau Klever-Deichert und Herrn Gerber für wichtige Hinweise zu fachlichen Klarstellungen und besserer Lesbarkeit.

eine Gegenposition zum Utilitarismus vorgelegt und den so genannten **egalitären Liberalismus** begründet. Er bestreitet, dass der Freiheitsverlust einiger durch ein größeres Wohl aller gerechtfertigt werden könnte. Mit der Formel «Gerechtigkeit als Fairness» konstruiert er einen hypothetischen Urzustand der Gesellschaft, in dem gilt, dass jeder unter dem so genannten «**Schleier der Unwissenheit**» die Wahl von Gerechtigkeitsvorstellungen zu treffen hat. Keiner weiß zu diesem Zeitpunkt, wie er von der «Natur» ausgestattet werden wird. Partikularinteressen auf der Basis der willkürlichen Verteilung von Fähigkeiten finden so keinen Eingang in die Entscheidung. Und da die Wahl der Gerechtigkeitsvorstellungen in einer fairen Ausgangssituation stattgefunden hat, dem Urzustand, erheischt sie auch unmittelbar allgemeine Akzeptanz.

Rawls entwickelt im Anschluss an diese Überlegungen die Forderung, dass zunächst die Lage der am schlechtesten Gestellten verbessert werden sollte (sog. **Differenzprinzip**, dagegen vgl. Pareto-Prinzip).

Kritisch wurde insbesondere gegen Rawls hervorgehoben, dass sich ein risikofreudiger Entscheider auch unter dem Schleier des Nichtwissens wie bei einem Spiel entscheiden kann, so dass eine «ungerechte» Verteilung von Chancen dann zu höherem Nutzen (oder auch höherem Verlust) führen kann. Positiv ist herauszustellen, dass der Ansatz von Rawls – insbesondere in seiner späteren Weiterentwicklung – in einer wertepluralen Gesellschaft eine Möglichkeit eröffnet, sich auf einen maximalen Minimalstandard (Wahl der Alternative, deren «schlechtestmögliches Ergebnis besser ist als das jeder anderen») von Individualrechten für das Zusammenleben zu einigen.

5.4 Die Umsetzung auf das Gesundheitswesen: Norman Daniels

In der Nachfolge von Rawls steht **Norman Daniels**. In mehreren Büchern versuchte er, das Konzept der Fairness in Form von speziellen Kriterien an das Gesundheitssystem heranzutragen und das Gesundheitssystem daran zu messen. Schon in den 1980er-Jahren entfaltet Daniels seine These von der fairen Verteilung aufgrund des Alters. Da jeder Mensch altert, ist dieses Kriterium nicht diskriminierend laut Daniels. Also gilt es bei Knappheit von Gesundheitsgütern, diese zunächst zur Wahrung ihrer Lebenschancen jüngeren Personen zur Verfügung zu stellen.

In weiteren Publikationen leitet Daniels dann Grundlagen für die Ausgestaltung von Gesundheitssystemen ab. Daniels geht es dabei nicht um die Begründung eines letztgültigen fairen Gesundheitssystems, sondern vielmehr darum, Kriterien für die Diskussion der Ausgestaltung eines Gesundheitssystems zu entwickeln. So wird in «Benchmarks of Fairness for Health Care Reform», das er mit Light und Caplan in den 1990er-Jahren (unter der Präsidentschaft Bill Clintons 1992 – 2000 in den USA) vorgelegt hat, folgender Kriterienkatalog entfaltet:

- Zugang zu Krankenversicherung für die gesamte Bevölkerung
- Sicherung des Zugangs zur Versorgung (Abbau von nicht-finanziellen Hindernissen beim Zugang zur Versorgung)
- einheitliche und möglichst umfassende Versorgung
- Berechnung der Versicherungsprämie aufgrund von Gruppen, nicht von einzelnen Risiken
- Berechnung der Versicherungsprämie nach finanzieller Leistungsfähigkeit
- Effizienz der Leistungserbringung
- Effizienz in der Finanzierung (Minimierung des Verwaltungsaufwands)
- Transparenz der Entscheidungen
- Vergleich von Gesundheitsausgaben mit anderen Ausgaben (Bildung etc.)
- Wahl der Versicherten/Konsumenten.

Mit **Sabin** hat Daniels 2002 «Setting Limits Fairly» vier zentrale Elemente entfaltet, die eine Lösung des Problems der Legitimität und der Fairness von Entscheidungen im Bereich der Zuteilung von Mitteln gewähren sollen. Auf der Basis der «**accountability for reasonableness**» als Idee, dass wichtige Gründe oder Begründungsmuster für wichtige ressourcenbegrenzende Entscheidungen öffentlich zugänglich sein sollten, werden die Konkretionen entwickelt:

1. Veröffentlichung aller Entscheidungen
2. Relevanz der Gründe oder Prinzipien, wenn sie von einem verständigen Dritten geprüft werden
3. Möglichkeit zur Revision insbesondere im Licht neuer Erkenntnisse
4. freiwillige oder öffentliche Regulierung, dass die Schritte 1 bis 3 eingehalten werden.

Wenn also Krankenversicherer Maßnahmen nicht erstatten, sollten sie gezwungen sein, anhand dieser Kriterien ihre Entscheidung zu begründen.

Daniels und Sabin legen damit keine inhaltliche Messlatte an, mit der Entscheidungen als moralisch richtig oder falsch bewertet werden können, sondern schlagen Prozesskriterien vor, die es erlauben, dass Entscheidungen als legitim und fair von einer Bevölkerung angesehen werden können.

5.5 Der «radikale» Liberalismus bei Nozick

In der Folge hat u. a. **Robert Nozick** (1938–2002) die von der Freiheit des Einzelnen ausgehende Position des Liberalismus zu Ende gedacht. Weniger als ethische Reflexion denn als Entwicklung einer politischen Philosophie hat er drei dem Menschen angeborene Rechte entfaltet: auf Leben, Freiheit und Eigentum (unter der Einschränkung des rechtmäßigen Erwerbs). Nozick lehnt jede Umverteilung ab, wie Rawls sie fordert, da sie das Recht des Eigentums einschränkt. Denn alle durch die eigenen Fähigkeiten erworbenen Besitztümer stehen einem rechtmäßig zu. Aus der umfangreichen Kritik sei hier nur genannt, dass Recht und Gerechtigkeit gerade nicht zusammenfallen, sondern Letztere als «Korrektiv bestehender Verteilungsverhältnisse» dienen kann (s. u. a. Mieth, 2003, S. 184f. und kritische Auseinandersetzung bei Nagel, 1975).

5.6 Moralischer Pluralismus als Ablehnung eines gleichen einheitlichen Leistungskataloges

H. Tristam Engelhardt, Jr. hat sich 2004 in «Toward Multiple Standards of Health Delivery» zu vier Illusionen in der US-amerikanischen Gesundheitspolitik insbesondere der Clinton-Ära geäußert. Er entwickelt auf Grundlage seiner schon früher entfalteten Theorie, dass eine Einigung auf Werte angesichts eines moralischen Pluralismus und des Fehlens einer moralischen Autorität in einer säkularen Gesellschaft nicht möglich ist, folgende Ansicht: «Different persons […] will likely to wish to come to terms in different ways with the unavoidable morbidity and mortality risks we all confront» (Engelhardt, 2004, S. 30). Damit kann es allenfalls ein minimales Grundleistungspaket geben, das bei anhaltender Bezahlbarkeit angeblich bessere Ergebnisse als das britische NHS aufweisen soll.

Engelhardt macht den Fehler, vom Feld der klassisch individualethischen Fragen (ebd., S. 31f.) in der Argumentation auf die Lösung sozialethischer Fragen zu schließen, denn auch bei der Entscheidung um Krieg und Frieden z. B. ist das Nebeneinander von Positionen keine Lösung, da nach der Entscheidung alle davon betroffen sind.[27]

5.7 Die Bewegung des Kommunitarismus

Insofern als die bisher vorgestellten Ansätze zunächst vom Individuum und dessen Entscheidung ausgehen, betont die aus den USA kommende Bewegung des **Kommunitarismus** die konstitutive Abhängigkeit des Einzelnen von der Gemeinschaft, also einen Vorrang «gleichsam epistemologischer und ontologischer Natur» der Gemeinschaft vor dem Individuum (Rosa, 2003,

---

27 Zu den nahezu satirisch anmutenden Vorschlägen der Gründung einer weltumspannenden römisch-katholischen Versicherung Vaticare, die z. B. nicht für Abtreibung etc. bezahlt, nehmen wir hier nicht Stellung (Engelhardt, 2004, S. 31).

S. 218).[28] Des Weiteren wird betont, dass alle Werte und ethischen Reflektionen nur innerhalb einer Kultur bzw. Gemeinschaft Gültigkeit haben können, so dass die Position von Rawls z. B. als die Grenzen von Kultur nicht respektierend kritisiert wird. In der ethischen Debatte werden kommunitaristische Grundpositionen u. a. von Charles Taylor und Amitai Etzioni vertreten, die insgesamt eher den Anspruch einer politischen Philosophie erheben. So begründet Alasdair McIntyre den Kommunitarismus als allgemeine Kritik der von Liberalismus und Kapitalismus geprägten Moderne.

Für den medizinischen Bereich vertritt **Ezekiel J. Emanuel** eine kommunitaristische Position (2003). Er fordert öffentliche Verfahren, an denen alle Bürger teilnehmen können. Dazu stellt er vier Grundsätze für eine gerechte Mittelverteilung in der Gesundheitsversorgung (2003, S. 216f.) vor:

1. Jede Leistung muss auf dem Nachweis der Verbesserung der Gesundheit beruhen, die Forderung also nach einer Art Evidenzbasierten Medizin.
2. Über die Zuteilung von Leistungen muss informiert werden.
3. Die Versicherten müssen die Möglichkeit haben, die Zuteilung der Leistungen zu billigen, d. h. nicht einfach aufgezwungen zu bekommen.
4. Diejenigen, die die Zuteilung vornehmen, sollten selbst davon nicht profitieren.

5.8 Die Renaissance der Tugendethik

Die Tugendethik geht davon aus, dass die Tugenden als habituelle Handlungsdisposition, als Eigenschaft in einer Person vorliegen und zur Tugendhaftigkeit des Handelnden führen. Aufgrund der Lebenshaltung also, mit der die Person ausgestattet ist, wählt sie anhand von Tugendkatalogen das richtige Verhalten.

Hauptproblem der Tugendethik bleibt aber, dass in einer wertepluralen Gesellschaft zunächst auch kein Konsens über die in einen gemeinsamen Katalog aufzunehmenden Tugenden besteht, bzw. wie sie sich im Handeln konkretisieren sollen.

5.9 Ethik der Sorge für andere

Viele der genannten Ansätze gehen von Voraussetzungen aus, die von Martin Luther (1483–1546), Emanuel Lévinas (1906–1995) und auch der feministischen Theorie in unterschiedlicher Weise kritisch hinterfragt werden. Alle vorherigen Ansätze sind nämlich eher der Intention verpflichtet, als dass sie als politische Philosophie taugen bzw. zu manchen ökonomischen Theorien passungsfähig sind. Gegen diese Ansätze, insbesondere den Utilitarismus, der auf der Unparteilichkeit fußt, werden in der Ethik der Sorge die fundamentalen Strukturen von Macht in Beziehungen thematisiert. Die grundlegende Frage lautet dann: «Wie würden Sie jeden in einer Gesellschaft behandeln wollen, wenn Sie sich als Elternteil eines jeden sehen würden?» (Roberts/Reich, 2002, S. 1058). Damit werden auch die Rollen von Pflegenden anders wahrgenommen. Eine Ethik der Sorge fordert, dass diese Pflegenden, die die Gesellschaft entlasten, dafür auch entsprechend honoriert werden.

5.10 Fazit: Ethische Entscheidungsfindung in einer wertepluralen Gesellschaft

Auch wenn ethische Theorien vorliegen, so wird dadurch noch keine Lösung der drängenden Fragen nach der Finanzierung der sozialen Systeme bzw. der Verteilung und Zuteilung der Leistungen erreicht. Diese Theorien leisten lediglich einen Beitrag zur Strukturierung des Diskurses und zu den möglichen Argumentationsmustern. In dem Maße, wie sich eine Gesellschaft als werteplural definiert, kann auch keine ethische Theorie den Anspruch auf umfassende Gültigkeit erheben (vgl. Lauterbach, 2003, S. 9: kein Wertekonsens). Allenfalls unter dem Dach einer Diskursethik oder einer Wahrnehmungsethik als Modelle, wie Verständigung überhaupt stattfinden kann, ließen sich die anderen Theorien an-

---

28 Auf die Auseinandersetzung um romantizistische Elemente innerhalb des Kommunitarismus kann hier nicht eingegangen werden.

siedeln. Jedoch kann dies auch nicht zu der Position Engelhardts berechtigen, sozialethische Fragestellungen ungelöst stehen zu lassen, da – wie oben dargestellt – Krieg, Verteilung von Mitteln immer alle betreffen und man deshalb zu einer Einigung kommen muss.

Übungs- und Kontrollfragen

1. Geben Sie die Grundidee der ethischen Position des Utilitarismus wieder.
2. Geben Sie die Grundidee des Ansatzes von Rawls wieder.
3. Erläutern Sie, weshalb der Utilitarismus primär keine Altersrationierung kennt, aber diese mit dem utilitaristisch begründbaren gesundheitsökonomischen Modell der QALYs begründet werden kann.
4. Erläutern Sie, inwiefern individualethische oder sozialethische Grundüberlegungen in die Frage der Finanzierung von Gesundheitssystemen und der Allokation der Ressourcen berücksichtigt werden sollen.

Literatur

Anderson, G. F. (1997): In search of value: an international comparison of cost, access, and outcomes. Health affairs, 16: 164–171.

Bush, G. W. (2004): Ensuring access to health care. The Bush Plan. JAMA, 292: 2010–2011.

Daniels, N. (1985): Just Health Care. Cambridge, Cambridge University Press.

Daniels, N.; Light, DW; Caplan RL (1996): Benchmarks of Fairness for Health Care Reform. Oxford/New York, Oxford University Press.

Daniels, N.; Sabin, J. (2002): Setting Limits Fairly. Can we Learn to Share Medical Ressources? Oxford, Oxford University Press.

Düwell, M.; Hübenthal, C.; Werner, M. H. (2002): Handbuch Ethik. Stuttgart/Weimar, Verlag J. B. Metzler.

Emanuel, E. J. (2003): Gesundheitsversorgung im Alter – die Perspektive eines liberalen Kommunitarismus. In: Marckmann, G. (Hrsg.): Gesundheitsversorgung im Alter. Zwischen ethischer Verpflichtung und ökonomischem Zwang. Stuttgart/New York, Schattauer: 203–218.

Engelhardt, H. T. Jr. (2004): Toward Multiple Standards of Health Delivery. In: Wear, S. (ed.): Ethical Issues in Health Care on the Frontiers of the Twenty-First Century. Philosophy and Medicine, Vol. 65. Dordrecht/Boston/London, Kluwer Academic Publishers: 25–33.

Frankena, W. K. (1973), Ethics. Englewood Cliffs, N. J.

Gandjour, A.; Lauterbach, K. W. (2003): Instrumente zur Ressourcenallokation im Gesundheitswesen. In: Lauterbach, K. W.; Schrappe, M. (Hrsg.): Gesundheitsökonomie, Qualitätsmanagement und Evidence-based Medicine. Stuttgart/New York, Schattauer: 147–152.

Gandjour, A.; Lauterbach, K. W. (2003): Utilitarian theories reconsidered: common misconceptions, more recent developments, and health policy implications. Health Care Anal, 11: 229–44.

Höffe, O. (1992): Einführung in die utilitaristische Ethik: klassische und zeitgenössische Texte. 2. Aufl. Tübingen, Francke.

Kant, I. (1998): Kritik der praktischen Vernunft. Darmstadt, Wissenschaftliche Buchgesellschaft.

Lauterbach, K. W. (2003): Utilitarismus und Kant. In: Lauterbach, K. W.; Schrappe, M. (Hrsg.): Gesundheitsökonomie, Qualitätsmanagement und Evidence-based Medicine. Eine systematische Einführung. Stuttgart/New York, Schattauer: 3–10.

Marckmann, G. (2003): Gesundheitsversorgung im Alter. Zwischen ethischer Verpflichtung und ökonomischem Zwang. Stuttgart/New York, Schattauer.

Mieth, C. (2003): Rawls. In: Düwell, M.; Hübenthal, C.; Werner, M. H. (2002): Handbuch Ethik. Stuttgart/Weimar, Verlag J. B. Metzler: 179–190.

Nagel, T. (1975): Libertarianism without Foundations. Yale Law Journal, 85: 136–49.

Nida-Rümelin, J. (1993): Kritik des Konsequentialismus. München, Oldenbourg.

Nozick, R. (1974): Anarchy, State and Utopia. New York, Blackwell.

Rawls, J. (1971): A Theory of Justice. Cambridge, Harvard University Press.

Rosa, H. (2003): Kommunitarismus. In: Düwell, M.; Hübenthal, C.; Werner, M. H. (2002): Handbuch Ethik. Stuttgart/Weimar, Verlag J. B. Metzler: 218–30.

Steigleder, K. (2002): Kant. In: Düwell, M.; Hübenthal, C.; Werner, M. H. (Hrsg.): Handbuch Ethik. Stuttgart/Weimar, Verlag J. B. Metzler: 128–39.

Stern, R. S.; Epstein, A. M. (1985): Institutional responses to prospective payment based on Diagnosis-Related Groups. N Engl J Med, 312: 621–627.

Woopen, C. (2003): Medizinisches Handeln als Gegenstand von Ethik, Qualitätsmanagement und Gesundheitsökonomie. In: Lauterbach, K. W.; Schrappe, M. (Hrsg.): Gesundheitsökonomie, Qualitätsmanagement und Evidence-based Medicine. Stuttgart/New York, Schattauer: 10–24.

World Health Organisation World Health Organization (WHO) (2001): Macroeconomics and health: investing in health for economic development. Report of the commission on Macroeconomics and Health Genf. (http://www.cid.harvard.edu/cidcmh/CMHReport.pdf, zuletzt eingesehen am 15.3.2005).

Zimmermann-Acklin (2004): Ethische Überlegungen zur Rationierung im Gesundheitswesen, 2004.

6. Gerechtigkeitsüberlegungen in der Gesundheitsökonomie

Andreas Gerber, Markus Lüngen und Karl W. Lauterbach

Warum Gerechtigkeitsüberlegungen in der Gesundheitsökonomie? «There is no escaping the need to contruct a fair process for setting limits to health care.» (Daniels/Sabin, 2002, S. 43). Wie die im vorherigen Kapitel zu Wort gekommenen Ethiker Daniels und Sabin aus den USA feststellen, können wir der Begrenzung der Ausgaben im Gesundheitswesen nicht ausweichen, müssen dies aber in einem fairen Verfahren tun.

Des Weiteren ist Knappheit von Ressourcen im Gesundheitswesen kein neues Phänomen. Das Problem hat aber in den letzten Jahren an Schärfe gewonnen. Nach dem Zweiten Weltkrieg lag bis in die 1970er-Jahre des letzten Jahrhunderts der Schwerpunkt im Gesundheitssystem auf dem Ausbau der Infrastruktur und der Ausweitung der Leistungen für alle Bevölkerungsgruppen. Spätestens seit Mitte der 1970er-Jahre verschob sich der Fokus auf die **Kostendämpfung**. Dies schlug sich in nahezu allen Industrieländern in entsprechenden Reformbemühungen nieder (vgl. Kapitel 7 und 13 bis 16).

Schließlich ist die Gesundheitsökonomie selbst eine Antwort auf die Frage: Wie sollen Ressourcen in einem System verteilt werden? Wenn die Bevölkerung auf Grundlage einer Befragung für eine Maßnahme das Kosten-Nutzen-Verhältnis als ungünstig einstuft, dann wird postuliert, entsprechend dem erfragten Gerechtigkeitsempfinden in der Bevölkerung, diese Maßnahme nicht zu erstatten.

Die Gesundheitsökonomie kann mit ihren Antworten selbst in ethische Dilemmata führen. Beispielsweise ist es plausibel, dass Krankenhäuser mit hoher Fallzahl Größenvorteile realisieren und bessere medizinische Ergebnisse erzielen. Mithilfe einer gesundheitsökonomischen Evaluation könnte abgeschätzt werden, ob die Behandlung einer bestimmten Krankheit ausschließlich großen Krankenhäusern vorbehalten bleiben soll. Die Bewertung der Alternativen mit Kosten könnte zeigen, dass über die Lebenszeit hinweg die bessere Behandlung in den großen Krankenhäusern höhere Kosten verursacht, da die Patienten höhere Überlebensraten haben und daher später weitere Erkrankungen entwickeln, die wiederum zu Kosten führen. Eine Behandlung in großen Krankenhäusern würde nun beim Blick allein auf die lebenslänglichen Kosten abgelehnt werden. Diese Ableitung wäre unter Berücksichtigung ethischer Überlegungen sicher nicht zu vertreten.[29]

Konkret muss sich die Gesundheitsökonomie folgenden Fragen stellen (Hsiao et al., 2004):

- Wer soll welche Leistungen erhalten (Zugang)?
- Wie soll ein Gesundheitssystem finanziert werden?
- In welcher Qualität sollen diese Leistungen erbracht werden?

Diese konkreten Fragen werden nun im Kontext der gegenwärtigen Diskussionen um Gerechtig-

---

29 Siehe zu einer Kritik an der Entscheidungsfindung über gesundheitsökonomische Evaluationen Gold et al. (1996, S. 9ff.).

keit, Nachhaltigkeit, Rationalisierung und Rationierung betrachtet. Zunächst aber werden wir die unterschiedlichen Dimensionen der Fragestellung aufzeigen.

6.1 Wie wird die Debatte strukturiert?

Die ethische Debatte um die Allokation (= Zuweisung) von Ressourcen bedient sich unterschiedlicher Einteilungen der Diskussion. Im Allgemeinen werden Makro-, Meso- und Mikroebene differenziert. Auf der Makroebene wird die Verteilung des Bruttosozialprodukts auf große Bereiche wie Bildung oder Gesundheit oder Verkehr vorgenommen. Die Zuteilung auf einzelne Bereiche des Gesundheitswesens wie Kuration vs. Prävention erfolgt auf der Mesoebene. Hier stehen oft machtpolitische Gegebenheiten einer Veränderung entgegen. Die in erster Linie für Kuration ausgebildeten Berufsgruppen sind für Prävention und Gesundheitsförderung nicht unbedingt immer geeignet. Auf der Mikroebene spielt sich die einzelne Begegnung zwischen Arzt und Patient ab, in der es beispielsweise um latente Rationierung gehen kann.

Weiterhin können in der Ressourcenallokation Perspektiven unterschieden werden: In der globalen Perspektive wird die Verteilung der Mittel im weltweiten Zusammenhang betrachtet. Hier können Fragen wie die Ausstattung afrikanischer Länder mit günstigen Medikamenten gegen HIV bzw. Aids oder die Bereitstellung von Impfstoffen diskutiert werden. In diesem Zusammenhang geht es um das sog. «differential pricing», also verschiedene Preise für dasselbe Medikament. Die nationale Perspektive bezieht sich auf die Verteilung der Mittel auf die Regionen und Haushaltspositionen. Vor allem in staatlichen Gesundheitssystemen (z. B. Skandinavien) konkurrieren die Gesundheitsausgaben mit den anderen Budgetpositionen des Staatshaushaltes. In parafiskalischen Systemen (z. B. Deutschland) kämpfen die Regionen um die Verteilung, siehe die Auseinandersetzung zwischen den Bundesländern bei der Diskussion um den sog. Gesundheitsfonds. Die regionale Perspektive thematisiert die Versorgung auf regionaler Ebene (z. B. Vorhaltung eines Krankenhauses in einer Region, s. Kapitel 13 bis 18 zu einzelnen Ländern). In lokaler Perspektive geht es um die gesundheitliche Versorgung einzelner Gemeinden. Hier wird insbesondere diskutiert, wie Anreize in der ärztlichen Vergütung gesetzt werden sollten, damit sich Ärzte auch in wenig bewohnten und wenig lukrativen Regionen oder Stadtteilen niederlassen.

6.2 Rationierung, Rationalisierung, Priorisierung

Unter **Rationierung** (Gandjour/Lauterbach, 2003, S. 147 f.) wird die Vorenthaltung von medizinischen Leistungen verstanden, für die ein (ausreichender) medizinischer Nutzen belegt ist, die aber ausschließlich aus ökonomischen Gründen verweigert werden. Umgangssprachlich ist der Begriff Rationierung nicht ausschließlich für notwendige Güter reserviert, weshalb manche Autoren diesen Terminus über das im Grunde auch schwer definierbare medizinisch Notwendige ausweiten wollen (z. B. Schultheiss, 2000). Dabei sollte jedoch die Relation zum sicherlich auch unscharf determinierten, (ausreichend) belegten medizinischen Nutzen – insbesondere auf Grundlage der evidenzbasierten Medizin – als Kriterium einer Definition der Rationierung berücksichtigt werden.

Die Verweigerung kann unabhängig davon erfolgen, ob eine Person von der Leistung Kenntnis hat. So ist z. B. auch die Verordnung eines billigen, aber wenig wirksamen Medikaments eine Form der Rationierung. Man unterscheidet folgende Formen:

- Die explizite Rationierung orientiert sich an definierten Kriterien, z. B. Leistungsausschluss oder Versorgungsstandards. Sie wird in skandinavischen Ländern praktiziert. Auch Wartelisten auf Spenderorgane sind explizite, möglichst nach transparenten Kriterien geführte Rationierungsformen.
- Der impliziten (oder weichen) Rationierung liegen keine definierten Kriterien zu Grunde.

Die Mechanismen umfassen das Verweigern, Verzögern, Verschrecken, Verdünnen von Leistungsangeboten oder das Verweisen auf andere Leistungserbringer. Im Gegensatz zu expliziten Wartelisten können individuell unterschiedliche Wartezeiten auf eine Leistung, die nach nicht nachvollziehbaren Kriterien ausgestaltet werden, ein Beispiel für implizite Rationierungen sein. Im Grunde laufen implizite Rationierungen meist latent bzw. verdeckt ab, explizite offen.

Rationalisierung bezeichnet die Verbesserung der Kosten-Nutzen-Relation einer Leistung (vgl. Kapitel 4.1.1). Es werden Effizienzreserven gehoben, indem z. B. Ablaufprozesse verbessert werden. Ein Beispiel aus dem deutschen Gesundheitssystem: Die strenge Trennung in ambulante und stationäre Sektoren wird aufgebrochen, damit Gesundheitsleistungen aus einer Hand erbracht werden können. Das vermeidet Doppeluntersuchungen bzw. die Leistung wird dort erbracht, wo sie bei gleicher erwartbarer Qualität weniger Leistungsausgaben verursacht.

Mit **Priorisierung** wird die Hierarchisierung von Maßnahmen nach festgelegten Kriterien bezeichnet. So können Maßnahmen nach ihrer Kosten-Nutzen-Relation oder nach Evidenzklassen geordnet und ausgewählt werden. Dieses Verfahren wird in Skandinavien angewendet, um Ressourcen zu verteilen. Beispiele sind die Festlegung von objektivierbaren Befunden für elektive Eingriffe oder Stopplisten für einen zweiten Hörapparat, die Behandlung von Krampfadern aus kosmetischen Gründen, leichte Prostatabeschwerden etc. (z. B. Preusker, 2007).

Allokation bedeutet die Zuordnung oder Zuteilung knapper Ressourcen zu alternativen Verwendungszwecken (s. Kapitel 4). Ziel ist es, die «produktivste» Verwendung der Mittel zu erreichen, beispielsweise ärztliche Arbeitszeit so einzusetzen, dass sie die für den Patienten beste Wirkung entfalten kann.

Distribution bezeichnet die Verteilung der Ergebnisse, nachdem die Ressourcen über einen Markt oder andere Mechanismen eingesetzt wurden. Beispielsweise kann untersucht werden, welche Bevölkerungsgruppe bei einer abnehmenden Zahl von Krankenhausstandorten die stärksten Auswirkungen auf ihre Gesundheit erleiden wird. Im Steuersystem würde z. B. untersucht, welche Bevölkerungsteile von welcher Ausgestaltung einer Steuerfinanzierung des Gesundheitssystems betroffen wären. Unter Redistribution versteht man dabei eine Umverteilung von Einkommen im Anschluss an die auf (Arbeits-)Märkten erzielbaren Einkommen, beispielsweise über staatliche Transfers.

Distribution und Allokation können wirtschaftswissenschaftlich einander komplementär oder gegeneinander ausgestaltet werden. Wenn die Distribution durch eine Umverteilung den «sozialen Frieden» sichert, kann damit auch die Allokation verbessert werden. Hingegen kann die Distribution den Zielparameter Allokation beschneiden, wenn durch finanziellen Ausgleich ein Anreiz wegfällt. Für das Gesundheitswesen werden diese Fragen auch als Gerechtigkeitsfragen diskutiert, insbesondere bei der Ausgestaltung der Finanzierung.

6.3 Grundbegriffe in der Verteilung von Gesundheitsleistungen: Gerechtigkeit, Nachhaltigkeit, Solidarität

In der Debatte um die Finanzierung des Gesundheitssystems wie der sozialen Sicherungssysteme insgesamt werden die Begriffe Gerechtigkeit, Nachhaltigkeit und Solidarität immer wieder eingeführt. Da sie aber sehr unterschiedlich gebraucht werden, möchten wir sie näher erläutern.

Wenn man mit dem Begriff der Gerechtigkeit für eine Sache argumentieren kann, so ist dies von hoher politischer Überzeugungskraft. Gerechtigkeit wird aber im Gesundheitssystem oft unterschiedlich definiert. Gerecht ist es z. B. laut den Verfechtern der Kopfpauschale, dass die Dienstleistung Gesundheitsversorgung für alle zunächst gleich teuer ist; ein Ausgleich soll ausschließlich über das Steuersystem erfolgen. Jedoch empfindet ein großer Teil der deutschen Bevölkerung – laut Umfragen rund 70 bis 90 % – dies als ungerecht. Stattdessen soll die Finanzierung von Bildung und Gesundheit je nach finanzieller Leistungsfähigkeit erfolgen. Neben zwei unterschiedlichen Auffassungen darüber, was gerecht ist, geht es hierbei auch um die Frage, ob Gesundheit als ein Individual- oder als ein Gemeinschaftsgut zu begreifen ist.

Da grundlegende Auffassungen von Gerechtigkeit genauso Gegenstand von Kontroversen sind wie die Frage: Was ist im Gesundheitswesen gerecht?, werden die verschiedenen Auffassungen von Gerechtigkeit vorgestellt (vgl. Gerber, 2008). Dass das Prinzip Gerechtigkeit in sich widersprüchliche Vorstellungen vereint, geht auf Aristoteles (Nikomachische Ethik) zurück. Neben der Gerechtigkeit als ganzer Tugend werden zwei Formen der Gerechtigkeit als Teiltugenden, im Grunde als Verfahrensformen in unterschiedlichen Kontexten unterschieden: die austeilende und die ausgleichende Gerechtigkeit. Als austeilende Gerechtigkeit oder «iustitia distributiva» oder geometrische Gerechtigkeit begreift Aristoteles die Bereitschaft der Gemeinschaft bzw. deren Führung, jeder einzelnen Person bzw. allen Teilgemeinschaften einen ihnen entsprechenden Anteil an Gemeinschaftsgütern und -lasten zukommen zu lassen, der ihnen von Rechts wegen zusteht. Als gerecht erweist sich eine Verteilung der Vorteile und Lasten nicht, wenn dabei jede einzelne Person oder jede Teilgemeinschaft nach Menge und Sache dasselbe leistet bzw. erhält. Gerecht ist eine Verteilung dann, wenn nach anderen sachlichen Gesichtspunkten wie Verdienst, Bedürftigkeit, Leistung und Fähigkeit ein Verhältnis bestimmt wird, das die Verteilung regelt, wobei «hier der eine ungleich oder gleich viel erhalten [kann] wie der andere» (V 5, 1130b). Dagegen steht die sog. ausgleichende Gerechtigkeit oder «iustitia commutativa» oder arithmetische Gerechtigkeit, die darin besteht, dass entweder eine einzelne Person oder eine Gemeinschaft einer anderen Person oder Gemeinschaft das gewährt, was dem bzw. den anderen zusteht. Dies ist die im Tausch (Warenverkehr) von Kauf und Verkauf oder in Verträgen sowie bei Wiedergutmachung geübte Form der Gerechtigkeit. Für Aristoteles gilt die austeilende Gerechtigkeit (im Konfliktfall) als die höherrangige (s. **Tab. 6 1**).

Tabelle 6-1: Die vier Grundformen der Gerechtigkeit in Bezug auf die Sozialversicherungssysteme.

Form der Gerechtigkeit	Erklärung	Zweig der Sozialversicherung	Konkretion in der Sozialversicherung	Weiteres Beispiel
Bedarfsgerechtigkeit	Zuteilung im Bedarfsfall	Ausgabenseite der Krankenversicherung	Höhe der Einzahlung und Erstattung für Leistung korrelieren nicht	
Leistungsgerechtigkeit	Zuteilung bzw. Beitragsbemessung nach individueller Leistungsfähigkeit	Rentenversicherung bzw. Einnahmeseite der Krankenversicherung	Höhere Einzahlung zieht höhere Rente nach sich (auch Äquivalenzprinzip genannt), Bemessung der Beiträge in der Krankenversicherung nach Einkommen[1]	Benotung nach Leistung
Teilhabegerechtigkeit	Zuteilung qua Person	Sozialhilfe	Ohne weitere Bedingungen hat jeder ein Recht auf Partizipation	Menschenrecht, Mindestrente
Verteilungsgerechtigkeit	Umverteilung	Steuersystem	Belastungen sollen bis zu einem gewissen Grad ausgeglichen werden	

[1] Die Debatte, dass Beiträge c.p. (nur) auf Einkommen aus abhängiger Arbeit und (nur) bis zu einer Beitragsbemessungsgrenze erhoben werden, wird in Kapitel 8.1 «Gesetzliche Krankenversicherung» geführt.

Quelle: Eigene Darstellung

Heute werden auf Grundlage der Unterscheidung bei Aristoteles Unterformen der austeilenden Gerechtigkeit, insbesondere die Teilhabe- und die Bedarfsgerechtigkeit, unterschieden. Der ausgleichenden Gerechtigkeit entspricht eher das sog. Äquivalenzprinzip.

Im Verfahren, finanzielle Belastungen zu verteilen, werden weiterhin die horizontale und die vertikale Gerechtigkeit, z. B. im Steuerrecht, unterschieden. Horizontale Gerechtigkeit bedeutet, dass Personen mit gleicher finanzieller Leistungsfähigkeit auch gleiche Beiträge entrichten bzw. bei gleicher Erkrankung auch gleich behandelt werden. Umgekehrt bedeutet vertikale Gerechtigkeit, dass ungleiche Leistungsfähigkeit oder Erkrankungsschwere auch eine ungleiche Behandlung nach sich ziehen.

Nachhaltigkeit (sustainability) wurde als Begriff ursprünglich im 18. Jh. in der Forstwirtschaft geprägt. Gemeint ist damit ein Umgang mit dem Wald, der es späteren Generationen ermöglicht, im gleichen Maße wie die gegenwärtige Generation vom nachwachsenden Holzbestand leben zu können. In der übertragenen Bedeutung, die in den 70er Jahren des letzten Jahrhunderts zuerst auftauchte, ist gemeint, dass eine gegenwärtige Generation nicht auf Kosten der nachwachsenden Generationen leben soll. Programmatisch wurde das Konzept von der sog. Rürup-Kommission aufgegriffen, die 2002/2003 unter diesem Schlagwort Reformoptionen zur Finanzierung der sozialen Sicherungssysteme vorstellte (BMGS, 2003). Aber auch mit dem Begriff der Nachhaltigkeit unter Unsicherheit späterer Entwicklungen können verschiedene Vorgehensweisen der Finanzierung der Sozialsysteme und des Gesundheitssystems im Besonderen begründet werden.

Wie Thompson zum Thema der «Generationengerechtigkeit» (2003) ausführt, vermischen sich aber auch beim Konzept der Nachhaltigkeit verschiedene ethische Grundvorstellungen. So kann damit gemeint sein, dass die jetzige Generation zukünftigen Generationen ein bestimmtes Niveau an Lebensqualität ermöglichen soll. Ebenso kann dahinter stehen, dass einfach die bezahlen sollen, die von einer Leistung des Gesundheitswesens aktuell profitieren («benefiter-pays»-

Prinzip). Aus diesem Prinzip kann sich wiederum entweder ergeben, dass heute nicht bezahlbare Leistungen ausgeschlossen werden, oder dass sie durch höhere Beiträge voll finanziert werden. Das Konzept der Nachhaltigkeit erfordert also weitere philosophische und ethische Überlegungen.

Ein weiteres Konzept, das vor allem in der deutschen Debatte um die Sozialversicherungssysteme auftaucht, ist die Solidarität. Damit wird darauf verwiesen, dass man im Bewusstsein des gegenseitigen Aufeinanderangewiesenseins füreinander eintritt und Hilfe leistet. Das Konzept kann sich zum einen auf die christliche Vorstellung von der Nächstenliebe, zum anderen auf die Arbeiterbewegung des 19. Jh. berufen. Wie weit (vgl. Moral Hazard, Kapitel 4) die Solidarität gehen kann und soll, muss dabei immer wieder neu ausgehandelt werden. Mit Bonusprogrammen soll z. B. ein Anreiz geschaffen werden, sich «gesundheitsbewusst» zu verhalten und damit zu einer möglichen Verringerung der Ausgaben für chronische Krankheiten in der Zukunft beizutragen.

6.4 Gleichheit im Zugang

Die Herstellung von gleichen Zugangsbedingungen zu Gesundheitsleistungen lässt sich auf Basis der Teilhabegerechtigkeit begründen. Zugang ist definiert als die Möglichkeit, etwas in Anspruch zu nehmen. Die Leistung muss jedoch nicht tatsächlich in Anspruch genommen werden (Hurley, 2000; Donaldson/Gerard, 1991). Daher kann die Gleichheit des Zugangs nicht durch Nachfrage oder gemessene tatsächliche Inanspruchnahme abgeschätzt werden.

Wie Gleichheit des Zugangs realisiert werden kann, ist nicht einfach zu beantworten. Nicht geeignet scheinen gleiche Preise für alle Versicherten, da unterschiedliche Budgets zu unterschiedlichen «abilites to pay» führen würden. Eine gleiche Inanspruchnahme müsste diese Budgetrestriktionen ausgleichen.

Weiterhin werden mit dem Begriff «Zugang zu Gesundheitsleistungen» mehrere Aspekte abgedeckt. Zugang meint nicht nur die Möglichkeit, in regionaler oder fachlicher Hinsicht angemessene und geeignete Leistungserbringer anzutreffen, sondern umfasst auch Hemmnisse in Form von mangelhaftem Versicherungsschutz, prohibitiver Zuzahlung oder ethnischer Diskriminierung (Chassin, 1997; Newhouse, 2004). Die Dimensionen sind international von unterschiedlicher Bedeutung. Ein mangelnder Versicherungsschutz wird (derzeit) in Deutschland kaum als relevantes Thema angesehen. Zuzahlungen aber sind auch zu einem festen Bestandteil des deutschen Versicherungssystems geworden. Heute sind sprachliche Hürden in nahezu allen Einwanderungsländern der Welt ein Problem, das auf unterschiedliche Weise gelöst wird: Australien beispielsweise unterhält ein nationales Übersetzungssystem, in Deutschland müssen die Patienten oft selbst für einen Übersetzer sorgen oder können im besten Fall auf den Zufall hoffen, dass im Krankenhaus oder in der Praxis eine sprachkundige Person arbeitet. In den USA dagegen sind sowohl mangelnder Versicherungsschutz als auch hohe Zuzahlungen an der Tagesordnung – Themen des Vorwahlkampfes zur Präsidentschaftswahl 2008. In den USA wird, anders als bei uns, offen über Systeme diskutiert, die neben einer absolut minimalen Grundversorgung je nach Präferenz der Bevölkerung verschiedene Niveaus der Versorgung vorsehen (z. B. Krohmal/Emanuel, 2007). Es bestünde dann je nach Präferenzen der Versicherten die Möglichkeit, auch qualitativ schlechtere (oder lediglich nachweislich unwirksame) Leistungen in Anspruch zu nehmen, um so beispielsweise Zuzahlungen zu vermeiden. Im Bereich des Zahnersatzes gibt es diese Tendenzen auch in Deutschland. Aber es hat sich dann das Problem ergeben, dass die «existence of upper tiers will compromise the contents of the core benefits package» (Brett, 2007).

Weiterhin können unter Zugang nicht nur die räumliche Nähe, sondern auch die Möglichkeit, öffentliche Transportmittel zu nutzen, Öffnungszeiten und Auslastung diskutiert werden. Je nach deren Ausgestaltung kann so der Zugang für Einzelne oder Gruppen erschwert werden.

6.5 Gleichheit in den Bedürfnissen

Die Gleichheit der Befriedigung von Bedürfnissen («needs») lässt sich mit dem Kriterium der Bedarfsgerechtigkeit begründen. Dabei stellt sich das Problem, Bedürfnisse im Gesundheitswesen zu definieren, was zu der Frage führt (s. o.): Was kann als medizinisch notwendig gelten?

Es kann argumentiert werden, dass die Bedürftigkeit mit steigender Fallschwere zunimmt. Da jedoch einige Krankheiten nicht behandelbar sind, wird die Debatte zum Teil eingeschränkt auf Bedürfnisse, für die effektive bzw. kosteneffektive Behandlungen zur Verfügung stehen.

Das Problem der Abgrenzung zwischen Bedürfnissen («needs») gegenüber rein Wünschbarem («wants») bleibt von dieser Diskussion unberührt. Die Wirksamkeit einer Technologie als Kriterium heranzuziehen, kann in dieser Frage nur begrenzt zur Lösung des Konflikts beitragen. Daher wird neben dem Bedürfnis gleichzeitig auf die Budgetrestriktion verwiesen, so dass solche Bedürfnisse befriedigt werden sollen, bei denen ein positiver Nutzen entsteht (vgl. Kapitel 4.2.2 über die «Erwartungsnutzentheorie»).

Die Vermischung von Bedürfnissen und Budgets hat auch Probleme. So hätte ein Patient mit hohen Ausgaben der Behandlung höhere Bedürfnisse als ein Patient mit gering(er)en Ausgaben.

Zudem geht das Konstrukt der Bedürftigkeit nicht auf die Präferenzen der Bürger ein. Verzichtet eine Person willentlich auf eine effektive Behandlung, so hat sie zwar Bedürfnisse, äußert jedoch keine Nachfrage. Diese Konstellation muss berücksichtigt werden, wenn Budgets festgelegt werden.

6.6 Gleichheit im Gesundheitsstatus

Wie schon in Kapitel 3 eingeführt, hängt der Gesundheitsstatus vom Sozialstatus ab. Und entgegen aller Hoffnungen der 60er und 70er Jahre des 20. Jh. zeigt sich: «[…] at the turn of the twenty-first century, social inequalities in health continue to be a key public health problem in advanced societies, including European countries» (Siegrist/Marmot 2006, S. 1). Und auch die Globalisierung verschärft den Graben zwischen ihren Gewinnern und Verlierern.

Der sog. soziale Gradient des Gesundheitszustandes, also die umgekehrte Abhängigkeit des Gesundheitszustandes von der Zugehörigkeit zu einer Schicht (d.h. höhere Schicht = besserer Zustand), verändert sich über die Lebenszeit und ist am stärksten im Kindesalter und im mittleren Lebensalter. Der Gradient ist stärker für Männer als für Frauen. Selbst in den relativ ökonomisch und sozial homogenen Ländern Westeuropas gibt es deutliche Unterschiede in der Stärke des Gradienten, der beispielsweise in Deutschland wesentlich stärker als in den skandinavischen Ländern ist. Der soziale Gradient schlägt sich vor allem bei den sog. Volkskrankheiten nieder, also den kardiovaskulären Erkrankungen, Depression, Diabetes mellitus Typ II und weiteren mit Adipositas assoziierten Erkrankungen (s. Siegrist/Marmot, 2006, S. 2f.). Zu den wenigen Erkrankungen, für die eine höhere Prävalenz in höheren Schichten vorliegt, zählen Asthma und das Mammakarzinom.

Bei der Messung dieser Zusammenhänge ergeben sich Probleme, da neben dem Beruf auch die Bildung und das Einkommen herangezogen werden.

Erklärungen für die Ungleichheit im Gesundheitsstatus aufgrund der genannten Faktoren erfordern ein unterschiedliches Handeln, um sog. «health disparities» zu verringern oder überhaupt im Entstehen zu verhindern. Gerechtigkeitsüberlegungen im Sinne der von Aristoteles als austeilende Gerechtigkeit genannten Form können dazu führen, dass ein Staat oder Gemeinwesen zunächst die Benachteiligten mit mehr Ressourcen bedenkt. Dies würde auch an die von Rawls (s. Kapitel 5) vertretene ethische Theorie anknüpfen.

Eine stärkere Berücksichtigung sozialer Ungleichheit hat, wie auch schon in den Kapiteln 2 und 3 angedeutet, andere Wirkungen auf die Verteilung von Ressourcen auf Forschung und Intervention als eine rein biomedizinisch geprägte Sicht, die auf genetische Determinanten von Gesundheit und Krankheit abhebt.

6.7 Gleichheit und individuelle Ressourcen

Wohlfahrtsökonomie basiert, wie oben dargestellt, auf der Zahlungsbereitschaft. Dies führt unmittelbar dazu, dass für die gleiche Intervention unterschiedliche Zahlungsbereitschaft in Abhängigkeit vom Einkommen bestehen kann. Somit wird eine Verbindung zwischen der Wertschätzung einer Intervention und dem Einkommen hergestellt.

Dies kann aus auf der Verteilungsgerechtigkeit rekurrierenden Überlegungen abgelehnt werden. Zu diesem Zweck wurden qualitätsadjustierte Lebensjahre (QALYs, vgl. Kapitel 4.3 und 19.5.4) als ein Konzept eingeführt, mit dem der Nutzen einer Intervention aus gesellschaftlicher Sicht gemessen werden kann und soll. Es gibt aber auch Instrumente, die die QALYs nur bei den von einer Krankheit Betroffenen erhebt; dies basiert nicht auf der Zahlungsbereitschaft. Das Konzept der QALYs fokussiert auf den Zuwachs an Gesundheit, nicht auf die Verteilung. Die Verteilung vor der Intervention wird als gegeben angenommen. Mit anderen Worten: Es wird nicht darauf geachtet, ob eine möglicherweise ungleiche Verteilung von Gesundheitszuständen beibehalten oder sogar verschärft wird. Eine weitere Bedingung des QALY-Konzepts ist, dass es von allen Bürgern genau identisch angesehen werden muss in Bezug auf seinen Wert bzw. auf die Wohlfahrtssteigerung. Es ist gleichgültig, ob 0,5 QALYs für je 1000 Personen oder 5 QALYs für je 100 Personen gewonnen werden. Im Prinzip ist es unerheblich, ob Junge oder Alte, Reiche oder Arme die QALYs gewinnen. Dennoch werden mit dem Einsatz der QALYs implizit Entscheidungen gefällt: Alte können weniger QALYs gewinnen, da sie weniger Lebensjahre vor sich haben. Behinderte können weniger QALYs gewinnen, da sie den Wert der Lebensqualität der Nichtbehinderten nicht erreichen können. Somit sind inhärent einige Gerechtigkeitsprobleme mit einer naiven Anwendung des QALY-Konzepts in der Gesundheitsökonomie verbunden.

6.8 Qualität

Die **Qualität der Versorgung** ist für den Patienten von ausschlaggebender Bedeutung. Die Definition von Qualität hat Auswirkungen auf mögliche Empfehlungen und Analyseansätze. Ein Konzept besagt, dass die Qualität optimal ist, wenn die Bedürfnisse der Patienten befriedigt werden. Um dies in ein praktikables Konzept umzuwandeln, wird in der Regel auf Über-, Unter- und Fehlversorgung abgestellt. Maßnahmen, deren Nutzen nicht nachgewiesen ist oder bei denen der Nutzen in einem ungünstigen Verhältnis zum Risiko steht, sollen nicht erbracht werden (Vermeidung von **Überversorgung**). Maßnahmen, die einen erwartbaren Nutzen haben, der das Risiko übersteigt, sollen erbracht werden (Vermeidung von **Unterversorgung**). Und schließlich sollen Maßnahmen so erbracht werden, dass der erwartbare Nutzen für den Patienten tatsächlich eintritt (Vermeidung von **Fehlversorgung**) (Hicks, 1994; Chassin, 1996; Brook 1994).

6.9 Finanzierung

Die Finanzierung der Versorgung umfasst die sog. Einnahmen- und die sog. Ausgabenseite. Wer soll wie viel für die Gesundheitsversorgung bezahlen und wie viel ist insgesamt angemessen in Relation auf die Gesamtausgaben eines Gemeinwesens, einer einzelnen Person? Wie viel sollen Leistungserbringer verdienen, wie hoch dürfen deren Gewinne sein, soll kostendeckend gearbeitet werden, wer soll Investitionen bezahlen. Wie können Über-, Fehl- und Unterversorgung (s. o.) durch entsprechende Vergütungssysteme weitgehend verhindert werden? Das Zielbild der Finanzierung sollte daher sein, gute Qualität angemessen zu vergüten und den Anreiz zur Effizienz auf betriebswirtschaftlicher Ebene (technische Effizienz) wie auch auf gesellschaftlicher Ebene (allokative Effizienz) gleichermaßen zu setzen. Finanzierung sollte folgende Anreize setzen (Health and Public Policy Committee, 1987):

- Finanzierung muss nachvollziehbar und angemessen sein.
- Kosten-Effektivität soll unterstützt werden.
- Patienten sollen beteiligt werden an der Entscheidung über die anzuwendende Therapie, insbesondere wenn Kostenaspekte berücksichtigt werden müssen.
- Administrative Kosten des Gesundheitssystem (bzw. des Vergütungssystems) sollten angemessen sein.

Anreize auf der Versorgerseite sind z. B. Bezahlung nach Leistung (pay for performance): Nur wer bestimmte vorgegebene Standards in der Behandlung seiner Patienten erreicht, bekommt diese höhere Vergütung. Ebenso können die Versicherten durch Bonusprogramme dazu angehalten werden, sich in Ernährung und Bewegung krankheitsvorbeugend zu verhalten oder an Präventionsmaßnahmen teilzunehmen.
Der Konflikt zwischen der hausärztlichen und der fachärztlichen Versorgungsschiene kann durch eine Umstellung der Vergütung weg von der Gerätemedizin zur sog. sprechenden Medizin gewählt werden. Die alte Vergütungsform durch Einzelleistungen kann durch sog. Fallpauschalen oder Kopfpauschalen abgelöst werden. Während im System der Einzelleistungsabrechnung, wenn nicht durch eine Budgetobergrenze gedeckt, jeder Leistungserbringer das Interesse hat, Leistungen möglichst auszudehnen, gilt dies für die Fall- und Kopfpauschalen nicht. Sie können eher zu einer Verweigerung von Leistungen führen. Um nicht Leistungserbringer mit einer kränkeren Klientel zu benachteiligen, müssen bei Fall- und noch mehr bei Kopfpauschalen Risikoadjustierungen in ein System eingezogen werden. Jede Art der Risikoadjustierung wird immer auch umstritten sein, wie es sich im aktuell bei der Einführung des morbiditätsorientierten Risikostrukturausgleichs bei der Einführung des Gesundheitsfonds zeigt.

Übungs- und Kontrollfragen

1. Benennen Sie zunächst die beiden Formen der Gerechtigkeit, die Aristoteles unterscheidet. Erklären Sie dann, wie sich die heutigen vier Arten von Gerechtigkeit daraus ableiten lassen und geben Sie Beispiele aus der Sozialversicherung.

2. Welche Ebenen und Perspektiven werden zur Strukturierung von Gerechtigkeitsfragen im Gesundheitssystem herangezogen?

3. Erläutern Sie die Begriffe Rationierung, Priorisierung, Allokation und Distribution. Welche Formen der Rationierung werden unterschieden? Geben Sie Beispiele.

Literatur

Aristoteles (2001): Die Nikomachische Ethik. Griechisch-deutsch. Übersetzt von Olof Gigon, neu herausgegeben von Rainer Nickel. Düsseldorf/Zürich, Artemis und Winkler.

BMGS (2003): Nachhaltigkeit in der Finanzierung der sozialen Sicherungssysteme. Bericht der Kommission. Bundesministerium für Gesundheit und Soziale Sicherung, Berlin.

Brett, A. S. (2007): Two-tiered health care. Arch Intern Med, 167: 430 – 32.

Chassin, M. R. (1997): Public Policy. The Heatlh Care Juggling Act: Balancing Universal Access, Cost Containment and Quality Improvement. Mount Sinai J Med, 64: 101 – 23.

Daniels, N.; Sabin, J. (2002): Setting Limits Fairly. Can we Learn to Share Medical Ressources? Oxford, Oxford University Press.

Donaldson, C.; Gerald, K. (1993): Economics of Health Care Financing: The Visible Hand. London, Macmillan.

Gandjour, A.; Lauterbach, K. W. (2003): Instrumente zur Ressourcenallokation im Gesundheitswesen. In: Lauterbach, K. W.; Schrappe, M. (Hrsg.): Gesundheitsökonomie, Qualitätsmanagement und Evidence-based Medicine. Stuttgart/ New York, Schattauer: 147 – 52.

Gerber, A. (2007): Hauptsache gesund?! Eine Bestandsaufnahme des deutschen Gesundheitswesens unter dem Blickwinkel einer «gerechten» Versorgung. In: Zwengel, R. (Hrsg.): Gesellschaftliche Perspektiven Arbeit und Gerechtigkeit. Jahrbuch der Heinrich-Böll-Stiftung Hessen, 2007. Frankfurt am Main, Heinrich-Böll-Stiftung: 103 – 22.

Gold, M.; Russel, L. B.; Siegel, J. E., Weinstein, M. C. (1996): Cost-Effectiveness in Health and Medicine. New York, Oxford University Press.

Hurley, J. (2000): An overview of the normative economics of the health care sector. In: Culyer, A. J.; Newhouse, J. P. (Hrsg.): Handbook of Health Economics. Elsevier, 55 – 118.

Krohmal, B. J.; Emanuel, E. J. (2007): Access and ability to pay: the ethics of a tiered health care system. Arch Intern Med, 167: 433 – 37.

Newhouse, J. P. (2004): Consumer-Directed Health Plans and the RAND Health Insurance Experiment. Health Affairs (Milwood), 23: 107 – 13.

Preusker, U. K. (2007): Priorisierung statt verdeckter Rationierung. Dtsch Arztebl, 104 (14): A 930 – 36.

Roberts, M.; Hsiao, W.; Berman, P.; Reich, M. (2004): Getting Health Care Reform Right. Oxford, Oxford University Press.

Schultheiss, C. (2000): Rationierung im Gesundheitswesen. Ein Beitrag zur Begriffsklärung. Z Med Ethik, 46: 219 – 30.

Siegrist, J.; Marmot, M. (2006): Introduction. Social Inequalities in Health: Basic Facts. In: Siegrist, J.; Marmot, M. (Hrsg.): Social Inequalities in Health. New Evidence and Policy Implications. Oxford, Oxford University Press: 1 – 25.

Thompson, J. (2003): Intergenerational Equity: Issues of Principle in the Allocationof Social Ressources Between this Generation and the Next. Information, Analysis and Advice for the Parliamnent. Research Paper No. 7 2002 – 03 (http://www.aph.gov.au/library/, Abfrage am 17. 09. 2008).

Teil 2:
Ökonomische Grundlagen des Gesundheitssystems

7. Das deutsche Gesundheitswesen: Zahlen und rechtlicher Rahmen

Gabriele Klever-Deichert, Andreas Gerber, Stephanie Stock und Markus Lüngen

Bei der Gründung der Bundesrepublik Deutschland war das **Sozialstaatsprinzip** die tragende politische Zielvorstellung. Die zentralen sozialstaatlichen Normen sind in Artikel 20[30] und 28[31] des Grundgesetzes formuliert. Dort heißt es: «Die Bundesrepublik Deutschland ist ein demokratischer und sozialer Bundesstaat» (Artikel 20, Abs. 1) und «die verfassungsmäßige Ordnung in den Ländern muss den Grundsätzen des republikanischen, demokratischen und sozialen Rechtsstaates im Sinne dieses Grundgesetzes entsprechen» (Artikel 28). Eine weitere Ausgestaltung des Sozialstaatsprinzips im Sinne von Einzelnormen wird im Grundgesetz nicht vorgenommen. Sie erfolgt im Rahmen der **Sozialgesetzgebung**, die sich an dem Leitbild der **sozialen Marktwirtschaft** orientiert. Die Sicherung des Sozialstaatspostulats wird durch die Sozialversicherung, Sozialversorgung und die Sozialhilfe operationalisiert. Ihre Ausgestaltung ist zusammen mit weiteren Kernmaterien des Sozialrechts im Sozialgesetzbuches (SGB), in den Büchern I bis XII zusammenhängend kodifiziert. Die Sozialversicherung ist in Deutschland als Pflichtversicherung für die meisten Arbeitnehmer die wichtigste Institution der **sozialen Sicherung**. Zur Sozialversicherung als zentralem Bestandteil der sozialen Sicherung gehören die folgenden Versicherungszweige:

- gesetzliche Rentenversicherung (GRV: SGB VI)
- soziale Pflegeversicherung (SPV: SGB XI)
- gesetzliche Unfallversicherung (GUV: SGB VII)
- gesetzliche Arbeitslosenversicherung (AFG: SGB III)
- gesetzliche Krankenversicherung (GKV: SGB V).

Neben den genannten Sozialversicherungszweigen sind aber auch die Gebietskörperschaften (Kommunen, Länder, Bund) und die Unternehmen Träger der sozialen Sicherung.

Das Gesundheitswesen in Deutschland wird als Teil der sozialen Sicherung von staatlichen und nichtstaatlichen Institutionen getragen. Dies sind zum einen Bund, Länder und Gemeinden, zum anderen die gesetzliche und die private Krankenversicherung (GKV/PKV), die Unfall-, Pflege- und Rentenversicherung sowie Arbeitgeber und die privaten Haushalte. Alle genannten Institutionen sind an der Finanzierung der Gesundheitsausgaben beteiligt. Die GKV nimmt dabei eine zentrale Stellung ein. Mit 70,3 Mio. Versicherten[32] sind in der GKV rd. 88 % der deutschen Wohnbevölkerung kran-

---

30 Art. 20 Grundgesetz: Staatsstrukturprinzip; Widerstandsrecht.

31 Art. 28 Grundgesetz: Verfassungsmäßige Ordnung in den Ländern (Homogenitätsgebot); Gewährleistung der kommunalen Selbstverwaltung.

32 BMG 2008, Kennzahlen und Faustformeln, http://www.bmg.bund.de/cln_117/nn_1168278/SharedDocs/Downloads/DE/Statistiken/Gesetzliche-Krankenversicherung/Kennzahlen-und-Faustformeln/Kennzahlen-und-Faustformeln,templateId=raw,property=publicationFile.pdf/Kennzahlen-und-Faustformeln.pdf.

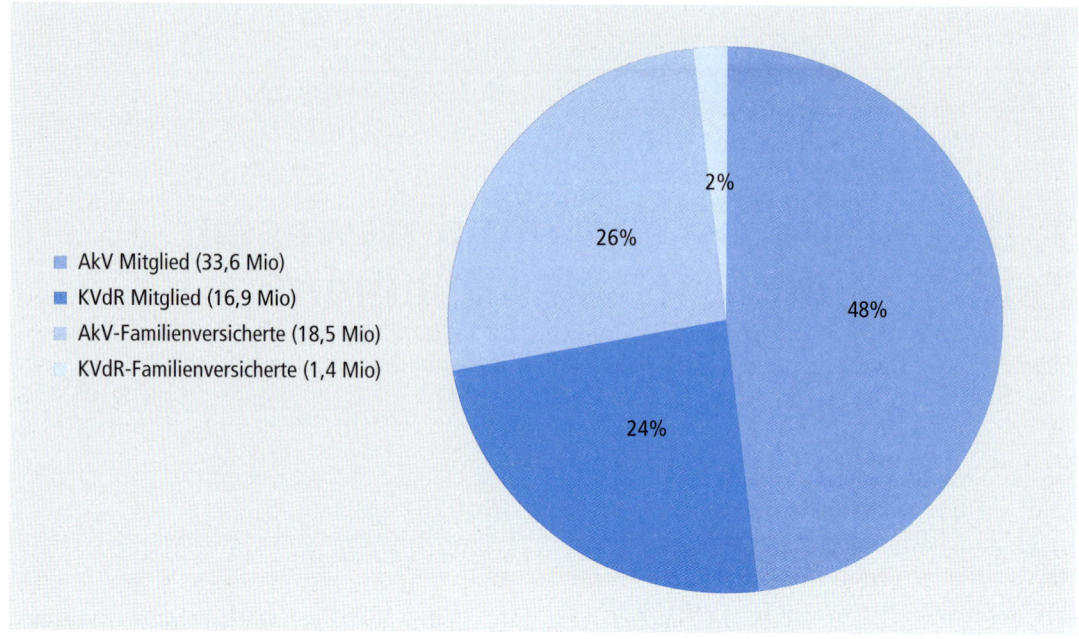

- AkV Mitglied (33,6 Mio)
- KVdR Mitglied (16,9 Mio)
- AkV-Familienversicherte (18,5 Mio)
- KVdR-Familienversicherte (1,4 Mio)

Quelle: BMG: GKV-Statistik

Abbildung 7-1: Mitglieder und Versicherte der GKV nach Status, 2006 (in Mio. bzw. v. H.).

kenversichert.[33] Die Gesamtzahl der GKV-Versicherten ist seit Anfang der 90er-Jahre rückläufig, während die Zahl der in der GKV versicherten Rentner steigt. Die Aufteilung der GKV-Versicherten nach Versichertenstatus ist **Abbildung 7-1** zu entnehmen. In der PKV hatten 2006 rd. 8,5 Mio. Personen eine Krankheitskostenversicherung.[34] Um zu verhindern, dass Bürger ohne jeden Krankenversicherungsschutz sind, wurde mit dem GKV-Wettbewerbsstärkungsgesetz (GKV-WSG) für Nicht-Versicherte eine Rückkehrpflicht in die gesetzliche und ein Rückkehrrecht in die private Krankenversicherung eröffnet.

Angesichts ihrer zentralen Stellung im Gesundheitswesen steht die GKV im Mittelpunkt der öffentlichen Debatte um eine Reform des Gesundheitswesens. Die Finanzierung der GKV über lohnprozentuale Beiträge hat dazu beigetragen, dass die Gesundheitspolitik lange Zeit einseitig auf das «Kostenproblem» fixiert war. Steigende Beitragssätze wurden vor dem Hintergrund der Debatte um den Standort Deutschland als problematisch bewertet, da hierdurch die Wettbewerbsfähigkeit der deutschen Wirtschaft beeinträchtigt werde. Dieser Entwicklung sollte durch einen verstärkten Wettbewerb im Gesundheitswesen begegnet werden. Maßnahmen zur Sicherung der Qualität der Versorgung wurden zunächst mit wesentlich schwächeren Anreizen versehen, als die Kostendämpfungsmaßnahmen. Erst in der jüngeren Debatte rückt die «Qualität der medizinischen Versorgung» in den Vordergrund. Einen wichtigen Beitrag dazu hat das Gutachten des Sachverständigenrates zur konzertierten Aktion im Gesundheitswesen (SVR-KAiG) 2000/2001 «Bedarfsgerechtigkeit und Wirtschaftlichkeit» geleistet.[35]

---

33 BMAS 2008, Übersicht über das Sozialrecht, 5. Auflage, Bonn.
34 VdAK 2008, Ausgewählte Basisdaten des Gesundheitswesens 2007, Siegburg.
35 SVR-KAiG, Gutachten 2000/2001, Bedarfsgerechtigkeit und Wirtschaftlichkeit, Nomos Verlagsgesellschaft, Baden-Baden 2002.

Die Ausgabenentwicklung und die Qualität der medizinischen Versorgung können nicht losgelöst voneinander betrachtet werden. Schließt man sich beispielsweise dem Sachverständigenratsgutachten an, dass bei gegebenem finanziellen Aufwand die Qualität der Versorgung, gemessen in Morbiditäts- und Mortalitätslast, besser ausfallen könnte, so deutet dies auf Ineffizienzen bei der Verwendung (**Allokation**) der verfügbaren Mittel hin. Dies bleibt nicht ohne Auswirkungen auf der Ausgabenseite. Um das System der GKV zukunftssicher zu machen, muss die Gesundheitspolitik sich beiden Problemfeldern widmen. Die ausschließliche Betrachtung der Ausgaben- bzw. Beitragssatzentwicklung als Indikator für eine effiziente Leistungserbringung wird dem Problem nicht gerecht.

Da die Gründe für die Beitragssatzentwicklung zur GKV nicht allein innerhalb des Gesundheitssystems begründet liegen, ist eine eingehende Auseinandersetzung mit der Finanzentwicklung der GKV von zentraler Bedeutung. Dazu müssen externe Einflüsse wie z. B. die wirtschaftliche Entwicklung und ihr Einfluss auf die Einnahmen der GKV berücksichtigt werden. Vor diesem Hintergrund werden die Einflussfaktoren auf die Einnahmen und Ausgaben sowie die daraus resultierende Beitragssatzentwicklung der Vergangenheit analysiert. Zunächst werden verschiedene Definitionen bzw. Konzepte der Abgrenzung von Gesundheitsausgaben und die Entwicklung dieser Gesundheitsausgaben vorgestellt. Die Prognosen der Einnahme- und Ausgabenentwicklung werden danach thematisiert. Das abschließende Kapitel befasst sich mit dem rechtlichen Rahmen der Leistungserbringung in der GKV und vermittelt damit einen Überblick über die Gestaltungsmöglichkeiten der verschiedenen Akteure. Ausführungen zu dem Einfluss der Qualität medizinischer Versorgung finden sich im Kapitel 9 «Die ambulante Versorgung».

7.1 Kostenentwicklung und Finanzierung im deutschen Gesundheitswesen

In der öffentlichen Diskussion um steigende Beitragssätze in der GKV werden nicht selten unterschiedliche Definitionen und Abgrenzungen der Gesundheitsausgaben (vgl. Kap. 7.1.2 «Die Gesundheitsausgaben») verwandt. Dadurch wird eine transparente, differenzierte Diskussion erschwert. Zudem werden Beitragssatzsteigerungen in der GKV häufig mit Ausgabensteigerungen gleichgesetzt, ohne die verschiedenen Einflussfaktoren auf die Beitragssatzentwicklung offenzulegen.

7.1.1 Beitragssatzentwicklung der GKV

Die Beitragssätze der GKV sind in der Vergangenheit deutlich angestiegen. Schon vor der deutschen Einheit war der durchschnittliche **Beitragssatz** trotz diverser Gesundheitsreformgesetze, die insbesondere Ausgabendämpfungen zum Ziel hatten, von 8,2 % im Jahr 1970 auf 12,6 % im Jahr 1990 angestiegen. Für Gesamtdeutschland setzte sich der Anstieg von 12,3 % (1991) auf 14,2 % (2004) fort. In Folge der Neuordnung der Versicherung für Zahnersatz wird seit 2005 ein entgeltbezogener prozentualer Beitragssatz erhoben. Er wird zusammen mit dem ebenfalls vom Versicherten allein zu finanzierenden Zusatzbeitrag für das Krankengeld seit 1. Juli 2005 in Höhe von 0,9 % erhoben.[36] Durch die Ausgliederung dieser Kosten kam es zu einer Senkung des durchschnittlichen Beitragssatzes.

In **Abbildung 7-2** sind die Beitragssätze der alten Länder für die Jahre 1980, 1985 und 1990 dargestellt. Ab 1991 ist der Beitragssatz für Gesamtdeutschland ausgewiesen.

Mit Einrichtung des Gesundheitsfonds zum 1. Januar 2009 gilt für die gesamte gesetzliche Krankenversicherung – mit Ausnahme der landwirtschaftlichen Krankenkassen – ein einheitlicher Beitragssatz, der von der Bundesregierung durch Rechtsverordnung festgelegt wird. Anfang

---

36 BMAS 2008, Überblick über das Sozialrecht, 5. Auflage, Bonn.

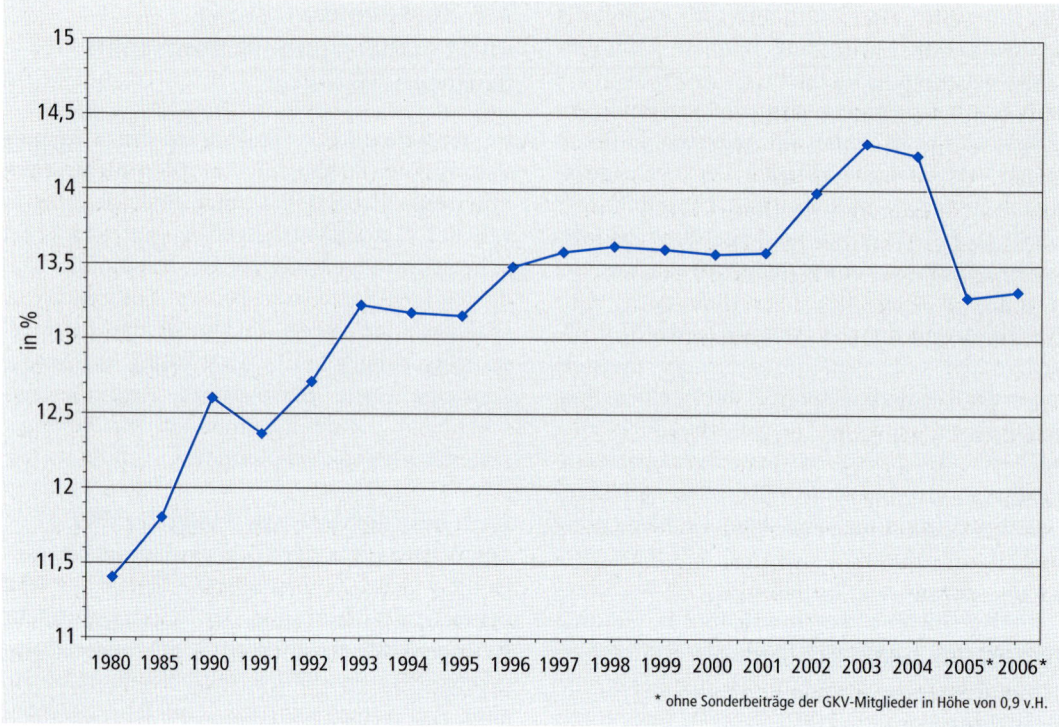

Quelle: BMG 2008, Kennzahlen und Faustformeln

Abbildung 7-2: GKV-Beitragsentwicklung in den Jahren 1980, 1985 und 1990–2006.

Oktober 2008 legte die Bundesregierung dem Bundestag ihren Beschluss zum allgemeinen Beitragssatz für das Jahr 2009 vor. Die Höhe des Beitragssatzes von 14,6 % plus der 0,9 Beitragssatzpunkte, die seit 2005 von den Mitgliedern alleine zu tragen sind, basiert auf der Empfehlung des beim Bundesversicherungsamt gebildeten Schätzerkreises.[37] Die Beiträge der Versicherten werden damit zum 1. Januar 2009 erstmals zentral in einem gemeinsamen Topf, dem Gesundheitsfonds, gesammelt und an die Kassen je nach Bedarf der Versicherten ausgezahlt. Die Einführung des Gesundheitsfonds verändert grundsätzlich aber weder die Gesamteinnahmen noch die Gesamtausgaben der GKV. Vielmehr geht es um eine Neuordnung der Zahlungsströme. Zu beachten ist, dass der Beitragssatz zunächst nur Auskunft darüber gibt, in welchem Verhältnis die Einnahmen und Ausgaben der GKV zueinander stehen. Angesichts der Soll-Vorgabe

ausgeglichener Einnahmen und Ausgaben in der GKV (§ 220 SGB V), ist der Beitragssatz das Regulativ zwischen beiden Größen. Übersteigen die Ausgaben die Einnahmen, ist der Beitragssatz anzuheben, würden die Einnahmen die Ausgaben übersteigen, würden Beitragssatzsenkungen möglich. Eine isolierte Betrachtung der Beitragssatzentwicklung gibt somit keine Auskunft darüber, ob der Anstieg ausgabe- oder einnahmebedingt ist.

Um die Diskussion über die GKV-Finanzen kritisch verfolgen zu können, ist die Kenntnis der Ausgabe- und Einnahmeentwicklung unverzichtbar. Dabei sind bei der Analyse der Gesundheitsausgaben verschiedene Ausgabenkonzepte zu unterscheiden, in denen die Gesundheitsaus-

---

37 Die endgültige Beschlussfassung im Bundeskabinett wird voraussichtlich Ende Oktober 2008 erfolgen.

gaben jeweils anders definiert und abgegrenzt werden. Darüber hinaus ist die jeweilige Ausgabenentwicklung in Relation zu der allgemeinen wirtschaftlichen Entwicklung zu setzen. Hierzu werden entsprechende monetäre Sozialindikatoren, also statistische Instrumente zur Deskription des Niveaus und der Entwicklung sozialpolitischer Tatbestände, herangezogen. Mithilfe des **Anteils der Gesundheitsausgaben am Sozialprodukt** lässt sich das Niveau und die zeitliche Entwicklung der Gesundheitsausgaben darstellen.

Die Untersuchung der Einnahmeentwicklung macht eine Querschnittanalyse erforderlich, in der die demografischen und ökonomischen Rahmenbedingungen betrachtet werden. Erst Einnahme- und Ausgabeeffekte zusammengenommen werden einer adäquaten Analyse der Beitragssatzentwicklung gerecht.

7.1.2 Die Gesundheitsausgaben
Gesundheitsausgaben in verschiedenen Abgrenzungen

Die Gesundheitsausgaben in der Definition des **Sozialbudgets** sind von den Gesundheitsausgaben in der Abgrenzung der **Gesundheitsausgabenrechnung (GAR)** des Statistischen Bundesamtes zu unterscheiden. Das Sozialbudget wird seit 1968 von der Bundesregierung in jeder Legislaturperiode vorgelegt und durch einen Sozialbericht ergänzt, der eine Zusammenschau sämtlicher sozialer Leistungen in der Bundesrepublik Deutschland und deren Finanzierung darstellt. Die Sozialleistungen werden darin nicht nur institutionell aufbereitet, sondern auch funktional, d. h. nach den sozialen Funktionen, denen die Aufwendungen dienen sollen. Diese Gliederung nach sozialen Funktionen zeigt Schwerpunkte der sozialen Entwicklung und bildet ein Kernstück des Sozialbudgets.[38]

Das nationale Sozialbudget unterscheidet fünf Gruppen und diesen zugeordnet 16 Funktionen. Eine dieser Gruppen ist die Gruppe «Gesundheit», die ihrerseits untergliedert ist in Vorbeugung/Rehabilitation, Krankheit, Arbeitsunfall/Berufskrankheit und Invalidität.

Im Jahr 2006 nahmen die Aufwendungen für Gesundheit in der Abgrenzung des Sozialbud-

gets mit 242,50 Mrd. € etwas über ein Drittel aller Sozialleistungen in Anspruch (2006: 242,50 Mrd. € von 700,16 Mrd. €).[39] Der Grund für die von diesen Beträgen abweichenden Gesundheitsausgaben der Gesundheitsausgabenrechnung (GAR) des Statistischen Bundesamtes liegt in der unterschiedlichen Abgrenzung: So sind in dem erstgenannten Wert neben den direkten monetären und sozialen Sachleistungen u. a. auch indirekte Sozialleistungen einbezogen, so z. B. Steuerermäßigungen und Leistungen der Verwaltung. Zudem bleiben Ausgaben der privaten Haushalte und der privaten Krankenversicherungen (PKV) unberücksichtigt. Mutterschaftsleistungen werden im Sozialbudget im Funktionsbereich «Ehe und Familie» erfasst und sind damit ebenfalls nicht im Funktionsbereich «Gesundheit» berücksichtigt.[40]

In die GAR des Statistischen Bundesamtes fließen Ausgaben für Leistungen aus dem Gesundheits-, Sozial-, oder Umweltbereich dann ein, wenn sie primär der Sicherung, der Vorbeugung oder der Wiederherstellung von Gesundheit dienen. Gemäß der Abgrenzung des Gesundheitswesens für die GAR werden auch der Pflegebereich, die betriebliche Gesundheitssicherung und gesundheitliche Maßnahmen zur Wiedereingliederung ins Berufsleben dem Gesundheitswesen zugeordnet.[41] Insgesamt fließen damit die Daten einer Vielzahl von Ausgabenträgern des Gesundheitswesens in die GAR des Statistischen Bundesamtes ein. Die Ergebnisse werden sowohl als Gesamtausgaben als auch nach Trägern ausgewiesen. Die Rechnungsergebnisse der Subgruppe gesetzliche Krankenversicherung machen mit knapp 60% nur einen Teil der gesamten Gesundheitsausgaben gemäß GAR aus. Auch die Gesundheitsleistungen der wei-

---

38 BMAS 2008, Übersicht über das Sozialrecht Bonn.

39 Statistisches Bundesamt 2008, Sozialbericht 2006. Leistungen nach Institutionen und Funktionen. Deutschland, Wiesbaden.

40 Sitte R (2002). Nur bedingt aussagefähig. Zur Kritik der amtlichen Sozialberichterstattung. Zeitschrift für Sozialreform, 48 (6): 686 – 699.

41 Statistisches Bundesamt (2008a), Gesundheit. Ausgaben 1995 – 2006.

teren Sozialversicherungszweige, der privaten Krankenversicherung (PKV), der öffentlichen und privaten Haushalte sowie der Arbeitgeber sind in der GAR enthalten. Die Rechnungsergebnisse der GKV werden zusätzlich zur GAR des Statistischen Bundesamtes vom Bundesministerium für Gesundheit (BMG) als GKV-Ergebnisse veröffentlicht. Diese Veröffentlichungen stützen sich auf Übersichten der Träger der GKV sowie sonstiges statistisches Material aus ihrem Geschäftsbereich, die dem BMG über die zuständigen Verbände nach Prüfung und Aufbereitung zugeleitet werden (§ 79 SGB IV).

In Folge der unterschiedlichen Definitionen und Abgrenzungen unterscheidet sich die Höhe der Gesundheitsausgaben in den verschiedenen Konzepten. Im Sozialbudget sind diese für das Jahr 2006 mit 242,50 Mrd. € ausgewiesen, in der Gesundheitsausgabenrechnung mit 304,29 Mrd. €, jeweils inkl. der Einkommensleistungen wie z. B. Krankengeld, Lohnfortzahlung und Erwerbsunfähigkeitsrenten.[42] Die **Abbildung 7-3** verdeutlicht die Ausgabenunterschiede in Folge der verschiedenen Abgrenzungen für das Jahr 2006.

Im folgenden Text wird auf die Daten der Gesundheitsausgabenrechnung, und hier insbesondere auf die darin enthaltene Subgruppe der GKV-Gesundheitsausgaben, abgestellt. Im Jahr 2006 lagen die gesamten Aufwendungen für Gesundheit gemäß der Abgrenzung der GAR bei 245,0 Mrd. € für **Gesundheits(sach-)leistungen** und zusätzlichen rund 59 Mrd. € für **Einkommensleistungen**, wie z. B. Krankengeld, vorzeitige Rente etc. Rund 57 % der Gesundheitsausgaben für Sachleistungen des Jahres 2006 hat die gesetzliche Krankenversicherung getragen, das entspricht 139,8 Mrd. €. Sie steht damit an erster Stelle der Ausgabenträger. An zweiter Stelle stehen die privaten Haushalte und Organisationen ohne Erwerbszweck mit rund 13,6 % der gesamten Gesundheitsausgaben, gefolgt von der privaten Krankenversicherung mit 9,2 %.[43] Die **Abbildung 7-4** veranschaulicht die Aufteilung der Gesamtausgaben (ohne Einkommensleistungen) gemäß GAR des Statistischen Bundesamtes auf die verschiedenen Ausgabenträger.

Die Entwicklung der GKV-Ausgaben

Betrachtet man die Entwicklung der Gesundheitsausgaben, so ist seit 1970 bei allen Ausgabenträgern und Ausgabenarten ein starker Anstieg zu verzeichnen. In dem kräftigen Ausgabenanstieg im Zeitraum von 1970 bis 1975 von 35,62 Mrd. € auf 68,64 Mrd. € (+93 %)[44]

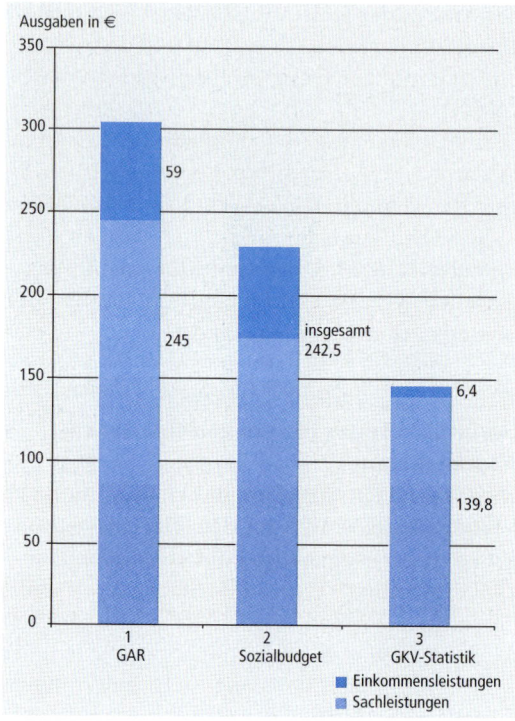

Quelle: Statistisches Bundesamt 2008 und 2008a.

Abbildung 7-3: Gesundheitsausgaben 2006 in verschiedenen Abgrenzungen.

42 Einkommensleistungen sind Transferzahlungen, die in der Regel der allgemeinen Lebenshaltung erkrankter Menschen dienen. Zur Vermeidung von Doppelzählungen werden sie in der GAR separat ausgewiesen, da die Privatpersonen von diesen Geldleistungen Gesundheitsgüter erwerben könnten.

43 Statistisches Bundesamt (2008a), Gesundheit. Ausgaben 1995 – 2006.

44 Statistisches Bundesamt, alte Gesundheitsausgabenrechnung, http://www.gbe-bund.de/cgi-espress/oowaro/ExpSrv634/WS07E100014BAE/_XWD_FORMPROC?TARGET=&PAGE=_XWD_2&OPINDEX=1&HANDLER=_XWD_CUBE.SETPGS&DATACUBE=_XWD_32&D.001=1251&D.726=1000291&D.725=1000289.

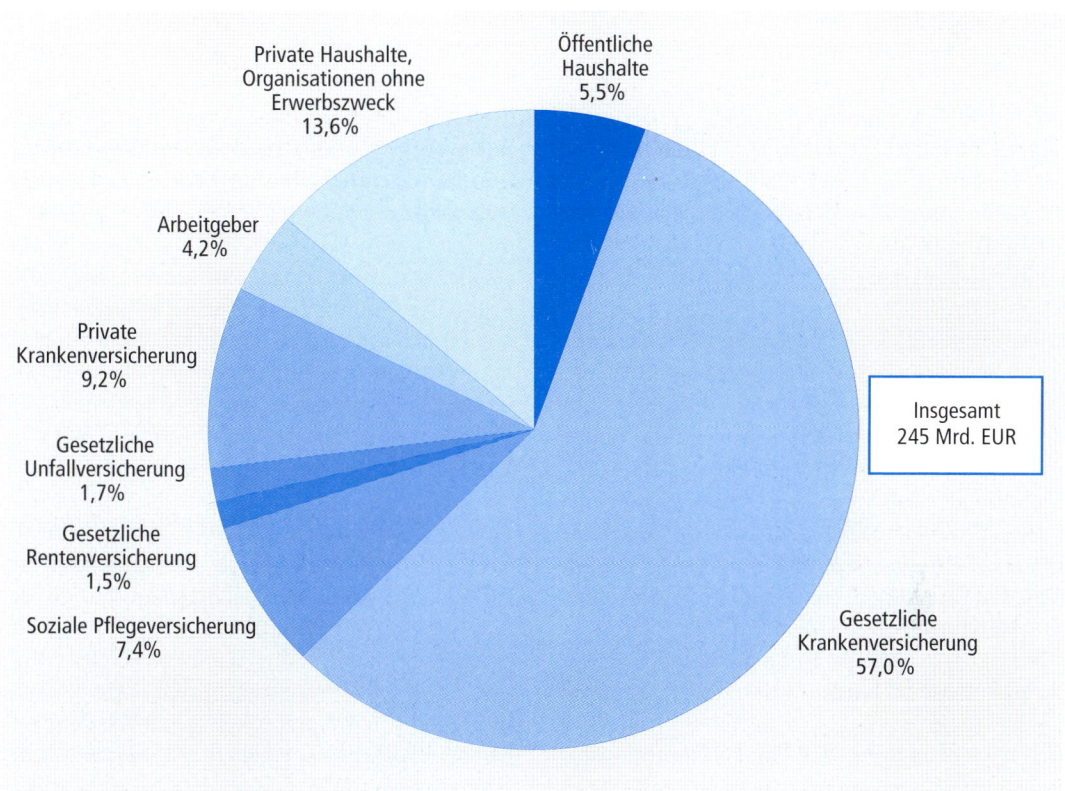

Quelle: Statistisches Bundesamt 2008a.

Abbildung 7-4: Gesundheitsausgaben gemäß GAR des Statistischen Bundesamtes 2006.

schlägt sich der gezielte Ausbau des sozialen Netzes durch die erste sozialliberale Bundesregierung nieder. In der GKV stiegen die Ausgaben in dieser Zeitspanne sogar um 142% von 12,64 Mrd. € auf 30,63 Mrd. €. Zum einen wurde 1972 der Kreis der Versicherten durch die Einbeziehung von Studenten, Landwirten und ihren mitarbeitenden Familienangehörigen erweitert. Zum anderen trugen Verbesserungen des Leistungskataloges um Maßnahmen der Früherkennung[45] und Verbesserungen im Bar- und Sachleistungsrecht[46] zu dem Ausgabenanstieg bei. Insoweit war der damit verbundene Ausgabenanstieg sozialpolitisch gewollt und kann nicht als außer Kontrolle geratene Ausgabensteigerung betrachtet werden. Ab Mitte der 1970er-Jahre wurde der Ausgabenanstieg dann zunehmend kritisch bewertet. Das Schlagwort von der

«Kostenexplosion» im Gesundheitswesen machte die Runde. Bis heute hält sich im politischen Raum – genährt durch die Erhöhung der Beitragssätze zur GKV– hartnäckig die Behauptung einer Kostenexplosion. Doch eine Kostenexplosion für Gesamtdeutschland lässt sich – wie nachfolgend gezeigt wird – nicht nachweisen.

Seit 1995 sind die gesamten Gesundheitsausgaben von rund 187 Mrd. € auf rund 245 Mrd. € im

---

45 Gesetz zur Weiterentwicklung des Rechts der gesetzlichen Krankenversicherung, 2. Krankenversicherungs-Änderungsgesetz (2. KVÄG), Bundesgesetzblatt, Teil I, Bd. 2, Nr. 116, 1970, S. 1770 – 1773.

46 Gesetz zur Verbesserung von Leistungen in der gesetzlichen Krankenversicherung, Leistungsverbesserungsgesetz (KLVG), Bundesgesetzblatt, Teil I, Nr. 107, 1973, S. 1925 – 1927.

Jahr 2006, also um rund 31% gestiegen. Die entsprechenden Gesundheitsausgaben der GKV sind in dieser Zeit mit rund 24% von 112 Mrd. € auf 140 Mrd. € unterproportional gestiegen. In dem betrachteten Zeitraum lagen lediglich 1996 die Veränderungen der Leistungsausgaben in der GKV höher als in der PKV.[47] Die auf Kostensenkung und Beitragssatzstabilität ausgerichteten Reformgesetze der GKV machen sich darin bemerkbar.

Die ausschließliche Betrachtung der nominalen Ausgabenentwicklung vernachlässigt den Vergleich der Aufwendungen für Gesundheit mit der gesamtwirtschaftlichen Entwicklung. Insbesondere bei langfristiger Betrachtung ist die Entwicklung der Ausgaben in Relation zum Bruttoinlandsprodukt (BIP) jedoch von Interesse. Denn der in den nominalen Ausgaben enthaltene Einfluss von Preis- und Lohnentwicklungen wird durch diese Darstellung relativiert.

Üblicherweise werden die Gesundheitsausgaben auf das Bruttoinlandsprodukt (BIP) bezogen. Diese so genannte Gesundheitsquote gibt an, welcher Anteil des BIP für Gesundheitsleistungen aller Ausgabenträger des Gesundheitswesens bzw. speziell für Leistungen der GKV ausgegeben wird. Wichtig ist, dass nicht jede Änderung dieser Ausgabenquote auch tatsächlich einer Änderung der Gesundheitsausgaben entspricht. Sinkt z. B. die Wachstumsrate des BIP, steigt rechnerisch unter sonst gleichen Bedingungen der Ausgabenanteil für Gesundheit. So sind u. a. die rückläufigen Wachstumsraten des BIP für Deutschland Anfang der 90er-Jahre für den zu beobachteten Anstieg der Gesundheitsquoten verantwortlich. Hinzu kommt, dass die Leistungsausgaben in den neuen Ländern auf rund 90% der Werte in den alten Ländern stiegen, der Beitrag je Erwerbstätigen zum BIP (also dem Nenner der Gesundheitsquote) in den neuen Ländern mit 51,5% der Werte in den alten Ländern drastisch einbrach.[48] Der Anstieg der gesamten Gesundheitsausgaben am BIP von 8,5% im Jahr 1990 auf 10,6% im Jahr 1995 ist zu einem großen Teil hierauf zurückzuführen. Dies bestätigt die isolierte Betrachtung für die alten Bundesländer im gleichen Zeitraum, die einen deutlich geringeren Anstieg der Gesundheits-

quote zeigt.[49] Abgesehen von dem Anstieg zu Beginn der 90er-Jahre aufgrund der Besonderheiten der deutschen Wiedervereinigung weist die Gesundheitsquote allenfalls einen leichten, linear ansteigenden Trend auf, was für Sektoren mit hohem Dienstleistungsanteil nicht ungewöhnlich ist. Dies gilt auch für die Gesundheitsquoten in den meisten OECD-Staaten, die eine ähnliche Entwicklungen aufweisen. Insgesamt liegen die Quoten europäischer Industrieländer nahe beieinander und haben sich in den letzten zwei Jahrzehnten nur moderat verändert. Die Quote für Deutschland lag 2006 bei 10,6%. Im Vergleich dazu lag der entsprechende Wert für Großbritannien z. B. bei 8,4%, für Frankreich bei 11,1%[50] (s. **Abb. 7-5**).

Für die Diskussion um die Kostenexplosion ist aber nicht die Entwicklung der gesamten Gesundheitsausgaben maßgeblich, sondern die der GKV-Ausgaben. Die Quote der GKV-Ausgaben am BIP lag für die alten Länder zwischen 1975 und 1990 – mit Ausnahme des Jahres 1988 – immer unter 6%. Braun et al. zeigen beim Vergleich der Durchschnittswerte mehrerer Jahre, dass der GKV-Anteil am BIP von 1980/84 bis 1991/95 von 5,87% auf 5,95% gestiegen ist. Dies ist eine Steigerung um 0,08 Prozentpunkte. Erst einigungsbedingt stieg aus oben genannten Gründen der GKV-Ausgabenanteil am BIP über die 6%-Marke. Auch eine Analyse des DIW für die alten Länder bestätigt, dass sich die Relation der Leistungsausgaben der GKV zum BIP von 5,7% im Jahre 1975 auf 6% im Jahre 1998 nur geringfügig erhöht

---

47 VdAK 2008, Ausgewählte Basisdaten des Gesundheitswesens 2007, Siegburg.

48 Braun/Kühn/Reiners (1998): Das Märchen von der Kostenexplosion. Frankfurt a. M., Fischer; Fleßa, S. (2004): Gesundheitsökonomik. Eine Einführung in das wirtschaftliche Denken für Mediziner. Berlin, Springer.

49 Braun/Kühn/Reiners (1998): Das Märchen von der Kostenexplosion. Frankfurt a. M., Fischer; Fleßa, S. (2004): Gesundheitsökonomik. Eine Einführung in das wirtschaftliche Denken für Mediziner. Berlin, Springer.

50 OECD-Gesundheitsdaten 2008. http://www.oecd.org/dataoecd/15/1/39001235.pdf (Abruf 20.08.2008).

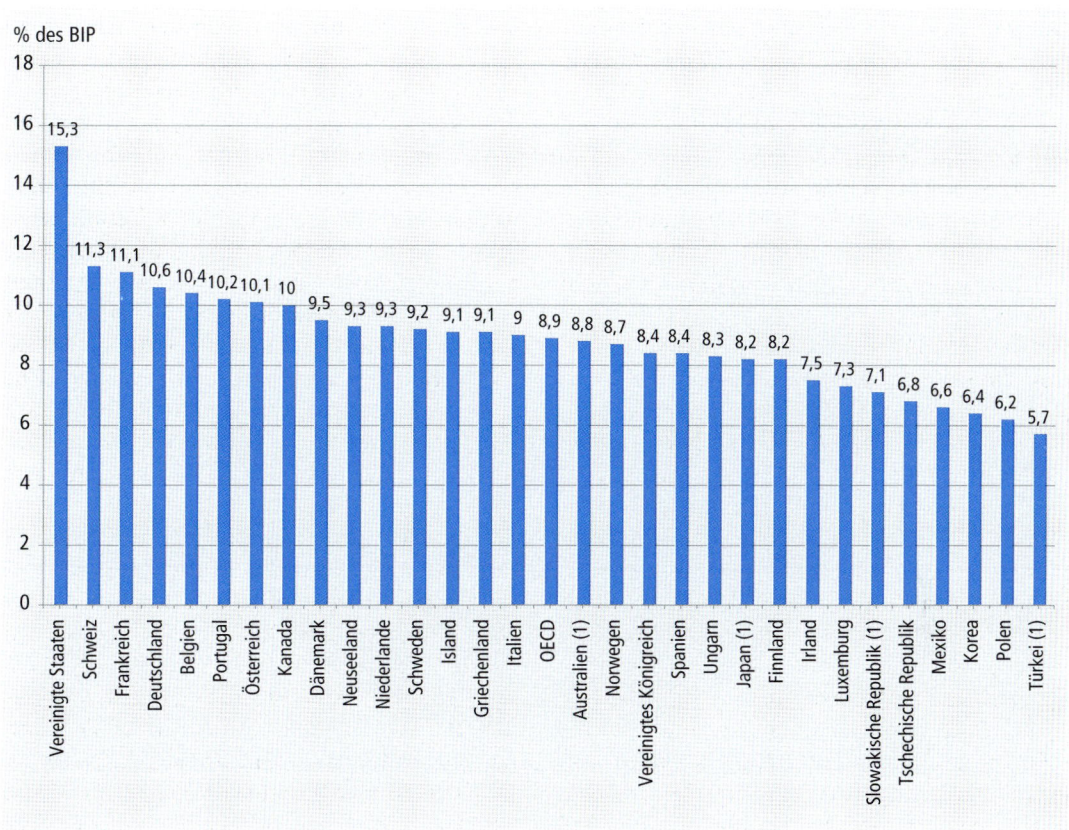

Quelle: OECD-Gesundheitsdaten 2008, (1) Daten aus 2006.

Abbildung 7-5: Anteil der Gesundheitsausgaben am BIP, OECD-Länder 2006.

haben.[51] Auch im Zeitraum von 1992 bis 2000 wird für Gesamtdeutschland eine ähnliche Entwicklung konstatiert. Die Relation der Gesundheitsausgaben der GKV zum BIP wird für 2006 mit 6,4 % beziffert (VdAK-Basisdaten 2008).

Zusammenfassend kann festgehalten werden, dass von einer «Kostenexplosion» im Sinne überproportional steigender Gesundheitsausgaben nicht gesprochen werden kann. Der deutliche, als nachteilig für die Wettbewerbsfähigkeit der deutschen Wirtschaft empfundene Anstieg der Beitragssätze zur GKV, geht damit nicht primär von der Ausgabenseite aus. Die beschriebene Ausgabenentwicklung widerlegt vielmehr die Behauptung einer Kostenexplosion der Gesundheitsausgaben als dominierende Ursache für die Finanzkrise der GKV.

Die GKV-Ausgaben nach Leistungsarten 2007[52]

Drei Leistungsblöcke dominieren die Ausgaben der GKV. Die Anteile einzelner Leistungsblöcke an den gesamten Leistungsausgaben der GKV im Jahr 2007 werden in **Abbildung 7-6** dargestellt.

---

51 Meinhardt, V.; Schulz, E.: Kostenexplosion im Gesundheitswesen? Wochenbericht des DIW Berlin 7/03.

52 Da die GKV-Ausgaben des Jahres 2007 – anders als die Gesundheitsausgaben in den anderen Abgrenzungen – bereits vorliegen, wird anders als in dem o. g. Ausgabenvergleich auf die Leistungsausgaben 2007 rekurriert.

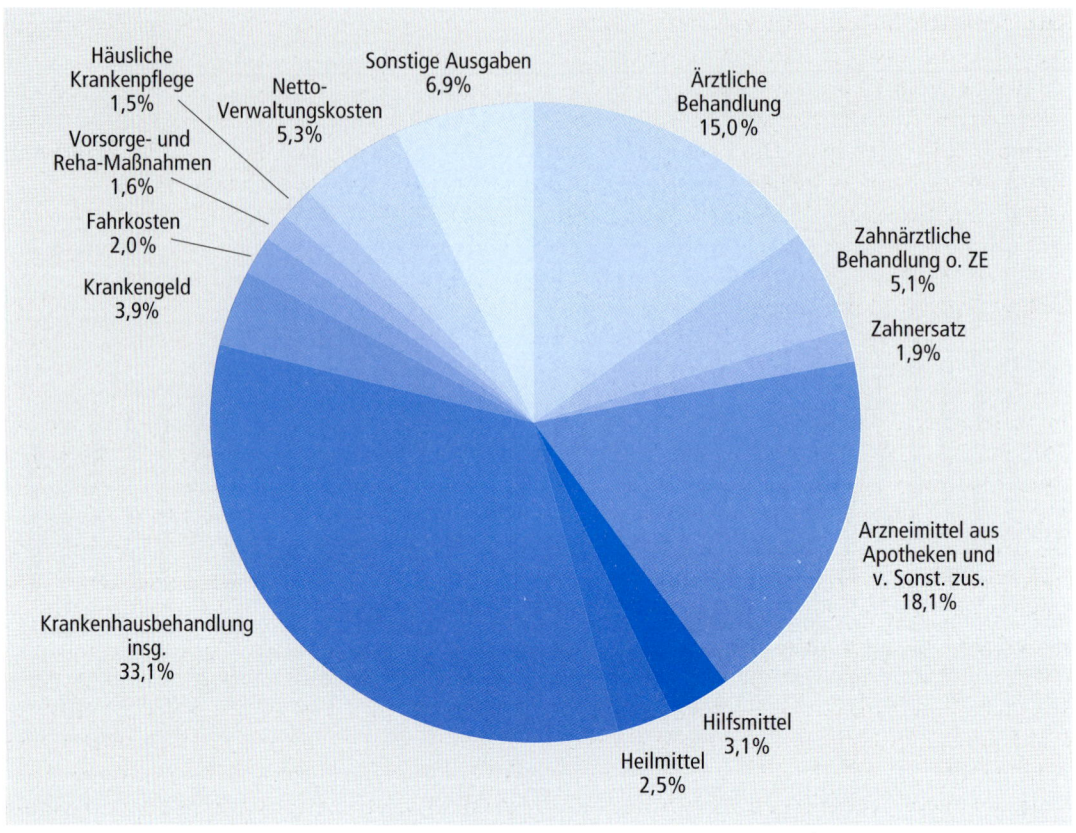

Quelle: BMG 2008a, KV 45.

Abbildung 7-6: Anteile der GKV-Gesundheitsausgaben 2007.

Die größten Ausgabenblöcke entfallen auf das Krankenhaus, die ärztlichen Leistungen und den Arzneimittelsektor. Mit rd. 33,1 % der gesamten GKV-Ausgaben steht das Krankenhaus mit einem Leistungsvolumen von rund 51 Mrd. € an erster Stelle. An zweiter Stelle stehen mit rd. 27,8 Mrd. € die Arzneimittel (18,1 %) gefolgt von der ärztlichen Behandlung mit rd. 23,1 Mrd. € (15 %). Erst seit 2001 steht der Arzneimittelsektor infolge überproportionaler Ausgabenzuwächse an zweiter Stelle. Mit entsprechenden Reformen im Gesundheitsmodernisierungsgesetz 2003 (GMG), das zum 1.1.2004 in Kraft getreten ist, konnte der Ausgabenzuwachs bei den Arzneimitteln nur kurzfristig gestoppt werden.

7.1.3 Die Entwicklung der GKV-Finanzierungsbasis

Die GKV finanziert sich gemäß § 220 Abs. 1 SGB V in erster Linie über Beiträge, die von den Mitgliedern entrichtet werden. Die Bemessung der Beiträge erfolgt auf der Basis der beitragspflichtigen Einnahmen der Mitglieder, wobei nur der Einkommensanteil unterhalb der Beitragsbemessungsgrenze der Beitragspflicht unterliegt. Diese liegt im Jahr 2008 für Ost- und Westdeutschland gleichermaßen bei 3600 € Bruttoeinkommen pro Monat bzw. 43 200 € pro Jahr.

Durch Multiplikation der Bemessungsgrundlage mit dem durchschnittlichen Beitragssatz ergibt sich der Beitrag, der von Arbeitnehmern und Arbeitgebern getragen wird. Der Beitragssatz, der verbleibt, wenn der von den Versicherten allein zu tragende einkommensabhängige Zusatzbeitrag in Höhe von 0,9 % abgezogen ist, wird von den Versicherten und ihren Arbeitgebern paritätisch getragen. Die Beitragssätze der Krankenkassen unterscheiden sich z. T. deutlich. Die Spanne lag im Juli 2008 zwischen 11,3 und 16,5 Prozentpunkten.[53] Für die beitragspflichtigen Einnahmen der GKV insgesamt ist der durchschnittliche Beitragssatz relevant. Die beitragspflichtigen Einnahmen der GKV lassen sich – unter Vernachlässigung des Bundeszuschusses – formal wie folgt darstellen:

$$\text{beitragspflichtige Einnahmen} = \frac{\text{Summe der Einnahmen der GKV}}{\text{durchschnittlicher allgemeiner Beitragssatz}} \times 100$$

In Abhängigkeit vom Status der Versicherten (Arbeitnehmer, Rentner etc.) werden die Beiträge auf die jeweiligen Einkommensarten erhoben. Bei Erwerbstätigen sind dies im Wesentlichen die Arbeitseinkommen aus versicherungspflichtiger Beschäftigung, bei Rentnern der Rentenzahlbetrag und bei Arbeitslosen 80% der ehemaligen Bemessungsgrundlage. Bei freiwillig versicherten Selbstständigen gilt das Einkommen aus selbstständiger Tätigkeit als Bemessungsgrundlage. Familienmitversicherte zahlen keine eigenen Beiträge.[54]

Steigen Lohnersatzleistungen, Löhne und Gehälter proportional mit der wirtschaftlichen Entwicklung und bleibt der Anteil der GKV-Ausgaben am BIP – wie gezeigt – ebenfalls konstant, ist bei unveränderter Versichertenstruktur ein stabiler Beitragssatz zu erwarten. Da die Beitragssätze aber deutlich gestiegen sind, können die Ursachen hierfür, nachdem steigende Ausgaben als dominierende Ursache ausgeschlossen wurden, nur in

- einer Verschiebung der Versichertenstruktur und/oder
- einem unterproportionalen Wachstum der beitragspflichtigen Einkommen liegen.

Wachstumslücke der beitragspflichtigen Einkommen

Empirische Analysen belegen eine relative Wachstumsschwäche der Finanzierungsbasis der GKV gegenüber der Entwicklung des BIP.[55] Die beitragspflichtigen Einnahmen je Mitglied blieben in den alten Bundesländern zwischen 1980 und 2000 um 31% hinter dem BIP je Erwerbstätigen zurück. Wären im Jahr 2000 die beitragspflichtigen Einnahmen je Mitglied mit der Steigerungsrate des BIP je Erwerbstätigen gestiegen, wäre bei den dann höheren beitragspflichtigen Einnahmen ein Beitragssatz von 11,6% (statt 13,57%) zur Ausgabendeckung ausreichend gewesen.[56]

Die seit Beginn der 80er-Jahre sinkende Lohnquote gilt als Indikator für die Erosion der Einnahmebasis der GKV. Sie gibt den Anteil der Einkommen aus abhängiger Beschäftigung am Volkseinkommen wieder.[57] Eine sinkende (steigende) Lohnquote zeigt eine relative Abnahme (Zunahme) der Arbeitseinkommen gegenüber den Einkommen aus Unternehmertätigkeit und Vermögen (Lohnquote I = Anteil der Einkommen aus abhängiger Beschäftigung am Nettosozialprodukt zu Faktorkosten; Lohnquote II = Anteil der Einkommen aus abhängiger Beschäftigung am Bruttoinlandsprodukt). Die Lohnquote folgte in Deutschland viele Jahre lang

---

53 BMG 2008, Kennzahlen und Faustformeln.

54 Neben den Beitragszahlungen der Mitglieder zählt auch der Bundeszuschuss zu den Einnahmen der GKV. Dieser beträgt im Jahr 2009 4 Mrd. €.

55 Wille E (2001): Basis- und Zusatzversorgung in der gesetzlichen Krankenversicherung, Arbeitsbericht der Akademie für Technikfolgeabschätzung in Baden-Württemberg, Nr. 199, Stuttgart 2001.

56 SVR-KAiG, Gutachten 2000/2001, Bd. I, Bedarfsgerechtigkeit und Wirtschaftlichkeit, Nomos Verlagsgesellschaft, Baden-Baden, 2002.

57 Eine sinkende Lohnquote zeigt keine personale Umverteilung, sondern lediglich die Verteilung der Einkommen nach Einkommensarten (funktionale Verteilung) an. Wer die Personen sind, die diese Einkommen beziehen, bleibt dabei offen.

einem Abwärtstrend. Vor allem in den Jahren 2001 bis 2007 ging sie angesichts der ausgeprägten Wachstumsschwäche und der hohen Erwerbslosigkeit merklich zurück. Folglich waren die Zuwächse der beitragspflichtigen Einnahmen der GKV in 2007 trotz anziehender Konjunktur noch moderat.[58] Nach aktuellen Prognosen ist für 2008 angesichts der Verbesserung der Konjunktur und der Arbeitsmarktlage mit einem Anstieg der Lohnquoten zu rechnen.[59]

Zwar ist an den Zahlen bis 2007 abzulesen, dass Löhne und Gehälter unterproportional am Erfolg der Volkswirtschaft partizipierten. Dennoch darf aber nicht übersehen werden, dass die Bruttoeinkommen aus unselbstständiger Arbeit (als Zähler der Lohnquote) sich in ihrer Abgrenzung von den beitragspflichtigen Einnahmen der GKV unterscheiden und die Lohnquote somit nur bedingt als Indikator für die Einnahmebasis der GKV geeignet ist: Die beitragspflichtigen Einnahmen beinhalten z. B. auch Renten und sind zudem durch die Beitragsbemessungsgrenze begrenzt. Das Bruttoeinkommen aus unselbstständiger Arbeit berücksichtigt dagegen auch Arbeitsentgelte von nicht in der GKV versicherten Beamten und Soldaten sowie gesetzliche und freiwillige Sozialkosten der Arbeitgeber. Aufgrund dieser Unterschiede ist nicht auszuschließen, dass selbst bei leicht zunehmender Lohnquote die Wachstumsschwäche der beitragspflichtigen Einnahmen je Mitglied künftig anhalten kann.

Verschiebungen in der Versichertenstruktur

Da die Lohnersatzeinkommen Rente und Arbeitslosengeld im Vergleich zu den Entgelten aus abhängiger und selbstständiger Beschäftigung deutlich geringer ausfallen, hat die konjunkturell (Arbeitslosigkeit) und demografisch bedingte Verschiebung (Rente) der Versichertenstruktur zu Lasten der Erwerbstätigen negative Auswirkungen auf die Beitragseinnahmen der GKV. So lag z. B. das Bruttorentenniveau 2003 bei 48% der durchschnittlichen Bruttoentgelte.[60] Für Arbeitslose gelten seit dem 1. Januar 1995 als beitragspflichtige Einnahmen nur 80% der ehemaligen Bemessungsgrundlage.[61] Für einzelne

Krankenkassen ist eine Verschiebung der Versichertenstruktur bezüglich ihrer Auswirkungen auf die Einnahmen zwar durch den Risikostrukturausgleich abgefedert, da strukturelle Unterschiede auf der Einnahmeseite durch finanzielle Transfers zwischen den Kassen ausgeglichen werden. Änderungen in der Versichertenstruktur der GKV als Ganzes beeinflussen dagegen die verfügbaren GKV-Einnahmen.

Entsprechende Analysen zeigen, dass neben unterproportionalen Steigerungen der Lohneinkommen am BIP die sinkende Zahl Erwerbstätiger für die Wachstumsschwäche in der GKV verantwortlich zeichnet. Gestern noch Erwerbstätige wurden entweder zu Rentnern oder Arbeitslosen oder wechselten als so genannte «stille Reserve» zu den beitragsfrei Mitversicherten. Jede dieser Verschiebungen brachte für die GKV aufgrund der geringeren Beitragsbemessungsgrundlage dieser Versichertengruppen einen Einnahmeverlust. Während der Anteil der beitragsfrei Mitversicherten an allen Versicherten gemäß empirischer Analysen als Einflussgröße auf die Einnahmeschwäche der GKV eher zu vernachlässigen ist, ist der Anteil der Rentner und Arbeitslosen zu Lasten der Erwerbstätigen deutlich gestiegen. **Abbildung 7-7** zeigt die Entwicklung der Erwerbstätigen bis zum Jahr 2007. Seit der Wiedervereinigung ist zunächst aufgrund des starken Beschäftigungsabbaus in den neuen Bundesländern die Zahl der Erwerbstätigen bis 2004 – mit kurzer Unterbrechung des Trends in den Jahren 1998 bis 2001 – kontinuierlich zurückgegangen.

---

58 BMG 2008a, Pressemitteilung vom 3. 4. 2008: Finanzielle Entwicklung der gesetzlichen GKV im 1. bis 4. Quartal 2007.
   http://www.bmg.ivbb.bund.de/dbupload/Presse-Oeffentlichkeit/Pressemitteilungen/2008/pm-g-2008 – 011.pdf.

59 Bundesverband der Deutschen Volks- und Raiffeisenbanken (2008): Aktueller Konjunkturbericht, Nr. 7, http://www.bvr.de/www-new/foeffent.nsf/0A2983FEFF84DB71C1257458003B22EC/$File/08BVRSpecialNr7.pdf?OpenElement.

60 Bericht der Kommission des BMGS zur Nachhaltigkeit in der Finanzierung der sozialen Sicherungssysteme, Berlin, August 2003 (Rürup-Bericht).

61 SGB V §§ 226 und 232 a.

	1991	2001	2003	2004	2007
Bevölkerung	79 829	82 277	82 502	82 491	82 257
Erwerbspersonen (in Tsd)	40 087	40 550	40 792	40 606	41 771
Erwerbstätige (in Tsd)	37 445	36 816	36 172	35 659	38 163
Erwerbslose (in Tsd)	2 642	3 734	4 619	4 947	3 608
Erwerbsquote in %	50,2	49,3	49,4	49,2	50,8
Erwerbstätigenquote in %	46,9	44,7	43,8	43,2	46,4

Quelle: Statistisches Bundesamt 2008b — Beteiligung am Erwerbsleben, Mikrozensus.

Abbildung 7-7: Entwicklung der Erwerbstätigen bis zum Jahr 2007.

Zwar ist nach 2004 die Zahl der Erwerbstätigen gestiegen. Diese Entwicklung wurde aber durch die Reformen am Arbeitsmarkt im Rahmen der Hartz-Gesetze I und II («Ich-AGs» und «Mini-Jobs») begünstigt. Jedoch sind Personen als Ich-AG nicht versicherungspflichtig und für Minijobs zahlen Arbeitnehmer grundsätzlich keine Abgaben. Lediglich die Arbeitgeber zahlen eine Pauschalabgabe von insgesamt 30,1% (13% GKV).[62] Die sozialversicherungspflichtige Beschäftigung sank daher bis zum Jahr 2005 kontinuierlich und blieb auch trotz Zuwachses im Jahr 2006 hinter dem Niveau des Jahres 2004 zurück (s. **Abb. 7-8**).

7.2 Prognose der GKV-Einnahmen und -Ausgaben

Die Finanzlage der GKV wird zukünftig von verschiedenen Faktoren beeinflusst werden, die sich wechselseitig verstärken können. Im Vordergrund stehen dabei die demografische Entwicklung, der medizinisch-technische Fortschritt sowie die wirtschaftliche Entwicklung. Die Demografie wird sich sowohl auf der Einnahmen- als auch auf der Ausgabenseite auswirken, der medizinisch-technische Fortschritt wird insbesondere im Zusammenhang der Ausgabenentwicklung diskutiert, während die wirtschaftliche Entwicklung eher Einfluss auf die Einnahmeseite hat. Der auch oft diskutierte Einfluss der

angebotsinduzierten Nachfrage wird im Rahmen dieses Kapitels nicht behandelt.

7.2.1 Die Entwicklung der Ausgaben

Eine zentrale Rolle für die künftige Einnahme- und Ausgabenentwicklung der GKV kommt der demografischen Entwicklung zu. Da die Bevölkerung von morgen zu einem Teil bereits lebt, ist absehbar, dass die Alterung der Bevölkerung sich in Deutschland in den kommenden Jahrzehnten beschleunigen wird. Die heute 25- bis 40-Jährigen werden die Rentnergeneration bilden und die heutigen Kinder werden die Erwerbstätigen sein. Die Bevölkerungsentwicklung wird durch eine zu niedrige Geburtenrate und steigende Lebenserwartung bestimmt. Das Ergebnis ist eine Verschiebung der Relation zwischen Jungen und Alten und eine insgesamt schrumpfende Bevölkerung. Da die Gesundheitsausgaben bis ins hohe Alter positiv mit dem Lebensalter korrelieren und erst im sehr hohen Alter negativ korreliert sind, wird häufig postuliert, dass die Ausgabendynamik durch die steigende Lebenserwartung verschärft würde (s. **Abb. 7-9**).

---

62 Für in Privathaushalten geringfügig entlohnte Beschäftigte zahlt der Arbeitgeber, d. h. der Privathaushalt, geringere Beiträge zur Sozialversicherung: Je 5 % des Arbeitsentgelts für die Kranken- und für die Rentenversicherung.

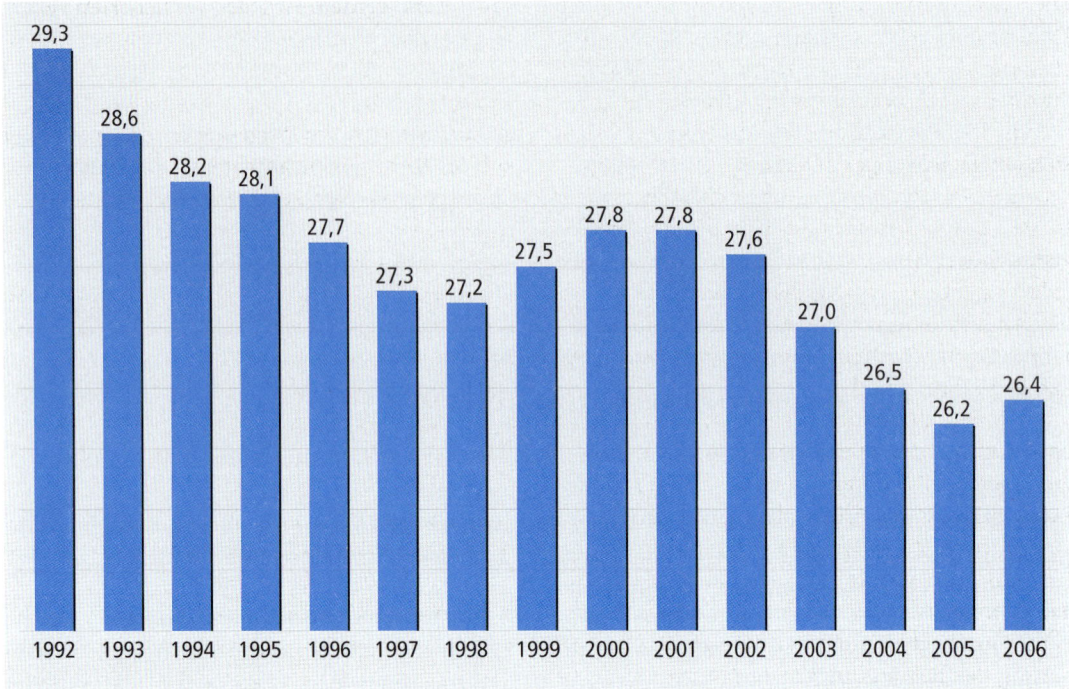

Quelle: VdAK 2008, ausgewählte Basisdaten des Gesundheitswesens, Siegburg.

Abbildung 7-8: Sozialversicherungspflichtig Beschäftigte in Millionen 1992–2006 Bundesgebiet.

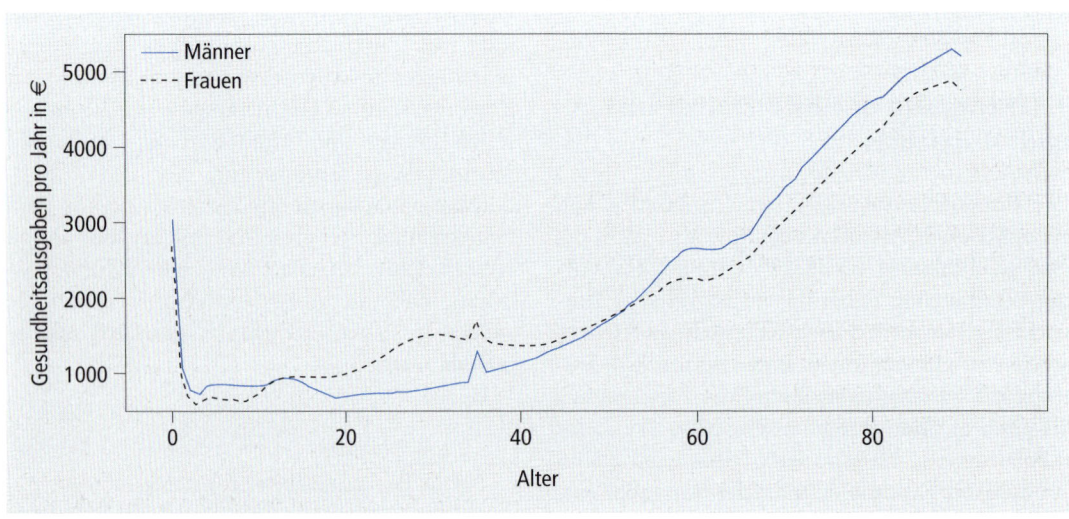

Quelle: Eigene Berechnungen zu RSA-Daten, BVA 2003.

Abbildung 7-9: Gesundheitsausgaben für Männer und Frauen in Abhängigkeit vom Alter, Deutschland 2003.

Die Lebenserwartung Neugeborener ist in Deutschland in den letzten Jahren deutlich gestiegen. Sie liegt bei Männern aktuell bei 76,9 Jahren und bei Frauen bei 82,3 Jahren.[63] Für die zukünftige Entwicklung ist zu erwarten, dass sich der Trend steigender Lebenserwartung fortsetzen wird. Die Kommission zur Nachhaltigkeit in der Entwicklung der Finanzierung der sozialen Sicherungssysteme (Rürup-Kommission) geht von einem Anstieg der ferneren Lebenserwartung 65-jähriger Männer (Frauen) bis zum Jahr 2030 um 2,6 Jahre auf 18,4 Jahre (3,1 Jahre auf 22,6 Jahre) aus.[64]

Ob ein zunehmender Anteil alter Menschen entsprechend der altersabhängigen Gesundheitsausgaben auch Mehrausgaben nach sich zieht, ist indes offen. Zwei Effekte lassen Zweifel daran aufkommen. Zum einen zeigen empirische Daten, dass der größte Teil der Gesundheitsausgaben in den letzten Lebensjahren anfällt. Die Nähe zum Tod ist mit einer beträchtlichen Steigerung der Behandlungskosten verbunden. Daten für Medicare-versicherte Rentner in den USA zeigen, dass die Pro-Kopfausgaben derjenigen, die im letzten Lebensjahr stehen, sieben mal so hoch sind wie für gleichaltrige Versicherte, die nicht versterben.[65] Zu ähnlichen Ergebnissen kommen auch Untersuchungen repräsentativer Versichertenstichproben für Deutschland und die Schweiz.[66] Erwähnenswert ist, dass die Kosten bei Patienten, die im hohen und höheren Lebensalter versterben, weniger stark von den Kosten gleichaltriger Überlebender abweichen, als bei Versterbenden jüngeren Alters. Dies führt dazu, dass die Gesamtkosten je Altersstufe bis zum Alter von etwa 95 Jahren kontinuierlich ansteigen und in der Altersgruppe bis 100 Jahre leicht sinken.[67] Die Zunahme der Gesamtausgaben bis zum Alter von etwa 95 Jahren ist insbesondere durch die mit zunehmendem Alter steigende Sterbewahrscheinlichkeit bedingt. Ein systematischer Zusammenhang zwischen Alter und Gesundheitsausgaben ist indes nicht belegt.

Zum anderen zeigen empirische, für Deutschland repräsentative Untersuchungen der Gmünder Ersatzkasse für das Jahr 2001, dass 80% der Gesundheitsausgaben von 10% der Versicherten verursacht werden. 17% der Versicherten verursachen dagegen gar keine Gesundheitsausgaben.[68]

Kontrovers diskutiert wird vor diesem Hintergrund, wie sich die steigende Lebenserwartung auf die Gesundheitsausgaben auswirken wird. Die Vertreter der so genannten Medikalisierungsthese gehen davon aus, dass die gewonnenen Lebensjahre nicht in Gesundheit, sondern in Krankheit verbracht werden. Diese These geht von abnehmender Mortalität bei zunehmender Morbidität aus. Dies ist gleichbedeutend mit einer Versteilerung der Ausgabenprofile Älterer im Zeitablauf. Die Kompressionsthese geht dagegen von einer Kompression der Morbidität aus. Danach werden die gewonnenen Lebensjahre zunehmend in Gesundheit verbracht. **Abbildung 7-10** verdeutlicht diesen Zusammenhang schematisch.

Die gesundheitlichen Beeinträchtigungen verschieben sich bei steigender Lebenserwartung in ein höheres Lebensalter bis hin zum biologischen

63 Statistisches Bundesamt 2008, Lebenserwartung in Deutschland. Durchschnittliche Weitere Lebenserwartung, Wiesbaden. http://www.destatis.de/jetspeed/portal/cms/Sites/destatis/Internet/DE/Content/Statistiken/Bevoelkerung/GeburtenSterbefaelle/Tabellen/Content50/LebenserwartungDeutschland, templateId=renderPrint.psml.

64 Bericht der Kommission des BMGS zur Nachhaltigkeit in der Finanzierung der sozialen Sicherungssysteme, Berlin, August 2003 (Rürup-Bericht), S. 52 ff.

65 Lubitz, J. D.; Riley, G. F. (1993): Trends in Medicare payments in the last year of life. N Eng J Med. 328 (15): 1092 – 6.

66 Busse, R.; Schwartz, F. W.; Krauth, C. (1995): Stationäre Leistungen für Versterbende im Vergleich zu Nicht-Versterbenden: Trends nach Alter, Das Gesundheitswesen, 57. Jg.: 551; Zweifel, P.; Felder, St.; Meier, M. (1996): Demografische Alterung und Gesundheitskosten: Eine Fehlinterpretation? In: Oberender, P. (Hrsg.): Alter und Gesundheit, Baden-Baden, Nomos Verlagsgesellschaft: 29 – 46.

67 Kruse, A.; Knappe, E.; Schulz-Nieswandt, F.; Schwartz, F. W.; Wilbers, J.: Kostenentwicklung im Gesundheitswesen: Verursachen ältere Menschen höhere Gesundheitsausgaben? Expertise erstellt im Auftrag der AOK Baden-Württemberg, Januar 2003.

68 Grobe/Döring/Schwartz: GEK-Gesundheitsreport 2003.

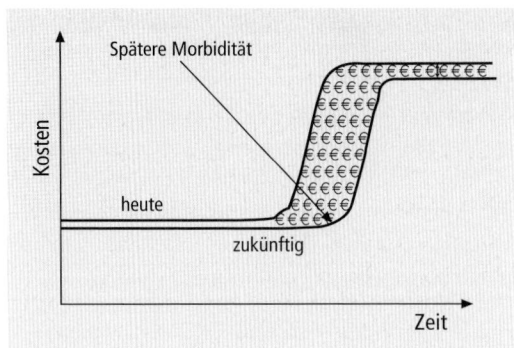

Quelle: Lauterbach/Wille 2001, Modell eines fairen Wettbewerbs durch den Risikostrukturausgleich, Gutachten im Auftrag des Verbandes der Angestellten-Krankenkassen e.V. (VdAK), des AEV-Arbeiter-Ersatzkassen-Verbandes e.V. (AEV), dem AOK-Bundesverband (AOK-BV) und dem IKK-Bundesverband (IKK-BV).

Abbildung 7-10: Auswirkungen der steigenden Lebenserwartung auf die Gesundheitsausgaben.

Maximum. Nach Fries (1996) ist mit dem Gewinn an Lebensjahren eine Abnahme der Krankheitsbelastungen in allen Altersgruppen zu erwarten, was eindeutig gegen die Behauptung vom permanenten Anstieg der Krankheitskosten spräche.[69] Als Mittelweg wird auch das bimodale Konzept[70] diskutiert: Einer abnehmenden Behandlungsdauer chronisch Kranker vor dem Tod (= Kompression) stehen danach bei steigender Lebenserwartung während der Phase der gewonnenen Lebensjahre weitere, und zwar mit jedem Jahr steigende Versichertenzahlen gegenüber, und diese Altersklassen werden weitaus stärker besetzt sein als in den zurückliegenden Jahren.

Letztlich Klarheit wird man über die tatsächliche Ausgabenlast nicht gewinnen können, aber (retrospektive) Datensätze der zurückliegenden Jahre liefern Anhaltspunkte, ob in der Vergangenheit die Gesundheitskosten der Älteren bei steigender Lebenserwartung tatsächlich überproportional gestiegen sind. Für die GKV stehen längere Zeitreihen nicht zur Verfügung, um Alters- und Kohorteneffekte zu isolieren. Hof (2001) führt eine Analyse anhand zu Längs-

schnittdaten umgewandelter PKV-Querschnittdaten durch und kommt zu uneinheitlichen Ergebnissen für die verschiedenen Sektoren des Gesundheitswesens: Die Ausgabenprofile in der ambulanten und der Arzneimittelversorgung sprechen demnach für die Kompressionsthese, Ausgabenprofile der stationären Versorgung sprechen dagegen für die Medikalisierungsthese.[71]

Ein weiterer Grund für eine Versteilerung der Ausgabenprofile kann der medizinisch-technische Fortschritt sein. Zu unterscheiden ist in diesem Zusammenhang die so genannte Prozessinnovation von der Produktinnovation.

Unter Produktinnovation sind neue Behandlungsmöglichkeiten zu verstehen, die entweder die Behandlung einer zuvor nicht therapierbaren Krankheit oder die Ausweitung einer Therapie auf ein neues Anwendungsfeld meint. Durch diese zusätzlichen therapeutischen Möglichkeiten können Mehrkosten entstehen, die – selbst bei gleicher Morbidität – höhere Gesundheitsausgaben nach sich ziehen. Von Relevanz ist in diesem Zusammenhang auch die Veränderung des Krankheitsspektrums hin zu chronisch-degenerativen Erkrankungen, die durch kurative Maßnahmen zur Zeit noch nicht behoben werden können. Produktinnovationen ermöglichen bei diesen Erkrankungen für immer mehr Menschen eine Dauerbehandlung, was entsprechende Kosten nach sich zieht.

Unter Prozessinnovation ist dagegen die Verbesserung einer Therapie zu verstehen, bei der in der Regel eine Verdrängung nicht-effektiver Verfahren durch innovative, idealerweise evidenzbasierte Verfahren erfolgt. Da in der medizinischen Praxis davon auszugehen ist, dass für ca. die Hälfte aller Verfahren der medizinische Nut-

69 Fries, J. F. (1996): The compression of morbidity: near or far? Milbank Q 67 (2): 208–32.

70 Kane, R. C. (1988): Beyond Caring: the Challenge to Geriatrics, in: Journal of American Geriatrics Society, 36.

71 Hof, B. (2001): Auswirkungen und Konsequenzen der demografischen Entwicklung für die gesetzliche Kranken- und Pflegeversicherung, PKV-Dokumentation 24, Köln.

zen bislang noch nicht nachgewiesen ist, kann die Prozessinnovation daher sogar zu einer Kostenstabilisierung im Gesundheitswesen beitragen. Dies kann z. B. im Bereich der bildgebenden Verfahren beobachtet werden. In vielen Fällen kann durch die Computertomographie (CT) eine beschleunigte Diagnosestellung und zielgerichtete Therapie erfolgen. Zu der Kosteneinsparung durch eine verkürzte Therapiedauer kommen die Vorteile der im Laufe der Zeit gestiegenen Bildqualität und der sinkenden Kosten für die CT-Untersuchung.

7.2.2 Die Entwicklung der Einnahmen

Auch auf der Einnahmeseite der GKV wirkt sich die Verschiebung der Altersstruktur aus. Immer weniger jüngere Versicherte müssen die Leistungen für immer mehr Ältere aufbringen. Im Jahr 2000 lag der Anteil der erwerbsfähigen Bevölkerung im Alter zwischen 15 und 64 Jahren bei rund 68%. Mit dem Herauswachsen der geburtenstarken Jahrgänge aus dieser Altersgruppe wird sich der Schrumpfungsprozess der arbeitsfähigen Bevölkerung beschleunigen. Im Jahr 2030 liegt der Anteil der arbeitsfähigen Bevölkerung dann bei gut 60%.[72]

Parallel zum Rückgang der Bevölkerung unter 65 Jahren wird die Anzahl der Personen im Rentenalter zunehmen. Diese Entwicklung resultiert sowohl aus dem Hineinwachsen der geburtenstarken Jahrgänge in das Rentenalter als auch aus der stetig steigenden Lebenserwartung. Obwohl auch Rentner Beiträge zur GKV zahlen, ist für die Beitragssatzentwicklung der Anteil der Rentner von besonderer Relevanz, da ihr Deckungsbeitrag zu ihren Gesundheitsausgaben nur bei rd. 50% liegt. Hier machen sich die altersabhängig höheren Ausgaben und die aufgrund des Rentenniveaus niedrigeren Einnahmen für die GKV bemerkbar. Die Krankenversicherung der Rentner wird folglich durch die aktiven Mitglieder subventioniert.

Das Ausmaß der Verschiebungen im Altersaufbau zeigt sich in der Veränderung des Altenquotienten, hier definiert als der Anteil der über 65-Jährigen bezogen auf 100 Personen im Alter zwischen 15 und 65 Jahren (s. **Abb. 7-11**). Entscheidend für die Entwicklung der GKV-Fi-

in Mio.	2001	2010	2030	2040
Bevölkerung	82,2	82,7	81,0	78,1
15–64-Jährige	55,9	54,7	48,8	45,2
65+-Jährige	13,5	16,9	22,2	23,8
80 +-Jährige	3,0	4,2	6,3	7,7
Altersquotient (%) ((65+/(15–64))	24,2	30,9	45,5	52,7

Quelle: BMGS 2003 und eigene Berechnungen.

Abbildung 7-11: Bevölkerungsentwicklung und Auswirkungen auf den Altersquotienten.

nanzen ist nicht nur die Zahl der Personen im erwerbsfähigen Alter, sondern auch ihre Erwerbsneigung. Das potenzielle Arbeitskräfteangebot wird also auf der einen Seite von der demografischen Entwicklung und auf der anderen Seite von der grundsätzlichen Bereitschaft, eine Erwerbstätigkeit aufzunehmen, bestimmt. Die Erwerbsneigung ihrerseits wird von zahlreichen Faktoren determiniert, die für verschiedene Altersgruppen eine unterschiedliche Relevanz aufweisen. Einflussfaktoren können z. B. die Dauer der Ausbildungszeit, Zeiten der Kindererziehung, das Renteneintrittsalter und die Arbeitsmarktsituation sein.

Unter der Annahme steigender Erwerbsquoten bei Frauen und bei Männern im Alter über 55 Jahren sowie unter Berücksichtigung der prognostizierten Bevölkerungsentwicklung wird gemäß der Rürup-Kommission das Erwerbspersonenpotenzial von 43,2 Mio. im Jahr 2000 bis zum Jahr 2010 zunächst auf 44 Mio. ansteigen, bis zum Jahr 2030 aber auf 40,1 Mio. zurückgehen. Das Arbeitskräftepotenzial wird damit in Deutschland trotz der angenommenen steigenden Erwerbsneigung langfristig um 7,5% sinken. Gegenüber dem Rückgang der arbeitsfähigen Bevölkerung im Alter von 15 bis 64 Jahren um 7 Mio. Personen, fällt der Rückgang des

---

72 Kommission des BMGS zur Nachhaltigkeit in der Finanzierung der sozialen Sicherungssysteme des BMGS. Berlin, August 2003: 55.

Erwerbspersonenpotenzials von 3,2 Mio. aber verhältnismäßig gering aus. Das heißt, die Auswirkungen der Verschiebung in der Altersstruktur auf die Personen im erwerbsfähigen Alter werden in diesem Szenario durch die höhere Erwerbsneigung teilweise kompensiert.

Rückschlüsse auf die tatsächliche Erwerbstätigkeit können hieraus jedoch noch nicht gezogen werden. Mit dem Erwerbspersonenpotenzial ist lediglich das Arbeitskräfteangebot, nicht aber die Arbeitsmarktnachfrage bestimmt. Diese wird ihrerseits von der wirtschaftlichen Entwicklung beeinflusst. Gemäß dem gesamtwirtschaftlichen Szenario der Rürup-Kommission wird die Erwerbstätigkeit bis zum Jahr 2010 konjunkturell begründet um 0,6 Mio. zunehmen, bis zum Jahr 2020 dann mit rd. 39,2 Mio. Erwerbstätigen annähernd konstant bleiben, um dann bis 2030 aufgrund des sinkenden Arbeitskräftepotenzials um gut 1,4 Mio. auf 37,8 Mio. zurückzugehen.[73] Die Zahl der sozialversicherungspflichtig Beschäftigten, also der Erwerbstätigen abzüglich der Selbstständigen und Beamten, entwickelt sich fast parallel zur Erwerbstätigkeit.

Damit würde die mit der demografischen Entwicklung verbundene Alterung der Gesellschaft bis zum Jahr 2030 nur begrenzt auf die Arbeitsmarktentwicklung durchschlagen. Gegenüber dem Jahr 2000 wäre mit rd. einer Million weniger Beschäftigten zu rechnen. Ursächlich für diesen relativ geringen Rückgang im Szenario der Rürup-Kommission sind das unterproportional sinkende Erwerbspersonenpotenzial und der Abbau der Arbeitslosigkeit.

7.2.3 Beitragssatzprognose

Sind die Veränderungen auf der Einnahme- und Ausgabenseite nicht gleichgerichtet, kommt es zu Beitragssatzveränderungen. Auch zur Beitragssatzentwicklung sind in der Vergangenheit zahlreiche Prognosen publiziert worden, in denen die Spanne der für das Jahr 2030 prognostizierten Beitragssätze von 20 bis 26% reicht. **Abbildung 7-12** gibt einen Überblick hierzu.

Das Ausmaß der Erhöhung variiert in den verschiedenen Untersuchungen deutlich. Der von Lauterbach prognostizierte Beitragssatz für das

Quelle	Jahr	Beitrags-satz...	im Jahr
Birg	1998	22%	2035
Dudey	1993	26%	2030
Knappe	1995	25%	2030
Oberdieck	1998	25%	2030
DIW	2001	34%	2040
Buttler/Fickel/Lautenschläger	1999	> 30%	2040
Breyer/Ulrich	2000	23%	2040
Hof	2001	21–26%	2050
Pfaff	2001	21,33%	2050
Lauterbach	2004	20%	2030

Quelle: Kruse, A., Knappe, E., Schulz-Nieswandt, F. et al. (2003).

Abbildung 7-12: Übersicht zu Beitragssatzprognosen verschiedener Studien.

Jahr 2030 in Höhe von rd. 20% basiert auf den oben dargelegten demografischen und ökonomischen Rahmenbedingungen der «Rürup-Kommission». Neben der demografischen Entwicklung wird auch der Verlauf der Arbeitslosigkeit gemäß dem Bericht der «Rürup-Kommission» berücksichtigt.

Darüber hinaus liegen dieser Prognose alters- und geschlechtsspezifische Ausgabenprofile zu Grunde, für die im Zeitablauf ein jährlicher Anstieg von einem Prozent modelliert wurde. Damit wird in dieser Prognose ein auf den medizinisch-technischen Fortschritt zurückzuführender exponentieller Anstieg der Leistungsausgaben berücksichtigt.

Einschränkend bleibt festzuhalten, dass die **Unsicherheit** von **Prognosen** mit zunehmendem Prognosezeitraum zunimmt. Dies gilt also insbesondere für die bis 2040 bzw. 2050 getroffenen Prognosen, die zudem schon vor einigen Jahren durchgeführt wurden. Aber auch der Vergleich

---

73 Bericht der Kommission des BMGS zur Nachhaltigkeit in der Finanzierung der sozialen Sicherungssysteme. Berlin, August 2003.

der für das Jahr 2030 getroffenen Prognosen zeigt deutliche Unterschiede im Hinblick auf den prognostizierten Beitragssatz. In der jüngsten Prognose liegt der Beitragssatz mit rd. 20% deutlich niedriger als in den anderen Modellen. Diese Prognosen sind jedoch schon um die zehn Jahre alt und hatten somit auch einen deutlich längeren Prognosezeitraum, wodurch die Unsicherheit dieser Prognosen zunimmt. Letztlich ist jedoch jede Prognose nur so gut wie die zu Grunde gelegten Annahmen, deren Gültigkeit sich erst im Zeitablauf zeigen kann.

7.3 Rechtlicher Rahmen und Leistungserbringer der GKV

Der rechtliche Rahmen des deutschen Gesundheitssystems ist nur aus seiner historischen Entwicklung heraus zu verstehen. Schon bei der Einführung der gesetzlichen Krankenversicherung durch das Parlament 1883 beschränkte sich die Rolle der Reichsregierung und des Parlaments auf die Entscheidungen der Rahmenbedingungen. Die Krankenkassen waren von vorneherein selbstverwaltet, d.h. es handelte sich von Anfang an nicht um staatliche Einrichtungen, sondern um rechtlich selbstständige und vom Staat weitgehend unabhängige Institutionen, die durch regionale Regierungen lediglich beaufsichtigt wurden.[74] In gemeinsam gewählten Vertretungen der **Selbstverwaltung** waren Arbeitnehmer und Arbeitgeber im Verhältnis 2:1 vertreten.[75] Dies entsprach dem jeweiligen Anteil, mit dem beide Seiten sich an den Beiträgen beteiligten. Entgegen der ursprünglichen Intention, durch die Einführung der gesetzlichen Krankenversicherung die Verarmung infolge von Krankheit zu verhindern, setzte sich schon früh das **Sachleistungsprinzip** durch.

Die Beziehungen zwischen den Krankenkassen und Ärzten waren in der Gesetzgebung 1883 nicht geregelt. Vielmehr nahmen die Kassen eine starke Stellung ein, indem sie über Anforderungen an die Qualifikation der Medizinberufe einseitig entschieden und die Leistungen bilateral mit den einzelnen Anbietern abrechneten. Dabei hatten die Krankenkassen als frei gemein-

nützige Einrichtungen gegenüber den Leistungserbringern das Recht der freien Vertragsgestaltung. Hieraus erwachsende Konflikte zwischen den Krankenkassen und den niedergelassenen Ärzten trugen maßgeblich zur Gestaltung des deutschen Gesundheitssystems in seiner heutigen Form bei. In Streiks forderten die Ärzte größere Autonomie und höhere Einkommen und setzten ihre Forderungen durch: Im so genannten **Berliner Abkommen** griff die Regierung 1913 erstmals in die Auseinandersetzung zwischen Ärzten und Krankenkassen ein. Gemeinsame Kommissionen wurden eingerichtet, um die Konflikte im Wege von Verhandlung zu lösen. So wurde z.B. mit einem vorgegebenen Anteil von Ärzten zu Versicherten ein Minimum an Ärzten durchgesetzt. Die Umsetzung dieses Beschlusses oblag gemeinsamen Zulassungsausschüssen. Die Nachfolgeorganisation der durch das Berliner Abkommen implementierten Kommissionen wurde als gemeinsam verantwortliche Körperschaft zur Regelung des ambulanten Leistungsgeschehens der **Reichsausschuss der Ärzte und Krankenkassen**. Dieser bestand bis in die jüngere Vergangenheit in Form des **Bundesausschusses der Ärzte und Krankenkassen** fort und ist mit dem Gesundheitsmodernisierungsgesetzes 2003 (GMG) in dem **Gemeinsamen Bundesausschuss** aufgegangen.

1931 erhielten die niedergelassenen Ärzte das Monopol der ambulanten Patientenversorgung. Den regionalen kassenärztlichen Vereinigungen wurde das Recht zugesprochen, für die niedergelassenen Ärzte umfassende Verträge mit den Krankenkassen abzuschließen und die hieraus resultierende Vergütung unter ihren Mitgliedern zu verteilen. Dieser **Sicherstellungsauftrag** gilt nicht nur als wichtiger Erfolg der niedergelassenen Ärzte im Machtkampf gegenüber den

---

74 Europäisches Observatorium für Gesundheitssysteme, Gesundheitssysteme im Wandel: Deutschland 2000: 9.

75 Lediglich bei den erst Anfang des 20 Jh. zugelassenen Ersatzkassen liegt die Vertretung bis heute allein auf Seiten der Arbeitnehmer. Vgl.: Europäisches Observatorium für Gesundheitssysteme, Gesundheitssysteme im Wandel: Deutschland 2000: 10.

Krankenkassen, sondern auch gegenüber den Krankenhausärzten, den Ärzten im öffentlichen Gesundheitssystem und anderen Heilberufen.[76] Damit war auch der Grundstein für die **sektorale Gliederung** des deutschen Gesundheitswesens gelegt. Die ohnehin damals schon eingeschränkte Autonomie nichtärztlicher Berufsgruppen wie z.B. Pflegekräfte und Hebammen wurde weiter eingeschränkt. Ärzte des öffentlichen Gesundheitsdienstes durften nicht mehr kurativ tätig werden, wodurch die Bedeutung der Gesundheitsämter stark eingeschränkt wurde. Da zudem Krankenhäuser keine Patienten mehr ambulant behandeln durften, waren die Grundzüge der Struktur des heutigen Gesundheitswesens bereits angelegt.[77] Die sektorale Gliederung und das Selbstverwaltungsprinzip sind bis zum heutigen Tag charakteristisch für das deutsche Krankenversicherungssystem. Man spricht auch vom korporatistischen System. Der so genannte **Korporatismus** bezeichnet ein gegenseitiges Abhängigkeitsverhältnis zwischen verschiedenen Interessenverbänden einerseits und dem Staat andererseits, das durch Aushandlungsmechanismen geprägt ist. Dabei verfügen die vertretenen Verbände für ihren Bereich jeweils über ein Repräsentationsmonopol gegenüber ihren Mitgliedern. Im Bereich der gesetzlichen Krankenversicherung haben sowohl die Kassenverbände als auch die Ärzteverbände entsprechende Vertretungsmonopole (Urban, HJ, 2001).

Die korporatistische Selbstverwaltung durch die Sozialpartner soll sicherstellen, dass die unterschiedlichen Interessen, wie z.B. Wirtschaftlichkeit, Beitragshöhe und bedarfsgerechte Versorgung ausgeglichen werden. Was als Bedarf gilt, wird durch ein System der Verhandlungen zwischen Krankenkassen und Ärzteverbänden unter der staatlicher Aufsicht festgelegt.

Dem Staat kommt in erster Linie die Rahmengesetzgebung zu. Gemäß Art. 74 Nr. 12 des Grundgesetzes gehören die Kompetenzen für die Sozialversicherung zur konkurrierenden Gesetzgebung von Bund und Ländern. Da neben der Sozialgesetzgebung auch weitere gesundheitsrelevante Bereiche der konkurrierenden Gesetzgebung unterliegen, haben die Länder hier nur Gesetzgebungskompetenz, sofern der Bund diese Rechtsgebiete nicht besetzt. Auf Bundesebene werden neben den gesetzlichen Sozialversicherungszweigen, die durch das Sozialgesetzbuch geregelt werden, z.B. auch das Krankenhausfinanzierungsgesetz sowie die darauf basierenden Verordnungen des Pflegesatzrechts (Bundespflegesatzverordnung, BPflV) geregelt. Insbesondere zielen die bundesgesetzlichen Regelungen auf die Sicherung einheitlicher Lebensverhältnisse in den verschiedenen Bundesländern.

7.3.1 Bundes- und Landesministerien

Das **Bundesministerium für Gesundheit** (BMG) hat in den Sozialversicherungszweigen Krankenversicherung und Pflegeversicherung zentrale Funktionen.[78] Dabei konzentriert sich das Ministerium auf die Erarbeitung von Gesetzesentwürfen, Rechtsverordnungen und Verwaltungsvorschriften. Zu den zentralen Aufgaben zählt, die Leistungsfähigkeit der gesetzlichen Krankenversicherung sowie der Pflegeversicherung zu erhalten, zu sichern und fortzuentwickeln. Ferner hat das Ministerium auf der korporatistischen Ebene zudem Aufsichtsfunktionen über die kassenärztliche Bundesvereinigung und über bundesweit tätige Krankenkassen. Die Aufsichtspflicht über Letztere hat das BMG dem ihm nachgeordneten Bundesversicherungsamt übertragen, das auch für

---

76 Europäisches Observatorium für Gesundheitssysteme, Gesundheitssysteme im Wandel: Deutschland 2000.

77 Das SGB V sieht in § 116 ff. die ambulante Behandlung im Krankenhaus bzw. durch Krankenhausärzte vor. Hierdurch soll eine ausreichende ärztliche Versorgung mit besonderen Untersuchungs- und Behandlungsmethoden (§ 116 SGB V) gewährleistet, Unterversorgung abgewendet (§ 116a SGB V) und eine angemessene Versorgung mit hochspezialisierten Leistungen bzw. bei seltenen Erkrankungen (§ 116b) gesichert werden. Die sektorale Gliederung des deutschen Gesundheitswesens ist durch diese Regelungen nicht aufgehoben.

78 Die konkrete Bezeichnung des Ministeriums wie auch die Kompetenzen für die verschiedenen Sozialversicherungszweige ändert sich je nach Regierung teilweise. Seit 1991 liegt die Kompetenz für die GKV bei dem Bundesministerium für Gesundheit.

die Berechnungen des Risikostrukturausgleichs (vgl. Kapitel 8.1 «Gesetzliche Krankenversicherung») zuständig ist. Daneben existieren mehrere Beauftragte der Bundesregierung, die sich um spezifische gesundheitliche Belange wie z. B. Drogenfragen kümmern.[79]

Aufgrund der föderalen Struktur der Bundesrepublik sind die Länder durch den Bundesrat in die Rahmengesetzgebung des Gesundheitswesens eingebunden. Zwar hat kein Bundesland ein eigenständiges Gesundheitsministerium. Vielmehr sind die Gesundheitsaufgaben in der Regel mit Aufgaben aus den Bereichen Arbeit, Soziales, Jugend, Familie und/oder Umwelt in einem Ressort zusammengefasst. Neben der Beteiligung an der Rahmengesetzgebung über die Landeskammer hinaus obliegt den Landesregierungen bzw. den für Gesundheit zuständigen Landesministerien die Aufsicht über die kassenärztlichen Vereinigungen und über regionale Krankenkassen. Auch die **Krankenhausplanung** obliegt den jeweiligen Landesministerien.

7.3.2 Die gesetzlichen Krankenkassen und ihre Verbände

Träger der gesetzlichen Krankenversicherung sind nach Kassenart gegliederte gesetzliche Krankenkassen, die als Selbstverwaltungskörperschaften finanziell und organisatorisch unabhängig sind. Die Zahl der Krankenkassen ist in den vergangenen Jahren deutlich gesunken. Waren es 1994 noch 1146 Kassen, hat sich ihre Zahl im Februar 2009 auf 201 reduziert. Dies ist im Wesentlichen auf Fusionen infolge der 1996 eingeführten freien Kassenwahl zurückzuführen. Die Zusammenschlüsse der AOK'en auf Landesebene sind auch in diesem Zusammenhang zu sehen. Die Kassen stehen seither im Wettbewerb um neue Mitglieder, wobei der Beitragssatz bisher zentraler Wettbewerbsparameter war. Mit Wirkung zum 1. Januar 2009 wird der allgemeine Beitragssatz durch Rechtsverordnung der Bundesregierung ohne Zustimmung des Bundesrates für alle Krankenkassen gleich festgesetzt. Alle Mittel fließen dann in den Gesundheitsfonds, aus dem die Kassen für ihre Versicherten neben einer Grundpauschale einen alters- und risikoadjustierten Zuschlag erhalten.

Kommt eine Kasse mit den ihr zugewiesenen Mitteln nicht aus, können entstehende Fehlbeträge durch einen Zusatzbeitrag ausgeglichen werden, der allerdings aus sozialen Gründen 1 v. H. des beitragspflichtigen Einkommens nicht überschreiten darf. Neben dem **Preiswettbewerb** wird damit der **Qualitätswettbewerb** forciert. Gerade die Möglichkeit, Direktverträge mit einzelnen Leistungsanbietern abzuschließen, erfordert eine starke Stellung der Kassen im Markt. Eine Stärkung der Kassen durch Kooperationen und Fusionen bieten vor diesem Hintergrund einen Beitrag zu mehr Qualitätswettbewerb im Gesundheitswesen.[80] Geht dagegen die Zahl der Krankenkassen allein durch einen Preiswettbewerb zurück, der die Qualität unverändert lässt, ist dies für das Gesamtsystem eher nachteilig. Denn im System des reinen Preiswettbewerbs geht es ausschließlich um Risikoselektion, also die Akquise junger und gesunder Mitglieder. Auf dem inzwischen eingeschlagenen Weg des Preis- und Qualitätswettbewerbs sollte die Zahl der letztlich anzustrebenden Kassen dem Markt überlassen werden.

Auf die verschiedenen Kassenarten verteilen sich die Kassen wie folgt:

- Allgemeine Ortskrankenkassen (AOK)   15
- Betriebskrankenkassen (BKK)   154
- Innungskrankenkassen (IKK)   14
- Ersatzkassen   8
- Sonstige   10

Die Kassen der verschiedenen Kassenarten bilden jeweils Landes- und/oder Bundesverbände der Krankenkassen. Seit dem 1. Juli 2008 bilden die Krankenkassen einen Spitzenverband Bund, der seither alle bestehenden Aufgaben der bishe-

---

79 Drogenbeauftragte der Bundesregierung, Beauftragter der Bundesregierung für die Belange behinderter Menschen, Bundeswahlbeauftragter für die Sozialversicherungswahlen, Beauftragte der Bundesregierung für die Belange der Patientinnen und Patienten.

80 Lauterbach, K.: Anforderungen an eine zukunftsfähige Kassenorganisation – Krankenkassenkonzentration als Teil einer großen Gesundheitsreform? VdK-Forum Evangelische Akademie Tutzing 19./ 20. Februar 2003.

rigen GKV-Spitzenverbände übernimmt.[81] Die «alten» Spitzenverbände werden zum 1. Januar 2009 in Gesellschaften des bürgerlichen Rechts umgewandelt. Die wettbewerblichen Aufgaben werden von den Krankenkassen oder deren Verbänden auf Landesebene übernommen. Gemeinsam mit den Verbänden der Leistungserbringer gestalten sie durch Verträge wesentliche Bereiche der ambulanten und stationären Versorgung. Darüber hinaus übernehmen sie die Aufgabe der Interessenvertretung der Mitgliedskassen und stellen Informationen mit gesundheitspolitischer Relevanz für diese zur Verfügung.

7.3.3 Die ambulanten Leistungsanbieter und ihre Verbände

Im deutschen Gesundheitssystem wird die ambulante Versorgung in erster Linie über niedergelassene Ärzte erbracht. Die Zahl niedergelassener Ärzte lag im Jahr 2007 in Deutschland bei rd. 137 500. Diese arbeiten als Haus- oder Facharzt in Einzelpraxen oder in ärztlichen Kooperationsformen wie z. B. Gruppen- und Gemeinschaftspraxen. Mit einem Anteil von rd. 75% dominiert in Deutschland die ärztliche Einzelpraxis. Sowohl die in Einzelpraxen als auch die in ärztlichen Kooperationsformen niedergelassenen Ärzte bieten ihre Leistungen als selbstständige Unternehmer an. Je nachdem, ob sie aber GKV-Versicherte oder private Patienten behandeln, unterscheiden sich die Rahmenbedingungen für die Leistungserbringung. Der Begriff «**Kassenarzt**» ist der gebräuchlichste Begriff für einen zugelassenen Arzt, der Patienten der gesetzlichen Krankenkassen behandeln darf. Da sich viele Menschen fälschlicherweise darunter Ärzte vorstellen, die bei den Krankenkassen angestellt sind, wurde vor einigen Jahren der Begriff «**Vertragsarzt**» eingeführt. Jeder Kassen- bzw. Vertragsarzt ist Mitglied einer **kassenärztlichen Vereinigung,** die die von den Krankenkassen zur Verfügung gestellte Gesamtvergütung als Honorare an die Mitglieder auszahlt. Nicht zu den Vertragsärzten zählen die Mediziner, die ausschließlich Privatpatienten behandeln. Mit rund 6900 (von 137 500) niedergelassenen Ärzten ist dies lediglich eine Minderheit der niedergelassenen Ärzte. Die folgenden Ausführungen beziehen sich ausschließlich auf die als Vertragsärzte zugelassenen Mediziner.

Obwohl auch diese Vertragsärzte selbstständige Unternehmer in eigener Praxis sind, weist das Arzt-Patienten-Verhältnis nur einzelne Elemente einer Marktsteuerung auf. Angesichts von Marktversagen treten staatlich gesetzte Rahmenbedingungen und korporatistische Steuerung in den Vordergrund.[82] Ein Beispiel hierfür ist die ärztliche Bedarfsplanung. Obwohl das Grundgesetz in Artikel 12 die freie Berufswahl vorsieht, kann die Niederlassungsfreiheit zur Vermeidung einer Überversorgung im Rahmen der vertragsärztlichen Bedarfsplanung temporär in bestimmten Regionen bzw. in bestimmten Fachgebieten eingeschränkt werden.[83] Im ambulanten Sektor sind die an der korporatistischen Steuerung maßgeblich beteiligten Verbände die Ärztekammern und die kassenärztlichen Vereinigungen.

Ärztekammern und Bundesärztekammer

Die **Bundesärztekammer** ist als freiwilliger Zusammenschluss der 17 **Ärztekammern** auf nationaler Ebene die **Spitzenorganisation** der ärztlichen Selbstverwaltung. Sie vertritt die berufspolitischen Interessen der 413 696 (Stand: 31. 12. 2007) Ärztinnen und Ärzte in der Bundesrepublik Deutschland.[84] Analog vertritt die **Bundeszahnärztekammer** die **Zahnärztekammern** Deutschlands. Die Bundesärzte- bzw. Bundeszahnärztekammer vertritt die Positionen der (Zahn-) Ärzteschaft zu gesundheits- und

---

81 Diese Änderung geht auf das Gesetz zur Stärkung des Wettbewerbs in der gesetzlichen Krankenversicherung (GKV-WSG) zurück, welches zum 1. 4. 2007 in Kraft getreten ist.

82 Zur Theorie des Marktversagens im Gesundheitswesen vgl. Kap. 4.4 «Vom Marktversagen zum Staatsversagen».

83 Hajen, L.; Paetow, H.; Schumacher, H. (2004): Gesundheitsökonomie: Strukturen, Methoden Praxisbeispiele (2. überarbeitete und erweiterte Aufl.) Stuttgart, Kohlhammer: 146.

84 http://www.bundesaerztekammer.de/page.asp?his= 0. 1. 13

sozialpolitischen Themen gegenüber politischen Gremien und in der Öffentlichkeit und fördert den Erfahrungsaustausch unter den Kammern. Zu ihren Aufgaben gehört auch, möglichst einheitliche Regelungen der ärztlichen Berufspflichten und Grundsätze für die ärztliche Tätigkeit herbeizuführen. In diesem Rahmen ist sie u. a. für die Regelung der Berufsordnung zuständig, in der ethische und berufsrechtliche Pflichten der Ärzte untereinander und gegenüber den Patienten geregelt werden. Darunter fällt z. B. die Schweigepflicht des Arztes. Mit der Weiterbildungsordnung definiert sie Inhalt, Dauer und Ziele der Weiterbildung und der Facharztbezeichnungen. Dazu erstellt sie z. B. **Muster-Berufsordnungen** und **Muster-Weiterbildungsordnungen.**

Die Organe der Bundesärztekammer sind die jährliche Hauptversammlung (Deutscher Ärztetag) und der Vorstand. Ihm gehören ein Präsident, zwei Vizepräsidenten, zwei Vertreter der angestellten Ärzte und alle Ärztekammerpräsidenten an. Die Ärztekammern werden auf dem Deutschen Ärztetag durch Abgeordnete vertreten, deren Zahl auf 250 begrenzt ist. Als Basisvertretung erhält jede Kammer zwei Sitze, die weiteren Sitze werden nach dem d'Hondtschen Verfahren in Abhängigkeit der Mitgliederzahl der einzelnen Ärztekammern vergeben.[85]

Kassenärztliche Vereinigungen

Die **kassenärztlichen Vereinigungen** sind ebenso wie die **kassenzahnärztlichen Vereinigungen** mit Zwangsmitgliedschaft ausgestattete öffentlich-rechtliche Körperschaften.[86] Alle Ärzte, die gesetzlich Krankenversicherte behandeln, müssen ordentliches Mitglied einer kassenärztlichen Vereinigung (KV) bzw. kassenzahnärztlichen Vereinigung (KZV) sein. Nicht zugelassene, aber in das Arztregister eingetragene Ärzte können als außerordentliche Mitglieder den kassenärztlichen Vereinigungen angehören. Für jeden Zulassungsbezirk führen die KVen Arztregister, die im Bundesarztregister zusammengefasst werden. Die Eintragung in das Arztregister ist Voraussetzung für die Zulassung als Vertragsarzt. Mit der Zulassung sind eine Reihe von Rechten und Pflichten des Vertragsarztes verbunden. So

ist er/sie verpflichtet, alle gesetzlich Krankenversicherten zu behandeln oder entsprechende Maßnahmen des ärztlichen Leistungsspektrums zu verordnen. Dem steht ein Honoraranspruch an die kassen(zahn)ärztliche Vereinigung gegenüber.

In Deutschland gibt es derzeit jeweils 17 kassenärztliche bzw. kassenzahnärztliche Vereinigungen. Auf Bundesebene haben sich die kassenärztlichen Vereinigungen zur kassenärztlichen bzw. kassenzahnärztlichen Bundesvereinigung zusammengeschlossen.

Die kassenärztlichen Vereinigungen regeln im Rahmen von Verhandlungen die Sicherstellung der ambulanten kassenärztlichen Versorgung (§ 77 SGB V). Ärzte, Zahnärzte, Psychotherapeuten, medizinische Versorgungszentren und Krankenkassen wirken zur Sicherstellung der vertragsärztlichen Versorgung der Versicherten zusammen. «Die vertragsärztliche Versorgung ist im Rahmen der gesetzlichen Vorschriften und der Richtlinien des Gemeinsamen Bundesausschusses durch schriftliche Verträge der kassenärztlichen Vereinigungen mit den Verbänden der Krankenkassen so zu regeln, dass eine ausreichende, zweckmäßige und wirtschaftliche Versorgung der Versicherten unter Berücksichtigung des allgemein anerkannten Standes der medizinischen Erkenntnisse gewährleistet ist und die ärztlichen Leistungen angemessen vergütet werden».[87] Auf Bundesebene regelt der zwischen dem **Spitzenverband** Bund und der Kassenärztlichen Bundesvereinigung abzuschließende **Bundesmantelvertrag** neben der Organisation der vertragsärztlichen Versorgung den **einheitlichen Bewertungsmaßstab (EBM)**[88] für die ärztlichen Leistungen. Hierin wird der Inhalt der abrechnungsfähigen Leistungen und ihr wertmäßiges, in Punkten ausgedrücktes Ver-

---

85 http://www.bundesaerztekammer.de/page.asp?his= 0.2
86 http://www.kbv.de/wir_ueber_uns/institution.htm, Abruf Oktober 2008.
87 § 72, Abs. 2, SGB V.
88 Zur Reform des EBM (EBM 2000 plus) vgl. Kapitel 9.1 «Grundprinzipien».

hältnis zueinander festgelegt.[89] Auf Landesebene werden zwischen den Landesverbänden der Krankenkassen und den kassenärztlichen Vereinigungen die Gesamtverträge abgeschlossen. Hierin wird u.a. die Höhe der Gesamtvergütung sämtlicher vertragsärztlicher Leistungen im Zuständigkeitsbereich der jeweiligen KV vereinbart. Mit der Übernahme des Sicherstellungsauftrages haben die KVen dafür zu sorgen, dass die Versicherten in ihrer Region ausreichend und zweckmäßig versorgt werden. Im Gegenzug erhalten sie von den Krankenkassen auf Länderebene die Vergütung, die sie nach dem Maßstab des EBM als leistungsbezogenes Honorar an die Ärzte verteilen (s. auch Kap. 9.1 «Grundprinzipien»). Seit dem 1.1.2004 können die Mitglieder der GKV wahlweise Kostenerstattung statt Sachleistungen in Anspruch nehmen. In diesem Fall richtet sich der Honoraranspruch des Arztes gegen den Versicherten.

7.3.4 Die stationären Leistungsanbieter und ihre Verbände

Zugelassene Krankenhäuser und ihre Träger
Versicherte der gesetzlichen Krankenversicherung haben nur in zugelassenen Krankenhäusern Anspruch auf Krankenhausbehandlung zu Lasten der GKV. Hierzu sind neben den Hochschulkliniken und den in den Krankenhausbedarfsplan der Länder aufgenommenen Krankenhäusern auch die Krankenhäuser zu zählen, die nach § 108 SGB V einen **Versorgungsvertrag** mit den Landesverbänden der Krankenkassen abgeschlossen haben. Mit einem Versorgungsvertrag wird das Krankenhaus für die Dauer des Vertrages zur Krankenhausbehandlung der Versicherten zugelassen. Das zugelassene Krankenhaus ist im Rahmen des Versorgungsauftrags zur Krankenhausbehandlung der Versicherten verpflichtet. Neben der stationären Leistungserbringung sind Krankenhäuser zu **vor- und nachstationärer Behandlung** (§ 115 a SGB V) sowie zur **ambulanten** Durchführung von **Operationen** (§ 115 b SGB V) zugelassen. Zudem können seit dem 01.01.2004 mit zugelassenen Krankenhäusern Einzelverträge zur ambulanten Erbringung hochspezialisierter Leistungen sowie zur Behandlung seltener Erkrankungen abgeschlossen

werden (§ 116 b SGB V). Diese Teilöffnung der Krankenhäuser zur ambulanten Versorgung dient der Weiterentwicklung der Versorgungsstrukturen mit dem Ziel, die starren sektoralen Grenzen zu überwinden.[90]

Nach der Trägerschaft werden öffentliche, frei-gemeinnützige und private Einrichtungen unterschieden. Zu den öffentlichen Trägern zählen z.B. Gebietskörperschaften oder Zweckverbände, zu den frei-gemeinnützigen Trägern in erster Linie die Kirchen und die freie Wohlfahrtspflege.[91] Private Einrichtungen werden dagegen als gewerbliche Unternehmen betrieben. Weiterhin werden die Einrichtungen nach der Rechtsform unterschieden. Zu beachten ist, dass auch Einrichtungen in öffentlicher Trägerschaft durchaus als privatrechtliche Einrichtung wie z.B. der Gemeinschaft mit beschränkter Haftung (GmbH) geführt werden können.

Am 31.12.2006 lag die Zahl der zugelassenen Krankenhäuser für Deutschland insgesamt bei 2104. Diese verteilen sich auf allgemeine Krankenhäuser (1809), Krankenhäuser, die ausschließlich der psychiatrischen, psychotherapeutischen und/oder neurologischen Behandlung (235) dienen sowie (60) reine Tages- oder Nachtkliniken. Außerdem gab es sieben Bundeswehrkrankenhäuser, die rund 688 Betten für die Versorgung von Zivilpatienten und -patientinnen vorhielten.

Von den allgemeinen Krankenhäusern wurden mit 38,2% die meisten in frei-gemeinnütziger Trägerschaft geführt. An zweiter Stelle lagen die öffentlichen Träger mit 34,1%. 27,8% der allgemeinen Krankenhäuser lagen in privater Trägerschaft.

Die in deutschen Krankenhäusern rd. 511 000 aufgestellten Betten entsprechen einer Versorgungsquote von 620 Betten je 100 000 Einwohner. Im internationalen Vergleich der Bettenzahl

---

89 BMAS 2008 Übersicht über das Sozialrecht 2008, Bonn.
90 Deutscher Bundestag, Gesundheitsmodernisierungsgesetz 2003, 15. Wahlperiode, Drucksache 15/1525.
91 Statistisches Bundesamt 2008, Gesundheitswesen, Fachserie 12, Reihe 6.1, Grunddaten der Krankenhäuser 2006, Wiesbaden.

liegt Deutschland damit deutlich über dem EU-Durchschnitt.

Ende des Jahres 2006 waren rund 1 072 000 Personen hauptamtlich in den Krankenhäusern beschäftigt. Umgerechnet in Vollkräfte entspricht dies einem Personalbestand von 791 914. Mit 123 715 Vollkräften entfielen 15,6 % des Personals auf den ärztlichen Dienst, gefolgt vom medizinisch-technischen Dienst mit knapp 15,5 %. Der größte Anteil des Krankenhauspersonals entfiel mit 37,8 % auf den Pflegedienst.

Neben den genannten Krankenhaustypen wurden 1255 Vorsorge- oder Rehabilitationseinrichtungen betrieben. Da die in diesen Einrichtungen erbrachten Leistungen nicht primär zu Lasten der GKV, sondern auch der GRV und der GUV erbracht werden, sind diese Häuser in den vorangegangenen Ausführungen nicht berücksichtigt.

Die Zusammenschlüsse der Krankenhausträger

Anders als im ambulanten Sektor gibt es im stationären Bereich keine mit Zwangsmitgliedschaft ausgestatteten öffentlich-rechtlichen Körperschaften der stationären Leistungserbringer. Daher werden die Pflegesatzverhandlungen unmittelbar zwischen den Landesverbänden der Krankenkassen und den Verbänden der Ersatzkassen auf der einen Seite und den Trägern der Krankenhäuser auf der anderen Seite durchgeführt. Hierbei sind die einschlägigen Vorschriften des SGB V, das Krankenhausfinanzierungsgesetz, das Krankenhausentgeltgesetz und die Bundespflegesatzverordnung zu beachten. Die Ergebnisse der Verhandlungen sind für alle Kassen im ganzen Bundesgebiet verbindlich.

Die Krankenhäuser sind zu Organisationen des privaten Rechts zusammengeschlossen. Die Mitgliedschaft ist freiwillig. Die Träger der in einem Land zugelassenen Krankenhäuser sind in den trägerübergreifenden Landeskrankenhausgesellschaften zusammengeschlossen. Parallel dazu sind sie in ihrer Trägerschaft entsprechenden Verbänden organisiert. Die Deutsche Krankenhausgesellschaft ist der Zusammenschluss der zwölf Spitzenverbänden der Krankenhausträger[92] und der 16 Landeskrankenhausgesellschaf-

ten. Als Dachverband der Krankenhausträger setzt sie sich für deren Interessen und Belange auf nationaler und internationaler Ebene ein. Auch wenn sie keine Körperschaft des öffentlichen Rechts mit hoheitlichen Aufgaben ist, unterstützt sie staatliche Körperschaften und Behörden bei der Vorbereitung und Durchführung von Gesetzen und ist als privatrechtliche Körperschaft Teil der Selbstverwaltung im Gesundheitswesen. Gemeinsam mit den anderen Akteuren der Selbstverwaltung entscheidet sie mit über zentrale krankenhausrelevante Themen. Zum Beispiel wirkt sie in den Gremien der gemeinsamen Selbstverwaltung an der Weiterentwicklung des stationären Vergütungssystems maßgeblich mit, indem sie mit dem Spitzenverband Bund und dem Verband der privaten Krankenversicherung bei den Fallpauschalen und Sonderentgelten die Entgeltkataloge und deren Weiterentwicklung vereinbart. Die Entgeltkataloge sind für alle Träger von Krankenhäusern, die einer Landeskrankenhausgesellschaft angehören, unmittelbar verbindlich.

Auch die **Landeskrankenhausgesellschaften** bzw. die Vereinigungen der Krankenhausträger im Land üben öffentlich-rechtliche Funktionen aus, obwohl sie keine Körperschaften des öffentlichen Rechts sind. So handeln sie mit den Landesverbänden der Krankenkassen und den Ersatzkassen **zweiseitige Verträge** und Rahmenempfehlungen über die Krankenhausbehandlung aus, um sicherzustellen, dass Art und Umfang der Krankenhausbehandlung den Anforderungen des SGB V entsprechen (§ 112 SGBV). Zudem verhandeln sie den Basisfallwert.

---

92 Arbeiterwohlfahrt Bundesverband e. V.; Bundesverband Deutscher Privatkrankenanstalten e. V.; Deutscher Caritasverband e. V.; Deutscher Landkreistag; Deutscher Paritätischer Wohlfahrtsverband Gesamtverband e. V.; Deutscher Städte- und Gemeindebund; Deutscher Städtetag; Deutsches Rotes Kreuz e. V.; Diakonisches Werk der Evangelischen Kirche in Deutschland e. V.; Verband Deutscher Rentenversicherungsträger; Verband der Universitätsklinika Deutschlands e. V.; Zentralwohlfahrtsstelle der Juden in Deutschland e. V.

7.3.5 Gemeinsame Gremien der Selbstverwaltung

Neben den Selbstverwaltungsgremien der Krankenkassen bzw. der Leistungsanbieter kennt das SGB V auch die sog. «**Gemeinsame Selbstverwaltung**». Hier werden von den verschiedenen Akteuren gemeinsame Beschlüsse getroffen, die den gesetzlich normierten Rahmen der Leistungsgewährung ergänzen und von allen Beteiligten zu beachten sind. Zu diesen Akteuren zählen der **Gemeinsame Bundesausschuss (G-BA)** (§ 91 Abs. 2 SGB V), das **Institut für Qualität und Wirtschaftlichkeit** im Gesundheitswesen (IQWiG) (§ 139a SGB V), **Bewertungsausschüsse** zur Festlegung des einheitlichen Bewertungsmaßstabes (§ 87 SGB V), die **Schiedsämter** (§ 89 SGB V), die **Zulassungsausschüsse** (§ 96 SGB V) und die **Prüfungsausschüsse** gemäß § 106 SGB V.[93]

Der Gemeinsame Bundesausschuss (§ 91 Abs. 2 SGB V)

In der gemeinsamen Selbstverwaltung werden – innerhalb des vom Gesetzgeber vorgegebenen Rahmens – die Einzelheiten zur Ausgestaltung der medizinischen Versorgung festgelegt. Dem Gemeinsamen Bundesausschuss kommt dabei eine zentrale Rolle zu, denn die vom G-BA beschlossenen Richtlinien haben den Charakter untergesetzlicher Normen. Das bedeutet, die Richtlinien gelten für die gesetzlichen Krankenkassen, deren Versicherte und die behandelnden Ärzte sowie andere Leistungserbringer und sind für diese verbindlich.

Der Gemeinsame Bundesausschuss wurde als Gremium der gemeinsamen Selbstverwaltung zum 1. Januar 2004 errichtet. Der Gemeinsame Bundesausschuss hat die Rechtsnachfolge der Bundesausschüsse der Ärzte/Zahnärzte und Krankenkassen, des Koordinierungsausschusses und des Ausschusses Krankenhaus[94] angetreten und führt die Aufgaben fort, die diesen Ausschüssen oblagen. Darüber hinaus wurden dem Gemeinsamen Bundesausschuss zahlreiche neue Aufgaben übertragen.

Schon in der Vergangenheit hatte der Bundesausschuss als Rechtvorgänger einen enormen Bedeutungszuwachs erfahren. War vor 1989 bei den Richtlinien noch «von rein verwaltungsinternen Durchführungsbestimmungen, ohne rechtlich bindende Auswirkungen» die Rede,[95] erfuhr der Bundesausschuss mit dem Gesundheitsreformgesetz 1989 (GRG) eine deutliche Aufwertung, die sich insbesondere auf die Verbindlichkeit der Richtlinien bezog.[96] Im 2. GKV-NOG kam es zu einer zweifachen Ausweitung der Bewertungskompetenz des Bundesausschusses im Bereich der Untersuchungs- und Behandlungsmethoden. Bestand zuvor seine Aufgabe darin, den diagnostischen und therapeutischen Nutzen zu bewerten, wurde ihm auch die Aufgabe der Prüfung der medizinischen Notwendigkeit und Wirtschaftlichkeit übertragen. Die Anforderungen an die Zulassung von Untersuchungs- und Behandlungsmethoden wurden damit deutlich erhöht. Auch unter der rot-grünen Bundesregierung wurde die Machtfülle des Bundessausschusses weiter ausgebaut. So wurden z.B. mit dem Gesundheitsreformgesetz 2000 als Pendant zum «Ausschuss Ärzte – Krankenkassen» für den stationären Sektor der «Ausschuss Krankenhaus», und zur Stärkung der Vorschriften der integrierten Versorgung der

---

93 BMGS: Übersicht über das Sozialrecht, Bonn 2004.

94 Mit der Einführung des «Ausschusses Krankenhaus» (§ 137 c SGB V) durch das Gesundheitsreformgesetz 2000 erhielt die Deutsche Krankenhausgesellschaft (DKG) ähnliche Kompetenzen wie der «Bundesausschuss Ärzte und Krankenkassen» im Rahmen der ambulanten Leistungserbringung, obwohl die DKG keine Körperschaft des öffentlichen Rechts ist.

95 Jung, K. (1999): Gegenwind für den Bundesausschuss der Ärzte und Krankenkassen, Zwischenbilanz des Geleisteten, Auseinandersetzung mit den Widerständen und Aufzeigen von Veränderungsnotwendigkeiten. In: Die Krankenversicherung, 9/1999: 252–262, 258.

96 Urban, H. J. (2001): Wettbewerbskorporatistische Regulierung im Politikfeld Gesundheit. Der Bundesausschuss der Ärzte und Krankenkassen und die gesundheitspolitische Wende, Veröffentlichungsreihe der Arbeitsgruppe Public Health, Wissenschaftszentrum Berlin für Sozialforschung. Berlin, Oktober 2001: 24.

97 Urban, H. J. (2001): Wettbewerbskorporatistische Regulierung im Politikfeld Gesundheit. Der Bundesausschuss der Ärzte und Krankenkassen und die gesundheitspolitische Wende, Veröffentlichungsreihe der Arbeitsgruppe Public Health, Wissenschaftszentrum Berlin für Sozialforschung. Berlin, Oktober 2001: 35.

«**Koordinierungsausschuss**» eingerichtet.[97] Mit dem Zusammenschluss der Vorgängerorganisationen zum Gemeinsamen Bundesausschuss in Verbindung mit der Übertragung weiterer Aufgaben ist dieser zum Schlüsselakteur in der Gestaltung des GKV-Leistungskataloges geworden. Mit der Gesundheitsreform des Jahres 2007 (GKV-Wettbewerbsstärkungsgesetz) wurde die bis dahin sektoral organisierte Struktur des G-BA geändert. Seit dem 1. Juli 2008 werden alle Entscheidungen in einem einzigen sektorenübergreifend besetzten Beschlussgremium für ambulante, ärztliche und zahnärztliche sowie stationäre Belange getroffen.

Der Gemeinsame Bundesausschuss wird von den kassenärztlichen Bundesvereinigungen, der Deutschen Krankenhausgesellschaft, den Bundesverbänden der Krankenkassen, der Bundesknappschaft und den Verbänden der Ersatzkassen gebildet (§ 91 Abs. 1 SGB V). Er hat insgesamt 13 Mitglieder. Neben drei unparteiischen Mitgliedern setzt er sich aus fünf Vertretern der Leistungserbringer und fünf der Krankenkassen zusammen. Darüber hinaus können an den Sitzungen des Ausschusses maximal fünf Patientenvertreter teilnehmen (§ 140 f SGB V). Die Patientenvertreter haben jedoch kein Stimmrecht. **Abbildung 7-13** zeigt die Aufteilung der Sitze im Gemeinsamen Bundesausschuss.

Bedeutendste Aufgabe des Gemeinsamen Bundesausschusses ist es, in Richtlinien die Inhalte der Versorgung zu bestimmen. Das SGB V nennt u. a. folgende für die Versorgung der Versicherten besonders bedeutende Richtlinienbereiche:

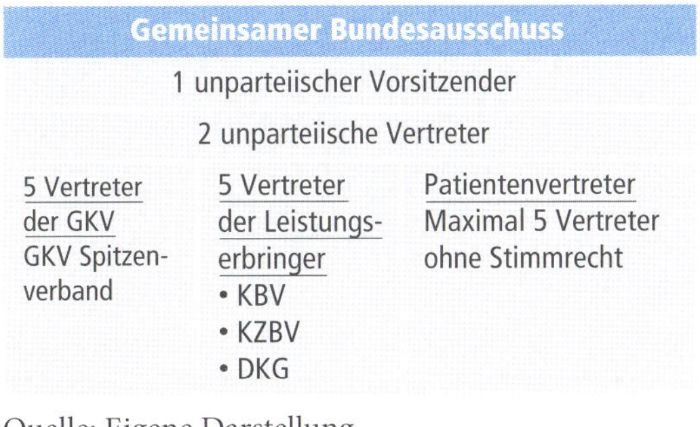

- Richtlinie über ärztliche Behandlung (§ 92 Abs. 1 Nr. 1)
- Richtlinien über die Maßnahmen zur Früherkennung von Krankheiten (§ 92 Abs. 1 Nr. 3)
- Richtlinien über die Einführung neuer Untersuchungs- und Behandlungsmethoden (§ 92 Abs. 1 Nr. 5)
- Richtlinien über die Verordnung von Arznei-, Verband-, Heil- und Hilfsmitteln, Krankenhausbehandlung und häuslicher Pflege (§ 92 Abs. 1 Nr. 6).

Der Gemeinsame Bundesausschuss kann durch den Erlass der Richtlinien «die Erbringung und Verordnung von Leistungen oder Maßnahmen einschränken oder ausschließen, wenn nach dem allgemein anerkannten Stand der medizinischen Erkenntnis der diagnostische oder therapeutische Nutzen, die medizinische Notwendigkeit oder die Wirtschaftlichkeit nicht nachgewiesen sind» (§ 92 Abs. 1 SGB V). Das Bundessozialgericht hat den Richtlinien den Charakter «untergesetzlicher Rechtsnormen» zugesprochen. Bezüglich des GKV-Leistungsrechts haben die Richtlinien somit unmittelbar gestaltenden Charakter.

Darüber hinaus wurde dem Gemeinsamen Bundesausschuss mit dem Gesundheitsmodernisierungsgesetz die Aufgabe übertragen, die Anforderungen an die Qualitätssicherung festzulegen. Für den einzelnen Arzt bzw. das einzelne Krankenhaus erwachsen hieraus entsprechende Verpflichtungen: So legt der Gemeinsame Bundesausschuss in Richtlinien einerseits die Kriterien der Qualitätsbeurteilung und Anforderungen an das einrichtungsorientierte Qualitätsmanagement in der vertrags(zahn)ärztlichen Versorgung (§§ 136, 136 a und 136 b SGB V) und andererseits Maßnahmen der Qualitätssicherung bei zugelassenen Krankenhäusern (§ 137 SGB V) fest. Zu den weiteren gesetzlich vorgegebenen Aufgaben des Gemeinsamen Bundesausschusses gehört es, ein fachlich unabhängiges wissenschaftliches Institut für Qualität und Wirtschaftlichkeit im Gesundheitswesen zu gründen, um den Nutzen medizinischer Behandlungen, Operationsverfahren und Arzneimitteln bewerten zu lassen.

Gemeinsamer Bundesausschuss		
1 unparteiischer Vorsitzender		
2 unparteiische Vertreter		
5 Vertreter der GKV GKV Spitzenverband	5 Vertreter der Leistungserbringer • KBV • KZBV • DKG	Patientenvertreter Maximal 5 Vertreter ohne Stimmrecht

Quelle: Eigene Darstellung

Abbildung 7-13: Zusammensetzung des Gemeinsamen Bundesausschusses.

Der Bundesausschuss hat zur Durchführung seiner Aufgaben eine Geschäftsordnung und eine Verfahrensordnung zu erstellen. Während die Geschäftsordnung die Arbeitsweise des Gemeinsamen Bundesausschusses regelt, werden in der Verfahrensordnung vor allem methodische Anforderungen an die wissenschaftliche, sektorenübergreifende Bewertung des Nutzens sowie die Notwendigkeit und die Wirtschaftlichkeit von Maßnahmen als Grundlage für die Beschlüsse geregelt. Die Verfahrensordnung legt die Anforderungen an den Nachweis der fachlichen Unabhängigkeit von Sachverständigen und das Verfahren der Anhörung zu den jeweiligen Richtlinien, insbesondere die Feststellung der anzuhörenden Stellen, die Art und Weise der Anhörung und deren Auswertung fest. Die Verfahrensordnung ist – wie jede andere durch den Gemeinsamen Bundesausschuss beschlossene Richtlinie – dem Bundesministerium für Gesundheit (BMG) vorab zur Genehmigung vorzulegen. Als Rechtsaufsicht führende Behörde über den Gemeinsamen Bundesausschuss hat das BMG das Recht, die Richtlinien innerhalb von zwei Monaten zu beanstanden. Bleibt eine Beanstandung aus, tritt die Richtlinie in der Regel einen Tag nach der Veröffentlichung im Bundesanzeiger in Kraft. Solange keine neuen Richtlinien durch den Gemeinsamen Bundesausschuss erlassen werden, gelten die Bewertungsrichtlinien der Vorgängerausschüsse.

Institut für Qualität und Wirtschaftlichkeit im Gesundheitswesen (139 a SGB V)

Das **Institut für Qualität und Wirtschaftlichkeit** im Gesundheitswesen ist eine fachlich unabhängige, wissenschaftliche Institution in der Rechtsform einer privaten Stiftung. Gegründet wurde die Stiftung durch den Gemeinsamen Bundesausschuss, dem die Errichtung des Institutes durch das Gesundheitsmodernisierungsgesetz 2003 übertragen wurde. Dem Institut für Qualität und Wirtschaftlichkeit im Gesundheitswesen kommt die Aufgabe zu, medizinische Behandlungen und Operationsverfahren bezüglich ihres Nutzens, ihrer Wirtschaftlichkeit und ihrer Qualität zu bewerten. Hintergrund ist, dass der medizinische Nutzen vieler Leistungen, die heute als Kassenleistung erbracht werden, nicht belegt ist. **Abbildung 7-14** veranschaulicht die Stellung des Institutes im Gesundheitswesen.

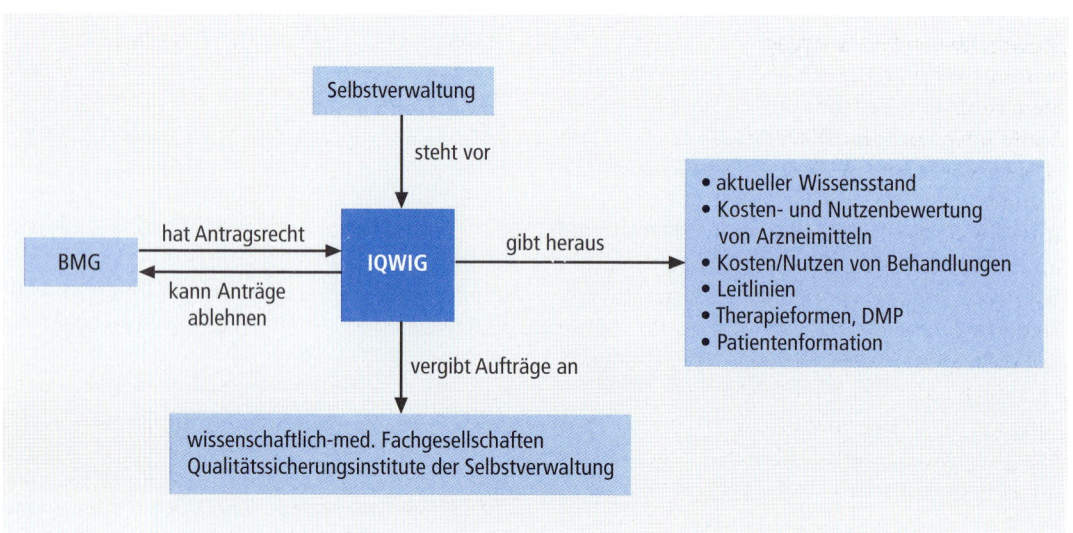

Quelle: Eigene Darstellung

Abbildung 7-14: Das Institut für Qualität und Wirtschaftlichkeit im Gesundheitswesen.

Die Bewertung von Behandlungsleitlinien und Empfehlungen zu Disease-Management-Programmen gehört ebenso wie die Bewertung von Kosten und Nutzen von Arzneimitteln zu den Aufgaben des Institutes.

Die Arbeitsergebnisse des Institutes sollen in erster Linie den Gemeinsamen Bundesausschuss unterstützen, der so seine Entscheidungen zu den ihm übertragenen Aufgaben auf Grundlage fundierter wissenschaftlicher Erkenntnisse treffen kann. Aber auch allen anderen Akteuren im Gesundheitswesen können die Ergebnisse des Institutes zugute kommen. So wird das Institut z.B. verständliche Informationen für die Patienten sowie für Ärzte bieten, beispielsweise indem es Leitlinien zur Qualitätssicherung bewertet.

7.4 Fazit

Das deutsche Gesundheitswesen ist geprägt von einem Nebeneinander marktlicher, staatlicher und insbesondere korporatistischer Strukturen. Während ambulante Leistungserbringer und private Krankenhausträger als erwerbswirtschaftlich und gewinnorientierte Unternehmen marktliche Strukturen aufweisen, beruht ihre Zulassung zur Leistungserbringung für gesetzlich Versicherte auf vertraglichen Regelungen, die im korporatistischen System ausgehandelt werden. Ebenso wie die Zulassung erfolgt die Steuerung der Leistungserbringung im hohen Maße über korporatistische Strukturen. Staatlicherseits werden die dazu erforderlichen Rahmenbedingungen gesetzt und eine staatliche Aufsichtsbefugnis implementiert. Damit wird im deutschen Gesundheitssystem ein Weg zwischen rein staatlicher und rein marktlicher Steuerung beschritten. Das System der Selbstverwaltung ist – dem Prinzip der Subsidiarität entsprechend – im hohen Maße in die Steuerungsprozesse der medizinischen Leistungserbringung eingebunden. Kommen die Akteure im korporatistischen System nicht den ihnen gestellten Aufgaben nach, so behält sich die Politik, vertreten durch das BMG, den Genehmigungsvorbehalt, das Beanstandungsrecht sowie die Befugnis zur Ersatzvornahme vor. Obwohl

die Steuerung der Leistungserbringung seitens der Politik – wie vorstehend beschrieben – zunehmend auf intermediäre Gesellschaftsakteure verlagert wird, sind die Handlungsziele der Akteure weitgehend vorgegeben. Damit «bleibt die Letztverantwortung des Staates unberührt».[98]

Übungs- und Kontrollfragen

1. Die Ausgaben für Gesundheitsleistungen werden in Deutschland in verschiedenen Abgrenzungen erfasst. Nennen Sie zwei Konzepte der Ausgabenerfassung und erläutern Sie die wesentlichen Unterschiede.

2. Welche Indikatoren zu der Entwicklung der Gesundheitsausgaben in Deutschland werden unterschieden?

3. Wie hat sich der Anteil der Gesundheitsausgaben am Bruttoinlandsprodukt in Deutschland seit 1970 entwickelt?

4. Welcher dominierende Einfluss hat sich in besonderem Maße in der Entwicklung der Beitragssätze zur GKV niedergeschlagen.

5. Wie erfolgt im System der GKV die Entwicklung des Leistungskataloges? Welchen Akteuren kommt dabei eine besondere Bedeutung zu?

6. Gesundheitssysteme werden nach ihrer jeweils dominierenden Steuerung durch Markt, Staat oder Verbände charakterisiert. Wie ist das System der GKV in diese Klassifikation einzuordnen?

---

98 Urban, H.J. (2001): Wettbewerbskorporatistische Regulierung im Politikfeld Gesundheit. Der Bundesausschuss der Ärzte und Krankenkassen und die gesundheitspolitische Wende, Veröffentlichungsreihe der Arbeitsgruppe Public Health, Wissenschaftszentrum Berlin für Sozialforschung. Berlin, Oktober 2001: 20.

Literatur

BMAS 2008, Übersicht über das Sozialrecht, 5. Auflage, Bonn.

BMG 2008, Kennzahlen und Faustformeln, http: // www.bmg.bund.de / cln_117 / nn_1168278/ SharedDocs / Downloads / DE / Statistiken / Gesetzliche-Krankenversicherung / Kennzahlen-und-Faustformeln / Kennzahlen-und-Faustformeln,templateId = raw,property = publicationFile.pdf / Kennzahlen-und-Faustformeln.pdf.

BMG 2008a: Pressemitteilung vom 03.04.2008, Finanzielle Entwicklung der GKV im 1. bis 4. Quartal 2007, KV 45.

Braun, B.; Kühn, H.; Reiners, H. (1998): Das Märchen von der Kostenexplosion. Frankfurt a. M., Fischer.

Bundesverband der Deutschen Volks- und Raiffeisenbanken (2008): Aktueller Konjunkturbericht, Nr. 7 http://www.bvr.de/www-new/foeffent.nsf/0A2983FE FF84DB71C1257458003B22EC / $File / 08BVRSpecial Nr7.pdf?OpenElement

Busse, R.; Riesberg, A. (2004): Health Care Systems in Transition, Germany. Copenhagen WHO Regional Office for Europe on behalf of the European Observatory on Health Systems and Policies.

Busse, R.; Schwartz, F. W.; Krauth, C. (1995): Stationäre Leistungen für Versterbende im Vergleich zu Nicht-Versterbenden: Trends nach Alter. Das Gesundheitswesen, 57 (51).

Fleßa, S. (2004): Gesundheitsökonomik. Eine Einführung in das wirtschaftliche Denken für Mediziner. Berlin, Springer.

Fries, J. F. (1996): The compression of morbidity: near or far?, Milbank Q 67 (2).

Hajen, L.; Paetow, H.; Schumacher, H. (2004): Gesundheitsökonomie: Strukturen, Methoden Praxisbeispiele (2. überarbeitete und erweiterte Aufl.), Stuttgart, Kohlhammer.

Hof, B. (2001): Auswirkungen und Konsequenzen der demografischen Entwicklung für die gesetzliche Kranken- und Pflegeversicherung, PKV-Dokumentation 24, Köln.

Jung, K. (1999): Gegenwind für den Bundesausschuss der Ärzte und Krankenkassen, Zwischenbilanz des Geleisteten, Auseinandersetzung mit den Widerständen und Aufzeigen von Veränderungsnotwendigkeiten. In: Die Krankenversicherung, 9.

Kane, R. C. (1988): Beyond Caring: The Challenge to Geriatrics. In: Journal of American Geriatrics Society, 36.

Kassenärztliche Bundesvereinigung (2008): Grunddaten zur vertragsärztlichen Versorgung in Deutschland 2007. http://daris.kbv.de/daris/doccontent.dll?Library Name=EXTDARIS^DMSSLAVE&SystemType=2&Lo gonId=b5cfa8a9cf4c875754ad47eab96a5034&DocId= 003756621&Page=1

Kruse, A.; Knappe, E.; Schulz-Nieswandt, F.; Schwartz, F. W.; Wilbers, J.: Kostenentwicklung im Gesundheitswesen: Verursachen ältere Menschen höhere Gesundheitsausgaben? Expertise erstellt im Auftrag der AOK Baden-Württemberg, Januar 2003.

Lauterbach, K. (2003): Anforderungen an eine zukunftsfähige Kassenorganisation – Krankenkassenkonzentration als Teil einer großen Gesundheitsreform? VdK-Forum Evangelische Akademie Tutzing 19./20. Februar 2003.

Lubitz, J. D.; Riley, G. F. (1993): Trends in Medicare payments in the last year of life. N Eng J Med. 328 (15).

Meinhardt, V.; Schulz, E. (2003): Kostenexplosion im Gesundheitswesen? Wochenbericht des DIW Berlin 7/03.

Statistisches Bundesamt 2008, Sozialbericht 2006. Leistungen nach Institutionen und Funktionen – Deutschland, Wiesbaden.

Statistisches Bundesamt (2008a): Gesundheit. Ausgaben 1995 – 2006, Wiesbaden.

Statistisches Bundesamt (2008b): Beteiligung am Erwerbsleben, Mikrozensus, Wiesbaden.

SVR-KAiG, Gutachten 2000/2001, Bedarfsgerechtigkeit und Wirtschaftlichkeit. Nomos Verlagsgesellschaft, Baden-Baden 2002.

Urban, H. J. (2001): Wettbewerbskorporatistische Regulierung im Politikfeld Gesundheit. Der Bundesausschuss der Ärzte und Krankenkassen und die gesundheitspolitische Wende, Veröffentlichungsreihe der Arbeitsgruppe Public Health, Wissenschaftszentrum Berlin für Sozialforschung. Berlin.

Wille, E. (2001): Basis- und Zusatzversorgung in der gesetzlichen Krankenversicherung, Arbeitsbericht der Akademie für Technikfolgenabschätzung in Baden-Württemberg Nr. 199, Stuttgart.

Zweifel, P.; Felder, S.; Meier, M. (1996): Demografische Alterung und Gesundheitskosten: Eine Fehlinterpretation? In: Oberender, P. (Hrsg.): Alter und Gesundheit, Baden-Baden, Nomos Verlagsgesellschaft.

8. Das Krankenversicherungssystem in Deutschland

Anna Passon, Markus Lüngen, Andreas Gerber, Marcus Redaelli und Stephanie Stock

Die **Krankenversicherung** ist in Deutschland ein Teil der **Sozialversicherung**. Diese umfasst neben der Krankenversicherung die gesetzliche **Rentenversicherung**, **Arbeitslosenversicherung**, **Unfallversicherung** und seit 1995 die gesetzliche **Pflegeversicherung**.

Innerhalb des Krankenversicherungssystems bestehen zwei Systeme nebeneinander: die gesetzliche und die private Krankenversicherung, die sich im Versichertenkreis und den wettbewerbspolitischen Leitsätzen unterscheiden. Die private Krankenversicherung kann nur als Vollversicherung gewählt werden, wenn definierte Kriterien erfüllt sind. Dazu gehören Beschäftigtenstatus und/oder Einkommenshöhe. Die Beiträge orientieren sich wesentlich an der Morbidität des einzelnen Versicherten. In der privaten Krankenversicherung sind ca. 11 %, in der gesetzlichen Krankenversicherung sind ca. 89 % der Bevölkerung versichert. Die Beiträge orientieren sich dort an der finanziellen Leistungsfähigkeit.

Nachfolgend sollen die beiden Krankenversicherungssysteme vorgestellt werden. Zudem werden die wichtigsten Änderungen durch die Gesundheitsreform 2006 betrachtet. Dazu gehören auf der Leistungsseite die Wahltarife und auf der Finanzierungsseite der Gesundheitsfonds.

8.1 Gesetzliche Krankenversicherung (GKV)

8.1.1 Geschichte

Die gesetzliche Krankenversicherung geht auf die Sozialversicherungsgründung unter Reichskanzler **Otto von Bismarck** im Jahr 1883 zurück.[99, 100, 101] Damals erfolgte die Einführung der Sozialversicherung in erster Linie aus innenpolitischen Gründen, um die politischen Ansprüche der Arbeiterbewegung aufzufangen. Deutschland nahm mit dem Aufbau eines Krankenversicherungsschutzes für Arbeiter international eine Voreiterrolle ein.

In den Anfängen der Krankenversicherung finden sich bereits Elemente, die auch heute noch in Deutschland prägend sind. Dies sind die Untergliederung der Krankenkassen in **Ortskrankenkassen**, **Betriebs-** und **Innungskrankenkassen** und das Recht auf Selbstverwaltung. Hinzu kommen Ausführungen zur Versicherungspflicht, Leistungsumfang und Mitversicherung von Angehörigen. Auch die Aufteilung der Beiträge auf Arbeitgeber und Arbeitnehmer in Anlehnung an

---

99 Siehe für den geschichtlichen Hintergrund die detaillierte Darstellung bei Beske (1999). Die folgende Darstellung orientiert sich an diesen Ausführungen.

100 Weitere historische und überblickartige Darstellungen finden sich beispielsweise bei Pilz (2004) und bei Simon (2008).

101 Die neuere Reformgesetzgebung wird dargestellt bei Lampert (2004) und Wille (2007).

das Bruttoentgelt stammt bereits aus den ersten Tagen der Krankenversicherung.

Allerdings beschränkte sich die Versicherungsleistung zunächst auf Geldleistungen bei Krankheit, Versterben oder Schwangerschaft. Sachleistungen kamen erst später hinzu. Die Diskussion um die Ausgliederung des Krankengeldes aus dem Leistungskatalog der Krankenkassen gewinnt vor diesem Hintergrund eine auch historische Bedeutung, da es die einzige verbliebene Leistung ist, die sich am Einkommen der Versicherten bemisst.

Die Anstrengungen der Gesundheitspolitik richteten sich in den Anfängen auf die Verbesserung des Zugangs zur Krankenversicherung. Große Teile der Bevölkerung hatten in den Anfängen keinerlei Anrecht auf medizinische Leistungen bzw. hatten keinen Krankenversicherungsschutz. Die ersten wichtigen Regelungen, um allen Teilen der Bevölkerung einen freien und unabhängigen Leistungszugang zu gewähren, traten 1914 mit der Reichsversicherungsordnung (RVO) in Kraft. Sie enthielt beispielsweise die freiwillige Versicherung für Angestellte ab einem festgelegten Bruttogehalt (**Versicherungspflichtgrenze**). 1931 wurden die kassenärztlichen Vereinigungen (KVen) gegründet, um ein Gegengewicht gegenüber der wachsenden Verhandlungsmacht der Krankenkassen zu schaffen (Piepenburg, 2003). 1941 wurde eine Krankenversicherung für Rentner eingeführt. Nach dem Zweiten Weltkrieg wurde in der sowjetisch besetzten Zone eine Einheitsversicherung geschaffen. In Westdeutschland wurden die Selbstverwaltung und Eigenständigkeit der Krankenversicherung wieder gestärkt. Im Jahr 1969 erfolgte die Gleichstellung von Arbeitern und Angestellten bei der **Lohnfortzahlung**, die zudem bis zu sechs Wochen nach Krankheitsbeginn vom Arbeitgeber übernommen wurde. Damit verlagerte sich die Krankenversicherung von ihrem Ursprungsgedanken, der Sicherung des Einkommens, auf den Zugang zu Sachleistungen bei Ärzten und anderen Leistungsanbietern.

In den Folgejahren war die Krankenversicherung Spiegelbild der wirtschaftlichen Entwicklung. Während bis etwa Mitte der 1970er-Jahre Leistungen und Zugang ausgeweitet wurden, setzte mit den 1980er-Jahren eine Serie von Kostendämpfungsmaßnahmen ein. Diese zeigten sich in Zuzahlungen (beispielsweise bei Arzneimitteln oder Hilfsmitteln) und reduziertem Leistungskatalog (beispielsweise bei Kuren). Da die Ausgaben dennoch stiegen, erfolgte im Jahr 1989 mit dem **Gesundheitsreformgesetz (GRG)** eine grundlegende Neuerung der gesetzlichen Krankenversicherung.

Aufgrund weiterhin steigender Defizite wurde zu Beginn 1993 das **Gesundheitsstrukturgesetz (GSG)** in Kraft gesetzt. Wichtigste Maßnahme war die Anbindung der Ausgaben an die Einnahmen der Krankenkassen. Ziel war es, durch Organisationsreformen wieder langfristig stabile Beitragssätze bei guter Versorgung zu ermöglichen. Erreicht werden sollte dies durch mehr Wettbewerb. Beispielsweise wurde mit dem GSG erstmals weitgehend freie Wahl der Krankenkassen ab 1996 erlaubt. Der Risikostrukturausgleich als Grundlage für einen fairen Wettbewerb war bereits 1994 eingeführt worden. Jedoch konnte der Anstieg der Beitragssätze nicht dauerhaft verhindert werden. Daher gab es in der Folge weitere Reformen.

Im Jahr 2004 wurde das **Gesundheitsmodernisierungsgesetz (GMG)** auf den Weg gebracht. Es wurde auf weitere Zuzahlungen gesetzt. Die Belastungsobergrenze für Zuzahlungen beträgt seitdem 2 % (für chronisch Kranke 1 %) des jährlichen Bruttoeinkommens. Sterbegeld, Entbindungsgeld, nicht medizinisch notwendige Sterilisation, Sehhilfen/Brillen und Fahrtkosten zur ambulanten Behandlung wurden gestrichen. Neben den klassischen Kostendämpfungsmaßnahmen sah das GMG aber auch strukturelle Reformen vor. Dazu gehört der Bundeszuschuss für versicherungsfremde Leistungen (dies sind Leistungen, denen keine Krankheiten zugrunde liegen und die deshalb als versicherungsfremd bezeichnet werden, wie z. B. Schwangerschafts- und Mutterschaftsgeld. Es wird häufig argumentiert, dass für reine Sozialleistungen das allgemeine Steueraufkommen herangezogen werden sollte). Zudem erhielten die Krankenkassen die Möglichkeit, Bonusprogramme anzubieten. Für freiwillig Versicherte wurden im GMG erstmalig Beitragsrückzahlungen und Selbstbehalttarife ermöglicht. Zudem wurden die Vertragsmodalitäten mit den Leistungsanbietern gelockert und z. B. Selektivverträge eingeführt. Dazu zählen die hausarztzentrierte Versorgung und die Integrierte Versorgung.

Die vorerst letzte große Gesundheitsreform stand 2006 an, das **GKV-Wettbewerbsstärkungsgesetz (GKV-WSG)**. Auslöser waren die zunehmend absehbaren Finanzierungsengpässe durch den demografischen Wandel und den medizinisch-technischen Fortschritt. Auch hier sollten strukturelle und organisatorische Reformen des Systems der gesetzlichen Krankenversicherung im Mittelpunkt stehen und weniger kurzfristige Kostendämpfungsprogramme. Zentrale Punkte des GKV-WSG waren auf der Finanzierungsseite die Einführung eines Gesundheitsfonds und auf der Ausgabenseite der Ausbau von Selektivverträgen zwischen den Krankenkassen und den Leistungserbringern sowie von Wahltarifen zwischen den Krankenkassen und den Leistungsempfängern. Diesen Maßnahmen lag der Wunsch nach einer Stärkung des Wettbewerbs zugrunde, wodurch ein höheres Effizienz- und Qualitätsniveau in der Gesundheitsversorgung erreicht werden sollte.

In der langfristigen Betrachtung zeigt die Geschichte der deutschen Krankenversicherung eine Verschiebung der politischen Schwerpunkte. Während die Ausweitung des **Zugangs zum Versicherungsschutz** und zu Sachleistungen zunächst im Vordergrund stand, folgte eine ausgedehnte Phase der **Kostendämpfung** seit den 1980er-Jahren. Seit dem GRG 1989 wurde **Qualitätssicherung** stärker betont, und in Folge dessen von einer reinen Kostenbetrachtung auf eine Betrachtung der Kosten-Effektivität übergegangen (Lauterbach et al., 2001). Der Kerngedanke dabei ist, dass die Ausgaben für Gesundheitsleistungen immer ins Verhältnis gestellt werden müssen zu den erreichbaren Verbesserungen oder der Erhaltung der Gesundheit. Zudem werden seit dem GMG verstärkt strukturelle Änderungen im Gesundheitssystem angestrebt. Dies manifestierte sich zunächst vor allem in leistungsseitigen Reformen, z. B. bei den neueren Versorgungsformen und den Wahltarifen. Durch das GKV-WSG erfährt nun auch die

Finanzierungsseite der gesetzlichen Krankenversicherung eine organisatorische Reform.

8.1.2 Die gesetzlichen Krankenkassen

Die **Krankenkassen** sind in Deutschland unterteilt in **gesetzliche Krankenkassen** und **private Krankenkassen**. Sie unterscheiden sich durch die Rechtsform und Zielsetzung sowie durch die Versichertenstruktur und Beitragserhebung. Gesetzliche Krankenkassen sind Körperschaften öffentlichen Rechts. In der Selbstverwaltung der gesetzlichen Krankenkassen sind gewählte Vertreter der Versicherten und der Arbeitgeber vertreten.[102] Bei jeder Krankenkasse besteht als Organ der Selbstverwaltung ein Verwaltungsrat. Er berät über alle Grundsatzentscheidungen und verabschiedet die Satzung. Bis zur Einführung des Gesundheitsfonds 2009 entscheidet der Verwaltungsrat über die Höhe des Beitragssatzes. Die Ausführung der Geschäfte des Verwaltungsrats übernimmt ein Vorstand.

Die gesetzlichen Krankenkassen gliedern sich nach der historischen Entwicklung in vier große Blöcke (§ 4 SGB V).[103] Dies sind die **Allgemeinen Ortskrankenkassen** (AOKen): 16 mit regionaler Zuständigkeit; **Angestelltenkrankenkassen und Arbeiter-Ersatzkassen**: 10, mit meist bundesweiter Zuständigkeit; **Betriebskrankenkassen**: 189, mit teils regionaler und teils bundesweiter Zuständigkeit und **Innungskrankenkassen**: 16, mit regionaler und bundesweiter Zuständigkeit. Die Zahl der Krankenkassen geht seit Jahren zurück, sie lag 2007 bei 242 (s. **Tab. 8-1** für die zeitliche Entwicklung).

Auf Bundesebene haben sich die Spitzenverbände der Kassenarten am 1. Juli 2008 zum Spitzenverband Bund zusammengeschlossen. Der Spitzenverband Bund übernimmt für alle Kassenarten gesetzliche Aufgaben, die vor allem das Führen von gesetzlich vorgesehenen Vertrags-

---

102 Eine Ausnahme bilden die Ersatzkassen, bei denen nur Arbeitnehmer die Selbstverwaltung ausüben.

103 Daneben existieren noch neun regionale Landwirtschaftliche Krankenkassen, eine bundesweite See-Krankenkasse sowie eine bundesweite Bundesknappschaft.

Tabelle 8-1: Anzahl der gesetzlichen Krankenkassen in den Jahren 1970 bis 2007

Jahr	GKV gesamt	AOK	BKK	IKK	VdAK	AEV
1970	1815	399	1119	178	7	7
1980	1319	272	855	157	7	7
1992	1223	271	741	173	7	7
1993	1221	209	744	169	7	7
1994	1152	235	719	160	7	7
1995	960	92	690	140	7	7
1996	642	20	532	53	7	5
1997	554	18	457	43	7	5
1998	482	18	386	43	7	5
1999	455	17	361	42	7	5
2000	420	17	337	32	7	3
2001	396	17	318	28	7	3
2002	355	17	287	24	7	3
2003	324	17	260	23	7	3
2004	280	17	222	19	7	3
2005	267	17	210	19	7	3
2006	254	17	199	17	7	3
2007	242	16	189	16	7	3

Quelle: vdak: Basisdaten des Gesundheitswesens 2007.

verhandlungen mit Leistungsanbietern umfassen und auch eine Interessenvertretung und Informationsbereitstellung für die Mitgliedskassen einschließen.

Zu den Aufgaben des Spitzenverbandes zählen unter anderem die Vergütungsvereinbarungen für die vertrags(zahn)ärztliche Vergütung und für den stationären Sektor, Festlegung von Festbeträgen, Festlegung der Beitragsbemessungsgrenze und die Ausgestaltung des morbiditätsorientierten Risikostrukturausgleichs. (Morbi-RSA). Zudem vertritt der Spitzenverband Bund die Krankenkassen im Gemeinsamen Bundesaus-

schuss. Diese gesetzliche Grundlage zu Vertragsverhandlung und -abschluss auf Bundesebene führt in Deutschland zu einer eher homogenen Versorgungslandschaft. Auch der Gemeinsame Bundesausschuss (G-BA), der seit Beginn 2004 durch das GMG die zentralen Entscheidungsbefugnisse übernommen hat, ist Ausdruck einer einheitlichen und gemeinsamen Steuerung des Gesundheitssystems durch alle Krankenkassen (§ 91 SGB V). Im Rahmen einer Individualisierung der Vertragsbeziehungen zwischen Krankenkassen und Leistungsanbietern zeichnet sich jedoch ab, dass die Bedeutung der Verbände abnimmt und die Einzelkassen wieder stärker in den Vordergrund treten.

8.1.3 Leistungen, Versichertenkreis und Finanzierung

Leistungsumfang, Versichertenkreis und die Finanzierung der gesetzlichen Krankenversicherung werden im fünften Sozialgesetzbuch (SGB V) geregelt. Teilweise sind dort jedoch nur Rahmenvorgaben gemacht worden, die durch Verordnungen oder durch korporatistische Verträge und Ausschüsse ausgestaltete werden.[104] **Korporatismus** bedeutet dabei im Wesentlichen, dass nicht die einzelne Krankenkasse einen Vertrag abschließt, sondern ihr Spitzenverband bzw. seit Juli 2008 der Spitzenverband Bund. Die Vertragsinhalte sind verbindlich für die einzelne Krankenkasse. Dieses korporatistische Modell existiert nicht nur auf Seiten der Krankenkassen, sondern auch auf Seiten der Krankenhäuser und Vertragsärzte sowie anderer Leistungserbringer.

8.1.3.1 Versichertenkreis: Pflichtversicherung und freiwillige Versicherung

In der GKV pflichtversichert sind Arbeitnehmer, deren regelmäßiges Brutto-Arbeitsentgelt die **Versicherungspflichtgrenze** nicht übersteigt. Die Versicherungspflichtgrenze wird regelmäßig angepasst und betrug im Jahr 2008 48 150 € regelmäßiges Bruttojahreseinkommen. Liegt das Arbeitsentgelt mindestens drei Jahre in Folge über der Grenze, kann freiwillig in die private Krankenversicherung gewechselt werden (§ 6 SGB V). Zudem sind Rentner pflichtversichert, wenn sie in der zweiten Hälfte des Erwerbslebens ganz überwiegend Mitglied in der gesetzlichen Krankenversicherung oder dort familienversichert waren. Ebenso sind Arbeitslose nach SGB III und SGB II pflichtversichert, sofern sie Leistungen der Bundesagentur für Arbeit erhalten und im Falle vom Bezug des Arbeitslosengeldes II nicht beitragsfrei mitversichert sind. Für Künstler und Publizisten gibt es ein eigenständiges Künstlersozialversicherungsgesetz. Das System der Versicherungspflicht wird überwiegend aus Arbeitseinkünften aus abhängiger Beschäftigung finanziert. Zunehmend sind Erwerbsbiografien jedoch von Unterbrechungen oder befristeter selbstständiger Tätigkeit gekennzeichnet.

Neben der Pflichtversicherung besteht die Möglichkeit der **freiwilligen Versicherung in der GKV**. Diese gilt insbesondere für Arbeitnehmer, deren Jahresarbeitsverdienst bei einer Beschäftigungsstelle bereits drei Jahre in Folge oberhalb der Versicherungspflichtgrenze liegt.

In der GKV besteht eine **beitragsfreie Familienversicherung**. Darin eingeschlossen sind Ehe- und Lebenspartner sowie Kinder bis zum vollendeten 18. Lebensjahr (§ 3 SGB V und § 10 SGB V) bzw. bis zum 25. Lebensjahr, sofern sie sich in einer Schul- oder Berufsausbildung befinden. Eine beitragsfreie Mitversicherung ist nur möglich, sofern kein eigenes Einkommen der Angehörigen besteht. Die Freigrenze liegt im Jahr 2008 bei 355 € monatlich. Für so genannte geringfügig Beschäftigte beträgt das zulässige Gesamteinkommen 400 €. Ab diesen Grenzen wird eine eigenständige Pflichtversicherung begründet.

Seit dem 1. Januar 1996 können die Mitglieder weitgehend frei wählen, bei welcher (gesetzlichen) Krankenkasse sie sich versichern wollen. Sie können zwischen Orts-, Betriebs-, Innungs- oder Ersatzkassen wählen. Es besteht Kontrahierungszwang ohne gesundheitliche Vorprüfung. Das bedeutet, dass eine Krankenkasse alle Versicherten, auch solche mit hohen (erwartbaren) Leistungsausgaben oder geringen Einkommen (beispielsweise Arbeitslose) auf Antrag aufnehmen müssen. Entsprechend darf ein Mitglied auch nicht ohne gesetzliche Grundlage aus der Versicherung ausgeschlossen werden. Allerdings haben Betriebs- und Innungskrankenkassen die Möglichkeit, in ihrer Satzung die Mitgliedschaft auf begrenzte Personengruppen zu beschränken. Dies sind in der Regel die Beschäftigten eines Betriebes oder einer Innung.

---

104 Die neueste Version des SGB findet sich unter http://db03.bmgs.de/gesetze/sgb05xinhalt.htm.

8.1.3.2 Leistungen der GKV

Die gesetzliche Krankenversicherung unterliegt dem **Wirtschaftlichkeitsgebot** (§ 12 SGB V Abs. 1). Das bedeutet, dass alle Leistungen «[...] ausreichend, zweckmäßig und wirtschaftlich sein müssen; sie dürfen das Maß des Notwendigen nicht überschreiten. Leistungen, die nicht notwendig oder unwirtschaftlich sind, können Versicherte nicht beanspruchen, dürfen die Leistungserbringer nicht bewirken und die Krankenkassen nicht bewilligen». Die Leistungen, auf die ein Versicherter Anspruch hat, sind im Überblick in § 11 SGB V aufgeführt. Demnach erstreckt sich der Anspruch u. a. auf Leistungen zur Verhütung von Krankheiten und Schutz vor deren Verschlimmerung, Empfängnisverhütung (§§ 20–24 b SGB V), Leistungen zur Früherkennung von Krankheiten (§§ 25 und 26 SGB V) und Leistungen zur Behandlung einer Krankheit (§§ 27–52 SGB V). Dazu gehören nach § 11 Abs. 2 SGB V auch Leistungen zur medizinischen Rehabilitation sowie auf unterhaltssichernde und andere ergänzende Leistungen, die notwendig sind, um eine Behinderung oder Pflegebedürftigkeit abzuwenden, zu beseitigen, zu mindern, auszugleichen, ihre Verschlimmerung zu verhüten oder ihre Folgen zu mildern. Leistungen der aktivierenden Pflege nach Eintritt von Pflegebedürftigkeit werden von den Pflegekassen (im Rahmen der sozialen Pflegeversicherung) erbracht. Kein Leistungsanspruch aus der Krankenversicherung besteht, wenn sich die Behandlung als Folge eines Arbeitsunfalls oder einer Berufskrankheit ergibt. Hier tritt die gesetzliche Unfallversicherung ein.

Eine besondere Situation ergibt sich beim **Krankengeld** (§§ 44–51 SGB V). Das Krankengeld dient den Versicherten bei Arbeitsunfähigkeit, Krankenhausbehandlung und bei bestimmten stationären medizinischen Vorsorge- und Rehabilitationsleistungen als Absicherung des Lebensunterhalts. In der Regel zahlt der Arbeitgeber bis sechs Wochen nach Eintritt der Arbeitsunfähigkeit das Gehalt weiter. Die Krankenkasse übernimmt anschließend 70 % des regelmäßig erzielten Bruttoarbeitsentgelts bis zur Beitragsbemessungsgrenze, jedoch nicht mehr als 90 % des letzten Nettoarbeitsentgelts.[105] Ausgeschlossen vom Krankengeldanspruch waren bisher hauptberuflich selbstständig Erwerbstätige und Versicherte, die bei Arbeitsunfähigkeit keinen Entgeltfortzahlungsanspruch für mindestens sechs Wochen haben. Ab 1. Januar 2009 haben diese beiden Personengruppen die Möglichkeit, sich über einen Krankengeldwahltarif finanziell abzusichern.

8.1.3.3 Beitragserhebung

Die Beiträge der pflichtversicherten Arbeitnehmer teilen sich Arbeitnehmer und Arbeitgeber nahezu paritätisch[106], die aus dem Renteneinkommen resultierenden versicherungspflichtigen Beiträge werden zwischen den Rentenbeziehern und den Trägern der Rentenversicherung hälftig geteilt. Neben den Beiträgen finanziert sich die GKV durch sonstige Einnahmen wie z. B. Vermögenserträge aus Ersatz- und Erstattungsansprüchen. Diese machen jedoch nur einen sehr geringen Anteil der GKV-Einnahmen aus.

Die Beiträge sind einkommensabhängig. Das beitragspflichtige Einkommen setzt sich aus Lohneinkommen, Renteneinkommen und Versorgungsbezügen zusammen. Die Höhe der Beiträge ist begrenzt durch die **Beitragsbemessungsgrenze.** Sie liegt 2008 bei 43 200 € jährliches Bruttoeinkommen. Darüber liegendes Einkommen wird nicht berücksichtigt. Für Bezieher von Arbeitseinkünften zwischen 400 € und 800 € pro Monat («Gleitzone») muss der Arbeitnehmer nur verringerte Beiträge entrichten, da nur ein Teil des Entgelts der Beitragspflicht unterliegt. Der Arbeitgeber hingegen zahlt volle Beiträge gemäß seinem paritätischen Anteil.

Der Staat beteiligt sich an der Finanzierung des Gesundheitssystems durch die Finanzierung versicherungsfremder Leistungen wie Mutter-

---

105 Siehe zur Finanzierung des Krankengeldes die Ausführungen zur Beitragserhebung.

106 Seit Juli 2005 zahlen die Versicherten einen vom Beitragssatz losgelösten zusätzlichen Beitrag in Höhe von 0,9 Beitragssatzpunkten für Zahnersatzleistungen und Krankengeld, insofern besteht seit diesem Zeitpunkt keine vollständige Parität mehr.

schaftsgeld oder Leistungen zur Empfängnisverhütung. Für das Jahr 2008 belaufen sich die Zuwendungen des Bundes an die Krankenkassen auf 2,5 Milliarden € jährlich. Die Leistungen des Bundes sollen sich in den Folgejahren um jährlich 1,5 Milliarden € bis zu einer jährlichen Gesamtsumme von 14 Milliarden € erhöhen.

8.1.3.4 Zuzahlungen/Selbstbehalte

Seit 2004 existieren **Zuzahlungen** für unmittelbare ärztliche Leistungen in Form von Praxisgebühren in Höhe von 10 €, die beim ersten Arztbesuch jedes neuen Quartals fällig werden. Weitere Zuzahlungen fallen bei verschreibungspflichtigen Medikamenten, Hilfsmitteln und beim Zahnersatz an. Hier betragen die Zuzahlungen der Versicherten 10 % des Abgabepreises (§ 61 SGB V). Die Mindestzuzahlung beträgt 5 €, der Maximalbetrag 10 € pro Verschreibung bzw. Leistung jedoch nicht mehr als das Arzneimittel kostet. Bei Krankenhausaufenthalten werden in den ersten 14 Tagen 10 € pro Tag vom Versicherten übernommen. Bei Heilmitteln und häuslicher Krankenpflege beträgt die Zuzahlung 10 % der Kosten sowie 10 € je Verordnung.

Kinder unter 18 Jahren sind weitgehend von den Zuzahlungen befreit. Für die übrigen Versicherten besteht eine **Belastungsgrenze** von 2% der zu berücksichtigenden Bruttoeinnahmen zum Lebensunterhalt. Der Gesetzgeber geht bei der Berechnung der Belastungsgrenze von einem Familienbruttoeinkommen aus. Dazu werden Zuzahlungen und Bruttoeinnahmen zum Lebensunterhalt der mit dem Versicherten im gemeinsamen Haushalt lebenden Angehörigen des Versicherten und des Lebenspartners jeweils zusammengerechnet. Für Familienangehörige werden bei dieser Vorgehensweise Freibeträge berücksichtigt. Beispielsweise betrugen die Freibeträge für einen Angehörigen im Jahr 2008 4473 €, für Kinder jeweils 3648 €. Überschreiten die Zuzahlungen die ermittelte Grenze, kann der Versicherte einen Befreiungsbescheid bei seiner Krankenkasse beantragen und ist für das verbleibende Jahr von Zuzahlungen befreit.

Bei chronisch Kranken dürfen die Zuzahlungen im Normalfall 1 % des beitragspflichtigen Einkommens nicht übersteigen (**Chronikerregelung**) (§ 62 SGB V). Was eine chronische Krankheit ist und wer daran leidet, hat der Gemeinsame Bundesausschuss am 22.1.2004 festgelegt. Die Definition sieht vor, dass eine schwerwiegende chronische Erkrankung vorliegt, sofern sie wenigstens ein Jahr lang mindestens einmal pro Quartal ärztlich behandelt wurde und eines der folgenden Kriterien erfüllt ist:

- Es liegt eine Pflegebedürftigkeit der Pflegestufe 2 oder 3 vor.
- Es liegt ein Grad der Behinderung nach Schwerbehindertenrecht/Versorgungsrecht von mindestens 60% vor oder eine Minderung der Erwerbsfähigkeit nach Unfallversicherungsrecht von mindestens 60%.
- Es ist eine kontinuierliche medizinische Versorgung (ärztliche oder psychotherapeutische Behandlung, Arzneimitteltherapie, Behandlungspflege, Versorgung mit Heil- und Hilfsmitteln) erforderlich, ohne die nach ärztlicher Einschätzung eine lebensbedrohliche Verschlimmerung der Erkrankung, eine Verminderung der Lebenserwartung oder eine dauerhafte Beeinträchtigung der Lebensqualität zu erwarten ist.

Bei Versicherten, die Leistungen zur Sicherung des Lebensunterhalts nach SGB II erhalten, ist, abweichend von den oben genannten Regelungen, als Bruttoeinnahmen zum Lebensunterhalt für die gesamte Bedarfsgemeinschaft nur die Regelleistung nach § 20 Abs. 2 GGB II maßgeblich.

8.1.4 Wettbewerbspolitische Leitsätze

Die wesentlichen Leitsätze der GKV sind Solidarität, Sachleistungsprinzip, paritätische Finanzierung, Selbstverwaltung und Pluralität (Böhnke, 2004; Ribhegge, 2004). Sie finden sich einerseits in der Darstellung des Selbstverständnisses der gesetzlichen Krankenkassen, jedoch auch im grundlegenden Gesetzeswerk SGB V.

Solidarität: In § 1 Abs. 1 SGB V ist festgelegt, dass die Krankenversicherung als Solidargemeinschaft ausgestaltet ist. Der soziale Auftrag der GKV besteht darin, vollen Versicherungsschutz im Krankheitsfall, unabhängig von der finanziellen Leistungsfähigkeit des einzelnen Versicherten, zu gewährleisten. Der Leistungskatalog ist für alle Versicherten einheitlich und die Leistungsgewährung erfolgt nach dem medizinischen Bedarf. Die Mittel werden entsprechend der finanziellen Leistungsfähigkeit der Mitglieder aufgebracht. Familienangehörige ohne eigenes Einkommen sind in der GKV beitragsfrei mitversichert.

Unter dem Solidaritätsgedanken wird eine Umverteilung von Mitteln verstanden. Diese erfolgt von Gesunden zu Kranken, da kranke Versicherte keinen höheren Beitrag leisten müssen als gesunde Versicherte, von Singles zu Familien mit Kindern, von Jungen zu Alten und von einkommensstarken zu einkommensschwachen Versicherten. Die Umverteilung von Singles zu Familien mit Kindern ergibt sich aufgrund der beitragsfreien Mitversicherung von Kindern und nicht berufstätigen Ehepartnern. Die **Umverteilung von jungen zu alten Versicherten** beruht auf zwei Elementen. Zum einen kommt es zu einer Umverteilung aufgrund der Tatsache, dass Rentnern im Durchschnitt ein geringeres Einkommen zur Verfügung steht. Der Beitrag der Rentner zur Krankenversicherung ist daher geringer als der durchschnittliche Beitrag. Zum anderen kommt es wiederum aufgrund der durchschnittlich höheren Morbidität der älteren Versicherten im Vergleich mit jüngeren Versicherten zu einer morbiditätsbedingten Umverteilung. Die **Umverteilung von finanziell stärkeren zu finanziell schwächeren Versicherten** beruht auf der einkommensabhängigen Beitragsgestaltung und der Prämisse, dass jedem Versicherten der gleiche Leistungskatalog zur Verfügung steht. Es wird oft argumentiert, dass die Umverteilungselemente, die nicht auf Morbidität beruhen, aus der Krankenversicherung herausgenommen und alternativ über das Steuersystem organisiert werden sollten, da hier aufgrund der Einbeziehung weiterer Einkommensarten eine bessere Abbildung der finanziellen Leistungsfähigkeit der Versicherten möglich wäre (SVR, 2005).

Die Beitragsfinanzierung findet in der GKV im **Umlageverfahren** statt und nicht – wie bei der privaten Krankenversicherung – durch Kapitaldeckung. Das Umlageverfahren bedeutet, dass die Einnahmen eines Jahres nicht angespart werden, um Ausgaben späterer Jahre eines Mitglieds zu bestreiten. In einem Umlageverfahren finanziert daher die Generation der erwerbstätigen, in der Regel finanzstarken Mitglieder die alten Mitglieder (insbesondere Rentner) sowie beitragsfreie Mitversicherte. Bei einer Kapitaldeckung spart eine Generation (oder Alterskohorte bzw. jedes einzelne Mitglied) für seine eigenen Ausgaben im Alter einen Betrag an. Diese Kohorte soll damit im Alter nicht (oder nur teilweise) auf die Versicherungsbeiträge der jungen Generationen angewiesen sein.

Sachleistungsprinzip: In § 2 Abs. 2 SGB V ist das so genannte Sachleistungsprinzip verankert. Sachleistungsprinzip bedeutet, dass die Versicherten keine Geldleistung ausgezahlt bekommen. Dies wäre der Fall, wenn der Versicherte nach dem Arztbesuch eine Rechnung seines Arztes bei der Krankenversicherung einreichen würde. Stattdessen erhält der Versicherte im deutschen System eine Krankenversichertenkarte, die ihn zur Inanspruchnahme von Leistungen berechtigt. Das bedeutet, dass der Versicherte mit dem Leistungserbringer keine vertragliche Beziehung eingeht. Vielmehr erfolgt die vertragliche Grundlage zwischen Krankenkassen und zugelassenen Leistungserbringern.

Nach den Regelungen des GKV-Wettbewerbsstärkungsgesetzes können Krankenkassen ab dem 1. April 2007 ihren Versicherten im Rahmen der Wahltarife einen Kostenerstattungstarif anbieten. Das heißt, gesetzlich Versicherte können Leistungen wie Privatversicherte in Anspruch nehmen. Dies entspricht einer Einschränkung des Sachleistungsprinzips.

Paritätische Finanzierung: Wie bereits dargestellt, bedeutet die paritätische Finanzierung, dass die Beiträge von Arbeitgebern und Arbeitnehmern hälftig erbracht werden. Im Rahmen der Diskussionen um die Finanzierung von Zahnersatz und Krankengeld wurde die Parität verschoben.

Selbstverwaltung: Die Selbstverwaltung der Krankenkassen sichert sowohl den Versicherten als auch den Arbeitgebern Einfluss auf die gesetzliche Krankenversicherung. Die Selbstverwaltung sowie die Rechtsform der Körperschaft wird als wesentlich angesehen, um gesetzliche Krankenkassen teilweise außerhalb des Steuerhaushalts, jedoch außerhalb der für privatwirtschaftliche Betriebe geltenden Vorschriften, insbesondere des Kartellrechts, zu halten.

Die Selbstverwaltung wird durch gewählte Vertreter der Versicherten und der Arbeitgeber ehrenamtlich ausgeübt. Das Selbstverwaltungsorgan jeder Krankenkasse ist der Verwaltungsrat.

Pluralität: Pluralität besteht in mehrfacher Hinsicht. Sie sichert einerseits die Vielfalt der gewachsenen Krankenkassenvielfalt. Andererseits schafft der Wettbewerbsdruck, insbesondere auch nach Einführung der freien Wahl der Krankenkassen 1996, einen Konzentrationsprozess. Pluralität wird auch auf Seiten der Leistungsanbieter gesichert, beispielsweise durch die Betonung der Trägervielfalt bei Krankenhäusern (§ 8 Abs. 2 KHG).

8.1.5 Risikostrukturausgleich

Der Risikostrukturausgleich (RSA) ist in § 266 SGB V verankert und hat die Aufgabe, die Unterschiede zwischen den gesetzlichen Krankenkassen in Bezug auf die beitragspflichtigen Einnahmen und der sich aus der Morbidität der Versicherten ergebenden Leistungsausgaben auszugleichen. Er ist beschränkt auf die gesetzlichen Krankenkassen mit Ausnahme der landwirtschaftlichen Krankenkassen.

8.1.5.1 Hintergrund

Der Wettbewerb, der seit 1996 zwischen den Krankenkassen besteht, ist ohne Regulierung problematisch. Die Einführung der Kassenwahlfreiheit kann zu einer Risiko-Entmischung bei den Mitgliedern der verschiedenen Kassen führen. Aufgrund der risikounabhängigen und einkommensäquivalenten Beitragssatzerhebung, hätten die Krankenkassen eventuell einen Anreiz im Wettbewerb, weniger auf Qualität und Effizienz der Versorgung zu setzen, sondern sich um besonders gute Risiken zu bemühen, damit die Leistungsausgaben gering gehalten werden können. Außerdem könnte es zu einer Selbstselektion der Versicherten kommen. Gerade

junge und gut informierte Versicherte mit einem geringen Erkrankungsrisiko würden möglicherweise leichter auf die Anreize eines niedrigeren Beitragssatzes reagieren, so dass die Krankenkassen, die von vornherein geringere Beitragssätze anbieten könnten, einen höheren Zulauf an Versicherten mit guten und damit kostengünstigeren Morbiditätsrisiken hätten als andere. Außerdem ist bei einem Wettbewerb ohne Risikostrukturausgleich zu befürchten, dass die Krankenkassen solche Angebote vermeiden würden, die eine Versorgung von teuren chronischen Krankheiten zum Ziel hätten. Um diese Verzerrungen bei einem Kassenwettbewerb zu verhindern, wurde 1994 der Risikostrukturausgleich eingeführt. Ziel des RSA ist es, dass unterschiedliche Beitragssätze die Leistungsfähigkeit der Kassen, und nicht ihre Risikostruktur, widerspiegeln. Neben der Verbesserung der Wettbewerbsbedingungen verfolgt der RSA auch das Ziel, den Solidarausgleich zu schützen, denn ohne einen Ausgleich der Risikostruktur wären die Versicherten der Kassen mit guter Risikostruktur wesentlich weniger am Solidarausgleich beteiligt als die GKV-Mitglieder in Krankenkassen mit schlechter Risikostruktur. **Tabelle 8-2** zeigt bedeutsame Unterschiede der Krankenkassenarten nach Zahl der Familienversicherten, Frauenanteilen und den Einnahmen je Versichertem.

Der RSA in Verbindung mit dem Kontrahierungszwang verhindert weitgehend, dass sich die Krankenkassen erfolgreich um einen guten Risikopool bemühen.

8.1.5.2 Funktionsweise des RSA vor dem GKV-Wettbewerbsstärkungsgesetz

Bis zur Einführung des GKV-WSG werden die Einnahmen der Krankenkasse ihrer Risikostruktur angepasst, indem die Beitragssatzwirkungen, die auf Einkommen, Zahl der mitversicherten Familienangehörigen und die **Morbiditätskriterien** Alter, Geschlecht und Bezug von Erwerbsminderungsrenten zurückgehen, zwischen den Kassen ausgeglichen werden. Seit 2001 wird im RSA auch die Einschreibung in die vom Bundesversicherungsamt (BVA) für bestimmte Krankheiten zugelassenen so genannten strukturierten

Tabelle 8-2: Familienversicherte, Frauenanteil und beitragspflichtige Einkommen nach Kassenarten in den alten Bundesländern im Jahr 2007

	GKV	AOK	BKK	IKK	VdAK	AEV
Familienversicherte je 100 Mitglieder	37,84	38,01	43,74	43,49	36,02	41,67
Frauen je 100 Versicherte	53,1	52,4	50,5	46,1	58,1	46,1
Beitragspflichtige Einnahmen je Versicherter in €	14 047	11 836	16 619	12 994	15 449	15 662

Quelle: vdak: Basisdaten des Gesundheitswesens 2007.

Behandlungsprogramme erfasst[107]. Der Finanzausgleich zwischen den Kassen ist unterteilt in den **Finanzkraftausgleich** auf der Einnahmeseite und den **Beitragsbedarfsausgleich** auf der Ausgabenseite. Verwaltungskosten und Kann-Leistungen (Satzungsleistungen) werden nicht berücksichtigt.

Unter den Finanzkraftausgleich fallen der Ausgleich unterschiedlich hoher Einkommen der Versicherten sowie die Anzahl mitversicherter Familienangehöriger. Für den Beitragsbedarfsausgleich werden aus den im RSA berücksichtigten Informationen Durchschnittskosten für die Versichertengruppen errechnet und dann den Gruppen standardisierte Leistungsausgaben zugewiesen. Der Beitragsbedarf gibt somit die Leistungsausgaben an, die eine Krankenkasse gehabt hätte, wenn sie für ihre Versicherten exakt die durchschnittlichen Ausgaben pro Versichertenzelle benötigt hätte, die der Durchschnitt aller Krankenkassen benötigte. Eine direkte Erfassung von Morbiditätsunterschieden gibt es nicht, so dass von einer indirekten Morbiditätserfassung über die oben genannten Morbiditätskriterien gesprochen wird.

Die Division der Summe der berücksichtigungsfähigen Leistungsausgaben durch die beitragspflichtigen Einnahmen aller Krankenkassen ergibt den **Ausgleichsbedarfssatz**, der angibt, welcher Beitragssatz über alle Krankenkassen erhoben werden müsste, um die Leistungsausgaben zu finanzieren.

Um zu ermitteln, inwieweit die Krankenkasse einen Ausgleich aus dem Risikostrukturausgleich erhält oder aber eine Zahlung leisten muss, wird

die Finanzkraft dem Beitragsbedarf gegenüber gestellt. Liegt die Finanzkraft höher als der Beitragsbedarf, muss die Krankenkasse einzahlen. Im umgekehrten Fall erhält sie Auszahlungen. Die Systematik des Risikostrukturausgleichs führt immer dazu, dass sich Einzahlungen und Auszahlungen exakt entsprechen.

Ergänzend zum RSA wurde 2002 ein Risikopool eingerichtet, der die finanzielle Belastung bei besonders aufwändigen teuren Erkrankungen zwischen den Krankenkassen verteilt.

8.1.5.3 Bewertung der Wirkungen des bisherigen Risikostrukturausgleichs

Zwar kann der RSA die aus dem Anreiz der Risikoselektion entstehenden Wettbewerbsverzerrungen weitgehend verhindern. Trotzdem funktioniert er nicht perfekt. In einem im Jahr 2001 erstellten Gutachten im Auftrag des BMG wurde untersucht, inwiefern sich die Ausgabenpositionen der gesetzlichen Krankenkassen unterscheiden (IGES et al, 2001, S. 39 ff.). Dabei wurden die Kassen nach ihrer Wachstumsrate zwischen 1995 und 1999 in sechs Gruppen unterteilt. Das Gutachten weist nach, dass der Ausgabenanteil für Arzneimittel und stationäre Versorgung für stark gewachsene Kassen wesentlich geringer ist als für Kassen, die weniger stark gewachsen oder kleiner geworden sind. Da es keine Hinweise auf erhebliche Unterschiede in der

---

107 Diese werden auch Disease-Management-Programme (DMP) genannt und für ausgewählte chronische Krankheiten angeboten.

Effizienz oder im Tätigkeitsbereich der untersuchten Kassen gibt, geht das Gutachten davon aus, dass sich die Differenzen in der Höhe der Ausgabenpositionen auf unterschiedliche Morbiditätsstrukturen zurückführen lassen. Die Kassen mit starkem Mitgliederwachstum haben offensichtlich eine günstigere Morbiditätsstruktur. Dies lässt vermuten, dass die indirekte Erfassung von Morbiditätsfaktoren durch Alter, Geschlecht und Bezug einer Erwerbsminderungsrente nicht hinreichend sind, um die Morbidität abzubilden.

Wettbewerbsverzerrend wirkt neben der unzureichenden Berücksichtigung von Morbidität auch, dass es keinen vollständigen Ausgleich von Einkommensunterschieden gibt. Bisher wurden nur etwa 92 % der unterschiedlichen Einkommen der Versicherten durch den RSA ausgeglichen (IGES et al, 2001). Grund hierfür ist, dass Verwaltungsausgaben und Satzungsleistungen im RSA nicht berücksichtigt werden. Die Verwaltungsausgaben und Satzungsleistungen müssen von den Kassen aus den beitragspflichtigen Einnahmen finanziert werden. Kassen mit relativ vielen einkommensstarken Mitgliedern verwenden daher einen niedrigeren Teil-Beitragssatz auf die Verwaltungsausgaben und Satzungsleistungen als Kassen mit finanzschwachen Mitgliedern. Aufgrund des unzureichenden Ausgleichs von Morbidität und Einkommen spiegeln die unterschiedlichen Beitragssätze der Krankenkassen nicht zwangsläufig die Effizienz wider, sondern können auch auf einer günstigeren Zusammensetzung der Versicherten beruhen. Dadurch wird der Wettbewerb zwischen den Krankenkassen verzerrt (Passon, 2008, S. 24).

8.1.5.4 Funktionsweise des RSA nach dem GKV-Wettbewerbsstärkungsgesetz

Seit dem 1. Januar 2009 gilt nach Regelung des GKV-WSG der neue **Morbi-RSA** (morbiditätsorientierter Risikostrukturausgleich). Der RSA wird ab dann über Mittelzuweisungen aus dem Gesundheitsfonds organisiert[108]. Die Krankenkassen erhalten aus dem Fonds einen einheitlichen Beitrag pro Mitglied, nicht mehr wie bisher einkommensabhängige Versicherungs-

beiträge. Durch die einheitlichen Beiträge wird der Risikostrukturausgleich um den Ausgleich von Einkommensunterschieden der Versicherten verschiedener Kassen reduziert. Der Finanzkraftausgleich wird damit deutlich verringert. Allein unterschiedliche Einnahmen aufgrund der beitragsfreien Familienmitversicherung müssen noch ausgeglichen werden.

Neben dem Finanzkraftausgleich wird auch der Beitragsbedarfsausgleich durch die Gesundheitsreform berührt. Die Krankenkassen erhalten aus dem Fonds alters-, geschlechts- und risikoadjustierte Zu- und Abschläge zum Ausgleich der unterschiedlichen Risikostrukturen. Zusätzlich wird der RSA jedoch morbiditätsorientiert weiterentwickelt. Der sogenannte morbiditätsorientierte Risikostrukturausgleich wird seit längerem diskutiert, da festgestellt wurde, dass die derzeitig zum RSA herangezogenen Morbiditätsfaktoren nicht ausreichen, um einen angemessenen Ausgleich von Morbiditätsunterschieden zwischen den Kassen zu erreichen (Deutscher Bundestag, 2003, S. 235 ff; IGES et al, 2001, S. 39 ff). Im Zuge der morbiditätsorientierten Weiterentwicklung werden 80 schwerwiegende und kostenintensive Krankheiten aufgenommen, die über den Morbi-RSA ausgeglichen werden sollen. Die Leistungsausgaben dieser Krankheiten müssen die durchschnittlichen Leistungsausgaben der Versicherten um mindestens 50 % überschreiten. Zusätzlich findet über ein sogenanntes Versichertenklassifikationsmodell eine Zuordnung der Versicherten zu Morbiditätsgruppen statt. Aufgrund der Verfeinerung der Aufteilung der Patienten auf Morbiditätsgruppen kann der Risikopool abgeschafft werden, und auch die Berücksichtigung der Behandlungskosten von Teilnehmern an Disease-Management-Programmen entfällt.

Eine weitere Neuerung ist der zusätzliche Ausgleich von Verwaltungsausgaben und Ausgaben für Satzungs- und Ermessensleistungen.

---

108 Siehe zum Gesundheitsfonds Kapitel 8.4.

8.1.5.5 Umfang und Wirkung

Im Jahr 2007 betrug das durch den Risikostrukturausgleich umverteilte Volumen 16,6 Mrd. €. Das Volumen stieg seit der Einführung 1994 bis 2003 beständig an, seitdem befindet es sich ungefähr auf gleich bleibendem Niveau (s. **Abbildung 8-1**). Ursache ist gemäß der Systematik des Risikostrukturausgleichs eine zunehmende Differenz der Morbidität der Versicherten zwischen den Krankenkassen.

Größte Empfängerkasse war (als Verband) die Allgemeine Ortskrankenkasse (AOK), die 14,7 Mrd. € erhielt. Größte Zahlerkasse (wiederum als Verband) waren die Betriebskrankenkassen (BKK), die 7,8 Mrd. € einzahlten. Im Zeitablauf ist dabei bemerkenswert, dass zunächst die Angestellten-Ersatzkassen zu den größten Zahlerkassen gehörten, sich jedoch im Zeitablauf ihre Einzahlungen verringerten. Überkompensiert wurde dies durch die Einzahlungsverpflichtungen für die BKKn. Nahezu unverändert blieb die Funktion der AOK als bedeutendste Empfängergruppe (vdak, 2007).

8.2 Private Krankenversicherung (PKV)

Die private Krankenversicherung besteht neben der gesetzlichen Krankenversicherung als eigenes Versicherungssystem. Ihre Grundlagen sind nicht über das SGB V geregelt, sondern unterliegen den Rechtsgrundlagen eines privaten Versicherungsvertrages, also dem Bürgerlichen Gesetzbuch und Handelsgesetzbuch. Die Ursprünge der PKV gehen auf das Ende des 19. Jahrhunderts zurück, als private Versicherungsunternehmen denjenigen Personen Versicherungsschutz anboten, die nicht in der gesetzlichen Krankenversicherung eingeschlossen waren (Dürig et al., 1999, S. 79ff).

8.2.1 Leistungen, Versichertenkreis und Finanzierung

8.2.1.1 Leistungen und Versichertenkreis

Die Leistungen der privaten Krankenversicherung unterscheiden sich im Wesentlichen von denen der gesetzlichen Krankenversicherung durch die zusätzliche Übernahme bestimmter

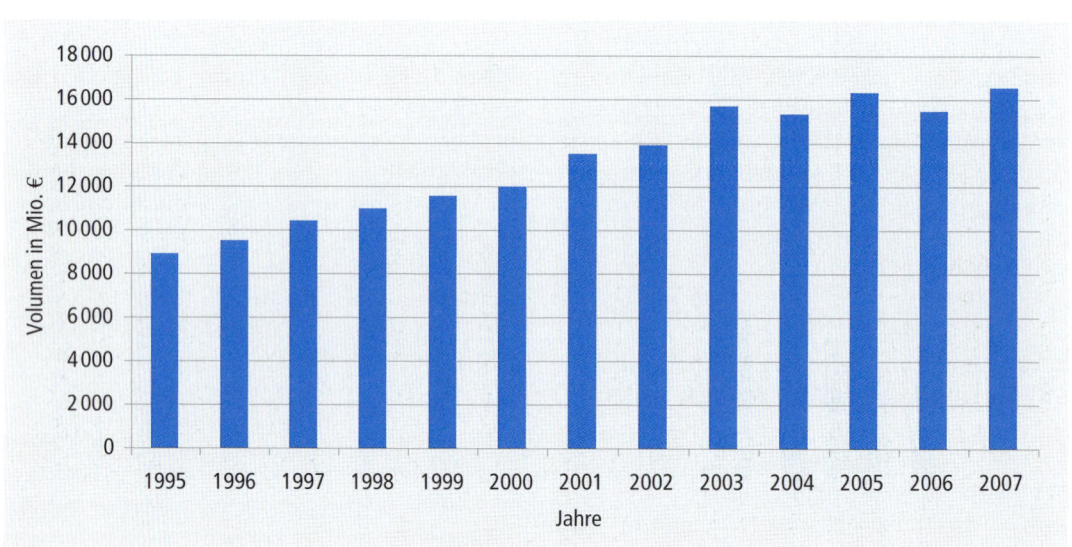

Quelle: vdak: Basisdaten des Gesundheitswesens 2007. Eigene Darstellung.

Abbildung 8-1: Entwicklung des Risikostrukturausgleich-Transfervolumens (Empfänger) in Mio. € 1995 bis 2007.

Serviceleistungen wie Einzelzimmer und Chefarztbehandlung im Krankenhaus. Zur Absicherung gegen Einkommensausfälle wird für Freiberufler und Selbstständige eine Krankentagegeldversicherung als Zusatzversicherung angeboten.

In der privaten Krankenversicherung können sich diejenigen Personen versichern, die keiner Versicherungspflicht in der gesetzlichen Krankenversicherung unterliegen. Dazu gehören Personen, deren Jahresbruttoeinkommen drei Jahre in Folge über der Versicherungspflichtgrenze liegt, sowie Beamte, Selbständige und Freiberufler.

In der privaten Krankheitsvollversicherung waren zum Jahresende 2006 ca. 8,5 Mio. Personen vollversichert (s. **Abb. 8-2**). Das Leistungsspektrum der PKV umfasst sowohl Voll- als auch Zusatzversicherungen. Eine **Vollversicherung** können die aus der GKV ausgeschiedenen freiwillig Versicherten abschließen ebenso wie Beamte und Selbstständige. Über eine **Zusatzversicherung** verfügten 18,4 Mio. Personen. Es handelt sich dabei überwiegend um gesetzlich Versicherte, die eine Versicherung für Serviceleistun-

gen, wie Zimmer mit besonderer Ausstattung im Krankenhaus oder Chefarztbehandlung, abschließen. Pro Jahr beträgt der Wanderungssaldo zwischen GKV und PKV über die letzten Jahre rund 200 000 Personen zugunsten der PKV (s. **Abb. 8-3**).

Im Jahr 2006 gab es 48 private Krankenversicherungsunternehmen. Die PKV erzielte 2006 Beitragseinnahmen von 28,48 Mrd. €, der Leistungsausgaben von 17,27 Mrd. € gegenüberstanden. Der größte Teil der Differenz floss in Alterungsrückstellungen, die ca. 8,78 Mrd. € ausmachten (PKV Zahlenbericht 2006/2007). Eine wesentliche Gruppe der privat Versicherten stellen **Beamte** dar. Sie erhalten für die Hälfte ihrer Behandlungskosten eine **Beihilfe** vom Dienstherrn. Der Teil der Behandlungskosten, der nicht durch die Beihilfe gedeckt ist, wird von den Beamten privat getragen. Theoretisch besteht auch für Beamte die Möglichkeit, sich in der gesetzlichen Krankenversicherung zu versichern. Da hier jedoch der Versicherungsbeitrag allein getragen werden muss, wird diese Alternative nur sehr selten genutzt. Rechtsgrundlage für die Gewährung von Beihilfen an Beamte sind die je-

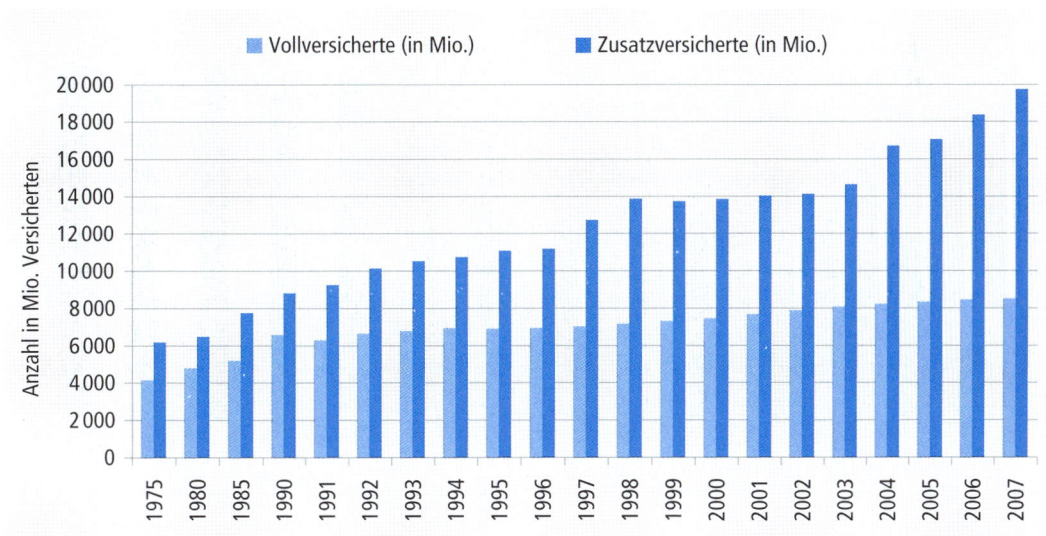

Quelle: PKV Zahlenbericht 2006. Eigene Darstellung.

Abbildung 8-2: Anzahl der Vollversicherten und Zusatzversicherten in der PKV in den Jahren 1975 bis 2007.

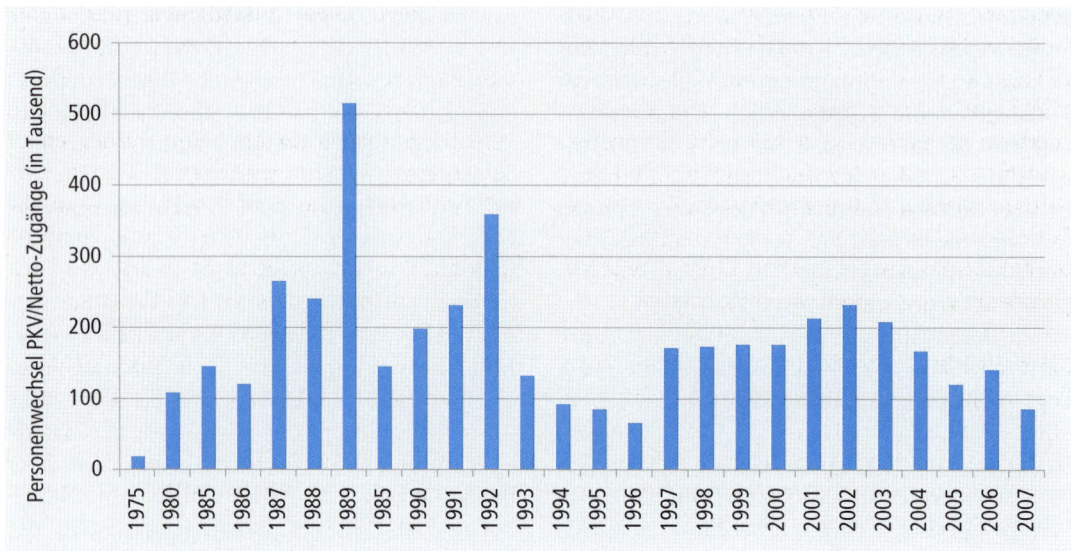

Quelle: PKV Zahlenbericht 2004 und 2006. Eigene Darstellung.

Abbildung 8-3: Personenwechsel: Nettozugänge in der PKV in den Jahren 1975 bis 2007.

weiligen bundes- bzw. landesrechtlichen Beihilfevorschriften. Die Beamten stellen rund die Hälfte der vollversicherten Personen in der privaten Krankenversicherung.

8.2.1.2 Prämien und Abrechnungsmodalitäten

Die Höhe der **Versicherungsprämie** bei Aufnahme richtet sich nach der Morbidität der Versicherten. Auf Grund dieser Regelung wird in der PKV von einer **risikoäquivalenten** Prämiengestaltung gesprochen. Im Regelfall wird die Morbidität der Anwärter auf eine private Versicherung über die ärztlichen Untersuchungsergebnisse der letzten Jahre sowie Alter und Geschlecht abgeschätzt. Bei höherer Morbidität wird tendenziell eine höhere Einstufung vorgenommen. Seit dem 1. Januar 2008 werden die Kosten für Geburten und die Schwangerschaftsvorsorge aufgrund des allgemeinen Gleichbehandlungsgesetzes zu gleichen Teilen auf Männer und Frauen verteilt.

Seit dem 1. Januar 2009 ist die PKV verpflichtet, einen **Basistarif** anzubieten. Der Basistarif ist hinsichtlich des Leistungsumfangs mit den

Leistungen der GKV vergleichbar. Die Versicherungsprämie darf den durchschnittlichen Höchstbeitrag der gesetzlichen Krankenversicherung nicht übersteigen. Die Prämienhöhe richtet sich nach Alter und Geschlecht der neu aufgenommenen Versicherten, nicht nach deren Morbidität. Wie in der gesetzlichen Krankenversicherung gilt im Basistarif der PKV der Kontrahierungszwang.

Privatpatienten rechnen die ärztlichen Leistungen unmittelbar mit dem Arzt ab. Sie erhalten, anders als gesetzlich versicherte Patienten, eine Rechnung, die sie anschließend ihrer privaten Krankenversicherung einreichen. Grundlage für die Abrechnung ist die **Gebührenordnung für Ärzte (GOÄ)**, die zudem regelgebundene Hebesätze vorsieht, die die Abrechnungssumme erhöht. Privatpatienten können in der Regel auch Ärzte aufsuchen, die nicht als Vertragsarzt an der Sicherstellung der Versorgung der gesetzlichen Krankenversicherung teilnehmen.

Eine **beitragsfreie Mitversicherung** existiert nicht. Angehörige und Kinder entrichten jeweils eigene Beiträge bzw. verfügen über eigene Versicherungsverträge. Aus den Abweichungen gegenüber der GKV ergibt sich, dass sich ein Wechsel in die PKV dann finanziell eher lohnt, wenn geringe Vorerkrankungen, hohes Einkommen und keine oder wenige beitragsfrei Mitversicherte in der Familie sind. Ein Leistungswettbewerb zwischen den Systemen der GKV und PKV wird durch diese Rahmenbedingungen nicht gefördert. Eine weitere Besonderheit der PKV besteht darin, dass in der Beitragszahlung eine **Kapitaldeckungskomponente** enthalten ist.

8.2.2 Wettbewerbspolitische Leitsätze

Die wettbewerbspolitischen Leitsätze der PKV unterscheiden sich maßgeblich von denen der GKV. Sie können mit den Begriffen des Äquivalenzprinzips, der Kapitaldeckung und der Leistungsfähigkeit beschrieben werden.

Äquivalenzprinzip: Das Äquivalenzprinzip bezieht sich zum einen auf die Äquivalenz zwischen Morbiditätsrisiko des Versicherten und dessen Prämienhöhe, zum anderen auf die Äquivalenz zwischen Höhe der Prämienzahlung und dem Versicherungsumfang. Daraus leiten sich mehrere Besonderheiten der PKV ab. Beispielsweise ist es möglich, den Umfang der versicherten Leistungen zu bestimmen (z. B. Einbettzimmer im Krankenhaus). Der Versicherungsschutz ist nicht wie in der gesetzlichen Krankenversicherung gesetzlich geregelt, sondern richtet sich nach dem vereinbarten Tarif. Zudem ergibt sich aus dem Äquivalenzprinzip die Berücksichtigung der Morbidität und des Alters bei der Kalkulation der Beiträge bei Versicherungseintritt. Ebenso erfolgt eine getrennte Kalkulation nach dem Geschlecht der Versicherten. Anders als die private Krankenversicherung steht die gesetzliche Krankenversicherung für das Solidaritätsprinzip, in dem die Beiträge nicht äquivalent erhoben werden, sondern je nach finanzieller Leistungsfähigkeit des Versicherten.

Kapitaldeckung: Im Gegensatz zur Umlagefinanzierung der gesetzlichen Krankenversicherung, bei der die Beiträge unmittelbar zur Finanzierung der Leistungen herangezogen werden, operiert die PKV nach dem sogenannten Kapitaldeckungsverfahren. Privat Versicherte zahlen in den ersten Jahren einen Beitrag, der etwas über der zur Deckung der Ausgaben benötigten Prämie liegt. Diese zusätzlichen Einnahmen werden von der privaten Versicherung am Kapitalmarkt angelegt und dort verzinst. Die Rücklagen dienen der Finanzierung der steigenden Leistungsausgaben im Alter und werden daher **Alterungsrückstellungen** genannt. Bei den Alterungsrückstellungen werden allerdings nur die reinen demografiebedingten Kosten berücksichtigt, nicht der medizinisch-technische Fortschritt, so dass es trotzdem zu deutlichen Prämiensteigerungen im Alter kommt.

Wettbewerb: Die PKV wird oftmals als wettbewerbnahes System verstanden. Wettbewerb kann sich dabei zwischen den Unternehmen der PKV und zwischen der PKV insgesamt und der GKV entwickeln. Zwischen PKV-Unternehmen bestand bisher Wettbewerb vorwiegend zum Zeitpunkt der Einschreibung, da die Altersrückstellung der Versicherten bei einem Wechsel zwischen PKV-Unternehmen nicht portabel waren und somit für die Versicherten verloren gingen. Das GKV-Wettbewerbsstärkungsgesetz führt erstmals die Portabilität von Alterungsrückstellungen ein. Die Alterungsrückstellungen werden dabei auf den Betrag normiert, der erzielt worden wäre, wenn der Versicherte im Basistarif versichert gewesen wäre. Bei einem Wechsel von einer privaten Versicherung zu einer anderen kann dieser Betrag mitgenommen werden. Darüber hinausgehende angesparte Beträge gehen weiterhin verloren, so dass von einem verzerrten Wettbewerb zwischen den privaten Krankenversicherern gesprochen werden muss. Der Wettbewerb zwischen PKV und GKV ist ebenfalls verzerrt, da die Wahl zwischen den Systemen nicht für alle Versicherten gegeben ist und durch die abweichenden Beitragskalkulationen ein Anreiz besteht, dass «gute Risiken» bevorzugt in die PKV wechseln. Ein Wettbewerb um alle Versicherten findet daher nicht statt. Aus ökonomischer Sicht wird dadurch Risikoselektion Vorschub geleistet (Enthoven, 1993, S. 24 ff.).

8.3 Reformbedarf im Krankenversicherungssystem

8.3.1 Die zukünftigen Herausforderungen für das System der gesetzlichen Krankenversicherung

Als Herausforderungen hinsichtlich der künftigen Ausgabenentwicklung zeichnen sich in den letzten Jahren der demografische Wandel und der medizinisch-technische Fortschritt ab. Beide Entwicklungen für sich und gerade im Zusammenspiel werden in Zukunft zu Finanzierungsengpässen in der gesetzlichen Krankenversicherung führen.

8.3.1.1 Demografische Entwicklung

Die deutsche Bevölkerungsentwicklung ist gekennzeichnet durch einen doppelten Alterungsprozess. Dieser wird zum einen durch eine anhaltend geringe Fertilitätsrate von 1,4 Kindern pro Frau ausgelöst, zum anderen durch das Ansteigen der Lebenserwartung. Nach Berechnungen des statistischen Bundesamtes wird der Altenquotient von 32 im Jahr 2005 auf 60 im Jahr 2050 steigen (Statistisches Bundesamt, 2006). Der Altenquotient dient der Darstellung des Verhältnisses der Bevölkerung im erwerbsfähigen Alter zu den Rentnern. Aufgrund der geringen Fertilitätsrate und der steigenden Lebenserwartung werden in Zukunft die jüngeren Jahrgänge immer schwächer, die älteren immer stärker besetzt sein.

Der doppelte Alterungsprozess hat folgende Auswirkungen auf die Finanzierung der gesetzlichen Krankenversicherung: Zum einen wirkt ein demografischer Finanzierungseffekt, zum anderen kommt ein demografischer Ausgabeneffekt zum Tragen. Der **demografische Finanzierungseffekt** ist verantwortlich für die Verringerung der Einnahmen der GKV durch den steigenden Anteil der Rentner. Da die Beiträge zur GKV in Folge des Solidarprinzips einkommensabhängig erhoben werden und das Renteneinkommen bei etwa 52 % des derzeitigen Erwerbseinkommens liegt (SVR, 2005, S. 28), führt ein steigender Altenquotient zu einer Erosion der Einnahmebasis. Die Einnahmen der GKV werden daher in Zukunft auch von der Höhe der Renten und dem Renteneintrittsalter abhängen. Der demografische Ausgabeneffekt besteht aus einer direkten und einer indirekten Komponente. Der **direkte demografische Ausgabeneffekt** beschreibt die steigenden Gesamtausgaben bei einem Wechsel eines GKV-Mitglieds von der Erwerbs- in die Rentenphase, da die Pro-Kopf-Ausgaben für Gesundheitsleistungen für Rentner höher sind als jene für Erwerbstätige (Fetzer, 2005, S. 8)[109]. Der demografische Finanzierungseffekt und der direkte demografische Ausgabeneffekt zielen allein auf die Auswirkungen der sich verändernden Zusammensetzung der Bevölkerung ab.

Der **indirekte demografische Ausgabeneffekt** berücksichtigt zudem die Entwicklung der altersspezifischen Ausgabenprofile bei einer steigenden Lebenserwartung. Die Stärke dieses Effekts ist bisher umstritten. In der Literatur werden hierzu zwei gegensätzliche Thesen vertreten: die Medikalisierungsthese und die Kompressionsthese.

Die **Medikalisierungsthese** besagt, dass die Häufigkeit von Erkrankungen mit zunehmendem Alter ansteigt. Dies führt dazu, dass bei steigender Lebenserwartung Leistungen des Gesundheitswesens sowohl länger als auch häufiger in Anspruch genommen werden. Die Ausgabenprofile steigen somit mit zunehmendem Alter. Die Medikalisierungsthese geht auf Verbrugge (1984) zurück und wird unter anderem von Buchner und Wasem (2004) vertreten. Im Gegensatz zur Medikalisierungsthese wird mit der **Kompressionsthese** die Auffassung vertreten, dass die Morbidität bei steigendem Lebensalter nur geringfügig steigt. Die Kompressionsthese beruht auf der Beobachtung, dass die Ausgaben für Gesundheitsleistungen nicht prinzipiell im Alter steigen, sondern vor allem mit der zeitlichen Entfernung zum Tod. So entstehen die höchsten Kosten etwa ein Jahr vor dem Tod des Patienten. Steigt die Lebenserwartung, kommt es zu einer Kompression der Morbidität und da-

---

109 Die Relation der Ausgaben von Rentnern zu denen von Erwerbstätigen lag im Jahr 2004 bei 1,96 (vgl. SVR, 2005, S. 632).

mit der Gesundheitsausgaben auf die letzten Lebensjahre. Die altersspezifischen Ausgabenprofile werden also gestreckt. Die Kompressionsthese geht auf Fries (1980) zurück und wird unter anderem von Zweifel, Felder, Werblow (2004) vertreten.

Die Medikalisierungsthese und die Kompressionsthese werden häufig im **bi-modalen Konzept** zusammengefasst. In diesem Konzept wird davon ausgegangen, dass sich der Gesundheitszustand der nachfolgenden Generationen zwar verbessern wird, der Anteil an chronisch kranken und behinderten Menschen jedoch gleichzeitig zunehmen wird. Das bi-modale Konzept wurde in der Enquete-Kommission der Bundesregierung 2002 angenommen. Die altersspezifische Leistungsinanspruchnahme befindet sich in diesem Konzept zwischen denen der Medikalisierungsthese und der Kompressionsthese. Insgesamt gibt es für die Medikalisierungsthese weniger empirische Evidenz als für die Kompressionsthese (Fetzer, 2004, S. 11).

Eine Untersuchung des WIP (Niehaus, 2006) beschreibt, dass bezüglich der Auswirkungen durch die steigende Lebenserwartung zwischen Lebensqualität und monetärer Auswirkung unterschieden werden muss. Danach kommt es bei der Lebensqualität zu einer Kompression. Die Menschen verbrächten immer mehr gesunde Lebensjahre. Bei den Ausgaben für Gesundheitsleistungen träfe eher die Medikalisierungsthese zu.

Je nach Datenbasis und abhängig von der angenommenen Entwicklung der Morbidität ergeben sich unterschiedliche Schätzungen für den zukünftigen Beitragssatz. Nach Berechnungen von Fetzer (2004, S. 14) stabilisiert sich der Beitragssatz ab dem Jahr 2050 unter Verwendung der Kompressionsthese bei knapp 19 %. Wird stattdessen die Gültigkeit der Medikalisierungsthese angenommen, ergibt sich langfristig ein Beitragssatz von 21,3 %. Der Beitragssatz für eine mittlere Entwicklung der Morbidität liegt bei Fetzer mit etwa 19,5 % nur wenig oberhalb des Beitragssatzes bei Wirksamkeit der Kompressionsthese. In einem Gutachten des DIW wird der Beitragssatz für das Jahr 2050 bei gleich bleibendem Rentenniveau und konstanter Mor-

bidität auf 18,95 %, bei verringerter Morbidität auf 17,13 % geschätzt (DIW, 2001, S. 105). Betrachtet man allein den demografischen Wandel, fällt der Anstieg der Gesundheitsausgaben in den nächsten Jahren relativ moderat aus. Bei einer alleinigen Einbeziehung der sich verändernden Altersstruktur wird der tatsächlich zu erwartende Ausgabenanstieg allerdings unterschätzt. Zusätzlich muss der medizinisch-technische Fortschritt berücksichtigt werden.

8.3.1.2 Medizinisch-technischer Fortschritt

Medizinisch-technischer Fortschritt umfasst Innovationen in medizinischen Behandlungs- und Untersuchungsmethoden (Knappe et al., 2000, S. 71). Dabei werden Produkt- und Prozessinnovationen unterschieden. Bei **Produktinnovationen** handelt es sich um Innovationen, durch die zuvor nicht behandelbare oder diagnostizierbare Krankheiten behandelt und diagnostiziert werden können. Da in diesem Falle neue Produkte zusätzlich angeboten werden, handelt es sich dabei häufig um eine kostensteigernde Innovation. **Prozessinnovationen** dienen dazu, bereits existierende Diagnose- und Behandlungsmöglichkeiten durch eine verbesserte oder neue Technologie kostengünstiger bereitzustellen. Häufig treten Mischformen aus Produkt- und Prozessinnovationen auf, d. h. neue Technologien, die die Diagnose- und Therapiemöglichkeiten für bereits bekannte Krankheiten verbessern und gleichzeitig weniger Ressourcen verbrauchen als die zuvor angewendete Methode. Insgesamt überwiegt jedoch der kostentreibende Faktor bei Innovationen im Gesundheitswesen.

Zudem besteht in der ökonomischen Theorie teilweise die Auffassung, dass der durch die Produktinnovationen ausgelöste Kostendruck noch durch die Wechselwirkung von demografischem Wandel und medizinisch-technischem Fortschritt verstärkt wird. Das **Sisyphus-Syndrom** beschreibt, dass der medizinisch-technische Fortschritt zur Alterung der Gesellschaft beiträgt, da Produkt- und Prozessinnovationen häufig eine lebensverlängernde Wirkung haben (Zweifel, 1990). Dies führt zu einer Zunahme an älteren Wählern, die verstärktes Interesse an einem weiteren Ausbau des Gesundheitssystems haben, wozu auch weitere kostentreibende Innovationen zählen.

Berücksichtigt man den medizinisch-technischen Fortschritt und seine möglichen Wechselwirkungen mit den demografischen Veränderungen, liegen die Beitragssatzprojektionen der meisten Untersuchungen deutlich über den erwarteten Beitragssätzen, wenn man ausschließlich die Auswirkungen des demografischen Wandels betrachtet. Um die finanziellen Auswirkungen des medizinisch-technischen Fortschritts abschätzen zu können, müssen auch Annahmen über die Höhe seines Wachstums getroffen werden. Fetzer (2005, S. 21 ff.) berechnet bei einer Wachstumsrate von 1 % über der allgemeinen Produktivitätsrate und unter Annahme der Kompressionsthese einen Beitragssatz von 25,4 % im Jahr 2040. Für die Medikalisierungsthese liegt der geschätzte Beitragssatz bei 27,8 %[110].

8.3.2 Problembefund im derzeitigen System der gesetzlichen Krankenkassen

8.3.2.1 Lohnabhängige Beitragszahlung

Seit den 70er Jahren des letzten Jahrhunderts steigt der Beitragssatz der gesetzlichen Krankenversicherung kontinuierlich an (s. **Abbildung 8-4**). Dies wurde häufig mit einer starken Zunahme der Ausgabenseite begründet. Zwischen 1970 und 1990 stiegen die Ausgaben von fast 13,4 Milliarden € auf 75,5 Milliarden € (Gesundheitsberichterstattung des Bundes). Seit der Wiedervereinigung stiegen die Gesundheitsausgaben auf 145,7 Milliarden €. Betrachtet man jedoch den Anteil der Ausgaben für Gesundheitsleitungen am Bruttoinlandsprodukt, so zeigt sich, dass dieser seit Mitte der 70er Jahre bis 2005 nur unwesentlich, von 5,8 % auf 6,4 % gestiegen ist, was einer Steigerung von 10,3 % entspricht. Die Beitragssätze stiegen im selben Zeitraum von 10,5 % auf 14,2 %, also um 35,2 % (Statistisches Bundesamt).

Das Ansteigen der Beitragssätze kann also durch die Ausgabensteigerung nicht erklärt werden.

110 Vergleiche zu den Beitragsprognosen auch Beske (2007).

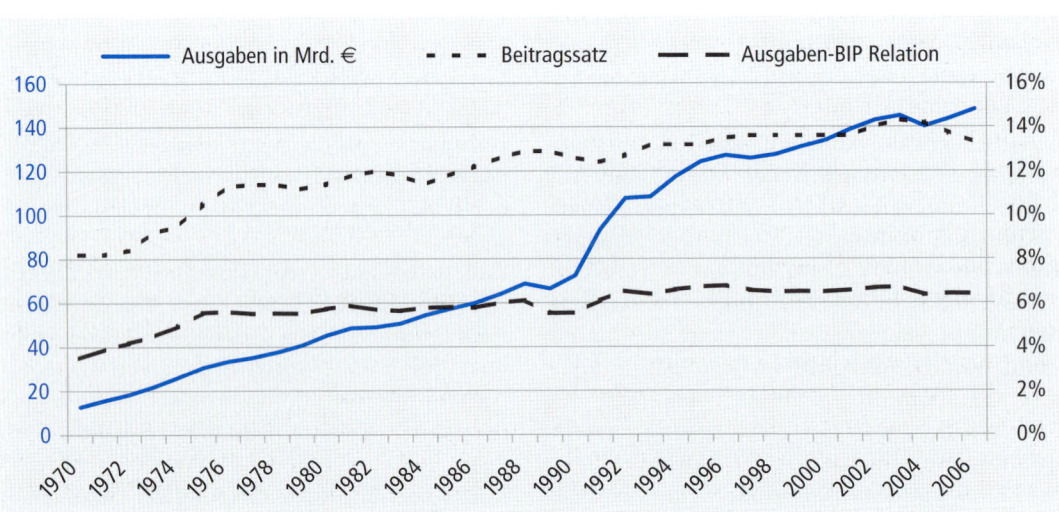

Quelle: SVR 2007. Anmerkung. Bis 1990 alte Bundesländer, ab 1991 neue Bundesländer.

Abbildung 8-4: Entwicklung der Ausgaben, des Beitragssatzes und der Ausgaben – BIP Relation der gesetzlichen Krankenversicherung von 1970 bis 2006.

Eine Erklärung liefert die Entwicklung der Einnahmeseite. Da die Einnahmen der gesetzlichen Krankenversicherung direkt an das Lohneinkommen gekoppelt sind, führt eine Abnahme an sozialversicherungspflichtiger Beschäftigung und ein sinkendes Lohneinkommen auch zu einer Erosion der Einnahmebasis der GKV (Braun et al, 1998, S. 21 ff.). Nach Angaben des Statistischen Bundesamtes sank die bereinigte Bruttolohnquote von 1980 bis 1999 von 75,8 % auf 71,0 %. Die bereinigte Bruttolohnquote misst den Anteil an unselbständiger Arbeit am Volkseinkommen bei einer unveränderten Arbeitnehmerquote. Zudem steigt seit den 70er Jahren die Arbeitslosigkeit. Dies führt dazu, dass die Ausgaben der GKV aus einem immer geringer werdenden beitragspflichtigen Einkommen finanziert werden müssen. Obwohl der Anteil der Ausgaben am BIP in etwa stabil geblieben ist, müssen die Beitragszahler einen immer größeren Anteil ihres individuellen Einkommens an die GKV zahlen.

Ein weiteres Problem, das häufig im Zusammenhang mit den lohnabhängigen Beitragssätzen genannt wird, ist die Koppelung der Beitragssätze an die Lohnnebenkosten. Da die Beiträge der Arbeitgeber Bestandteil der Lohnnebenkosten sind, steigen diese, wenn der Beitragssatz steigt. Dies, so wird häufig argumentiert, führe zu einer Abnahme der Arbeitsnachfrage, sofern es dem Arbeitgeber nicht möglich ist, durch gleichzeitige Lohnzurückhaltung bzw. Lohnkürzung die Lohnnebenkosten stabil zu halten. Eine Untersuchung des Berliner Instituts IGES aus dem Jahr 2004 konnte keinen signifikanten Zusammenhang zwischen der Belastung der Arbeitgeber durch Gesundheitsausgaben und der Beschäftigung in Deutschland nachweisen (Eckert, 2004).

Die finanzierungsseitigen Probleme der GKV und die damit in Zusammenhang stehenden Beitragssatzsteigerungen haben in der Vergangenheit eine Diskussion über grundlegende Reformen im Gesundheitswesen ausgelöst. Dabei hatten sich vor allem zwei Schlagworte durchgesetzt, die von der SPD bevorzugte Bürgerversicherung und das von der CDU favorisierte Gesundheitsprämienmodell. Da sich der Ausdruck Bürgerversicherung auf den eingeschlossenen Versichertenkreis bezieht, während es sich beim Begriff der Gesundheitsprämie um die Erhebungsform der Beiträge handelt, können auch Mischformen beider Modelle angedacht werden. Im Folgenden sollen beide Konzepte kurz umrissen werden.

8.3.2.2 Bürgerversicherung

Die zentralen Merkmale einer **Bürgerversicherung** sind (Lauterbach, 2004a, S. 397 ff.; Lauterbach, 2004b, S. 26 ff; SPD, 2004):

- **Erweiterung des Versichertenkreises.** Die gesamte Wohnbevölkerung wird in die Bürgerversicherung einbezogen. Sonderregelungen, beispielsweise für Beamte, Bezieher von Arbeitseinkünften oberhalb der Versicherungspflichtgrenze und Selbstständige, entfallen und sind nur noch für bereits bestehende Verträge zugelassen. Freiwillige Übertritte aus der PKV in den Tarif Bürgerversicherung sind möglich, ein Zwang zum Übertritt besteht für Vertragsinhaber nicht. Neuverträge sind hingegen zwingend im Tarif Bürgerversicherung abzuschließen. Somit sind nach einer Übergangszeit alle Bürger in der Bürgerversicherung versichert.

- **Erweiterung der Beitragsbemessungsgrundlage.** Bisher liegen den Beiträgen in der gesetzlichen Krankenversicherung fast ausschließlich die Einkünfte aus abhängiger Beschäftigung zu Grunde. In der Bürgerversicherung würde hingegen möglichst das gesamte Einkommen zu Grunde gelegt werden, also insbesondere auch Einkünfte aus selbstständiger Beschäftigung und Kapital. Bezüglich der Einkünfte aus Vermietung und Verpachtung gibt es unterschiedliche Positionen. Ursache ist das erwartbare geringe Aufkommen bei hohem Erfassungsaufwand.

- **Neuordnung der Ausgabenseite.** Auf der Ausgabenseite sollen Zusatzversicherungen auf breiter Basis zugelassen werden. Diese umfassen Leistungen mit Servicecharakter. Der verpflichtende Leistungskatalog der Bürgerversicherung umfasst alle medizinisch notwendigen Leistungen und orientiert sich an dem

Leistungskatalog der GKV. Eine Fortschreibung gemäß den Kriterien der Evidenz und Kosten-Effektivität (beispielsweise bei Arzneimitteln) ist in der Bürgerversicherung angestrebt.

Als Vorteile der Bürgerversicherung werden genannt:

- **Senkung der Lohnnebenkosten.** Die Beitragssätze würden durch die Einbeziehung weiterer Einkunftsarten sowie die Einbeziehung aller Versicherten sinken. Derzeit privat Versicherte weisen bei überdurchschnittlich hohen Einkünften eine geringere Morbidität und Leistungsinanspruchnahme auf, so dass sich der Entlastungseffekt sowohl durch höhere Einnahmen als auch geringere Ausgaben für die Übergänge aus der PKV insgesamt ergibt. Die Berechnungen der «Nahles-Kommission» gehen von einer Absenkung von 1,6 bis 1,8 Beitragssatzpunkten bei unveränderter Beitragsbemessungsgrenze aus.
- **Einbeziehung aller Einkommensarten.** Die Einbeziehung aller Einkunftsarten führt zu einer höheren Gerechtigkeit zwischen Versicherten mit gleichem Gesamteinkommen. Bisher muss ein Bezieher von 3000 € Arbeitseinkünften auf dieses gesamte Einkommen Beiträge entrichten, während ein Bezieher von 1500 € Kapitaleinkünften und 1500 € Arbeitseinkünften lediglich auf die Hälfte Beiträge entrichtet.
- **Leistungsgerechte Erhebung der Beiträge.** Die Einbeziehung aller Einkunftsarten ermöglicht die Zugrundelegung der gesamten Leistungsfähigkeit. Allerdings ist diese begrenzt durch den geplanten Fortbestand der Beitragsbemessungsgrenze. Sehr leistungsfähige Versicherte tragen damit geringere prozentuale Beiträge als Bezieher von Einkünften unterhalb der Beitragsbemessungsgrenze. Auch die mögliche Nichtbeachtung von Einkunftsarten wie Einkünften aus Vermietung und Verpachtung würde eine Verletzung des Prinzips der leistungsgerechten Erhebung der Beiträge bedeuten.
- **Einheitliches Vertragsrecht für Versicherte und Krankenkassen.** Die Bürgerversicherung

vereinheitlicht das Vertragsrecht für Krankenkassen und Versicherte. Strategische Wechsel zwischen den Versicherungssystemen wird die Grundlage entzogen. Auch werden Fehlallokationen in der freien Wirtschaft vermieden, die sich aus der Wahl des Beschäftigungsverhältnisses aufgrund der Höhe der Sozialbeiträge ergeben. Dies war bei Selbstständigen und teilweise auch Verbeamtungen der Fall.

- **Stärkung der Konjunktur bzw. Binnennachfrage.** Die größten finanziellen Entlastungen der Bürgerversicherung treten bei Beziehern niedriger Einkommen und Familien auf. Beide Gruppen weisen eine hohe Konsumneigung auf und werden daher tendenziell einen hohen Anteil ihrer Zuwächse des Nettolohnes in Konsum umsetzen. Die konjunkturelle Entwicklung kann dadurch gestärkt werden.
- **Beibehaltung der solidarischen Finanzierung innerhalb der Krankenversicherung.** Für viele Bürger besteht gegenüber der Finanzierung der Krankenversicherung eine hohe Sensibilität. Dass die eigenen Beiträge ohne Zuschüsse des Staates erbracht werden können, hat oftmals einen eigenen Nutzen für die Betroffenen und stößt in Umfragen auf breite Akzeptanz. Dies ist nicht nur aus Sicht einer ökonomischen Theorie der Politik von Bedeutung, sondern kann auch in einer wohlfahrtsökonomischen Sicht als Nutzen gesehen werden. So geht der Ansatz des «extra-welfarism» davon aus, dass nicht nur die Inanspruchnahme des Gesundheitssystems, sondern auch die Erfolge des Systems von Bedeutung sind (Hurley, 2000). In einer erweiterten Sicht kann auch die institutionelle und finanzielle Sicherung des Gesundheitswesens für den Bürger als nutzenstiftend angesehen werden.

Als Kritik an der Bürgerversicherung werden insbesondere genannt:

- **Einheitsversicherung.** Die Bürgerversicherung wird teilweise als Einheitsversicherung bezeichnet. Dies beruht auf einer argumentativen Vermengung des ordnungspolitischen Rahmens mit der Zahl der Krankenversicherungen. Während der ordnungspolitische

Rahmen vereinheitlicht wird, bleibt die Zahl der Krankenkassen unbeeinflusst.

- **Mangelnde Kapitaldeckung und demografische Absicherung.** Die meisten Modelle der Bürgerversicherung machen keine expliziten Vorschläge zur Absicherung des demografischen Umbaus. Daraus wird teilweise abgeleitet, dass die Möglichkeit nicht besteht und daher beispielsweise die heutige PKV zukunftssicherer sei. Jedoch kann Kapitaldeckung als Modul jeder Neuordnung des Krankenversicherungssystems gesehen werden, unabhängig davon, ob es sich um eine Bürgerversicherung handelt. Auch ein der PKV angelehntes System kann ohne Kapitaldeckung arbeiten, wie andererseits eine Bürgerversicherung mit Kapitaldeckung arbeiten kann.[111]

- **Verzögerte Wirksamkeit der Beitragsabsenkungen.** Eine weitere Kritik an der Bürgerversicherung befürchtet, dass die ermittelten Beitragssatzabsenkungen eher langfristig wirksam werden, da zunächst die Bezieher hoher Einkünfte in der PKV verblieben und nur wenige Neuverträge in die Bürgerversicherung fließen. Differenziert werden muss dabei, dass die Beitragszahlung auf Einkünfte aus Kapital unmittelbar für alle Bürger anfallen würden.

- **Durchbrechung des Solidarprinzips.** Insbesondere dem von der Nahles-Kommission vorgeschlagenen «Modell der zwei Säulen» wird vorgeworfen, dass es bei gleichem Gesamteinkommen je nach dessen Zusammensetzung eine abweichende Beitragshöhe ergibt. Dieser Umstand ergibt sich aus einer Betonung der Verteilungsgerechtigkeit, da sich aus dem Zwei-Säulen-Modell eine stärkere Belastung der Kapitaleinkünfte für Bezieher hoher Einkommen ergibt. Dass das Solidarprinzip auch aufgrund der Einrichtung von Freibeträgen (wie im Steuersystem) durchbrochen wird, erscheint hingegen aus praktischen Erwägungen begründet, da Kleinsteinkünfte einer Verbeitragung kaum zugänglich sind.

8.3.2.3 Kopfpauschalen/Gesundheitsprämien

Die Begriffe **Kopfpauschalen** und **Gesundheitsprämien** werden in der öffentlichen Diskussion inhaltlich synonym verwendet. Da der Begriff der Kopfpauschalen jedoch teilweise negative Assoziationen auslöste, wurde der Begriff der Gesundheitsprämien eingeführt. Nachfolgend soll der Begriff der Kopfpauschalen beibehalten werden. Die zentralen Merkmale sind (SVR, 2003; BMGS, 2003):

- **Einkommensunabhängige Beitragserhebung.** Die Höhe der Kopfpauschalen bemisst sich aus dem Verhältnis der Ausgaben einer Krankenkasse und der Zahl der beitragspflichtig Versicherten. Die Höhe des Einkommens, der Gesundheitszustand, Alter oder Geschlecht haben keine Bedeutung. Jeder (erwachsene) Versicherte einer Krankenkasse entrichtet somit eine Pauschale in identischer Höhe. Zwischen Krankenkassen kann die Höhe der Pauschale abweichen.

- **Fortfall der beitragsfreien Mitversicherung.** Jeder Erwachsene muss, unabhängig von Beschäftigungsstatus und Familienstand, eine eigene Prämie entrichten. Kinder sind in allen in Deutschland diskutierten Modellen weiterhin beitragsfrei mitversichert. Die entsprechenden Prämien sollen aus dem allgemeinen Steueraufkommen finanziert werden.

- **Sozialer Ausgleich über Steuerhaushalt.** Kann ein Haushalt die Kopfpauschalen nicht aufbringen, erhält er Zuschüsse aus dem Steuerhaushalt. Die Modelle sehen eine Überforderungsklausel zwischen 13% und 15% des Haushaltsbruttoeinkommens vor.[112] Somit müssen, ebenso wie bei der Bürgerversicherung, alle Einkünfte zur Beitragserhebung herangezogen werden.

- **Kapitaldeckung.** Teilweise sehen Modelle der Kopfpauschalen eine Kapitaldeckung vor. Einige Ansätze verzichten darauf und verweisen

---

111 Siehe hierzu auch die Ausführungen beim SVR 2004, Ziffern 500 ff.

112 Falls der Arbeitgeber-Beitrag nicht ausgezahlt wird, kann die Grenze entsprechend niedriger liegen, also bei etwa 7%.

die Kapitaldeckung an andere Zweige der Sozialsysteme oder die private Verantwortlichkeit. Wie oben ausgeführt, ist die grundsätzliche Diskussion um die Einnahmenseite der Krankenversicherung unabhängig von einer Entscheidung für oder gegen eine Kapitaldeckung zu führen.

Als Vorteile von Kopfpauschalen werden genannt:

- **Entkoppelung von Versicherungsbeiträgen und Löhnen.** Kopfpauschalen führen zu einer Entkoppelung von Beitragsentrichtung und Arbeitsentgelt. Dies betrifft sowohl die Höhe als auch, je nach organisatorischer Umsetzung, das Verfahren des Beitragseinzugs. Denkbar ist, dass die Krankenversicherung wie jede andere Versicherung über Beitragsabrechnung eingezogen wird. Dadurch soll eine größere Transparenz und somit Steuerbarkeit der Finanzierung von Gesundheitsleistungen erreicht werden.
- **Stärkung des Arbeitsangebotes.** Die sich aus der ökonomischen Theorie ergebende Folgerung von Kopfpauschalen ist eine geringere Grenzbelastung der Versicherten mit Abgaben bei steigenden Arbeitseinkommen. Während bei einer prozentual am Lohneinkommen orientierten Beitragserhebung mit steigenden Löhnen auch die Beiträge bis zur Beitragsbemessungsgrenze zunehmen, wird bei der Kopfpauschale der Solidarausgleich in das Steuersystem verwiesen. Die ökonomische Folge ist eine Zunahme der Arbeitsangebote. Diese Schlussfolgerung gilt jedoch im Bereich sehr geringer Einkommen mit Einschränkungen.
- **Mehr finanzielle Ressourcen für das Gesundheitswesen.** Das Gesundheitswesen wird oftmals als wachsender Markt angesehen, der durch mehr finanzielle Mittel gestützt werden sollte. Die Entkoppelung von Beiträgen und Löhnen würde dazu führen, dass die verstärkte Nachfrage nach medizinischen Leistungen nicht zu einer Belastung der Arbeitgeber außerhalb des Gesundheitswesens führt. Diese Argumentation beruht auf zwei Annahmen. Erstens geht sie von einer derzeitigen Unter-

versorgung bzw. Unterfinanzierung im Bereich des GKV-Leistungskataloges aus, die durch mehr finanzielle Mittel behoben werden kann. Zweitens setzt sie voraus, dass die steigenden Kopfpauschalen sich nicht im Rahmen von Tarifverhandlungen wieder auf die Löhne der Beschäftigten niederschlagen.

Als Nachteile von Kopfpauschalen werden genannt:

- **Verlagerung statt Effizienzgewinne:** Die Umwandlung von Lohnnebenkosten in Lohnkosten vermindert die Gesamtbelastung der Unternehmen zunächst nicht. Wird auch für die Zukunft erwartet, dass die Tarifpartner steigende (oder auch sinkende) Prämien in die Tarifverhandlungen erfolgreich einbringen, würden auch langfristig keine Entlastungseffekte durch Kopfpauschalen auftreten.
- **Unsolidarische Beitragserhebung:** Wird die Solidarität in der Beitragserhebung der Krankenversicherung als eigener Wert angesehen, kann Kritik an der Beendigung von Beitragsbemessung anhand der Leistungsfähigkeit und beitragsfreier Mitversicherung geübt werden. Jedoch wird darauf verwiesen, dass durch die Überforderungsklausel und die Verlagerung des Solidarausgleichs in das Steuersystem keine Schlechterstellung erfolgen soll. Allerdings bezieht sich die Überforderungsklausel auf das gesamte Einkommen, so dass in absoluten Beträgens eine Schlechterstellung für Bezieher geringer Einkünfte erfolgen kann.
- **Abhängigkeit vom Steuerhaushalt:** Die breite Einbeziehung der Steuerhaushalte in die Finanzierung auch der Krankenversicherung wäre ein Novum in Deutschland. Es kann als Vorteil gesehen werden, da dadurch die angespannte Finanzsituation im Gesundheitswesen gelockert wird und im Ausland (beispielsweise England, USA und Skandinavien) bereits Erfahrungen vorliegen. Angesichts der Lage der öffentlichen Haushalte scheint eine eher restriktive Verteilung von Steuermitteln auf mittlere Sicht realistisch. Daher kann als Folge der Kopfpauschalen auch eine Abhängigkeit der Krankenversicherung von den jährlichen

Steuerhaushalten eintreten, die die heutige konjunkturelle Abhängigkeit noch übertrifft.

8.4 Der Gesundheitsfonds

Beide großen Volksparteien vertraten ihre jeweiligen Reformwünsche für die Finanzierungsreform im Gesundheitswesen im Bundestagswahlkampf 2005. Nach dem Zustandekommen der Großen Koalition aus CDU und SPD musste ein Weg gefunden werden, um die in weiten Teilen gegensätzlichen Vorstellungen beider Parteien zur Neuorganisation des Gesundheitswesens in einem Reformvorschlag zusammenzubringen. Im Juli 2006 wurde mit den Eckpunkten zur Gesundheitsreform, in denen unter anderem die Einführung eines Fonds als zentrale Inkassostelle für den Einzug der Beiträge vorgesehen ist, die Grundlage für diese Reform gelegt (O. V., 2006a, S. 21 ff.). Die Einführung des Fonds wurde auf Januar 2009 festgelegt. Die Idee einer zentralen Inkassostelle stammt ursprünglich aus einer Stellungnahme des Wissenschaftlichen Beirats des Bundesministeriums für Finanzen vom Oktober 2005.

Das Modell der großen Koalition sieht folgende Regelungen vor:

Arbeitnehmer und Arbeitgeber zahlen weiterhin prozentuale Beiträge. Arbeitgeber- und Arbeitnehmerbeiträge werden gesetzlich fixiert. Ab Einführung des Fonds gilt ein **bundeseinheitlicher Beitragssatz** für alle gesetzlichen Krankenkassen. Dieser Beitragssatz wird jährlich im November von der Bundesregierung festgelegt. Dabei wird die Finanzentwicklung des letzten Jahres und die voraussichtliche wirtschaftliche Entwicklung im Geltungsjahr zugrunde gelegt.

Die Beiträge sollen auch zukünftig abhängig vom Erwerbseinkommen erhoben werden. Eine Erweiterung der beitragspflichtigen Einkommen auf andere Einkommensarten ist nicht vorgesehen. Ebenso wird von einer Erhöhung der Beitragsbemessungsgrenze abgesehen. Die Kassen sind weiterhin mit dem Einzug der Beiträge betraut, sie müssen diese jedoch an den Fonds überweisen (O. V., 2006b, S. 257). Es ist vorgese-

hen, dass Arbeitgeber ab dem Jahr 2011 die Möglichkeit haben, die Beiträge an kassenartenübergreifende Weiterleitungsstellen zu entrichten. Dadurch soll der Verwaltungsaufwand reduziert werden.

Neben den Arbeitgeber- und Arbeitnehmerbeiträgen werden auch Steuergelder in den Fonds eingezahlt. Anfänglich war im Gespräch, die **Steuerzuschüsse** zur Finanzierung der beitragsfreien Mitversicherung der Kinder zu nutzen, da dies eine sozialversicherungsfremde Leistung darstellt. Im GKV-Wettbewerbsstärkungsgesetz ist diese Zweckbindung jedoch nicht explizit genannt, da sich aus der ausschließlichen Verwendung der Steuergelder für die Förderung der Kinder von GKV-Versicherten rechtliche Probleme hinsichtlich des Ausschlusses der privat versicherten Kinder ergeben würden. Der Bundeszuschuss, der derzeit bei 2,5 Milliarden € liegt, soll in den nächsten Jahren bis 2016 um jeweils 1,5 Milliarden € ansteigen, bis die Steuerzuschüsse bei 14 Milliarden € liegen. Die Finanzierung ist derzeit noch offen.

Aus dem Fonds erhalten die Kassen einen **einheitlichen Beitrag** für jeden Versicherten und zusätzlich risikoadjustierte Zuweisungen, die die Morbiditätsunterschiede zwischen den Kassen ausgleichen sollen. Der RSA soll morbiditätsorientiert weiterentwickelt werden, indem 50 bis 80 schwerwiegende und kostenintensive chronische Krankheiten zusätzlich berücksichtigt werden. Krankenkassen, denen die Fondsmittel nicht ausreichen, können von ihren Mitgliedern **Zusatzbeiträge** verlangen, die entweder pauschal oder prozentual erhoben werden. Der Zusatzbeitrag darf 1 % des beitragspflichtigen Einkommens nicht überschreiten. Wenn sich der Zusatzbeitrag auf 8 € beschränkt, soll von einer Einkommensprüfung abgesehen werden. Übersteigt die Zuzahlung diesen Betrag, soll die 1-%-Klausel wieder gelten, auch wenn die Zuzahlung für Geringverdiener dann unter 8 € liegt. Außerdem muss die Finanzierung der Gesundheitsausgaben im ersten Jahr nach Einführung des Gesundheitsfonds zu 100 %, danach zu mindestens 95 % aus dem Fonds erfolgen. Kommen die Kassen mit weniger als den Zahlungen aus dem Fonds aus, können sie die Überschüsse an die

Versicherten ausschütten. Unvermeidbare Kostensteigerungen durch den demografischen Wandel und den medizinisch-technischen Fortschritt sollen zunächst über die steigenden Zuschüsse aus Haushaltsmitteln finanziert werden, darüber hinausgehende Kosten sollen von Arbeitnehmern und Arbeitgebern gleichermaßen getragen werden. **Abbildung 8-5** veranschaulicht die Organisation des Gesundheitsfonds.

8.4.1 Auswirkungen der Zuzahlungsregelung

Den Krankenkassen wurde im GKV-WSG ein Wahlrecht eingeräumt, ob die Zusatzbeiträge einkommensabhängig oder pauschal erhoben werden. Wirtschaftlich sinnvoll erscheinen für die Krankenkassen jedoch allein die pauschalen Zusatzbeiträge (Kumpmann, 2006, S. 227; Passon, 2008, S. 53). Versicherte mit einem hohen Einkommen würden von einem pauschalen Zusatzbeitrag profitieren, während Versicherte mit einem geringen Einkommen tendenziell weniger zahlen müssten, wenn es sich um eine einkommensabhängige Zuzahlung handelt. Aus diesem Grunde würden Kassen, die einkommensabhängige Zuzahlungen erheben, einkommensstarke Versicherte an Kassen mit pauschalen Zusatzbeiträgen verlieren und einkommensschwache Versicherte hinzugewinnen. Die Einnahmen der Kassen mit einkommensabhängigen Zuzahlungen gingen daher zurück. Eine weitere Anhebung der Zuzahlungen hätte zur Folge, dass weitere Versicherte in Kassen mit pauschalen Zusatzbeiträgen abwanderten. Krankenkassen mit pauschalen Beiträgen hätten also einen Wettbewerbsvorteil gegenüber Krankenkassen mit einkommensabhängigen Beiträgen. Aus diesem

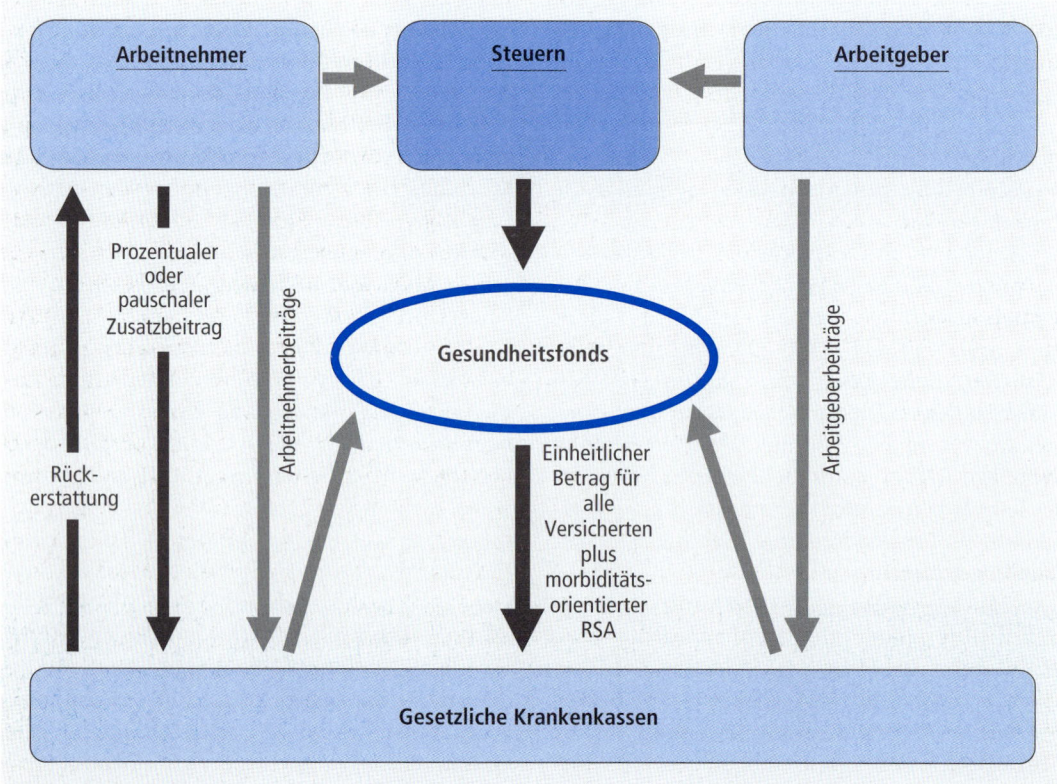

Quelle: Eigene Darstellung.

Abbildung 8-5: Organisation des Gesundheitsfonds.

Grunde ist davon auszugehen, dass die Krankenkassen im Falle von Zusatzbeiträgen pauschale Zuschläge wählen werden.

8.4.1.1 Wettbewerb zwischen den Krankenkassen

Die Krankenkassen werden aufgrund der Festschreibung der Beitragssätze durch die Bundesregierung in Zukunft in erster Linie über die Zuzahlungen in den Wettbewerb um Kunden treten. Die Meinungen über die Auswirkungen auf den Wettbewerb gehen auseinander. Befürworter der Regelung gehen davon aus, dass die zunehmende Transparenz für die Kunden dazu führen wird, dass die Entscheidung, die Krankenkasse zu wechseln, häufiger getroffen wird. War bisher der monetäre Nutzen des Wechsels der Krankenkassen nicht unmittelbar zu erkennen, sieht der Versicherte nun direkt, bei welcher Krankenkasse höhere Zuzahlungen zu leisten sind. Bedenken hinsichtlich der Wettbewerbswirkung der Zuzahlungen stützen sich hingegen auf die 1-%-Regelung. Die Belastung der Versicherten darf durch die Zuzahlungen 1 % des beitragspflichtigen Einkommens nicht überschreiten, insgesamt müssen 95 % der Ausgaben der Krankenkassen aus dem Fonds finanziert werden. Nach Berechnungen der AOK würden bereits bei einem Zusatzbeitrag von 10 € 58 % aller AOK-Versicherten unter die Überforderungsklausel fallen, bei 15 € wären es bereits 96 % (AOK, 2006, S. 4). Das Institut der deutschen Wirtschaft Köln nimmt an, dass der Zusatzbeitrag im geplanten Fondsmodell lediglich 7 € betragen würde (IW Köln, 2006, S. 5). Durch die teilweise deutlich variierenden Beitragssätze

ließ sich in der Vergangenheit bei einem Wechsel der Krankenkasse mehr sparen.

Ein weiterer Kritikpunkt hinsichtlich der Wirkung des Zusatzbeitrags auf den Wettbewerb der gesetzlichen Krankenkassen ist, dass die Zusatzbeiträge aus dem Risikostrukturausgleich herausfallen, wodurch Kassen mit finanzschwacher Versichertenstruktur benachteiligt werden. **Tabelle 8-3** verdeutlicht dieses Problem anhand eines Beispiels (Beispiel aus Passon, 2008, S. 55). In **Tabelle 8-3** werden zwei Krankenkassen dargestellt, Kasse A und Kasse B, die sich allein in ihrer Versichertenstruktur unterscheiden. Kasse A hat zehn Mitglieder, wobei das beitragspflichtige Einkommen der Hälfte der Mitglieder bei 900 €, das der anderen Hälfte bei 1500 € liegt. Kasse B hat ebenfalls zehn Mitglieder, von denen zwei ein beitragspflichtiges Einkommen von 900 € und acht ein beitragspflichtiges Einkommen von 1500 € haben.

Beide Kassen erhalten aus dem Gesundheitsfonds pauschale Beiträge pro Mitglied und verlangen zur Deckung ihrer Kosten zusätzlich einen Zuschlag von 10 €. Da die Belastungsgrenze für den Zusatzbeitrag 1 % des beitragspflichtigen Einkommens nicht überschreiten darf, fallen alle Mitglieder mit einem beitragspflichtigen Einkommen von unter 1000 € unter die Überforderungsklausel. In Kasse A gilt dies für die Hälfte, in Kasse B für 20 % der Versicherten. Unter Berücksichtigung der 1-%-Klausel erzielt Kasse A 95 € Einnahmen aus dem Zusatzbeitrag, während Kasse B 98 € erhält. Der Unterschied in den Einnahmen der Kassen ist allein auf die Versichertenstruktur zurückzuführen. Wenn Kasse A 98 € benötigt, um ihre Aus-

Tabelle 8-3: Einnahmeunterschiede bei Zusatzbeiträgen im Gesundheitsfonds

	Anzahl Versicherter mit beitragspflichtigem Einkommen von 900 €	Anzahl Versicherter mit beitragspflichtigem Einkommen von 1 500 €	Zusatzbeitrag	Einnahmen durch Zusatzbeitrag
Kasse A	5	5	10 €	$5 \cdot 9 + 5 \cdot 10 = 95$ €
Kasse B	2	8	10 €	$2 \cdot 9 + 8 \cdot 10 = 98$ €

Quelle: Passon (2008).

gaben zu finanzieren, muss sie entsprechend einen höheren Beitragssatz von 10,6 € erheben. Der Zusatzbeitrag führt in Verbindung mit der 1-%-Klausel und ohne Einbeziehung in den RSA also zu Verzerrungen des Wettbewerbs zu Gunsten der Kassen mit finanzstärkeren Versicherten, wodurch für die Versicherungen der Anreiz entsteht, sich aktiv um Mitglieder mit hohem Einkommen zu bemühen.

Die Regelung, nach der für Zusatzbeiträge unter 8 € keine Einkommensprüfung erfolgen soll, kann die negative Wettbewerbswirkung neutralisieren, wenn alle Kassen Zuschläge unter diesem Betrag verlangen. Sie führt jedoch bei höheren Zusatzbeiträgen zu weiteren Wettbewerbsverzerrungen. Verdient ein gesetzlich Krankenversicherter beispielsweise 700 €, muss er den vollen Zuschlag zahlen, wenn die Krankenkasse, in der er versichert ist, einen Zusatzbeitrag von 8 € verlangt, auch wenn er dadurch mit mehr als 1 % seines Einkommens zusätzlich belastet wird. Eine andere Krankenkasse verlangt einen Zuschlag von 10 €. Für diesen Zusatzbeitrag greift die Überforderungsklausel, so dass der Versicherte nur 7 € Zuschlag zu zahlen hat. Die Krankenkasse mit dem geringeren Zuschlag von 8 € ist daher für den Versicherten mit einem Einkommen von 700 € weniger attraktiv als die Krankenkasse mit dem höheren Zusatzbeitrag von 10 €, während ein Versicherter mit einem Einkommen von 1000 € in die Kasse mit geringeren Zuschlägen wechseln würde. Dadurch entsteht wiederum die Gefahr einer Risikoselektion seitens der Versicherten. Gibt es auf dem Markt einige Kassen mit Zuschlägen von bis zu 8 €, die 1 % des beitragspflichtigen Einkommens vieler Versicherter überschreiten, und Kassen mit Zuschlägen von über 8 €, würden die teureren Kassen immer mehr Geringverdiener attrahieren und immer mehr finanzstarke Versicherte verlieren. Dies würde weitere Erhöhungen der Zuschläge nach sich ziehen, wodurch noch mehr gut verdienende Versicherte in die günstigere Kasse abwandern würden. Bezüglich der Zuzahlungen wäre der Wettbewerb zwischen den Krankenkassen ohne Anwendung des RSA auf die Zusatzbeiträge nur dann unverzerrt, wenn sich alle Kassen auf einen Zusatzbeitrag von maximal 8 € beschränken würden.

Das gleiche Problem wie bei unterschiedlichen Einkommensstrukturen ergibt sich, wenn sich die Kassen hinsichtlich der Fälle von beitragsfrei mitversicherten Familienangehörigen unterscheiden. Sind die Zuzahlungen im RSA nicht berücksichtigt, müssen Kassen mit überdurchschnittlich vielen beitragsfrei mitversicherten Personen die geringeren Einnahmen auf die anderen Versicherten umlegen und so eine höhere Zuzahlung fordern. Dadurch ergeben sich für zwei Krankenkassen mit der gleichen Anzahl an Mitgliedern und mit dem gleichem durch Zusatzbeiträge aufzubringendem Finanzvolumen, aber ungleicher Anzahl an beitragsfrei Mitversicherten, unterschiedliche Pro-Kopf-Zusatzbeiträge je Mitglied (SVR, 2006, S. 223; Passon, 2008, S. 57).

8.4.1.2 Umverteilungswirkung

Nach Berechnung von Passon (2008, S. 46 ff) haben die Zuzahlungen einen negativen Einfluss auf die Verteilungsgerechtigkeit, da sich unterschiedliche Grenzbelastungen je nach Einkommen der Versicherten ergeben. Mit Verteilungsgerechtigkeit ist hierbei gemeint, inwieweit sich die finanzielle Leistungsfähigkeit der Versicherten an ihrem Einkommen bemisst. In **Tabelle 8-4** ist dazu ein Bespiel illustriert: Der Versicherte A hat ein Lohneinkommen von 2000 € im Monat. Durch eine Pauschalprämie von 10 € monatlich wird er zusätzlich mit 0,5 % seines beitragspflichtigen Einkommens belastet. Für den Versicherten B mit einem Einkommen von 600 € im Monat bedeutet eine pauschale Zusatzprämie von 10 € monatlich eine Zusatzbelastung von 1 % seines beitragspflichtigen Einkommens, da Zuzahlungen über 8 € 1 % des beitragspflichtigen Einkommens nicht überschreiten dürfen. Die tatsächliche Zuzahlung des Versicherten B beträgt also 6 €. Da bei einem pauschalen Zuschlag von 8 € monatlich keine Einkommensprüfung vorgenommen werden soll, kann es jedoch gerade bei niedrigen Pauschalen zu deutlich unterschiedlichen Grenzbelastungen kommen. Bei einer Zuzahlung von 8 € wird der Versicherte A mit 0,4 % seines beitragspflichtigen Ein-

Tabelle 8-4: Verteilungswirkung der Zusatzprämie

	beitragspflichtiges Einkommen	Monatliche Zusatzprämie der Kassen	Tatsächlich vom Versicherten gezahlter Zusatzbeitrag	Zusatzbelastung anhand des beitragspflichtigen Einkommens
Versicherter A	2 000 €	10 €	10 €	0,50 %
		8 €	8 €	0,40 %
Versicherter B	600 €	10 €	6 €	1,00 %
		8 €	8 €	1,30 %

Quelle: Passon (2008).

kommens zusätzlich belastet. Die Zusatzbelastung des Versicherten B beträgt 1,3 % seines beitragspflichtigen Einkommens.

Solange die Pauschalen aufgrund der 1-%-Klausel niedrig sind und die Kassen 95 % ihrer Ausgaben aus den Fondsmitteln finanzieren müssen, ist das Problem unterschiedlicher Grenzbelastungen noch relativ gering. Sollten die Pauschalen in Zukunft aber steigen, wird ein steuerfinanzierter Ausgleich unumgänglich. Es ist auffallend, dass bei der geplanten Regelung des Gesundheitsfonds der soziale Ausgleich für die Zuzahlungen nicht von allen Versicherten, sondern nur von den Versicherten der jeweiligen Kassen getragen wird.

8.5 Ausgabenseitige Reformen im GKV-WSG

Zwar sorgte gerade die finanzierungsseitige Reform der Krankenversicherung mit dem Gesundheitsfonds für Diskussionen, das GKV-WSG zielte jedoch auch auf eine Reform der Ausgabenseite ab. Ziel des GKV-WSG war es, den Wettbewerb weiter zu intensivieren und die Finanzierung zu sichern. Zu diesem Zweck wurden die Möglichkeiten verbessert, Selektivverträge mit den Leitungsanbietern abzuschließen. Zudem besteht nun für die Krankenkassen die Pflicht, Wahltarife anzubieten, was spezielle Tarife bei den Angeboten zu besonderen Versorgungsformen und bei besonderer ambulanter Versorgung umfasst. Auch die Möglichkeiten der Kostenerstattung wurden erleichtert.

8.5.1 Selektivverträge mit den Leistungsanbietern

Eine wichtige Neuerung im deutschen Krankenkassensystem sind die in den letzten Jahren vermehrt möglich gewordenen Selektivverträge zwischen Krankenkassen und Leistungserbringern. Diese sind international auch unter dem Stichwort **selective contracting** bekannt. Ein Selektivvertrag ermöglicht einen direkten Vertragsabschluss zwischen Krankenkasse und Leistungserbringer ohne die Beteiligung der Kassenärztlichen Vereinigung. Die Selektivverträge können zwischen einzelnen Krankenkassen (nicht nur Landesverbände), mit einzelnen Leistungserbringern, mit einer Gruppe von Leistungserbringern, mit Trägern von Versorgungseinrichtungen und mit stationären-, Reha-, und Pflegeeinrichtungen geschlossen werden.

Die Möglichkeiten zur Integrierten Versorgung (§ 140a ff. SGB V) und zur Wahl eines Hausarztmodells (§ 73b SGB V) waren bereits seit dem GMG eingeschränkt gegeben. Durch das GKV-WSG wurden diese Möglichkeiten weiter ausgebaut. Dazu gehört, dass die Krankenkassen nun verpflichtet sind, die hausarztzentrierte Versorgung anzubieten. Zudem können die Krankenkassen nun im Rahmen **besonderer ambulanter Versorgung** (§ 73c SGB V) Selektivverträge schließen. Mit der besonderen ambulanten Versorgung wird den Versicherten ermöglicht, die ambulante Versorgung unter Selektivverträgen wahrzunehmen. Der Sicherstellungsauftrag, der bisher immer bei den Kassenärztlichen Vereinigungen lag, geht dabei auf die Krankenkassen über.

Selbst wenn das Angebot eines Selektivvertrags wie im Falle der hausarztzentrierten Versorgung für die Krankenkassen verpflichtend ist, bleibt die Teilnahme für die Versicherten und für die Leistungserbringer immer freiwillig. Die Kollektivverträge der Kassenärztlichen Vereinigung sind hingegen für die Leistungserbringer bindend.

Das «selective contracting» ist nicht nur aus versorgungspolitischer Sicht interessant, es ermöglicht auch einen zunehmenden Wettbewerb der Krankenkassen um Qualität und Effizienz in der Gesundheitsversorgung. Ziel ist dabei, dass sich die Krankenkassen durch die individualisierten Vertragsbeziehungen gegenüber den Versicherten stärker profilieren können. Zudem würde das Selektivvertragsrecht dazu führen, dass sich Krankenkassen mit besonders effizienten Strukturen und einer hohen Versorgungsqualität besser von Krankenkassen absetzten könnten, die nicht so effizient und qualitativ hochwertig arbeiten.

8.5.2 Wahltarife

Seit dem 1. April 2007 haben die Krankenkassen die Möglichkeit bzw. in einigen Fällen die Verpflichtung, ihren Versicherten Wahltarife anzubieten. Sie sind in § 53 SGB V geregelt. Die Wahltarife sollen Wettbewerbselemente in der gesetzlichen Krankenversicherung weiter stärken. Bereits im GMG wurden bestimmte Formen von Wahltarifen zugelassen. So zum Beispiel der § 65a SGB V, der Ermäßigungen für alle Versicherten zuließ, wenn die Bereitschaft zur Teilnahme an einer hausarztzentrierten Versorgung, an einem strukturierten Behandlungsprogramm bei chronischen Krankheiten oder an einer Integrierten Versorgung bestand. Auch Beitragsrückerstattung (§ 54 SGB V) und Selbstbehalt (§ 53 SGB V) waren schon vorgesehen, wenn auch nur für die Gruppe der freiwillig in der GKV versicherten Personen. Durch das GKV-WSG wurden diese Möglichkeiten ausgebaut und konkretisiert. Die Wahltarife lassen sich nun unterscheiden in verpflichtende und in freiwillige Wahltarife.

8.5.2.1 Verpflichtende Wahltarife

Zu den verpflichtenden Wahltarifen gehören **Tarife für die Teilnahme an besonderen Versorgungsformen**. Nimmt ein Versicherter an einer besonderen Versorgungsform teil, so muss dazu ein eigener Tarif angeboten werden. Zu den besonderen Versorgungsformen gehören die Modellvorhaben, die hausarztzentrierte Versorgung, die besondere ambulante Versorgung, Disease-Management-Programme und Integrierte Versorgung. Für die Versicherten besteht Freiwilligkeit bei der Wahl eines solchen Tarifs. Möglichkeiten sind Prämienzahlungen oder Zuzahlungsermäßigungen, um den Anreiz zur Einschreibung des Versicherten zu erhöhen. Der Versicherte hat keine Mindestbindungsfrist.

Ab 1. Januar 2009 besteht die Möglichkeit, einen **Tarif mit individuellem Krankengeldanspruch** zu wählen, der von den Krankenkassen für Versicherte angeboten werden muss, die keinen oder einen eingeschränkten Krankengeldanspruch haben.

8.5.2.2 Freiwillige Wahltarife

Zu den freiwilligen Wahltarifen gehören die **Selbstbehalttarife**. Diese sind seit dem GKV-WSG auch für Pflichtmitglieder geöffnet und nicht wie zuvor an Kostenerstattung gebunden. Die in einen Selbstbehalttarif eingeschriebenen Versicherten tragen selbst einen Teil der Kosten, die die Krankenkasse tragen würde, erhalten aber im Gegenzug eine vereinbarte Prämie.

Auch **die Tarife für die Nichtinanspruchnahme von Leistungen** wurden auf die Pflichtversicherten ausgeweitet. Hat ein Versicherter in einem Jahr überhaupt keine Leistungen in Anspruch genommen, kann die Krankenkasse bis zu einem Zwölftel der gezahlten Beiträge an den Versicherten zurückzahlen.

Für Personen, die Leistungen wie Privatversicherte in Anspruch nehmen möchten, gibt es die Möglichkeit der **Kostenerstattungstarife**. Hierbei wird das Sachleistungsprinzip ausgehebelt. Der Versicherte zahlt ähnlich wie die Privatversicherten per Rechnung an den Arzt und rechnet später mit der Krankenversicherung ab. Da die erbrachten Leistungen zu dem höheren Gebührensatz der GoÄ abgerechnet werden, muss der Versicherte eine zusätzliche Prämie zahlen.

Eine weitere Möglichkeit der freiwilligen Wahltarife sind **Tarife, die Kosten für Arzneimittel der besonderen Therapierichtungen beinhalten.** Dies sind Arzneimittel, die von der Regelversorgung ausgenommen sind wie z. B. anthroposophische und homöopathische Heilmittel. Versicherte, die einen solchen Tarif wählen, zahlen zusätzliche Prämien.

Für die freiwilligen Wahltarife gilt eine Mindestvertragsfrist von drei Jahren, durch die die Versicherten für diesen Zeitraum an ihre jeweilige Krankenkasse gebunden sind.

Die Prämienzahlung eines Wahltarifs darf nicht mehr als 20 % des Mitgliedsbeitrags und maximal 600 € betragen.

8.5.2.3 Einschätzung der Wahltarife

Ziel der Einführung der Wahltarife war es, den Wettbewerb zwischen den Krankenassen um qualitativ hochwertige und effiziente Leistungen zu stärken. Dem Versicherten sollten verschiedene Angebote über Tarife zur Verfügung stehen, damit er sich ein passendes individuelles Paket zusammenstellen kann. Zudem soll der finanzielle Anreiz für die Versicherten verstärkt werden, die neuen Versorgungsformen zu nutzen. Über die Frage, inwieweit dieses Ziel bisher erreicht werden konnte, gehen die Meinungen auseinander.

Befürworter der Wahltarife argumentieren, dass neben einer Stärkung des Wettbewerbs unter den Krankenkassen auch richtige Anreize für die Versicherten gesetzt würden. Durch die finanziellen Anreize eines Wahltarifs würden demnach gesundheitsbewusstes Verhalten gestärkt und die Attraktivität einer Einschreibung in Hausarzt- oder Versorgungsprogramme begünstigt. Dies führe zu Einsparungen im Gesundheitssystem. Darüber hinaus stärke das Angebot an Wahltarifen die Kundenorientierung der Krankenkassen (Schulze Ehring, 2007, S. 5). **Gegner** der Wahltarife merken hingegen an, dass sich durch das breite Angebot an den verschiedenen Tarifen in den unterschiedlichen Kassen die Transparenz für die Versicherten eher verschlechtert als verbessert hätte (Gerlin-

ger, 2007, S. 21). Einer der häufigsten Kritikpunkte an den Wahltarifen richtet sich an die Auswirkungen auf das solidarische Finanzierungssystem. Durch die Wahltarife wird ein Teil der Beitragsmittel der Versicherten dem Finanzierungssystem der GKV entzogen. Da sich die Wahltarife vor allem für gute Risiken lohnen, werden gerade die guten Risiken weniger stark an der Umverteilung von Gesunden zu Kranken beteiligt (Gerlinger, 2007, S. 22; GKV, 2006, S. 88; Jacobs, 2007, S. 4).

8.6 Fazit

Deutschland war bei Einführung der Krankenversicherung im 19. Jahrhundert weltweiter Vorreiter. Bereits damals spielte die politische Bedeutung des Krankenversicherungsschutzes eine wichtige Rolle. Daran hat sich, auch in anderen Ländern, bis heute nicht viel geändert. Deutschlands Gesundheitssystem stellt immer noch das internationale Vorbild des Bismarck'schen Systems dar, das auf lohnbezogener Beitragsbemessung, Parität und Solidarität basiert.

In den letzten Jahrzehnten treten im deutschen Gesundheitssystem jedoch vermehrt Finanzierungsprobleme in den Fokus der öffentlichen Aufmerksamkeit. Die Erosion der Einnahmebasis aufgrund sinkender sozialversicherungspflichtiger Beschäftigter und sinkendem Lohneinkommen in Verbindung mit dem demografischen Wandel und dem medizinisch-technischen Fortschritt lassen die Beiträge zur Krankenversicherung seit Mitte der 70er Jahre kontinuierlich steigen. Da Kostendämpfungsprogramme allein nicht ausreichend sind, um die Finanzierungsprobleme zu lösen, wird seit dem GMG vermehrt auch auf strukturelle Änderungen des Systems gesetzt. Dazu gehören die neueren Versorgungsformen auf der Leistungsseite und seit der Gesundheitsreform 2006 auch eine Reform der Finanzierungsseite, der Gesundheitsfonds. Ziel des Fonds ist es, die Nachhaltigkeit der Finanzierung zu sichern, mehr Wettbewerb zu schaffen und die Verteilungsgerechtigkeit zu erhöhen (O. V. 2006a). Über die Auswirkungen des Gesundheitsfonds auf den Wettbewerb sind die Meinungen geteilt. Zwar sind die finanziellen Vor- und Nachteile eines Kassenwechsels für die Versicherten schneller ersichtlich, die Höhe der Zuzahlungen bleibt jedoch zumindest in der Anfangsphase des Fonds relativ gering. Zudem sind die Zuzahlungen nicht im Risikostrukturausgleich berücksichtigt.

Die Finanzierung der gesetzlichen Krankenkasse kann durch den Gesundheitsfonds nicht nachhaltig gesichert werden, da die Probleme, die durch die lohnabhängige Erhebung der Beitragssätze entstehen, nicht gelöst werden. Nach Berechnungen von Hagist (2006) kann die Nachhaltigkeitslücke im Gesundheitssystem durch den Gesundheitsfonds nur minimal reduziert werden[113].

Übungs- und Kontrollfragen

1. Beschreiben Sie die grundlegenden Prinzipien der gesetzlichen Krankenversicherung. Verwenden Sie die Begriffe Sachleistungsprinzip, Solidarität, Beitragsbemessungsgrenze, Parität.
2. Welche Mechanismen zur Kostendämpfung werden in der gesetzlichen Krankenversicherung eingesetzt?
3. Welches Gesetz markiert die Einführung wettbewerblicher Elemente in die gesetzliche Krankenversicherung?
4. Skizzieren Sie die wettbewerblichen Elemente in der gesetzlichen Krankenversicherung.
5. Welche Auswirkungen hat der Gesundheitsfonds auf Wettbewerb und Umverteilung?
6. Was sind Wahltarife?

Für die Volksparteien ist der Fonds dennoch eine attraktive Lösung, denn er kann in jede Richtung weiter entwickelt werden. Durch eine Senkung der einkommensabhängigen Beiträge, die Erhöhung der Zusatzbeiträge und den Wegfall der Überforderungsklausel könnte der Fonds in Richtung einer Gesundheitspauschale weiterentwickelt werden. Der soziale Ausgleich könnte dabei über das Steuersystem organisiert werden.

Eine Weiterentwicklung in Richtung Bürgerversicherung ist möglich, wenn private Krankenversicherer in den Fonds einbezogen werden, die Einkommensbasis zur Beitragsbemessung erweitert und die Beitragsbemessungsgrenze erhöht wird.

Literatur

AOK (2006): Konsequenter Wettbewerb um Qualität und Wirtschaftlichkeit durch einen zielgenauen morbiditätsorientierten Risikostrukturausgleich (Morbi-RSA). Ausschussdrucksache des Ausschusses für Gesundheit Nr. 0129 (23), Bonn.

Beske, F. (2007): Gesundheitsversorgung 2050. Herausforderungen einer alternden Gesellschaft – Eine Prognose. Arzt und Krankenhaus 11/2007.

Beske, F.; Hallauer, JF (1999): Das Gesundheitswesen in Deutschland. Köln, Ärzte Verlag. (3. Auflage): 77ff.

BMGS (Bundesministerium für Gesundheit und Soziale Sicherung) (Berlin 2003): Bericht der Kommission Nachhaltigkeit in der Finanzierung der sozialen Sicherungssysteme.

Böhnke, A.C.: Quersubventionierung zwischen den Krankenversicherungssystemen GKV und PKV. In: Schulz-Nieswandt, F. (2004): Schriften zur Sozialpolitik, Band 16. Weisen, eurotrans-Verlag.

Braun, B; Kühn, H; Reiners, H (1998): Das Märchen von der Kostenexplosion. Populäre Irrtümer zur Gesundheitspolitik. Frankfurt am Main.

Buchner, F; Wasem, J (2004): Steeping' of Health Expenditure Profiles. Discussion Paper Series No. 139, Essen University.

Deutscher Bundestag (2003): Gutachten 2003 des Sachverständigenrats für die konzertierte Aktion im Gesundheitswesen. Unterrichtung durch die Bundesregierung. Berlin, Drucksache 15/530.

DIW (2001): Wirtschaftliche Aspekte der Märkte für Gesundheitsleistungen. Ökonomische Chancen unter sich verändernden demografischen und wettbewerblichen Bedingungen in der Europäischen Union. Gutachten im Auftrag des Bundesministeriums für Wirtschaft und Technologie, Berlin.

Dürig, D; Zdrowomyslaw, N. (1999): Gesundheitsökonomie. München, Vahlen (2. Aufl.).

Ecker, T; Häussler, B; Schneider, M (2004): Belastung der Arbeitgeber in Deutschland durch Gesundheitsbedingte Kosten im internationalen Vergleich. Berlin, Augsburg.

---

113 Die Nachhaltigkeitslücke ist ein Instrument, mit dem geprüft werden kann, ob die zu erwartenden Ausgaben für die heutigen und die zukünftigen Generationen durch die Beiträge gedeckt werden können. Vergleiche zur Methodik der Generationenbilanzierung: Raffelhüschen (1999).

Enthoven, A. C. (1993): The history and principles of managed competition. Health Aff (Millwood). 12 Suppl: 24–48.

Fetzer, S. (2005): Determinanten der zukünftigen Finanzierbarkeit der GKV: Doppelter Alterungsprozess, Medikalisierungs- vs. Kompressionsthese und medizinisch-technischer Fortschritt, Diskussionsbeitrag 130/05 des Instituts für Finanzwissenschaft der Albert-Ludwigs-Universität Freiburg.

Fetzer, S; Mevis, D; Raffelhüschen, B. (2003): Zur Zukunftsfähigkeit des Gesundheitswesens. Eine Nachhaltigkeitsstudie zur marktorientierten Reform des Gesundheitssystems. Diskussionsbeitrag 108/03 des Instituts für Finanzwissenschaften der Albert-Ludwigs- Universität Freiburg im Breisgau.

Fries, J. F. (1980): Aging, Natural Death and the Compression of Morbidity. The new England Journal of Medicine, 303: 3, 130–135.

Gerlinger, T.; Mosebach, K.; Schmucker, R. (2007): Wettbewerbssteuerung in der Gesundheitspolitik. Die Auswirkungen des GKV-WSG auf das Akteurshandeln im Gesundheitswesen. Diskussionspapier 2007-1. Institut für medizinische Soziologie, Frankfurt am Main.

Gesetzliche Krankenversicherung (2006): Gemeinsame Stellungnahme der GKV zum Entwurf eines GKV Wettbewerbsstärkungsgesetz.

Gesundheitsberichterstattung des Bundes (GBE): www. gbe-bund.de.

Hurley, J. (2000): An overview of the normative economics of the health sector. In: Culyer, A. J.; Newhouse, J. P.: Handbook of Health Economics. Elsevier Science: 55–118.

IGES; Cassel, D.; Wasem, J. (2001): Zur Wirkung des Risikostrukturausgleichs in der gesetzlichen Krankenversicherung. Untersuchung im Auftrag des Bundesministeriums für Gesundheit, Endbericht, Berlin.

IW Köln (2006): Gesundheitsreform. Teurer statt effizienter. iwd Nr. 28, Köln.

Jacobs, K. (2007): Drohender Verlust an Solidarbeiträgen. Festschrift Prof. Dr. Wille, zusammengefasst von: Der gelbe Dienst 10. 4. 2007, S. 3 ff.

Knappe, E.; Neubauer, G.; Seeger, T. et al. (2000): Die Bedeutung von Medizinprodukten im deutschen Gesundheitswesen http://www.bvmed.de/publikationen/article/Studie_Die_Bedeutung_von_Medizinprodukten_im_deutschen_Gesundheitswesen.html. abgerufen am 01. Oktober 2008.

Kumpmann, I. (2006): Gesundheitsreform: Einnahmenerhöhung statt Strukturreform. Wirtschaft im Wandel 8/2006, Institut für Wirtschaftsforschung, Halle.

Lampert, H.; Althammer, J. (2004): Lehrbuch der Sozialpolitik. Heidelberg, Springer (7. Aufl.): 245 ff.

Lauterbach, K.; Gerber, A.; Klever-Deichert, G.; Stollenwerk, B.; Lüngen, M. (2004a): Entlastungswirkungen der Bürgerversicherung. Die Ersatzkasse. 84 (10): 397–401.

Lauterbach, K.; Lüngen, M.; Gerber, A.; Klever-Deichert, G. (2004b): Bürgerversicherung: Zukunftsfest und sozial ausgewogen. Gesundheit und Gesellschaft (G+G). 7 (7): 26–27.

Lauterbach, K.; Lüngen, M.; Schrappe, M.: Qualitätsmanagement auf dem Hintergrund der Einführung pauschalierter Entgeltsysteme. In: Lauterbach, K.; Schrappe, M. (Hrsg.) (2001): Gesundheitsökonomie, Qualitätsmanagement und Evidence-based Medicine. Stuttgart, Schattauer: 291–296.

Niehaus, F. (2006): Alter und steigende Lebenserwartung. Eine Analyse der Auswirkungen der Gesundheitsausgaben. WIP, Köln.

O. V. (2006a): Eckpunkte zu einer Gesundheitsreform 2006, Berlin. http://daris.kbv.de/daris/doccontent.dll?LibraryName=EXTDARIS^DMSSLAVE&SystemType=2&LogonId=074aa60aa78c286725cfbf19845756bf&DocId=003751241&Page=1. Abgerufen am 26. September 2008.

O. V. (2006b): Entwurf eines Gesetzes zur Stärkung des Wettbewerbs in der GKV (GKV Wettbewerbsstärkungsgesetz – GKV-WSG), Berlin.

Passon, A. M. (2008): Die Gesundheitsreform 2006. Ökonomische Analyse der Auswirkungen des Gesundheitsfonds. VDM Verlag, Saarbrücken.

Piepenburg, M. (2003): Die Verteilungskonflikte zwischen Haus- und Fachärzten vor dem Hintergrund der Kostendämpfungspolitik. Regensburg, Transfer Verlag.

Pilz, F. (2004): Der Sozialstaat. Bundeszentrale für politische Bildung, Bonn. PKV Zahlenbericht 2004.

Private Krankenversicherung (2007). Zahlenbericht 2006/2007.

Raffelhüschen, B. (1999): Generational Accounting: Method, Data and Limitations. European Economy, Reports and Studies 6, 17–28.

Ribhegge, H. (2004): Sozialpolitik. München, Vahlen.

Sachverständigenrat für die konzertierte Aktion im Gesundheitswesen. Gesundheitswesen in Deutschland, Kostenfaktor und Zukunftsbranche, Sondergutachten 1997. Baden-Baden, Nomos. 1998: 380.

Sachverständigenrat zur Begutachtung der gesamtwirtschaftlichen Entwicklung (2003). Staatsfinanzen konsolidieren – Steuersystem reformieren. Jahresgutachten 2003/2004. Stuttgart, Metzler-Poeschel.

Sachverständigenrat zur Begutachtung der gesamtwirtschaftlichen Entwicklung (2004). Erfolge im Ausland – Herausforderungen im Inland. Jahresgutachten 2004/2005. Stuttgart, Metzler-Poeschel.

Sachverständigenrat zur Begutachtung der gesamtwirtschaftlichen Entwicklung (SVR) (2005): Die Chancen Nutzen – Reformen mutig voranbringen. Jahresgutachten 2005/2006. Stuttgart, Metzler-Poeschel.

Sachverständigenrat zur Begutachtung der gesamtwirtschaftlichen Entwicklung (SVR) (2007): Das Erreichte nicht verspielen. Jahresgutachten 2007/2008. Stuttgart, Metzler-Poeschel.

Schulze Ehring, F.; Weber, C. (2007): Wahltarife in der

GKV – Nutzen oder Schaden für die Versichertenge-
meinschaft? WIP Diskussionspapier 4/07, Köln.

Simon, M. (2008): Das Gesundheitssystem in Deutschland. Eine Einführung in Struktur und Funktions-
weise. (2. Auflage) Huber, Hannover.

SPD (2004): Eckpunkte für eine solidarische Bürgerversicherung. Verabschiedet vom SPD-Parteivorstand
auf der Klausur am 28./29. August 2004, Berlin.

Statistisches Bundesamt (2006): 11. koordinierte Bevöl-
kerungsvorausberechnung. Wiesbaden.

Vdak (2007). Basisdaten des Gesundheitswesens 2007.
http://www.vdak.de/presse/daten/basisdaten-2007/in-
dex.htm. Abgerufen am 02. 10. 2008.

Verbrugge, L.M. (1984): Longer life but worsening
health? Trends in Health and Mortality of middle-
Aged and Older Persons. Millbank Memorial Found
Quarterly, 62, 475 – 519.

Wille, M.; Koch, E. (2007): Die Gesundheitreform 2007.
Grundriss. Beck, München.

Zweifel, P. (1990): Bevölkerung und Gesundheitswesen:
Ein Sisyphus-Syndrom? Bevölkerung und Wirtschaft,
Schriften des Vereins für Socialpolitik. B. Felderer
(Hrsg.). Band 202, 183 – 191, Berlin.

Zweifel, P.; Felder, S.; Werblow, A. (2004): Population ag-
eing and Health Care Expenditure: New Evidence on
the Red Herring, The Geneva papers on risk and insurance – issues and practice, 29 (4), 652 – 666.

9. Die ambulante Versorgung

Stephanie Stock und Marcus Redaelli

9.1 Grundprinzipien

Die ambulante Versorgung in der Bundesrepublik Deutschland wird überwiegend von niedergelassenen Ärzten in **freiberuflicher, eigener Praxis** durchgeführt. Zum 31.12.2007 waren 137 538 Ärztinnen und Ärzte in der ambulanten Versorgung tätig. Davon nahmen 118 858 als Vertragsärzte an der ambulanten Versorgung der gesetzlichen Krankenversicherung teil (KBV, 2007) (s. **Abb. 9-1**).

Der überwiegende Teil der in eigener Praxis niedergelassenen Ärzte ist als Kassenarzt zugelassen. Dadurch ist er an die gesetzlichen und vertraglichen Regelungen des Kassenarztrechtes gebunden und unterliegt der Aufsicht und dem Disziplinarrecht der kassenärztlichen Vereinigung. 41 438 niedergelassene Ärztinnen und Ärzte waren 2007 als Allgemeinmediziner tätig (KBV, 2007). Unabhängig davon müssen seit 1996 alle Ärzte widerruflich wählen, ob sie als Haus- oder Facharzt tätig sein wollen. Noch bis

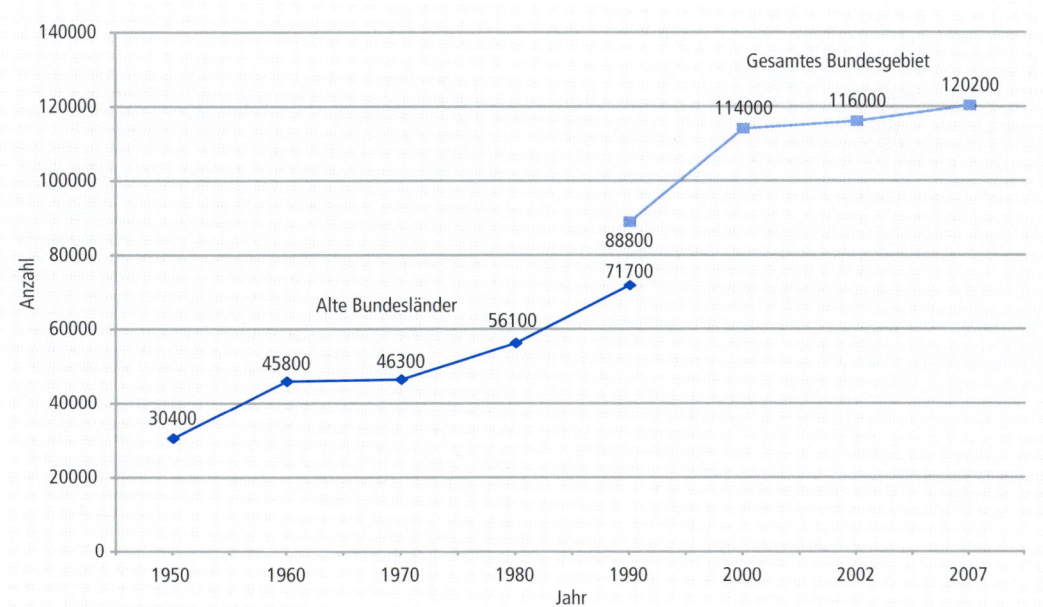

Quelle: Eigene Darstellung.

Abbildung 9-1: Anzahl der niedergelassenen Ärzte in freier Praxis.

Ende der 1940er-Jahre waren über 60% aller niedergelassenen Ärzte als praktische Ärzte tätig. Danach setzte ein starker Trend zur Spezialisierung ein, der sich jahrelang ungebrochen fortsetzte. Erst 2002 als der Trend zur fachärztlichen Versorgung als Faktor für Kostensteigerungen im Gesundheitswesen politische Aufmerksamkeit erfuhr, wurde versucht die Entwicklung durch eine Änderung der Bedarfsplanung zu korrigieren. Die **Bedarfsplanung** wird von den kassenärztlichen Vereinigungen für ihre jeweiligen Planungsbezirke aufgestellt und enthält detaillierte Vorgaben über die Anzahl und Aufteilung der Kassenarztsitze. Damit gewährleistet sie die Sicherstellung der ambulanten Versorgung aller gesetzlich versicherten Personen. Die kassenärztlichen Vereinigungen sind als Körperschaften des öffentlichen Rechts ein Teil der Selbstverwaltung.

Neben der Niederlassung als Kassenarzt besteht die Möglichkeit eine reine Privatpraxis zu betreiben. Privatpraxen können auch in Bereichen, in denen die Bedarfsplanung keine weitere Kassenzulassung erlaubt, eröffnet werden.

9.1.1 Praxisformen

Die ambulante Behandlung in freien Praxen hat sich in der zweiten Hälfte des 19. Jahrhunderts etabliert. Seither werden die freien Praxen als eigenständiger Systembestandteil akzeptiert. Insbesondere die ärztlichen Berufsorganisationen kämpften erfolgreich für die freie Praxis als Strukturelement der ambulanten Versorgung und erreichten nach der Wiedervereinigung die Schließung von Polikliniken, Ambulatorien und staatlichen Arztpraxen der ehemaligen Deutschen Demokratischen Republik. Eine Trendwende setzte erst mit Inkrafttreten des Gesundheitsmodernisierungsgesetzes 2004 ein. Bis dahin dominierten Einzelpraxen, ergänzt durch Praxisgemeinschaften und vernetzte Praxen (Blumenbach-Ostermann, 2004).

- Die **Praxisgemeinschaft** ist durch eine gemeinsame Nutzung von Einrichtungen und Personal bei getrennter Abrechnung und Haftung gekennzeichnet. Sie ist keine Berufsausübungsgemeinschaft wie die Gemeinschaftspraxis. Es gibt vielfältige Gestaltungsmöglichkeiten, die die individuelle ärztliche, aber auch die wirtschaftliche Unabhängigkeit wahren: Ärztehäuser, Apparategemeinschaften, Krankenhauskooperationen, Ärzteverbünde oder Netze.

- Die **Gemeinschaftspraxis** ist ein Zusammenschluss mehrerer Ärzte, die gemeinsam eine Praxis betreiben und gemeinsam abrechnen. Sie ist nur unter Ärzten des gleichen oder nah verwandten Fachgebiets möglich. Die Einhaltung der Fachgebietsgrenzen muss vertraglich vereinbart sein. Vorteile sind gegenseitige Vertretung in Urlaubs- oder Krankheitsfall, Erfahrungsaustausch, wirtschaftlicher Geräte- und Personaleinsatz. Durch den EBM 2000 plus wird sie als kooperative Form der Leistungserbringung begünstigt (Kassenärztliche Bundesvereinigung, 2003; Möller K-H, 2003).

- Vernetzte Praxen oder **Praxisnetze** sind vermehrt mit der Einführung der integrierten Versorgung durch das Gesundheitsreformgesetz 2000 entstanden. Ziel ist ein übergreifender Verbund von Allgemein- und Fachärzten, die durch eine Versorgung auf der jeweils angemessenen Versorgungsstufe sowie durch bessere Kooperation höhere Qualität und Effizienz der Versorgung erreichen.

9.1.2 Ärztliche Leistung, Krankenversicherungskarte und «E-Health»

Der Arzt ist verpflichtet, die ärztliche Leistung am Patienten selbst zu erbringen. Neben den direkten ärztlichen Leistungen wie Diagnostik, Therapie, Beratung, Dokumentation und präventiven Leistungen, veranlasst der Arzt durch Überweisung bzw. durch das Ausstellen eines Rezepts weitere Leistungen, die durch Dritte erbracht werden (Kopetsch T, 2004). Dazu gehören Lohnfortzahlung im Krankheitsfall, Verschreibung von Arzneimitteln sowie Heil- und Hilfsmitteln und die Überweisung zu anderen Leistungserbringern. Arzt und Versicherter treten zu keinem Zeitpunkt miteinander in ein Vertragsverhältnis (s. **Abb. 9-2**).

Wünscht der Patient eine Behandlung, so erhält er sie i.d.R. im Rahmen des Sachleistungsprinzips. Das bedeutet, dass er seine Krankenversichertenkarte abgibt und der Arzt mit der Kas-

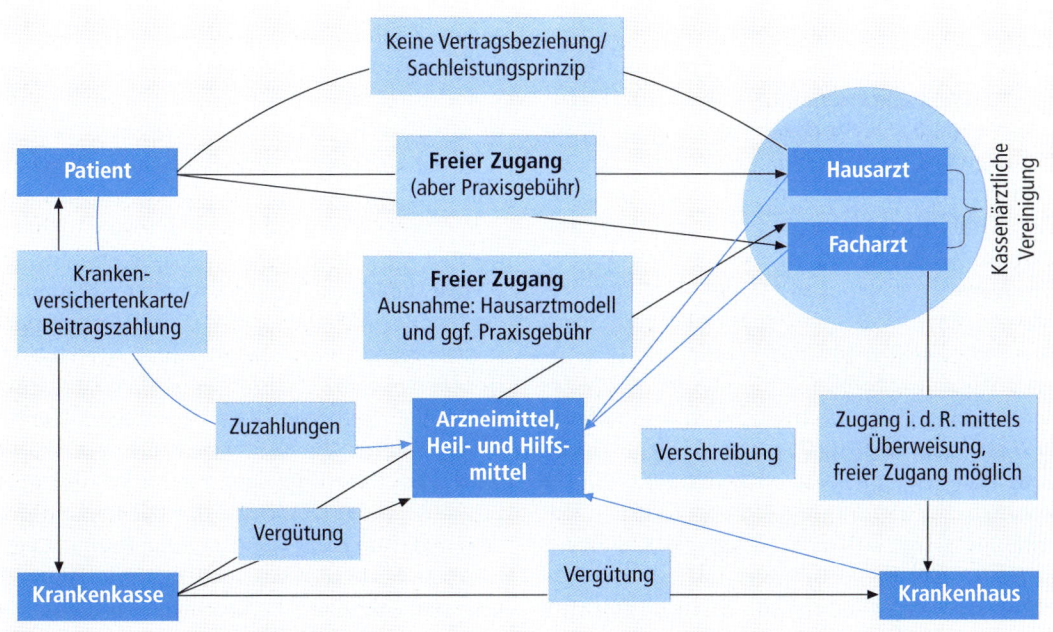

Quelle: Eigene Darstellung.

Abbildung 9-2: Versorgungsstrukturen in der ambulanten Versorgung.

senärztlichen Vereinigung abrechnet. Der gesetzlich versicherte Patient erhält keine Rechnung wie in der privaten Krankenversicherung, es sei denn er wählt explizit die Kostenerstattung. In diesem Fall erstattet die Kasse den Kassenbetrag. Der Versicherte muss mit erheblichen Eigenanteilen rechnen (s. Kapitel 8.2 «Private Krankenversicherung»). Die 1955 eingeführte Krankenversichertenkarte soll zur Verbesserung von Wirtschaftlichkeit, Qualität und Transparenz der Behandlung gemäß § 291a SGB V schrittweise durch eine **elektronische Gesundheitskarte** ersetzt werden. Die rechtlichen Grundlagen dafür sind im Gesetz zur Modernisierung der gesetzlichen Krankenversicherung geregelt. Erste Feldtests mit Eckdaten haben Mitte Dezember 2006 begonnen. Die neue Chip-Karte kann die Gesundheitsdaten von Patienten speichern und wird die Durchführung administrativer Prozesse ermöglichen (BMGS, 2005). Die wichtigsten administrativen Funktionalitäten sind die Abwicklung von elektronischen Rezepten sowie die Inanspruchnahme von Leistungen in-

nerhalb der Europäischen Gemeinschaft. Der medizinische Teil der Gesundheitskarte, der die gespeicherten Patientendaten enthält, soll nur auf freiwilliger Basis genutzt werden können. Er enthält die Dokumentation der eingenommenen Arzneimittel, Notfallinformationen, aktuelle Gesundheitsinformationen. Darüber hinaus ermöglicht die elektronische Gesundheitskarte die Speicherung von Arztbriefen, die Ausstellung von Patientenquittungen und den Hinweis auf vom Patienten selbst zur Verfügung gestellten Daten. Die hierzu erforderlichen Informationen werden entweder auf der Karte selbst gespeichert (z.B. Notfalldaten) oder auf Servern, auf die mittels der elektronischen Karte zugegriffen werden kann. Der Zugriff auf die gespeicherten Patientendaten sowie die Übermittlung der Daten von Leistungserbringern zur Krankenkasse im Behandlungsfall sind im SGB V § 295 geregelt.

Die Einführung einer elektronischen Gesundheitskarte sowie die Bemühungen im Rahmen von strukturierten Behandlungsprogrammen, sog. Disease-Management-Programmen (s. Kapitel 9.2 «Neue Versorgungsformen und Versorgungsmanagement»), zu einer elektronischen Übertragung der Daten zu gelangen, sind wichtige Meilensteine auf dem Weg zu einer funktionierenden Telematikinfrastruktur. Die damit verbundene Standardisierung von «E-Health»-Anwendungen kann einen wichtigen Beitrag zur weiteren Qualitäts- und Effizienzsteigerung der Versorgung leisten. Sie ermöglicht die europäische Integration grenzüberschreitender Gesundheitsdienstleistungen. Allerdings gibt es auch warnende Stimmen. So kommt beispielsweise eine Studie aus den USA zu dem Ergebnis, dass die Einführung von E-Health/elektronischer Patientenakte nicht automatisch zu besseren Versorgungsergebnissen führt.[114] Die Autoren weisen darauf hin, dass eine Qualitätsverbesserung der Versorgung nur zu erwarten ist, wenn die Einführung von E-Health mit entsprechenden Funktionen und Strukturen zur Unterstützung der klinischen Entscheidungsfindung bzw. einer evidenzbasierten Therapie, wie z. B. durch Reminderfunktionen, verknüpft wird. Auf die Gefahr der Verschlechterung der Arzt-Patienten-Beziehung durch die elektronische Gesundheitskarte weist Christiane Groß in einem Beitrag in deutschen Ärzteblatt hin:[115]

> Die Einführung der elektronischen Gesundheitskarte könnte das Arzt-Patienten Verhältnis negativ beeinflussen, indem sie den Arzt dazu verleitet, medizinische Informationen alleine von der Karte abzulesen, anstatt eine eigene Anamnese durchzuführen. Dadurch wird die persönliche Interaktion im Arzt-Patient-Gespräch, die durch den Kostendruck in der Arztpraxis ohnehin schon relativ gering ist, ggf. noch weiter verringert.

9.1.3 Struktur der Patientenversorgung

In Deutschland besteht eine **sektorale Trennung** der Patientenversorgung in den ambulanten und stationären Bereich, wobei die ambulante Versorgung bevorzugt in Anspruch genommen werden sollte. Die ambulanten Behandlungsmöglichkeiten durch Krankenhäuser sind traditionellerweise stark eingeschränkt und erschöpften

sich bis zum Gesundheitsmodernisierungsgesetz in der Möglichkeit zum ambulanten Operieren, Ermächtigungen, Privatsprechstunden und der Erbringung vor- und nachstationärer Leistungen. Mit dem Gesundheitsmodernisierungsgesetz wird für die Krankenhäusern jedoch in definierten Bereichen wie z. B. bei Hochspezialleistungen, im Rahmen von Disease-Management-Programmen oder bei Unterversorgung erweiterter Zugang zu ambulanter Versorgung geschaffen. Mit dem Gesetz zur Stärkung des Wettbewerbs in der gesetzlichen Krankenversicherung (GKV-Wettbewerbsstärkungsgesetz, GKV-WSG) wurden diese bereits bestehenden Möglichkeiten der Krankenhäuser zur ambulanten Leistungserbringung gestärkt. Sie sollen im Rahmen der Landeskrankenhausplanung sowie im Rahmen der Konkretisierung von Vergütungsregelungen konsequenter und konkreter umgesetzt werden. Die jeweiligen Bundesländer sollen geeignete Kliniken zur ambulanten Behandlung schwerer und seltener Erkrankungen wie z. B. Krebs, Mukoviszidose oder Aids ausweisen, die allen Versicherten zur Verfügung stehen.

Die Aufgabenteilung in ambulant und stationär gibt seit Jahrzehnten Anlass zu sozial- und gesundheitspolitischen Diskussionen. Insbesondere die sich dadurch ergebenden Informationsverluste, die Diskontinuität des Versorgungsprozesses sowie die dadurch begünstigte Erbringung von Doppel- und Mehrfachuntersuchungen werden immer wieder im Zusammenhang mit der Debatte um Rationalisierungspotenziale im Gesundheitswesen angeführt. Die verfasste Ärzteschaft wandte sich dennoch erfolgreich mit großer Mehrheit gegen eine Aufhebung der Aufgabenteilung sowie gegen strukturelle Entwicklungen, die zu einer Konzentration von Fachärzten an Krankenhäusern führen würde. Des-

---

114 Linder, J. A.; Ma, J., Bates, D. W.; Middleton, B.; Stafford, R. S.: Electronic Health Record use and the Quality of Ambulatory Care in the United States. Arch Intern Med. 2007, 167 (13): 1400–1405.

115 Groß, C.: Gesundheitstelematik: Folgen für die Arzt-Patient-Beziehung. Dtsch Arztebl 2006, 103 (51–52): A–3469.

sen ungeachtet können seit dem Inkrafttreten des Gesundheitsmodernisierungsgesetzes verstärkt Initiativen zur integrierten Versorgung sowie zu den Hausarztmodellen beobachtet werden, die auf eine stärkere Vernetzung der Sektoren zielen und sektorenübergreifende Behandlungsverläufe und Qualitätssicherungsmaßnahmen beinhalten.

9.1.4 Wirtschaftlichkeitsgebot

Das **Wirtschaftlichkeitsgebot** der Krankenversicherung (§ 12 SGB V) gilt auch für die verfasste Ärzteschaft (s. Kapitel 8.1 «Gesetzliche Krankenversicherung») (BMGS, 2005). Die Vertragsärzte sollen unter Beachtung des Wirtschaftlichkeitsgebots eine bedarfsgerechte, dem allgemeinen Stand der medizinischen Erkenntnisse entsprechende Versorgung der Versicherten gewährleisten. Ein unkontrolliertes Ansteigen der Kosten wurde jahrelang erfolgreich durch die **Praxisbudgets** verhindert. Sie legten für jede einzelne Praxis unter Berücksichtigung des Versorgungsbedarfs ein Budget fest, bei dessen Überschreitung dem Arzt Wirtschaftlichkeitsprüfungen und Regressforderungen drohten. Mit dem Gesundheitsmodernisierungsgesetz 2004 wurden die Praxisbudgets durch arztgruppenbezogene Regelleistungsvolumina ersetzt. Sie definieren den jeweiligen Versorgungsumfang einer Arztgruppe. Da die Regelleistungsvolumina kassenübergreifend gebildet werden, wird das arztgruppenbezogene Regelleistungsvolumen wieder auf den einzelnen Arzt als individuelles Regelleistungsvolumen mit einem festen Regelpunktwert heruntergebrochen. Übersteigen die erbrachten Leistungen des Arztes sein Regelleistungsvolumen, so werden die Mehrleistungen lediglich abgestaffelt vergütet. Dadurch sollen finanzielle Anreize zur Leistungsausweitung verhindert werden.

Neben den ärztlich erbrachten Leistungen spielen bei Wirtschaftlichkeitsüberlegungen im ambulanten Sektor die ärztlich veranlassten und verordneten Leistungen und hier insbesondere die Verordnung von Arzneimitteln eine große Rolle. Obwohl die Bedeutung einer rationalen Arzneimitteltherapie unbestritten ist, hat die Politik in diesem Bereich immer wieder regulie-

rend eingegriffen. Die Ausgaben in der Arzneimitteltherapie steigen seit über einem Jahrzehnt wesentlich stärker als die Kosten in anderen Bereichen und können durch die unterschiedlichen Reformmaßnahmen zumeist nur kurzfristig gedämpft werden.

Zuletzt wurden im Rahmen des Gesundheitsmodernisierungsgesetzes durch die Ausgliederung nicht-verschreibungspflichtiger Medikamente aus der Erstattung sowie Rabatt- und Festbetragsregelungen gerade in diesem Ausgabensegment hohe Einsparungen erzielt (s. Kapitel 11 «Arzneimittelversorgung»). Dennoch werden in diesem Markt weiterhin Sparpotenziale vermutet. Der Arzneiverordnungsreport beispielsweise weist jedes Jahr mögliche Einsparvolumina in Millionenhöhe aus, die allein durch die Substitution von Generika für teure Originalpräparate und Pseudoinnovationen erzielt werden können und auch in zunehmendem Maße erzielt werden (GEK-Arzneimittel-Report, 2005). Schwerer zu beeinflussen sind hingegen mögliche Einsparpotenziale aufgrund von Übermedikalisierung, der «Erfindung» neuer Diagnosen wie z.B. das Reizdarmsyndrom sowie durch mangelnde Compliance der Patienten. Seit 2001 unterliegen auch Heilmittel der Wirtschaftlichkeitsprüfung. Indikation, Frequenz und Dauer der Behandlung mit Heilmitteln sind in den Heilmittelrichtlinien festgeschrieben. Ärzte, die über dem Durchschnitt der Kollegen ihrer Fachgruppe liegen, unterliegen der Wirtschaftlichkeitsprüfung. Obwohl der Mehrbedarf begründet werden kann und auch anstelle von Regressen teilweise Beratungen durchgeführt werden, führt das Instrument der Wirtschaftlichkeitsprüfungen zu einer restriktiveren Verordnungsweise.

Die Prüfung der Wirtschaftlichkeit in der ambulanten Praxis erfolgt als Auffälligkeitsprüfung bei Überschreitung der Richtgrößenvolumina bzw. als Zufälligkeitsprüfung (§ 106 SGB V). Sie umfassen neben dem zur Abrechnung vorgelegten Leistungsvolumen auch Überweisungen, Krankenhauseinweisungen und Feststellungen der Arbeitsunfähigkeit sowie sonstige Leistungen. Als Kriterium zur Beurteilung der Wirtschaftlichkeit der Leistung werden die medizinische

Notwendigkeit der Leistungen (Indikation), die Eignung der Leistung zur Erreichung des therapeutischen oder diagnostischen Ziels (Effektivität), die Übereinstimmung der Leistung mit den anerkannten Kriterien für ihre fachgerechte Erbringung (Qualität) sowie die Angemessenheit der durch die Leistungen verursachten Kosten im Hinblick auf das Behandlungsziel herangezogen. Bei einem Überschreiten des Richtgrößenvolumens von mehr als 15% wird eine Beratung des Arztes durchgeführt, bei einer Überschreitung von mehr als 25% muss der Arzt, falls keine Praxisbesonderheiten geltend gemacht werden können, den Krankenkassen den Mehraufwand erstatten (siehe Kapitel 11.3.3 «Richtgrößen und Wirtschaftlichkeitsprüfung»).

9.1.5 Organe der Selbstverwaltung und ihre Aufgaben in der ambulanten Versorgung

Die Selbstverwaltung als Strukturelement war früh in der deutschen Sozialversicherung angelegt. Die Selbstverwaltungsorgane der Krankenkassen sind paritätisch aus Vertretern der Arbeitgeber und der Versicherten besetzt. Die Selbstverwaltung der Kassenärzte in den kassenärztlichen Vereinigungen (KVen) wurde 1931 mit der Selbstverwaltung der Krankenkassen in der **gemeinsamen Selbstverwaltung** verknüpft. Durch die starke Rolle der gemeinsamen Selbstverwaltung wird der Einfluss des Staates im Bereich der sozialen Sicherung in Deutschland in weiten Bereichen auf die Festlegung der Rahmenbedingungen zurückgedrängt. Die Selbstverwaltungskörperschaften werden von demokratisch auf Zeit gewählten Organen geleitet. Diese Tätigkeit wurde bis zum Inkrafttreten des Gesundheitsmodernisierungsgesetzes in den kassenärztlichen Vereinigungen als Ehrenamt wahrgenommen. Seit 2004 haben die KVen einen hauptberuflichen Vorstand.

Kassenärztliche Vereinigungen und Ärztekammern

Die gesetzlichen Grundlagen zur Bildung von kassenärztlichen Vereinigungen sind in § 77ff. SGB V geregelt. Bundesweit gibt es 23 kassenärztliche Vereinigungen, die die Kassenärztliche Bundesvereinigung bilden. Zu ihren wichtigsten Aufgaben gehören

- die Sicherstellung der ärztlichen Versorgung im ambulanten Sektor
- die Leistungsvergütung der niedergelassenen Ärzte
- die Führung des Arztregisters
- die Bedarfsplanung für den vertragsärztlichen Bereich
- die Vertretung der Interessen ihrer Mitglieder sowie
- die Einrichtung von Stellen zur Bekämpfung von Fehlverhalten im Gesundheitswesen (§ 81 a SGB V).

Die Pflichtmitgliedschaft aller Ärztinnen und Ärzte in der Berufskörperschaft der Ärztekammer ist die Basis für die weitgehenden Kompetenzen der Selbstverwaltung. Insgesamt gibt es in der Bundesrepublik Deutschland zurzeit 17 Landesärztekammern, die gemeinsam die Bundesärztekammer bilden. Zu den Aufgaben der Ärztekammern gehören,

- Aufgaben im öffentlichen Interesse, insbesondere die Berufsaufsicht, die Gestaltung der Berufsordnung, Weiter- und Fortbildung sowie Qualitätssicherung und Stellungnahme zu ethischen Fragen
- Wahrung der beruflichen Belange der Vertretenen gegenüber Staat, Gesellschaft und Sozialversicherungsträgern
- soziale Aufgaben wie die Errichtung eines berufsständischen Versorgungswerks.

Die Ärztekammern sind ebenso wie Krankenkassen und kassenärztliche Vereinigungen Körperschaften des Öffentlichen Rechts.

9.1.6 Leistungsabrechnung und Vergütung

Ursprünglich lag die Höhe des Honorars für eine ärztlich erbrachte Leistung in hohem Maße im Ermessen der Beteiligten. Im heutigen System dient die Vergütung dem Ausgleich wirtschaftlicher Interessen zwischen Ärzten als Leistungserbringern und Kassen bzw. der Gesellschaft als Leistungsträger. Abrechenbare Leistungen sind noch in überwiegendem Maße als Einzelleistungen aufgeführt, die ergänzt werden durch pauschale Vergütungsformen wie z. B. die Ordinationsgebühr bei Erstkontakt. Für die gesetzlichen Krankenkassen werden alle Leistungen in dem einheitlichen **Bewertungsmaßstab**, dem sog. EBM aufgeführt. In diesem Leistungskatalog wird jeder einzelnen Leistung eine Gebühr bzw. seit 1983 ein Punktwert zugeordnet. Durch die Zuordnung von Punktwerten anstelle von fixen Eurobeträgen variiert die Vergütung für eine erbrachte Leistung in Abhängigkeit von der Gesamtsumme aller erbrachten Leistungen. Man spricht von einem **floatenden Punktwert**. Dies rührt daher, dass zwischen den Landesverbänden der Krankenkassen und den kassenärztlichen Vereinigungen eine Gesamtvergütung vereinbart wird, die an die Entwicklung der Grundlohnsumme gekoppelt ist. Die Gesamtvergütung ist ein sektorales Budget, mit dem alle Leistungen der Vertragsärzte in einem KV-Bezirk pauschal abgegolten werden. Aus der Gesamtvergütung ergibt sich der Punktwert, indem die Höhe der Gesamtvergütung durch die gesamte Punktzahl der erbrachten Leistungen dividiert wird. Die Punktzahl pro abrechenbarer Einzelleistung wird zwischen Krankenkassen und kassenärztlichen Vereinigungen ausgehandelt und wird im einheitlichen Bewertungsmaßstab fixiert. Der floatende Punktwert führte dazu, dass sich die Vergütung der erbrachten Leistung jedes Quartal ändern konnte. Zusätzlich wird für jede Arztpraxis in Abhängigkeit von der Fallzahl und Fallschwere ein Praxisbudget bzw. eine Richtgröße festgelegt. Leistungen, die zur Überschreitung

der vorgegebenen Größe führen, werden nicht bzw. abgestaffelt vergütet. Jeder niedergelassene Arzt handelt rational, wenn er versucht, seine eigene Einkommenssituation zu verbessern. Da der Arzt nicht weiß, wie sich seine Kollegen verhalten, resultierte aus dieser auch als Gefangenendilemma bezeichneten Situation, eine Ausweitung der Einzelleistungen. In der Folge verfielen die Punktwerte immer weiter, so dass in der Fachgruppe der Radiologen Leistungen in radiologischen Praxen teilweise unterhalb der Gestehungskosten angeboten werden mussten. Die budgetierte Gesamtvergütung kann bezüglich der Ausgabenbegrenzung als sehr effektiv bezeichnet werden. Allerdings führten Verwerfungen innerhalb des einheitlichen Bewertungsmaßstabs zu unvorhergesehenen Veränderungen in der Versorgungslandschaft. Hochbezahlte technische Leistungen beispielsweise wurden über den Bedarf hinaus erbracht, wohingegen Leistungen mit geringem apparativem Aufwand zu selten erbracht wurden. Im neuen **EBM 2000 plus**, der ab dem 1. April 2005 in Kraft getreten ist, sollten diese Fehlanreize verhindert werden. Allerdings konnte der Zeitplan nicht eingehalten werden. In einem Zwischenschritt werden daher Leistungen in Pauschalen zusammengefasst. Das Ziel des neuen einheitlichen Bewertungsmaßstabs (**Tab. 9-1**) ist die Verlagerung des Morbiditätsrisikos von den Ärzten auf die Kranken-

Tab. 9-1: Zeitplan des neuen EBM

1. Januar 2008	EBM 2008 tritt in Kraft. Neu: Leistungen werden in Pauschalen zusammengefasst. Alt: • Vergütung über Punkte • Aufteilung der Gesamtvergütung über Honorarbudgets
30. November 2008	Arztindividuelle Regelleistungsvolumina werden bekannt gegeben.
1. Januar 2009	Euro-EBM tritt in Kraft. Neu: • Vergütung erfolgt in festen Euro-Werten • Morbiditätsrisiko wird von Ärzten auf Krankenkassen verlagert. • Mengensteuerung erfolgt über arztindividuelle Regelleistungsvolumina.
1. Januar 2011	Für Fachärzte in der ambulanten Versorgung erfolgt die Vergütung über Fallpauschalen (ähnlich den DRG).

Quelle: Eigene Darstellung.

kassen. Nun vereinbaren die kassenärztlichen Vereinigungen und die Krankenkassen den mit der Zahl und Morbiditätsstruktur der Versicherten verbundenen Behandlungsbedarf. Daraus ergibt sich die Leistungsmenge, die in den sog. arztgruppenbezogenen Regelleistungsvolumina aufgeteilt wird. Bis zur Obergrenze des Regelleistungsvolumens werden von den Krankenkassen feste Punktwerte vergütet. Das RLV setzt sich zusammen aus Fallzahl und Fallwert. Der **Fallwert** ist ein Pauschalbetrag, den ein Arzt für einen Patienten/Quartal erhält. Dieser Wert wird vierteljährlich festgelegt und variiert je nach Arztgruppe und Region. Während die Unterschiede zwischen den Arztgruppen fachspezifisch begründet werden, sind die Unterschiede zwischen den Regionen durch Vorwegabzüge erklärbar. Letztere sind Abzüge für z. B. Notfalldienste, Praxisbesonderheiten, überproportionale Honorarverluste. Diese Vorwegabzüge sind wegen mangelnder Transparenz seit Jahren strittig. Neben diesen Kriterien wird der Fallwert auch unter Berücksichtigung der Vergleichszahlen aus den Vorjahren ermittelt. Die **Fallzahl** des jeweiligen Quartals wird festgelegt aus der Anzahl der Patienten, die im Vergleichsquartal des Vorjahres bei dem jeweiligen Arzt in Behandlung waren. Die Anzahl der Patienten in den jeweiligen Vergleichsquartalen kann von Jahr zu Jahr schwanken. Wenn z. B. im aktuellen Jahr im 1. Quartal mehr Patienten in Behandlung waren als im Vergleichsquartal des Vorjahres, so schlägt sich dies erst im Folgejahr durch eine erhöhte Fallzahl aus. Umgekehrt, wenn im aktuellen Quartal weniger Patienten als im Vergleichsquartal im Vorjahr in Behandlung waren, dann müsste der Arzt an die KV Leistungen rückerstatten. Die Fallpunktzahl des EBM ist fix und wird in Eurobeträgen ausgedrückt. Sie errechnen sich aus einer **technischen** und einer **ärztlichen Komponente** der erbrachten Leistung (s. **Abb. 9-3**).
In die Berechnung der technischen Komponente fließen Daten wie Personalkosten, Miete und Anschaffungskosten ein, die den einzelnen Kostenstellen wie z. B. Wartezimmer, Behandlungsraum oder Röntgen zugeordnet werden. Durch fixe Vorgaben zu Betriebsdauer und Auslastung

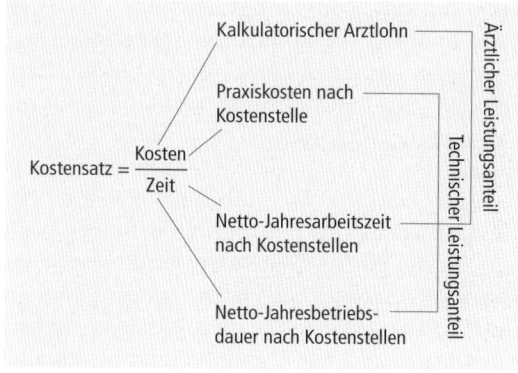

Quelle: Eigene Darstellung.

Abbildung 9-3: Betriebswirtschaftliche Berechnung der ärztlichen Leistung.

der Kostenstelle werden die Kosten je Minute ermittelt. Die Kosten der technischen Leistung ergeben sich durch die Bewertung der Kostenstelle mit der benötigten Zeit pro Leistung. Die Kosten der ärztlichen Leistung werden aus dem tariflichen Jahresgehalt eines Klinikarztes, der Jahresarbeitszeit und der Produktivität ermittelt. Aus diesen Komponenten zusammen ergeben sich die Gesamtkosten der Leistung. Um die Leistungen untereinander in eine Beziehung zu bringen, wird jeder Leistung eine Punktzahl zugeordnet, die sich durch die Umrechnung der Eurobeträge ergibt (Held M, 2004).
Der neue einheitliche Bewertungsmaßstab hat neben Vergütungs- auch Steuerungsfunktionen. Er soll die Qualität und Wirtschaftlichkeit der ärztlichen Versorgung verbessern. Zur Mengensteuerung wurden Einzelleistungen zu Leistungskomplexen zusammengefasst. Die Komplexe bestehen aus obligaten und fakultativen Leistungen. Um den Komplex abrechnen zu können, müssen die obligaten Leistungen erbracht werden. Bei den fakultativen Leistungen kann der Arzt zwischen verschiedenen Therapiealternativen wählen. Dadurch soll die Menge abrechenbarer Leistungen begrenzt werden. Ein weiteres Element der Mengensteuerung wird durch die Zeitbindung einzelner Leistungspositionen eingeführt. Jede Leistung wird mit einer exakten Zeitangabe versehen, die die Minutenzahl angibt, die ein Vertragsarzt benötigt, um die Leis-

tung zu erbringen. Dadurch wird für die Krankenkassen eine Basis für die Plausibilitätsprüfung von Abrechnungen geschaffen, die die Transparenz der Leistungsabrechnung erhöht. Zur Verbesserung der Qualität der erbrachten Leistungen wurden im EBM 2000 plus die **Dokumentations**- und die **Berichtspflicht** eingeführt. In Absatz 3 der allgemeinen Bestimmungen ist jetzt festgelegt, dass eine Leistung bzw. ein Leistungskomplex nur dann erfüllt ist und abgerechnet werden kann, wenn ein Befundbericht bzw. Befundkopie an den Hausarzt erstellt wurde. Die Qualität der Leistungen soll zusätzlich durch die Einführung von eigenen EBMs für jede Facharztgruppe verbessert werden. Leistungen, die in diesen EBMs aufgeführt sind, können nur von den entsprechenden Fachärzten der Fachgruppe erbracht werden. Die Bedeutung der hausärztlichen Versorgung wird unterstrichen, indem der hausärztliche Versorgungsbereich vom fachärztlichen Versorgungsbereich getrennt wird.

Eine weitere Steuerungsfunktion entsteht durch die Berücksichtigung von Besonderheiten kooperativer Versorgungsformen bei der Festsetzung von Fallpauschalen sowie bei der Berücksichtigung von Aspekten der wirtschaftlichen Nutzung bei der Erbringung von Leistungen durch medizinisch-technische Großgeräte. Der Gesetzgeber geht hier davon aus, dass eine sinnvolle Auslastung im Rahmen einer Einzelpraxis nicht erreicht werden kann. Beide Aspekte fördern kooperative Versorgungsformen (wie z. B. MVZs) im Vergleich zu Einzelpraxen.

Die **Gebührenordnung für Ärzte (GOÄ)** wird von der Bundesregierung als Rechtsverordnung mit Zustimmung des Bundesrats erlassen und gilt hauptsächlich für die Privatliquidation in der ambulanten Praxis sowie bei ermächtigten Krankenhausärzten. Um eine Anpassung des Leistungsverzeichnisses der Gebührenordnung an den Stand des medizinischen Wissens zu gewährleisten, muss diese spätestens alle fünf Jahre überarbeitet werden, um neue Leistungen adäquat zu honorieren und bestehende Leistungen ggf. niedriger zu bewerten.

9.2 Neue Versorgungsformen und Versorgungsmanagement

Die Versorgungsstrukturen des deutschen Gesundheitssystems sind primär auf die Akutversorgung ausgerichtet. Herausragende Charakteristika der Versorgung in der gesetzlichen Krankenversicherung sind das fast vollständige Fehlen von Wartelisten, der freie Facharztzugang, der rasche Zugang zum Hausarzt sowie die Gewährung von Leistungen nach dem medizinischen Bedarf unabhängig von sozialem Status, Einkommen und Beitragshöhe. Gleichzeitig ist das System gekennzeichnet durch die Dominanz der Selbstverwaltung und die interessensgeleitete Blockadehaltung vieler Akteure. Insbesondere bei der Umsetzung neuer Versorgungsformen führt die Organisation der Akteure in starken Interessensverbänden häufig zu einer Einigung auf den kleinsten gemeinsamen Nenner. Die Orientierung an den Interessen von Einzelakteuren hat, so der Sachverständigrat für die konzertierte Aktion im Gesundheitswesen, zu einem Nebeneinander von oftmals strukturell bedingter Über-, Unter- und Fehlversorgung geführt. Die Fehlsteuerungen und verkrusteten Strukturen beeinflussen insbesondere die Versorgung chronisch Kranker und bedingen eine Diskontinuität der Versorgung durch abgeschottete Versorgungssektoren, die ungenügende Umsetzung evidenzbasierter Therapiestandards in der Versorgung sowie ungenügende Anreize zur Qualitätssicherung. Erst mit dem Gesundheitsmodernisierungsgesetz 2004 wurden Sanktionen für das Nichteinhalten von Qualitätssicherungsmaßnahmen im ambulanten Bereich eingeführt und neue besonders qualitätsgesicherte Versorgungsformen mit so starken finanziellen Anreizen versehen, dass die Akteure Interesse an der Ausgestaltung haben konnten. Die wichtigsten mit dem Gesundheitsmodernisierungsgesetz eingeführten neuen Versorgungsformen sind die **Hausarztmodelle**, die Neuordnung der **integrierten Versorgung** sowie die **medizinischen Versorgungszentren** für Versicherte der gesetzlichen Krankenversicherung. Die **Disease-Management-Programme** wurden bereits 2002 implementiert.

9.2.1 Hausarztmodell

Die gesetzlichen Krankenkassen sind mit dem Gesundheitsmodernisierungsgesetz ab 2004 verpflichtet eine hausarztzentrierte Versorgung anzubieten (§ 73b SGB V). Allerdings wird kein fester Termin für die Implementierung vorgeschrieben, da die notwendigen organisatorischen und vertraglichen Änderungen im Versorgungsgeschehen nicht unter Zeitdruck erfolgen sollen. Mit der Einführung einer hausarztzentrierten Versorgung erhoffen sich die Beteiligten die Kritikpunkte an der ambulanten Versorgung zu entkräften. Mit dem Hausarzt als primär versorgenden Arzt zielt die Politik auf Einsparpotenziale und Qualitätsverbesserungen. Evidenz dafür ist in der Literatur vorhanden. Die Studien sind jedoch nicht unumstritten und in ihrer Übertragbarkeit auf Deutschland nicht eindeutig. Vorbilder sind u.a. Managed-Care-Organisationen in den USA, die Erfahrungen privater Anbieter in Deutschland sowie die Gesundheitssysteme von Großbritannien, den Niederlanden, der Schweiz und Dänemark (s. Kapitel 12 «Methodische Grundlagen von Gesundheitssystemvergleichen»). In den aufgeführten europäischen Systemen nimmt der Hausarzt eine wesentliche **Steuerungsfunktion** ein. Der Patient schreibt sich bei einem Hausarzt ein, der einen Vertrag mit seiner Krankenkasse abgeschlossen hat. Damit verpflichtet er sich zuerst den Hausarzt aufzusuchen und nur in Ausnahmefällen Fachärzte ohne Überweisung zu konsultieren. Ambulante fachärztliche Leistungen sollen erst auf Überweisung in Anspruch genommen werden. Ausnahmen sind beispielsweise Notfälle, Gynäkologen, Kinderärzte und Augenärzte. Der Hausarzt erhält Zugriff auf alle Untersuchungsergebnisse und Befunddaten des Patienten und ist autorisiert diese ggf. an Fachärzte weiterzuleiten. Der Facharzt verpflichtet sich seinerseits, den Hausarzt innerhalb eines definierten Zeitintervalls zu unterrichten und den Patienten zur weiteren Behandlung zurückzuüberweisen. Im Gegenzug für die **Einschränkung der freien Arztwahl** kann den eingeschriebenen Patienten ein **Bonus** gewährt werden. Häufig ist dies die Erlassung der Praxisgebühr oder von Zuzahlungen. Der Patient kann in begründeten Fällen,

wie z.B. bei einem gestörten Vertrauensverhältnis, auch vor Ablauf eines Jahres den Hausarzt wechseln. Die teilnehmenden Ärzte werden vertraglich auf qualitative, personelle und sachliche **Qualitätskriterien** verpflichtet. Diese beinhalten beispielsweise die Therapie nach evidenzbasierten Leitlinien, die Teilnahme an Qualitätszirkeln sowie die Einführung eines praxisinternen Qualitätsmanagements. Neben der Qualitätssicherung medizinischer Leistungen gehört häufig auch eine Verbesserung des Servicepakets zum Hausarztmodell. So sollen beispielsweise Wartezeiten auf unter 30 min. verkürzt werden. Im Gegensatz zu den amerikanischen Managed-Care-Modellen sind die teilnehmenden Ärzte in freier Praxis niedergelassen und nicht Angestellte der Managed-Care-Organisation.

Die Vorteile, die sich Kassen und Patienten vom Hausarztmodell erhoffen, sind:

- Förderung der Kontinuität der Versorgung
- Optimierung der Versorgungsqualität durch Therapie nach evidenzbasierten Standards, verbesserte Kommunikation und Koordination
- Erschließung von Wirtschaftlichkeitsreserven durch Vermeidung von Mehrfach- und Doppeluntersuchungen, neuen Organisationsformen und verbesserter Beratung des Patienten.

Hausarztmodelle erlauben das selektive Kontrahieren von Kassen mit einzelnen Ärzten. Perspektivisch ist eine Umstellung des Vergütungssystems in hausarztzentrierten Versorgungsformen auf pauschalierte Vergütungsformen zu erwarten. Sie werden im Zuge der demografischen Alterung der Bevölkerung mit einer Zunahme von Multimorbidität und chronischen Erkrankungen vermehrt an Bedeutung gewinnen. Da pauschalierte Vergütungssysteme wie z.B. **Kopfpauschalen** («capitation») Anreize zur Unterversorgung setzen, sollten gleichzeitig Anreize für die Erbringung einer hohen Versorgungsqualität gesetzt werden. In den USA wird bereits seit mehreren Jahren in der ambulanten Versorgung mit einer **ergebnisorientierten Vergütung** experimentiert. Sie kann als fester Bestandteil der Vergütung oder als Bonus für die teilnehmenden Ärzte ausgestaltet sein. In der Regel werden Parameter der Prozessqualität, wie z.B. die Anzahl der Diabetiker, die einmal jährlich zum Augenarzt überwiesen werden, sowie Parameter der Ergebnisqualität kombiniert. Die Koppelung der Vergütung an Outcomes wird immer wieder kontrovers diskutiert. Für den Erfolg und die Akzeptanz eines solchen Systems wird die **Case-Mix-Adjustierung**, also die Adjustierung von Outcomes an Patientencharakteristika wie Alter, Geschlecht und Komorbidität, entscheidend sein.

In welchem Umfang die hausarztzentrierte Versorgung von den Versicherten angenommen wird, bleibt abzuwarten. Laut der Staatssekretärin Marion Caspers-Merck hatten sich 2008 6 Millionen Bürger in Hausarztverträge eingeschrieben. Eine Untersuchung der Bertelsmann-Stiftung kommt zu der Schlussfolgerung, dass sich zwar vermehrt Versicherte aus unteren Einkommensschichten in die Hausarztverträge einschreiben, gleichzeitig aber die erhofften Effekte gering bleiben. So erklärten 56 % der Teilnehmer der Hausarztmodelle, dass sich ihr Gesundheitszustand gebessert habe gegenüber 64 % der Versicherten, die nicht eingeschrieben waren. Die Anzahl der Facharztbesuche stieg innerhalb der Verträge auf 2,5 Besuche pro Jahr, während außerhalb der Verträge die Versicherten durchschnittlich 2,1-mal pro Jahr einen Facharzt aufsuchten. Diese Tatsachen lassen jedoch keine Rückschlüsse auf die Verbesserung oder Verschlechterung der Versorgungsqualität zu. Die höhere Anzahl von Facharztbesuchen kann Ausdruck einer besseren Versorgung bei höherer Morbidität sein. Sie kann ebenso Ausdruck einer fehlgeschlagenen Steuerungsfunktion sein. Hier müssen weitere Untersuchungen abgewartet werden. Erste Ergebnisse aus den Niederlanden scheinen darauf hinzuweisen, dass die freie Arztwahl für Patienten ein wichtiges Gut ist und ihre Einschränkung von den Versicherten nicht gerne akzeptiert wird. Dies ist umso erstaunlicher, da in vielen europäischen Gesundheitssystemen die Bindung des Patienten an seinen Hausarzt traditionell hoch ist und der Verzicht der freien Arztwahl temporär begrenzt oder lediglich mit Sanktionen versehen, aber nicht aufgehoben ist.

9.2.2 Integrierte Versorgung

Die starke Abschottung der Sektoren im deutschen Gesundheitswesen ist eine wesentliche Ursache für Brüche in der Versorgungskette. Um den Weg für eine koordinierte, kontinuierliche und sektorenübergreifende Versorgung zu ebnen, hat der Gesetzgeber die integrierte Versorgung als eigenständige Versorgungsform neben der Regelversorgung eingeführt. Ansätze für eine verstärkte Integration der Versorgung wurden in Deutschland bereits mit dem Gesundheitsstrukturgesetz von 1993 und darauf aufbauend durch die beiden Neuordnungsgesetze von 1997 versucht. Die darin festgelegten rechtlichen Formen der **Modellvorhaben** (§ 63 – 65 SGB V) und **Strukturverträge** (§ 73 a SGB V) konnten sich als Versorgungsform jedoch nicht durchsetzen und sind inzwischen für die Versorgungslandschaft praktisch bedeutungslos geworden. Die Modellvorhaben dienen in erster Linie der Erprobung neuer Versorgungs- sowie Organisations-, Finanzierungs- und Vergütungsformen. Entsprechend sind sie zeitlich begrenzt und müssen wissenschaftlich evaluiert werden. Strukturverträge versuchen in der Regel das Versorgungsmanagement einer chronischen Erkrankung zu optimieren, indem sie Leistungsebenen und Schnittstellen definieren und Leistungserbringer vernetzen. Die Strukturverträge wurden in großen Teilen von den Disease-Management-Programmen verdrängt.

Unabhängig von Modellvorhaben und Strukturverträgen wurde mit dem Gesundheitsreformgesetz 2000 die integrierte Versorgung eingeführt (§ 140 SGB V). Sie sollte neben der Verbesserung der Qualität und Kontinuität der Versorgung den Einstieg in den Vertragswettbewerb leisten. Die integrierte Versorgung ist diejenige Maßnahme, deren Einführung zur Zeit die größten strukturellen Veränderungen erwarten lassen. Bis 2004 konnten allerdings die an ihre Einführung geknüpften Hoffnungen nicht realisiert werden (Flintrop, 2003). Viele Projekte, darunter viele Ärztenetze, die in großen Teilen vom Idealismus der Beteiligten getragen wurden, konnten mittelfristig nicht weitergeführt werden. Erst mit dem Gesundheitsmodernisierungsgesetz wurden neue Impulse gesetzt, die zu verstärkten Aktivitäten auf diesem Gebiet geführt haben. Mit der Neufassung der §§ 140 a ff. SGB V wurden entscheidende Abschnitte neu geregelt. Das Interesse der Akteure wurde insbesondere durch die gesetzlich geregelte **Anschubfinanzierung** von bis zu 1% des Budgets des stationären und ambulanten Sektors bis Ende 2008 und durch das Außerkraftsetzen des Grundsatzes der Beitragssatzstabilität in der Anfangsphase geweckt. Leistungserbringer können nun durch Integrationsverträge zusätzliche Ressourcen außerhalb des starren sektoralen Budgets erschließen. Den Kassen sind größere Handlungsspielräume und mit der Neuregelung des Beitrittsrechts von Dritten größere Planungssicherheit gewährt worden (Heberer J, 2004).

Mit der Integrationsversorgung hat der Gesetzgeber neben der Regelversorgung eine eigenständige Versorgungsform geschaffen. Sie sollte die sektoral getrennte und unkoordinierte Versorgung ablösen und an ihre Stelle eine interdisziplinäre, sektorenübergreifende und kontinuierliche Behandlungskette setzen.

Der Gesetzgeber hat auf eine explizite Definition von Inhalten und Zielsetzung der integrierten Versorgung verzichtet. Stattdessen hat er die Akteure mit größtmöglichem Handlungsspielraum ausgestattet. Leistungsanbieter und Kassen sind weitgehend frei in der Wahl der Inhalte und des Leistungsangebots. Sie werden in **selektiven Einzelverträgen** zwischen Krankenkassen und Leistungsanbietern ausgehandelt.

Bis zum 1.1.2007 sind ca. 5345 Verträge zwischen Krankenkassen und Anbietern der integrierten Versorgung geschlossen worden (BQS, 2008). Die meisten Verträge beziehen sich auf ein definiertes Krankheitsbild. Anfangs dominierte Verträge zu gut abgrenzbaren chirurgischen Krankheitsbildern wie z. B. Hüft-Totalendoprothese (Hüft-TEP) oder Knie-TEP. Inzwischen beobachtet das BMG einen Trend zu Verträgen von versorgungsrelevanten Volkskrankheiten wie z. B. Diabetes mellitus, Adipositas und Bandscheibenerkrankungen. Allerdings wurde bis zum Januar 2007 lediglich ein Vertrag zum gesamten Krankheitsspektrum abgeschlossen.

Dieser Trend soll durch das GKV-WSG verstärkt werden, § 140a SGB V wurde wie folgt geändert:

- Die Verträge der IV sollen auf eine bevölkerungsbezogene Flächendeckung der Versorgung ausgerichtet werden.
- Der Preiswettbewerb in der Arzneimittelversorgung wird durch die Verknüpfung mit Rabattverträgen nach § 130a SGB V gestärkt.
- Die Pflegeversicherung kommt als neuer potenzieller Vertragspartner hinzu.
- Die Anschubfinanzierung wurde bis Ende 2008 verlängert.

Für die Krankenkassen bietet die integrierte Versorgung die Möglichkeit, im Einzelvertragswettbewerb Erfahrungen zu sammeln und sich in ihrem Versorgungsangebot zu differenzieren. Die Versicherten erhalten die Möglichkeit «mit den Füßen» über die Qualität der Versorgung abzustimmen. Für Leistungserbringer besteht die Möglichkeit, sich stärker auf ihre Kernkompetenzen zu konzentrieren und höhere Qualität der Versorgung besser honoriert zu bekommen. Dennoch wurden mit dem Wegfall der Anschubfinanzierung viele IV-Verträge 2009 gekündigt.

9.2.3 Medizinische Versorgungszentren

Neben zugelassenen Vertragsärzten, ermächtigten Krankenhausärzten und ermächtigten ärztlich geleiteten Einrichtungen können seit Januar 2004 auch medizinische Versorgungszentren an der vertragsärztlichen Versorgung teilnehmen (Rau S, 2004). Alle zugelassenen Leistungserbringer sind gründungsberechtigt. Das Ziel ist die fachübergreifende Versorgung unter Einbezug nichtärztlicher Leistungserbringer aus einer Hand (Wigge P, 2004). In einem medizinischen Versorgungszentrum können sich Ärzte unterschiedlicher Fachrichtungen sowie Zahnärzte zusammenschließen. Sie können sich aller zulässigen Organisationsformen bedienen. Die Größe und die Bandbreite der angebotenen medizinischen Leistungen ist nicht vorgeschrieben. Medizinische Versorgungszentren können mit nichtärztlichen Leistungserbringern wie z.B. einem ambulanten Pflegedienst oder einer Apotheke kooperieren. Dadurch bieten sie Patientinnen eine fachübergreifende Versorgung aus einer Hand in einheitlicher Trägerschaft, Zeitersparnis durch kurze Wege sowie die Vermeidung von Doppeluntersuchungen. Durch die Zusammenarbeit unterschiedlicher Fachgebiete unter einem Dach kann die Versorgung leichter fachübergreifend koordiniert werden und eine Verständigung aller Beteiligter über Therapieverlauf und Behandlungsziele erfolgen. Für Leistungserbringer ergibt sich der Vorteil, dass teure Großgeräte gemeinsam genutzt werden können, das ökonomische Risiko durch die Praxisgründung wegfällt und das ärztliche Personal von Verwaltungsaufgaben entlastet wird.

Gegründet werden können medizinische Versorgungszentren jedoch nur von Leistungserbringern, die an der vertragsärztlichen Versorgung teilnehmen (Behnsen E, 2004). Die an der Gründung teilnehmenden Vertragsärzte nehmen ihre Zulassung in das Zentrum mit, um im Zentrum in der Regel als angestellte Ärzte zu arbeiten. Das Zentrum muss vom Zulassungsausschuss der zuständigen kassenärztlichen Vereinigung eine Zulassung erhalten. Sie unterliegt der Zulassungsbeschränkung in überversorgten Gebieten ebenso wie der einzelne Vertragsarzt.

Vorläufer der medizinischen Versorgungszentren sind die Polikliniken der ehemaligen DDR. Mit der Wiedervereinigung verblieben nur wenige Versorgungszentren, die zunächst befristet bis 31. Dezember 1995 zugelassen waren. Neue Versorgungszentren konnten nicht eröffnet werden. Erst mit der Einführung des Gesundheitsmodernisierungsgesetzes wurden die medizinischen Versorgungszentren auch im Westen Deutschlands zugelassen. Die Antragsstellung im Westen ist allerdings sehr schleppend verglichen mit dem Osten Deutschlands. Insgesamt bleibt die Anzahl der neu errichteten MVZs hinter den Erwartungen zurück.

Mittlerweile sind 1023 MVZs gegründet worden (KBV, 2008). Die Gesamtzahl der in MVZs tätigen Ärzte ist auf 4445 gestiegen, davon sind 3247 im Angestelltenverhältnis tätig. Die am häufigsten vertretenen Facharztgruppen sind nach wie vor Hausärzte und Internisten. Durchschnittlich arbeiten vier Ärzte in einem MVZ zusammen. Vorwiegende Träger sind Krankenhäuser und Vertragsärzte (57,8 %). Die meisten MVZs befinden sich in Bayern und Berlin.

9.2.4 Disease Management (DMP)

In der Literatur existiert keine allgemein verbindliche Definition von Disease Management (s. **Abb. 9-4**).

Das Konzept hat sich ursprünglich im Umfeld amerikanischer Managed-Care-Organisationen entwickelt und kann in Teilen als Antwort auf die Kritik an Managed Care verstanden werden. Es basiert auf der Erfahrung, dass sich durch Komponentenmanagement, wie z.B. die Deckelung von Arzneimittelausgaben oder die Beschränkung des ärztlichen Budgets durch Kopfpauschalen keine weiteren Kosteneinsparungen erzielen ließen (s. **Abb. 9-5**). Vielmehr kam es zu einer Verschiebung von Kosten in andere Bereiche. Beispielsweise wurden Patienten, die mit teuren Chemotherapeutika behandelt werden mussten, stationär eingewiesen, obwohl eine kostengünstigere ambulante Behandlung möglich gewesen wäre.

Disease-Management-Programme haben sich von einem krankheits- bzw. risikospezifischen zu einem populationsbasierten Ansatz entwickelt. Insbesondere in den USA kann zurzeit die Weiterentwicklung von krankheitsbasiertem zu populationsbasiertem Disease Management im Rahmen der Einführung von Pilotprojekten und Programmen in Medicare und Medicaid beobachtet werden (Crippen DL, 2002; CBO, 2004; Foote SM, 2003)

Die Konzeption der Disease-Management-Programme, die den Programmen in der gesetzlichen Krankenversicherung zu Grunde liegt, kann am ehesten der Stufe 4 im Entwicklungsschema der Disease-Management-Programme zugeordnet werden (s. **Abb. 9-6**).

In den weltweiten Aktivitäten in diesem Bereich spiegelt sich Konsens darüber, dass als Disease Management **eine systematische und sektoren-übergreifende Versorgungsform** bezeichnet wird, die auf der Evidenzbasierten Medizin basiert und den Patienten mit seiner Erkrankung in den Mittelpunkt des Versorgungskonzeptes stellt (Bodenheimer T, 2000; Hunter DJ, 1997; Bodenheimer T, 1999). Patient und Erkrankung

Quelle	Definition
Neuffer 1996	Disease Management ist ein systematischer Ansatz mit dem Ziel, die Kosten im Gesundheitswesen zu senken und gleichzeitig qualitativ hochwertigere Ergebnisse in der Versorgung zu erzielen.
Hunter 1997	Disease Management ist ein strukturierter Ansatz, der den Patienten mit seiner Erkrankung und seinem Krankheitsverlauf als therapeutische Einheit betrachtet. Die drei Säulen des Disease Management sind eine Datenbasis (Krankheitskostenstruktur, Leitlinien), ein sektorenübergreifendes Gesundheitsversorgungssystem und ein kontinuierlicher Qualitätsverbesserungsprozess.
Dauser 1999	Disease Management ist das populationsbezogene, prozessorientierte und sektorenübergreifende Management von Krankheitsbildern und Krankheitsverläufen. Die Ergebnisse werden mittels Outcomes Research gemessen.
Disease Management Association of America (2000)	Disease Management ist ein multidisziplinärer, kontinuierlicher Ansatz in der Gesundheitsversorgung für Populationen mit definierten Erkrankungen oder mit einem Risiko bestimmte Erkrankungen zu entwickeln. Disease Management unterstützt die Verbesserung des Arzt/Patienten-Verhältnisses, verhindert durch Prävention die Exazerbation und die Entwicklung von Komplikationen durch evidenzbasierte, kosteneffektive Therapiestrategien und umfasst einen kontinuierlichen Evaluationsprozess medizinischer, ökonomischer und patientenzentrierter Outcomes.
Lauterbach et al., 2001	Disease Management ist ein systematischer, sektorenübergreifender und populationsbezogener Ansatz zur Förderung einer kontinuierlichen, evidenzbasierten Versorgung von Patienten mit chronischen Erkrankungen über alle Krankheitsstadien und Aspekte der Versorgung hinweg. Der Prozess schließt die kontinuierliche Evaluation medizinischer, ökonomischer und psychosozialer Parameter sowie eine darauf beruhende kontinuierliche Verbesserung des Versorgungsprozesses auf allen Ebenen ein.

Quelle: Eigene Darstellung.

Abbildung 9-4: Ausgewählte Definitionen von Disease Management.

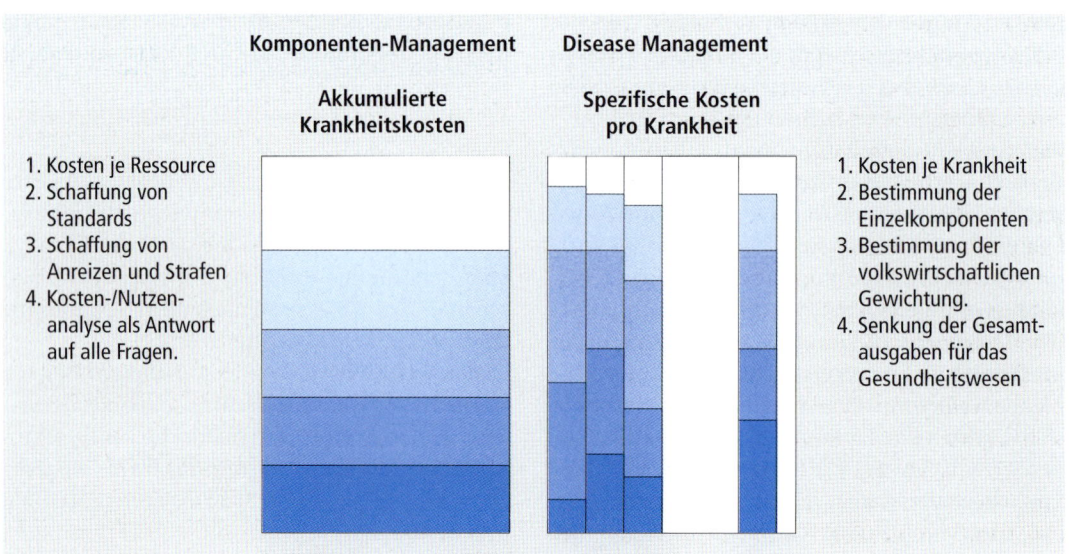

Quelle: Eigene Darstellung in Anlehnung an Bosten Consulting Group.

Abbildung 9-5: Komponentenmanagement vs. Disease Management.

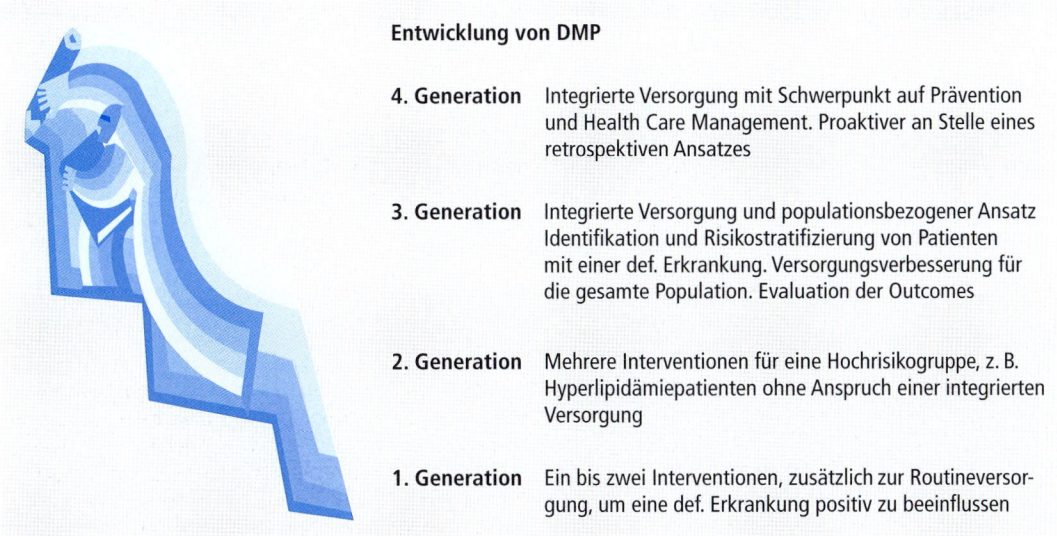

Entwicklung von DMP

4. Generation Integrierte Versorgung mit Schwerpunkt auf Prävention und Health Care Management. Proaktiver an Stelle eines retrospektiven Ansatzes

3. Generation Integrierte Versorgung und populationsbezogener Ansatz Identifikation und Risikostratifizierung von Patienten mit einer def. Erkrankung. Versorgungsverbesserung für die gesamte Population. Evaluation der Outcomes

2. Generation Mehrere Interventionen für eine Hochrisikogruppe, z. B. Hyperlipidämiepatienten ohne Anspruch einer integrierten Versorgung

1. Generation Ein bis zwei Interventionen, zusätzlich zur Routineversorgung, um eine def. Erkrankung positiv zu beeinflussen

Quelle: Eigene Darstellung.

Abbildung 9-6: Entwicklungsstufen von Disease-Management-Programmen.

werden als medizinische, organisatorische und ökonomische Einheit betrachtet. Die Versorgung wird krankheitsepisoden- und sektorenübergreifend organisiert und umfasst Diagnosestellung, Prävention, Therapie und ggf. Rehabilitation bzw. Nachbetreuung. Ein besonderer Schwerpunkt liegt auf der Patientenschulung und der Patienteneinbindung in Therapieentscheidungen. Evidenzbasierte Empfehlungen zu Behandlungsabläufen werden in eine für Ärzte und Patienten verständliche Form gebracht und sind Grundlage für Behandlungsalgorithmen und Schulungen. Behandlungsalgorithmen und Krankheitsepisoden lösen gleichberechtigt diagnostische, präventive und therapeutische Maßnahmen aus (s. **Abb. 9-7**).

Übergeordnete Ziele des Disease Management in der gesetzlichen Krankenversicherung sind die Sicherung der Qualität und Kontinuität der Versorgung (§ 137 f SGB V). Um diese Ziele zu erreichen, sollte die Kostenstruktur der Erkrankung bekannt sein, evidenzbasierte Leitlinien existieren, ein großer Teil der Bevölkerung betroffen sein (hohe Prävalenz), sowie die Varianz in der Versorgung und die Kosten der Versorgung beeinflussbar sein.

Anreize zur Einführung von Disease-Management-Programmen liegen für die Leistungsträger in der Realisierung möglicher Einsparpotenziale durch verbesserte Kooperation und Koordination von Behandlungsabläufen sowie

Regelversorgung	Disease Management Versorgung
Einzelfallmanagement	populationsbasiertes Versorgungsmanagement
Arzt an der Spitze der Versorgungspyramide	interdisziplinäres Team
Versorgung ausgelöst durch Patient oder Krankheitsepisode	Versorgung ausgelöst durch Patient, Krankheitsepisode oder Therapie-/Programmalgorithmus
Qualitätssicherung basiert auf Prozessqualität	Qualitätssicherung basiert auf Prozess- und Ergebnisqualität
Komponentenmanagement	Krankheitssystemmanagement

Quelle: Eigene Darstellung.

Abbildung 9-7: Versorgungsstrukturen in der Regelversorgung vs. Disease-Management-Programme.

in Wettbewerbsvorteilen durch ein gezieltes Marketing der Programme. Gleichzeitig erfordert der Aufbau der Programme sachliche und organisatorische Investitionen. Um für diese Investitionen eine adäquate finanzielle Basis zu schaffen, wurden die Programme in der gesetzlichen Krankenversicherung mit dem Risikostrukturausgleich verknüpft (Busse R, 2004) (s. Kapitel 8.1 «Gesetzliche Krankenversicherung»). Krankenkassen erhalten für Versicherte, die in die Programme eingeschrieben sind, höhere durchschnittliche Erstattungen aus dem Risikostrukturausgleich als bisher. Um Missbrauch zu vermeiden, unterliegen die Programme strengen Qualitätsanforderungen, die in einer Akkreditierung durch das Bundesversicherungsamt (BVA) überprüft werden. Spätestens nach drei Jahren muss eine schriftliche Evaluation der Ergebnisse und Kosten des Programms sowie der Lebensqualität der in das Programm eingeschriebenen Patienten vorgelegt werden. Entsprechend werden die meisten Programme in Deutschland mit einer Einschreibung von über 2 Mio. Versicherten im Januar 2006 von den gesetzlichen Krankenkassen angeboten. Weitere Träger, die allerdings einen wesentlich kleineren Markt abdecken, sind die privaten Krankenkassen bzw. Dienstleister unterschiedlicher Bereiche. Die Hoffnung, dass sich im Rahmen der DMP-Einführung ein dynamischer Markt für Anbieter von Disease Management unterstützenden Dienstleistungen wie in den USA entwickeln würde, hat sich nicht erfüllt. Gesetzliche wie private Krankenkassen erbringen in Deutschland den überwiegenden Betreuungs- und Organisationsaufwand in eigener Regie.

Für Patienten liegen mögliche Vorteile in der besseren Koordination der Versorgung, einer Verbesserung der Versorgungsqualität sowie einer stärkeren Berücksichtigung des Selbstmanagements und der Patientenpräferenzen. Darüber hinaus bieten fast alle Kassen finanzielle Anreize in Form von Boni.

Für Leistungserbringer werden im deutschen Disease Management geringe finanzielle Anreize in Form einer Aufwandsentschädigung für die Dokumentation gezahlt. Weitaus wichtiger als der finanzielle Anreiz ist für sie vermutlich der Wettbewerbsvorteil bei der Konkurrenz um Patienten sowie die engere Kooperation mit anderen Leistungserbringern.

9.2.5 Auswirkungen der neuen Versorgungsstrukturen nach dem Gesundheitsmodernisierungsgesetz

Von vielen als reines Kostendämpfungsgesetz bezeichnet, zeichnen sich bereits ein Jahr nach Inkrafttreten des Gesundheitsmodernisierungsgesetzes weitreichende Effekte in der Veränderung ambulanter Versorgungsstrukturen ab. Durch die Disease-Management-Programme, die integrierte Versorgung, die medizinischen Versorgungszentren und die Hausarztmodelle soll die Koordination und die Qualität der Versorgung verbessert werden. Allen vier Versorgungsformen liegen unterschiedliche Philosophien zu Grunde (s. **Tab. 9-2**).

Die weitreichendsten Effekte auf die ambulanten Versorgungsstrukturen sind durch die Neufassung des § 140, in dem die integrierte Versorgung geregelt ist, zu erwarten (Sell S, 2004; Degener-Hencke U, 2003). Durch sie soll die sektoral getrennte und unkoordinierte Versorgung chronisch Kranker sektorenübergreifend, systematisch und evidenzbasiert koordiniert werden. Zwar beschränken sich fast alle bisher unterzeichneten Verträge auf ausgewählte (chirurgische) Indikationen, jedoch kann die vertraglich geforderte Versorgungsqualität als erfreulich hoch eingestuft werden, obwohl der Gesetzgeber keine Qualitätsanforderungen ins Gesetz geschrieben hat. Der weitreichende Gestaltungsspielraum, den der Gesetzgeber gewährt hat, lässt den von Ökonomen geforderten Prozess des Suchens und Entdeckens neuer effizienter Versorgungsformen in breitem Umfang zu. In dem dadurch ausgelösten Wettbewerb wird ein immer neuer Anpassungsprozess dazu führen, dass die Träger von Integrationsangeboten ihre Angebotspalette sowie die Güte der Angebote auf Dauer so ausgestalten, dass sie überlebensfähig und für die Krankenkassen langfristig interessant sind (Stock S, 2005). Ähnliches gilt für die medizinischen Versorgungszentren. Die Übergänge zwischen integrierter Versorgung und medizinischen Versorgungszentren sind

Tab. 9-2: Sektorenübergreifende Versorgungsformen im Überblick.

	Philosophie	Operationalisierung	Besondere Charakteristika
Integrierte Versorgung	Effektive und effiziente Versorgungsformen sollen sich im Wettbewerb herausbilden.	selektive Verträge Qualitätsanforderungen empfohlen, Vergütung kann ausgehandelt werden (z. B. Komplexpauschalen)	Vertragspartner definieren Inhalt und Umfang der Versorgung Anschubfinanzierung durch bis zu 1 % des stationären und ambulanten Budgets bis Ende 2008.
Hausarztmodelle	Hausarzt als Koordinator, Stärkung der leistungsgerechten Vergütung und Freiberuflichkeit	selektive Verträge, Qualitätsstandards, freiwillige Einschreibung der Patienten	Reduktion von Zuzahlungen/ Praxisgebühr für Patienten, Berichtpflicht, Überweisungsroutinen, Verpflichtung zum Qualitätsmanagement und Fortbildungen
Medizinische Versorgungszentren	fachübergreifende Versorgung unter einem Dach	fachübergreifende ärztlich geleitete Einrichtung	Neugründungen steigend seit 2004
Disease Management	Qualität der Versorgung, Sekundärprävention, freiwillige Einschreibung	evidenzbasierte Leitlinien, Qualitätsmanagement, Schulung von Arzt/Patient, Dokumentationspflicht, freiwillige Einschreibung der Patienten	Evaluation und Veröffentlichung der Ergebnisse, Akkreditierung, Finanzierung bis Ende 2008 über höhere standardisierte Leistungsausgaben Risikostrukturausgleich, dann über Managementpauschale und Anrechnung der Verwaltungskosten

Quelle: Eigene Darstellung.

bewusst fließend gewählt. Auch bei der Bildung von den Versorgungszentren können sich die Akteure aller möglichen Formen bedienen und die ganze Bandbreite an Versorgungsangeboten inklusive der Kooperation mit nichtärztlichen Vertragspartnern ausschöpfen. Allerdings dürfen die Verantwortungsbereiche der Leistungserbringer untereinander nicht verwischt und die Grenzen des jeweiligen Versorgungsgebiets bzw. des fachärztlichen Versorgungsbereichs müssen von den an einem medizinischen Versorgungszentrum teilnehmenden Ärzten eingehalten werden.

Weitere Anstöße zur Integration der Versorgung und der Verbesserung der Kontinuität und Effizienz der Versorgung sind von den Hausarztmodellen zu erwarten. Alle gesetzlichen Krankenkassen sind verpflichtet, diese anzubieten.

Insbesondere Doppel- und Paralleluntersuchungen und die unangemessene Inanspruchnahme von Fachärzten soll dadurch verringert werden. Durch die vorgesehenen hohen Qualitätsstandards, die Verbesserung der Dokumentation sowie die Stärkung der Prävention in den Modellen soll ein effizienter und solidarischer Mitteleinsatz, Transparenz und eine hohe Behandlungsqualität gesichert werden. Vorläufige Evaluationen zeigen jedoch eine vermehrte Inanspruchnahme von Fachärzten im Rahmen von Hausarztverträgen.

Weitere Einflüsse auf die ambulante Versorgung sind durch die Stärkung der Patientensouveränität, die Fortbildungspflicht von niedergelassenen Ärzten sowie durch das Institut für Qualität und Wirtschaftlichkeit im Gesundheitswesen (IQWIG) zu erwarten (s. **Abb. 7-15** in Kapitel 7).

Dieses Institut, das Technologien anhand wissenschaftlicher Kriterien bewertet sowie unabhängige Informationen und wissenschaftlich gesicherte Behandlungsleitlinien bereitstellen soll, ist ein wichtiger Schritt zur Stärkung von Patientensouveränität und Qualitätswettbewerb (Glaeske, 2004). Durch die Bereitstellung unabhängiger und wissenschaftlich gesicherter Informationen fördert es die Transparenz als Voraussetzung für die Teilnahme des Patienten an medizinischen Entscheidungsprozessen in der ambulanten Versorgung. Durch die Bewertung des Nutzens therapeutischer Maßnahmen unterstützt es die Entscheidungsfindung, welche Leistungen in einen solidarisch finanzierten Leistungskatalog aufgenommen werden sollen. Durch die Bereitstellung nationaler evidenzbasierter Versorgungsleitlinien und die Formulierung von Anforderungen an die Disease-Management-Programme leistet es einen wichtigen Beitrag zur Sicherung der Versorgungsqualität in der ambulanten Versorgung.

Eine gleichzeitige Stärkung von Prävention, Wettbewerb und Solidarität wird durch die Bonusprogramme nach § 65 a SGB V erreicht. Sie erlauben es allen gesetzlichen Krankenkassen für gesundheitsbewusstes Verhalten Boni auszuschütten. Ob sie die Inanspruchnahme ambulanter präventiver Leistungen wie z.B. den Gesundheitscheck oder die Vorsorgeuntersuchungen für Kinder, Männer und Frauen erhöhen können, bleibt abzuwarten. Kritisch zu sehen, ist die fehlende Einbindung der ambulant tätigen Ärzte in Präventionskonzepte – sowohl beim Konzept der Bonusprogramme als auch bei dem geplanten Präventionsgesetz.

Zusammenfassend sind durch das Gesundheitsmodernisierungsgesetz und das GKV-WSG die Gestaltungsmöglichkeiten in der ambulanten Versorgung deutlich erweitert worden. Um neben dem Kollektivvertragssystem ein Einzelvertragssystem erfolgreich zu etablieren, wird jedoch zukünftig eine klarere Priorisierung von Einzelverträgen gegenüber Kollektivverträgen erfolgen müssen. Der Wettbewerb wird sich mit der Aufweichung des Kollektivvertragssystems zunehmend auf die Konkurrenz von Krankenhäusern, medizinischen Versorgungszent-

ren und niedergelassenen Ärzten konzentrieren (Schulz-Nieswandt, 2005) Insbesondere die Öffnung der Krankenhäuser für bestimmte ambulante Versorgungsbereiche sowie die Möglichkeit medizinischer Versorgungszentren zu einer fachübergreifenden Zusammenarbeit unter Beteiligung von Laboren, nichtärztlichen Heilberufen und Apotheken und der damit verbundenen Möglichkeit, Krankenhausaufenthalte zu diagnostischen und therapeutischen Zwecken zu vermeiden, werden zu einer Veränderung von Versorgungsstrukturen beitragen (Deutsche Krankenhausgesellschaft, 2005). Da niedergelassene Ärzte in der traditionellen Einzelpraxis oder herkömmlichen Kooperationen in der Wahl der Rechtsform beschränkt sind und im Vergleich zu Krankenhäusern oder medizinischen Versorgungszentren in geringerem Maße Kredite aufnehmen können, haben sie in gewisser Weise einen Wettbewerbsnachteil. Im Rahmen des Gesundheitsmodernisierungsgesetzes werden ihnen jedoch vielfältige Kooperationsmöglichkeiten mit Krankenhäusern, niedergelassenen Ärzten und medizinischen Versorgungszentren eröffnet. Besondere Chancen bestehen dabei in fach- und strukturübergreifenden Kooperationen.

9.3 Markt und Wettbewerb in der ambulanten Versorgung

Im ambulanten Sektor bestehen unterschiedliche Steuerungsmechanismen nebeneinander. Wichtigster marktwirtschaftlicher Steuerungsmechanismus ist die freie Arztwahl der Patienten. Der Wettbewerb um Patienten ist allerdings durch die Freiberuflichkeit des Arztes eingeschränkt, da freien Berufe im Gegensatz zu gewerblichen Berufen die Werbung untersagt ist. Ärzte werben daher traditionellerweise im Kreis der Patienten und Kollegen durch die Qualität der erbrachten Leistung, die allerdings für den Patienten aufgrund der im Gesundheitsmarkt vorhandenen Informationsasymmetrie kaum objektiv beurteilbar ist. Daher könnte selbst bei einer vollständigen Aufhebung des Werbeverbots nicht von funktionierenden

Marktmechanismen ausgegangen werden (s. Kapitel 1 «Einführung»). Weitere Einschränkungen des Wettbewerbs ergeben sich durch das kontinuierliche staatliche Eingreifen in die ärztliche Honorierung sowie durch die Zulassungsbeschränkung und Bedarfsplanung. Letztere sieht nicht nur eine Sperrung bei Überversorgung eines Bezirks vor, sondern greift über die gesetzliche Festlegung arztgruppenbezogener Verhältniszahlen auch in die Struktur der ambulanten Versorgung ein. Ursache für die gesetzlichen Regelungen zur Zulassungsbeschränkung und Bedarfsplanung ist die Befürchtung, dass es durch steigende Arztzahlen zu einer angebotsinduzierten Nachfrageausweitung kommt. Als Ursache dafür wird die im Gesundheitswesen bestehende Informationsasymmetrie, die Einzelleistungsvergütung sowie die typischerweise geringe Preiselastizität der Nachfrage gesehen. In der ambulanten Versorgung kann daher lediglich von einem «Quasi-»Markt gesprochen werden. Auch Transparenz des Leistungsgeschehens sowie die unabhängige Informationsbereitstellung zur Qualität der Leistung im Gesundheitswesen ist für das Funktionieren eines echten Marktes nicht ausreichend. Insbesondere durch das Gesundheitsmodernisierungsgesetz wurden zwar bezüglich der Transparenz Fortschritte erzielt, es kann jedoch noch nicht von ausreichenden Voraussetzungen für echten Wettbewerb und darauf aufbauend für Marktmechanismen gesprochen werden. Hinzu kommen die Elemente der korporatistischen Steuerung, die sich durch das gesamte Gesundheitssystem hindurchziehen, in der ambulanten Versorgung jedoch einen besonderen Stellenwert haben. So liegt beispielsweise die Qualitätssicherung fast ausschließlich in den Händen der Selbstverwaltung. Zwar wurden mit dem Gesundheitsmodernisierungsgesetz auch für die ambulante Praxis Qualitätssicherungsmaßnahmen wie die Nachweispflicht der Fortbildung eingeführt und für die Nichteinhaltung Sanktionsmechanismen geschaffen, allerdings besteht nach wie vor keine Möglichkeit für Patienten, die Qualität der Leistung des einzelnen Arztes oder Leistungserbringerverbundes zu bewerten. Aufgrund dieses Informationsdefizits können Marktmechanismen minderwertige Qualität in der Leistungserbringung nicht eliminieren, und es kann noch nicht von einer tatsächlichen Gleichberechtigung von Qualität und Wettbewerb gesprochen werden.

▪ Übungs- und Kontrollfragen

1. Nennen Sie die wichtigsten Merkmale der ambulanten Versorgung durch niedergelassene Ärzte
2. Welche Möglichkeiten gibt es für Ärzte an der ambulanten Versorgung teilzunehmen?
3. Welche Auswirkungen auf die Versorgungslandschaft erwarten Sie durch die neuen Versorgungsformen «Disease Management», «Hausarztmodelle» und «Integrierte Versorgung»?
4. Kann in der ambulanten Versorgung von einem funktionierenden Markt ausgegangen werden?

Literatur

Behnsen E (2004): Medizinische Versorgungszentren – die Konzeption des Gesetzgebers. Das Krankenhaus, 8:602–606, 9:698–702.

Blumenbach-Ostermann K (2004): Medizinische Versorgungszentren. Konkurrenz oder Chance für Vertragsärzte, Deutsches Ärzteblatt online. http://www.aerzteblatt.de/aufsaetze/0408 Letzter Aufruf: 25.10.05.

BMGS 2005, http://www.die-gesundheitskarte.de Letzter Abruf: 26.10.05.

BMGS 2005, http://www.bmgs.bund.de/download/gesetze_web/sgb05/sgb05xinhalt.htm Letzter Abruf: 26.10.05.

Bodenheimer T (2000): Disease management in the American market. BMJ; 320(7234):563–6.

Bodenheimer T (1999): Disease management – promises and pitfalls. N Engl J Med; 340(15):1202–5.

Busse R (2004): Disease management programs in Germany's statutory health insurance system. Health Aff (Millwood); 23(3):56–67.

Busse, R.; Riesbe rg, A. (2004): Health Care Systems in Transition. The European Observatory on health Systems and Policies.

Crippen D. L. «Congressional Budget Office Testimony before the United States Senate Special Committee on Aging, Disease Management in Medicare: Data Analysis and Benefit Design Issues», 19 September 2002. http://www.cbo.gov/showdoc.cfm?index=3776&sequence=0. Letzter Abruf: 26.10.05.

Degener-Hencke U. (2003): Integration von ambulanter

und stationärer Versorgung – Öffnung der Krankenhäuser für die ambulante Versorgung. Neue Zeitschrift für Sozialrecht, 12, 629–33.

Deutsche Krankenhausgesellschaft: GKV-Modernisierungsgesetz: Neue Versorgungsformen im Krankenhaus. Orientierungshilfe. http://www.gesundheitspolitik.net/01_gesundheitssystem/integrierte-versorgung/allgemein/NeueVersorgungsformen-DKG-200408.pdf Letzter Abruf: 26.10.05.

Flintrop (2003): Integrierte Versorgung: Jenseits der Sicherstellung. Deutsches Ärzteblatt, 100 A-2344.

Foote SM (2003): Population-based disease management under fee-for-service Medicare. Health Aff (Millwood); Suppl Web Exclusives: W3-342-56.

Glaeske G., Janhsen, K. (2005): GEK-Arzneimittel-Report 2005.

Glaeske G. (2004): Das Institut für Qualität und Wirtschaftlichkeit im Gesundheitswesen – Wunsch und Wirklichkeit. Z Allg Med; 80:9–13.

Gesundheitszustand und ambulante medizinische Versorgung der Bevölkerung im Ost-West-Vergleich. (2000) Zentralinstitut für die kassenärztliche Versorgung in der Bundesrepublik Deutschland. Wissenschaftliche Reihe, 56. Köln, Deutscher Ärzte-Verlag.

Gutachten des Sachverständigenrats der konzertierten Aktion im Gesundheitswesen: Über-, Unter- und Fehlversorgung. Jahresgutachten 2000/2001.

Heberer J. (2004): Integrierte Versorgung, medizinische Versorgungszentren und Einzelverträge nach dem Gesundheitsmodernisierungsgesetz, Chirurg, 3, 77–80.

Held M., Partsch M. (2004): Einheitlicher Bewertungsmaßstab. Rechnen für Gerechtigkeit. Gesundheit und Gesellschaft, Ausgabe 11, 04, 7. Jahrgang.

Hunter DJ, Fairfield G. (1997): Managed Care: Disease management. BMJ;315(7099):50–3.

Kassenärztliche Bundesvereinigung: Arbeitspapier: Gemeinsame und arbeitsteilige Berufsausübung in der vertragsärztlichen Versorgung, Stand 15.1.2003.

Kopetsch T. (2004): Die ärztliche Profession in Deutschland. Eine Darstellung der zahlenmäßigen Entwicklung in der Vergangenheit, eine Bestandsaufnahme des Status quo sowie ein Ausblick in die Zukunft. Zeitschrift für Gesundheitswissenschaften, Online-Veröffentlichung: 3.8.2004.

Möller K.-H. (2003): Gemeinschaftspraxis zwischen Privatarzt und Vertragsarzt. Medizinrecht 21;4: 195–199.

Rau S. (2004): Offene Rechtsfragen bei der Gründung Medizinischer Versorgungszentren?, MedR; 12:667–72.

Saltman, FB; Busse, R.; Figueras, J. (2004): Social Health Insurance Systems in Western Europe. European Observatory on Health Systems and Policies Series.

Schulz-Nieswandt, F., Kurscheid C., Wölbert S.: Integrierte Versorgung auf der Grundlage der Reform des SGB V durch das GMG. http://www.uni-koeln.de/wiso-fak/soposem/snw/pdf/gmg.pdf, Letzter Abruf: 26.10.05.

Sell S. (2004): Bedeutung der integrierten Versorgung und medizinischen Versorgungsstrukturen für die künftige Positionierung der niedergelassenen Kardiologen. Herz; 29:229–234.

Stock S., Redaelli M., Lauterbach KW (2005): Disease Management als Grundlage integrierter Versorgungsstrukturen, Kohlhammer.

Wigge P. (2004): Medizinische Versorgungzentern nach dem GMG. Gesundh ökon Qual manag; 9:241–244.

10. Die stationäre Versorgung

Evelyn Plamper und David Schwartze

Die wirtschaftliche Situation einer wachsenden Zahl von Krankenhäusern hat sich in den letzten zehn Jahren – bedingt durch unzureichende Investitionsmittel, aber auch eine zunehmende Spreizung der Kosten- und Erlösschere – verschlechtert. Der ab 2009 geltende ordnungspolitische Rahmen des Krankenhausfinanzierungsreformgesetzes bietet kaum mehr als eine Grundlage zur Entspannung des Krankenhausmarktes. Nachhaltige medizinische Erfolge sind dabei ohne ein transparentes, wirtschaftliches Handeln kaum möglich. Die Wettbewerbsfähigkeit der Krankenhäuser hängt zunehmend vom zielgerichteten Einsatz knapper finanzieller Ressourcen ab. Sie erfordert aber auch eine kontinuierliche Qualitätssicherung und -verbesserung, in vielen Krankenhäusern auch eine Verbesserung des Managements sowie der internen und externen Prozesse. Mit dem neuen gesetzlichen Rahmen für ambulante Versorgung im Krankenhaus entstanden weitere Optionen für Neupositionierungen. Krankenhäuser vernetzen sich zudem innerhalb neuer Versorgungsformen wie Integrierter Versorgung und Medizinischer Versorgungszentren.

10.1 Struktur der stationären Versorgung in Deutschland

10.1.1 Strukturparameter zu Akutkrankenhäusern

Zwischen 1997 und 2006 kam es zu einem weiteren Rückgang der Zahl der Akutkrankenhäu-ser, sie liegt jetzt bei etwa 2104. Die Bettenzahl ist seit 1997 kontinuierlich rückläufig und liegt bei 6,2 pro 1000 Einwohner. Während der Auslastungsgrad der Betten sich bis 2002 regelmäßig um 80 % bewegte, kam es in den Jahren darauf durch die Einführung der DRG und dem teilweise daraus resultierenden verstärkten Rückgang der Verweildauer auch zu einem vorübergehenden Rückgang des Auslastungsgrades (2004: 75,5 %). Aufgrund der sich daraus entwickelnden Anpassung der Bettenzahlen, des Rückgangs der Anzahl der Akutkrankenhäuser und steigender Fallzahlen nahm der Auslastungsgrad in den Jahren nach 2004 wieder zu (2006: 76,3 %). Die summierten Fallzahlen stiegen von 1991 bis 2002 kontinuierlich auf über 17 Mio. an, gingen in den Folgejahren jedoch leicht zurück und bewegen sich derzeit auf einem stabilen Niveau von ca. 16,8 Mio. (s. **Abb. 10-1**). Die Personalentwicklung in den Krankenhäusern zeigt aber, dass die wachsende Fallzahl über einen längeren Zeitraum hinweg nicht mit einem Anstieg der Zahl der Pflegekräfte einhergegangen ist. Deren Zahl ist rückläufig, während die Zahl der Ärzte weiter zunimmt (s. **Abb. 10-2**).

10.1.2 Strukturparameter zu Vorsorge- und Rehabilitationseinrichtungen

1996 führte das Beitragsentlastungsgesetz zu einem massiven Rückgang der Nachfrage und der Bewilligung von Vorsorge- und Rehabilitationsleistungen. Die reguläre Rehabilitationsdauer wurde von vier auf drei Wochen verkürzt, das Intervall zwischen stationären Rehabilitations-

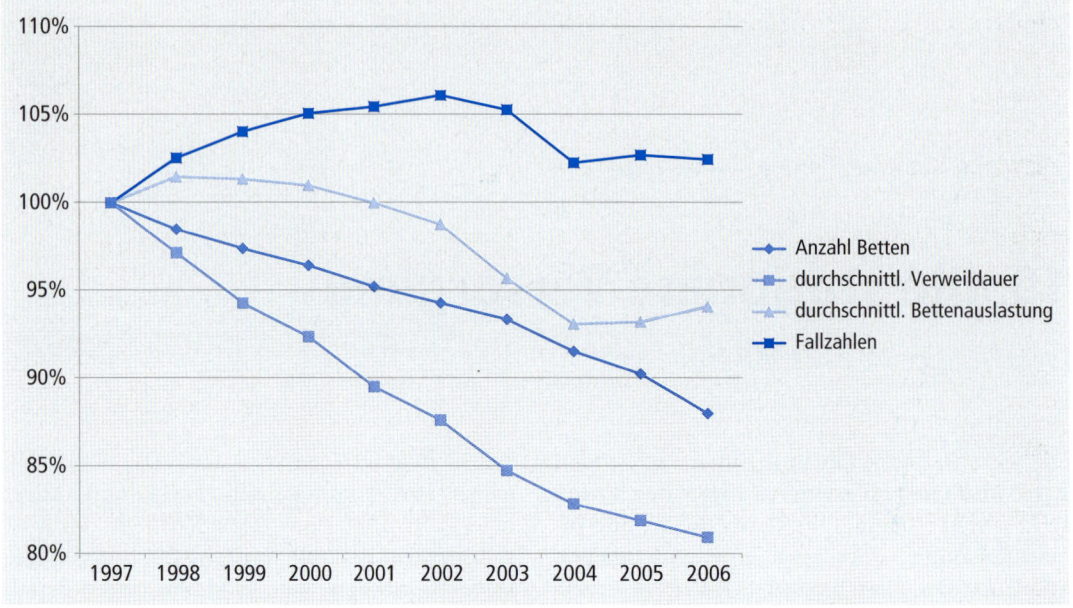

Quelle: Eigene Darstellung nach Daten des Statistischen Bundesamtes, 2008.

Abbildung 10-1: Indikatoren der Akutkrankenhäuser, Veränderung seit 1997 (in %).

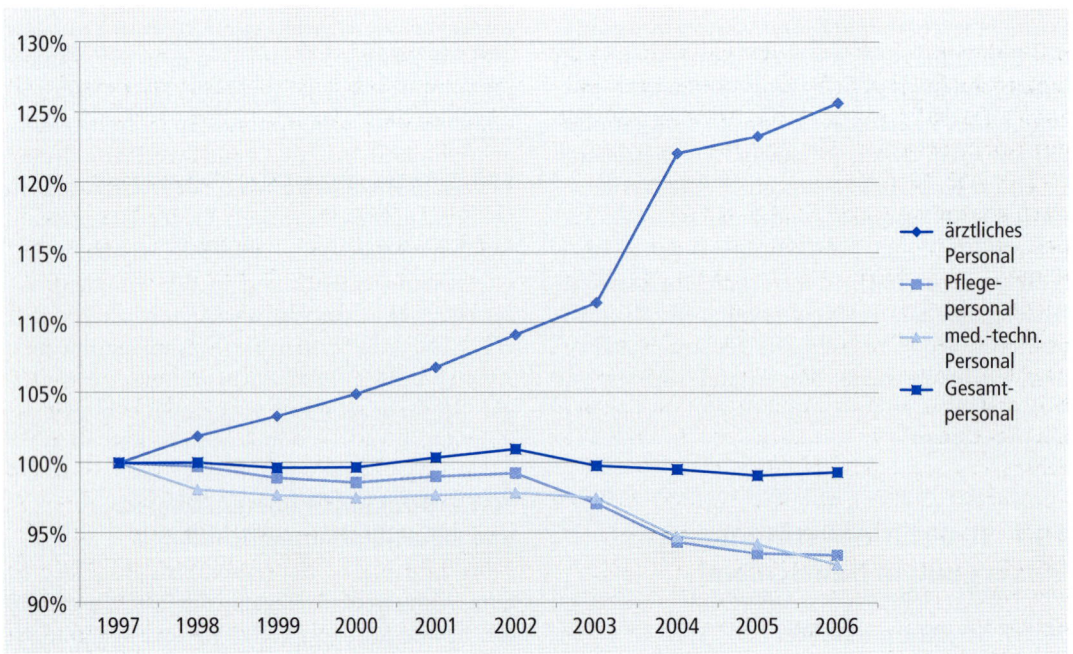

Quelle: Eigene Darstellung nach Daten des Statistischen Bundesamtes, 2008.

Abbildung 10-2: Personalentwicklung in Krankenhäusern, Veränderung seit 1997 (in %).

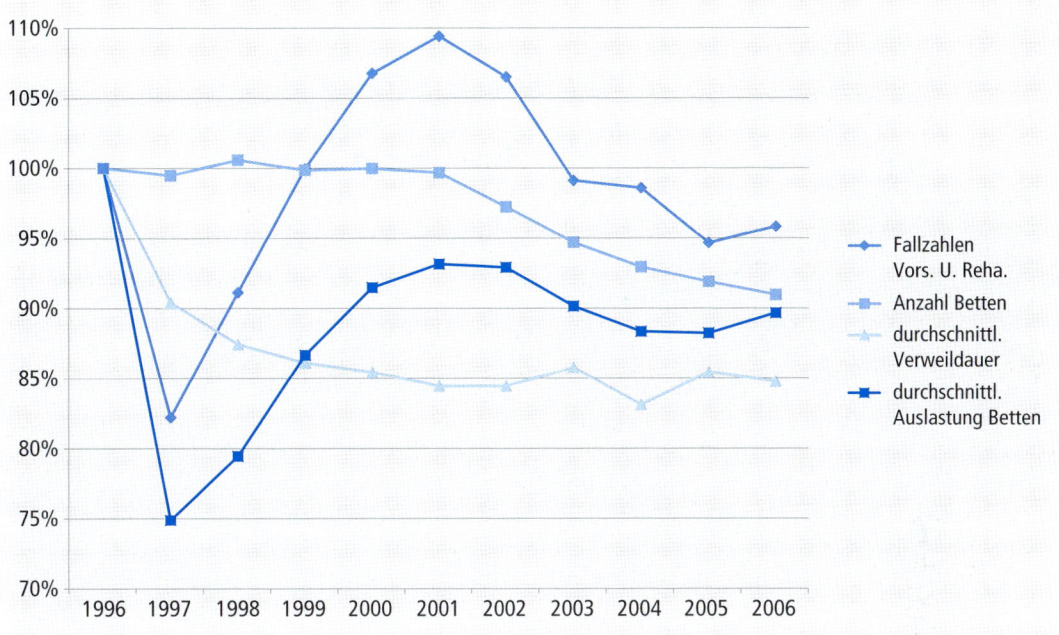

Quelle: Eigene Darstellung nach Daten des Statistischen Bundesamtes, 2008.

Abbildung 10-3: Entwicklung zentraler Indikatoren der Vorsorge- und Rehabilitationseinrichtungen, Veränderung seit 1996 (in %).

maßnahmen von drei auf vier Jahre verlängert, hinzu kamen erhebliche Zuzahlungen für Patienten. Daraufhin gingen die Belegungsquoten besonders zwischen 1996 und 1997 deutlich zurück (s. **Abb. 10-3**).

Nach kontinuierlichem Rückgang zwischen 2001 und 2005 stiegen die stationären Leistungen der Renten- und Unfallversicherung im Jahr 2006 wieder leicht an. Die Zahl der Entwöhnungsbehandlungen und Kinderheilbehandlungen ist dagegen zurückgegangen, und die Anschlussheilverfahren nehmen weiter zu (VDR, 2007).

DRG-bedingte Umstrukturierungen und Angebotserweiterungen erfordern neue Kooperationsmodelle. Hier spielt die vertragliche Anbindung von Rehabilitationseinrichtungen an Akutkrankenhäuser für die planerische Sicherheit aufgrund besser zu schätzender Patientenströme für den Rehabilitationsbereich eine große Rolle. Im DRG-Vergütungssystem können Akutkrankenhäuser selbst Frührehabilitationsleistungen erbringen und abrechnen.

Krankenhauskennzahlen finden sich auch im internationalen Systemvergleich in Kapitel 12.1 «Ansätze für Gesundheitssystemvergleiche».

10.1.3 Kosten stationärer Versorgung

Im internationalen Vergleich liegt Deutschland mit dem Anteil der Krankenhauskosten an den Gesundheitsausgaben in Höhe von 35 % weiterhin im Mittelfeld. Seit 15 Jahren sind die Budgets der Krankenhäuser in Deutschland an die Entwicklung der Grundlohnsumme gebunden. Im Jahr 2008 betrug die Steigerung 0,64 %. Dadurch bedingt und weiterhin durch einen Abzug zur Sanierung für die Krankenkassen, durch die Anpassung der Gehälter in den neuen Bundesländern und durch Tarifsteigerungen sind die Kosten in den letzten Jahren stärker gestiegen als die Erlöse. Allein die Personalkosten stiegen zwischen 1999 und 2008 um 15,6 %. Vergrößert wird die Spreizung der Kosten- und Erlösschere zudem durch die steigenden Preise für Energie, Medizintechnik und Arzneimittel.

Die Kosten der Krankenhäuser werden seit 2002 nach dem Bruttoprinzip erhoben; nichtstationäre Kosten für Forschung und Lehre, für Ambulanz etc. sind dabei einbezogen. Dies ist zu beachten, wenn man die Kosten mit den Daten zwischen 1996 und 2001 vergleicht, die nach dem Nettoprinzip erhoben wurden. Die Kosten für Ausbildungsstätten wurden hier getrennt ausgewiesen (StatBuA, 2007).

Die **Personalkosten** haben mit knapp zwei Dritteln (2006: 63 %) den größten Anteil an den Gesamtkosten. Sie umfassen die Kosten für ärztliches und nichtärztliches Personal, gegliedert nach den Funktionsbereichen wie medizinisch-technischer Dienst (Apothekenpersonal, Diätassistenten, Physiotherapeuten, Psychologen und Sozialarbeiter), Funktionsdienst wie OP- und Anästhesie-Pflege, Hebammen, Ergotherapeuten, technisches Personal für Gewährleistung des Betriebs in den Bereichen Wasser, Energie, Luft sowie Sonderdienst wie Seelsorger.

Im ärztlichen Bereich bestimmen EU-Arbeitszeitrichtlinien, dass der Bereitschaftsdienst vollumfänglich als Arbeitszeit vergütet werden muss.[116] Dies konnte zur Ausdehnung des Ärzte-Pools führen, wenn nicht innovative Arbeitszeitmodelle die Ausweitung aufzufangen vermochten.

Vermehrt wurden Aufgaben im Niedriglohnbereich (z. B. Reinigung)ausgegliedert und an externe Unternehmen vergeben. Die **Sachkosten** machen im Krankenhaus etwa ein Drittel der Gesamtkosten aus. Den größten Anteil hat mit fast 50 % der medizinische Bedarf (Arzneimittel- und Laborkosten). Weitere Sachkosten fallen überwiegend in den Bereichen Wirtschaftsbedarf, Lebensmittel, Wasser, Energie, Verwaltung und Instandhaltung an.

10.1.4 Krankenhausplanung

Die deutschen Bundesländer haben den Gesetzgebungsauftrag für die **Krankenhausplanung** zur langfristigen patienten- und bedarfsgerechten wohnortnahen Versorgung in einem abgestuften System einander ergänzender leistungsfähiger Krankenhäuser. Der Krankenhausplan legt die Rahmenbedingungen fest, unter denen die Träger von Krankenhäusern den

$$Bettenbedarf = \frac{E \times KH \times VD \times 100}{1000 \times 365 \times BN}$$

E: Einwohnerzahl, KH: Krankenhaushäufigkeit, VD: Verweildauer (Pflegetage pro Fallzahl), BN: Bettennutzung

Quelle: Eigene Darstellung.

Abbildung 10-4: Hill-Burton-Formel zur Ermittlung des Bettenbedarfs.

Versorgungsauftrag erfüllen. In den Landesausschüssen zur Krankenhausplanung sind in der Regel die Landeskrankenhausgesellschaften als Vertreter der Interessen ihrer freiwilligen Mitglieder, die Landesverbände der Krankenkassen und die Landesärztekammern vertreten.[117] Die jeweils zuständigen Landesgesundheitsbehörden planten seit 1972 anhand der Parameter Versorgungskapazität, Leistungsfähigkeit und Investitionsvolumen, legten den Leistungsbedarf einvernehmlich aufgrund der Angaben der Leistungserbringer fest und stützten sich besonders auf Bevölkerungsdaten (Einwohnerzahl), Parameter für die Nutzung (Häufigkeit der stationären Aufnahmen) und weitere Kennzahlen wie Zahl der Krankenhäuser und Zahl der belegten Betten, Bettenauslastung, Verweildauer sowie auf die historisch gewachsenen Krankenhausstrukturen.

Die so genannte **Hill-Burton-Formel** fasst die Faktoren zur Bettenbedarfsermittlung zusammen (s. **Abb. 10-4**). Berücksichtigt wird bei der Planung beispielsweise der Anteil der über 65-jährigen Patienten an allen Patienten und der Anteil an Pflegetagen, die von über 65-Jährigen in Anspruch genommen werden. Zum Verständnis hilft ein Blick in einen aktuellen Krankenhausrahmenplan, z. B. den des Bundeslandes Hessen.[118]

---

116 http://www.labournet.de/diskussion/eu/sopo/azricht_neu.html, Abfrage 17. 10. 2008.
117 Siehe Landeskrankenhausgesetz Rheinland-Pfalz, http://rlp.juris.de/rlp/gesamt/KHG_RP.htm#KHG_RP_P5, Abfrage 18.10.08 und Ministerium für Frauen Jugend, Familie und Gesundheit. 2001. Landeskrankenhausplan NRW.
118 Aktueller Krankenhausrahmenplan von Hessen.

Die Krankenhausplanung hat sich gewandelt. Neben den bekannten Faktoren werden vor allem die Entwicklung der Leistungsmengen und Fallzahlen im Rahmen der neuen Vergütungsstrukturen berücksichtigt. Zusätzlich werden auch die demografische Bevölkerungsentwicklung und die altersspezifische Inanspruchnahme von Leistungen stärker mit einbezogen (Kolb, 2008).

Die Zuordnung der Krankenhäuser zu verschiedenen Versorgungsstufen je nach **Grund-, Regel-** und **Schwerpunktversorgung** dient der Festlegung des jeweiligen **Versorgungsauftrags**, den der einzelne Krankenhausträger innerhalb des abgestuften Systems der Krankenhausversorgung zu erfüllen hat (DKG, 2003).

Universitätskliniken unterliegen der Hochschulplanung und -finanzierung. Fachkrankenhäuser für bestimmte Krankheitsarten wie psychiatrische oder rheumatische Erkrankungen oder für bestimmte Altersgruppen (Kinder, Betagte) werden keiner Versorgungsstufe zugeordnet, und die **Bedarfsplanung** erfasst zudem Spezialgebiete wie die neonatologische Intensivmedizin in Perinatalzentren. Versorgungsaufträge erhalten darüber hinaus Spezialkliniken für Frührehabilitation, onkologische Krankheiten oder diagnostische Kliniken. Die Bedarfsplanung erfasst auch die Ausbildungsplätze der Berufsfachschulen für die Ausbildung in Krankenpflege, Kinderkrankenpflege, Ergotherapie, Physiotherapie, Logopädie, Hebammen, medizinisch-technische (bzw. technisch-radiologische) Assistenten.

10.1.5 Teilstationäre und belegärztliche Versorgung

Im unmittelbaren Zusammenhang mit vollstationärer Versorgung gibt es seit 1993 auch teilstationäre Versorgungsmodelle. Die vorstationäre Behandlung ist auf längstens drei Behandlungstage innerhalb von fünf Tagen vor Beginn der stationären Behandlung begrenzt, die nachstationäre Behandlung darf sieben Behandlungstage innerhalb von 14 Tagen nicht überschreiten (§ 115a SGB V).

Der **Anteil vertragsärztlich belegärztlicher Versorgung** ist in den einzelnen Fachgebieten unterschiedlich. Fast 40 % der HNO-Ärzte sind belegärztlich tätig, etwa 25 % der Mund-Kiefer-Gesichtschirurgen, 21 % der Neurochirurgen, 18 % der Urologen und je etwa 15 % der Gynäkologen und Chirurgen (Kassenärztlicher Bundesverband, 2005). Die bis 2007 für belegstationäre Leistungen geltenden pauschalen Abschläge des EBM 2000 plus wurden mit Änderung des GKV-WSG durch die Vergütung mit DRGs ersetzt.

10.1.6 Trägerschaft, Rechts- und Betriebsformen

2006 gab es 717 öffentliche, 803 freigemeinnützige und 584 private Krankenhäuser (Statistisches Bundesamt, 2008). Die Verteilung ist regional unterschiedlich und oft geschichtlich begründet. Die meisten öffentlichen Krankenhäuser gibt es in Bayern, während in Nordrhein-Westfalen die Zahl freigemeinnütziger Krankenhäuser am größten ist. Zu den **öffentlichen Krankenhäusern** gehören von Gemeinden und Kreisen getragene allgemeine Krankenhäuser, vom Land getragene Universitätskliniken, aber auch psychiatrische Kliniken und Bundeswehrkrankenhäuser. Auch nach rechtlicher Verselbstständigung beispielsweise durch Umwandlung in eine GmbH bleibt der öffentliche Status erhalten, wenn Gemeinde oder Landkreis zu mehr als 50 % Kapitalgeber oder Stimmberechtigte sind (s. **Abb. 10-5**). Im Jahr 2006 hatten 51,2 % der öffentlichen Krankenhäuser einen privatrechtlichen Status, 18,1 % einen öffentlich rechtlich

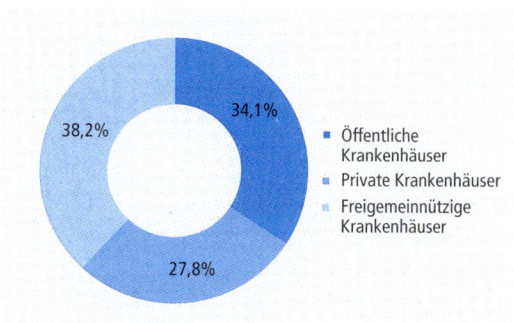

Quelle: Eigene Darstellung nach Daten des Statistischen Bundesamtes, 2008.

Abbildung 10-5: Krankenhäuser nach Trägerschaft 2006.

selbstständigen Status (Statistisches Bundesamt, 2007). **Freigemeinnützige Kliniken** in Trägerschaft der großen Verbände der kirchlichen oder freien Wohlfahrtspflege (z. B. Caritas, Diakonie, Deutsches Rotes Kreuz, Paritätischer Wohlfahrtsverband, Johanniter etc.) untermauern mit dem Betrieb von Krankenhäusern ihren sozialen, religiösen und/oder humanitären Beitrag zum Gemeinwesen.

Der Anteil **privater Kliniken** ist seit 15 Jahren kontinuierlich auf mittlerweile fast 28 % gestiegen, allerdings liegt der Bettenanteil der privaten nur bei 13,6 %, dagegen der Bettenanteil der öffentlichen bei 51,1 % (Statistisches Bundesamt, 2008). Anfang 2007 wurde die erste Uniklinik Gießen/Marburg vom privaten Träger Rhön-Klinikum AG übernommen.

Vorsorge- und Rehabilitationskliniken befinden sich überwiegend in privater Trägerschaft (2006: 56,7 %). Die präventive oder rehabilitative Versorgung dient der Gesunderhaltung oder dem Wiedererreichen der Gesundheit. Das Hauptziel der Rehabilitation ist die Wiedereingliederung in das Arbeitsleben. Insgesamt ist die Zahl der Vorsorge- und Rehabilitationseinrichtungen in den letzten zehn Jahren geringfügig, aber kontinuierlich zurückgegangen auf heute 1255 (Statistisches Bundesamt, 2008).

Die Zahl der **stationären Pflegeeinrichtungen** (aufgrund der Pflegestatistik nach § 109 SGB XI) lag Ende 2005 bei 10 424. Rund 14,7 % davon sind Einrichtungen für die Kurzzeitpflege. Die Zahl der Pflegebedürftigen, die 2007 Leistungen aus der sozialen oder privaten Pflegepflichtversicherung bezogen haben, wird auf bis zu 712 000 beziffert. Darunter sind pflegebedürftige behinderte Menschen, die Leistungen gemäß § 43a SGB XI beziehen.[119]

10.1.7 Krankenhausfinanzierung

Das Prinzip der dualen Krankenhausfinanzierung ist im Krankenhausfinanzierungsgesetz aus dem Jahr 1972 verankert. Die laufenden Betriebskosten werden durch die Krankenkassen finanziert (§ 17 KHG), während die **Investitionskosten** in der Verantwortung der Länder liegen, wie die Übersicht über die **Finanzierungs- und Leistungsströme** zeigt (s. **Abb. 10-6**).

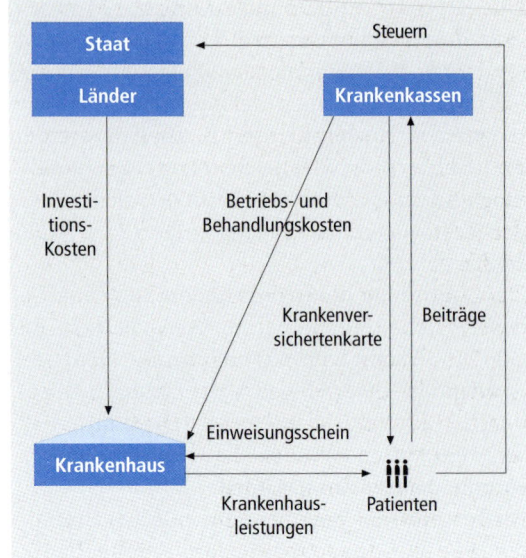

Quelle: Eigene Darstellung.

Abbildung 10-6: Finanzierungs- und Leistungsströme.

Im Jahr 2008 sind die Krankenhäuser mit einer erheblichen Finanzierungslücke von bis zu 2,2 Mrd. €, das sind bis zu 3 % ihres Budgets, konfrontiert (Augurzky et al., 2008). Die Kosten der Krankenhäuser wachsen stärker als ihre gedeckelten Budgets. Den Krankenhäusern fließen aus den Länderhaushalten immer weniger öffentliche Investitionsmittel zu (Ossen, 2005; Steiner/Mörsch, 2005). Die Investitionsfördermittel betrugen im Jahr 2006 2,7 Mrd. €. Die Schätzungen des Investitionsstaus bewegen sich zwischen bis zu 23 Mrd. € (Augurzky et al., 2008) und bis zu 50 Mrd. € (DKG, 2008). Die regionalen Unterschiede der Pauschalförderung sind erheblich. Während die durchschnittliche Pauschalförderung je Planbett in Nordrhein-Westfalen ca. 3700 € betrug, waren es in Mecklenburg-Vorpommern fast 14 900 € (Steiner/Mörsch,

---

119 http://www.bmg.bund.de/cln_117/nn_1 193 090/
SharedDocs/Downloads/DE/Statistiken/Statisti-
ken_20Pflege/Zahlen-und-Fakten-Pflegereform-
Mai-2008,templateId=raw,property=publication
File.pdf/Zahlen-und-Fakten-Pflegereform-Mai-
2008.pdf.

2005). Der **Investitionsbedarf** umfasst Maßnahmen der Renovierung, des Um- oder Erweiterungsbaus oder Neubauten, aber auch Wiederbeschaffungen.

Es gibt die Einzelförderung für Erstausstattung mit Geräten, Wiederbeschaffung von medizinisch-technischen Geräten mit einer mehr als dreijährigen Nutzungsdauer und die Pauschalförderung für kurzfristige Anlagegüter und kleine bauliche Maßnahmen wie für Umstrukturierungsmaßnahmen zur Verbesserung der Betriebsabläufe (Steiner/Mörsch, 2005). In NRW wurden die bisherigen Investitionsprogramme durch eine Baupauschale pro Krankenhaus ersetzt (MAGS NRW, 2008), die sich nach der Krankenhausleistung richten soll.

Auch wenn die bestehenden Probleme seitens der Politik anerkannt und finanzielle Unterstützung wiederholt in Aussicht gestellt wurde, ist davon auszugehen, dass die finanzielle Unterstützung durch die Länder auch in Zukunft mittelfristig keine erheblichen Entlastungen für die Krankenhäuser bringen wird, da die finanzielle Situation der Länderhaushalte angespannt bleiben wird. Verschärft wird dies zusätzlich durch die Schulden, die die Krankenhäuser in der Vergangenheit aufgrund des auszugleichenden Investitionsstaus aufgebaut haben. Die hohen Personaltarifabschlüsse der letzten Jahre sowie überproportional gestiegene Sachkosten (z. B. Energie) tragen zur Gesamtkostensteigerung durch Belastung des laufenden Budgets zusätzlich bei.

Im Zusammenhang mit der Krise der Investitionsfinanzierung wird auch eine Umstellung der dualen Finanzierungsform auf die monistische Finanzierungsform ins Gespräch gebracht.[120]
Eine Übersicht über die **Rechtsgrundlagen zur Krankenhausfinanzierung** zeigt **Tabelle 10-1.**

Je nach Investitionskraft der einzelnen Krankenhäuser bzw. Krankenhausträger müssen diese ihren Kapitalbedarf zunehmend über Banken und am Kapitalmarkt decken. Um auf dem Kapitalmarkt an Geld für Investitionen heranzukommen, müssen sich Krankenhäuser zunehmend einem **Rating**, d. h. einer Schätzung ihres Wertes unterziehen.[121] Dies dient dem Bonitätsnachweis, um Kapitalgeber von der Kreditwürdigkeit

zu überzeugen. Beurteilt werden neben Vermögens- und Anlagewerten auch «soft aspects» wie Managementqualitäten, eine überzeugende Unternehmensstrategie und -planung, Maßnahmen zur Verbesserung der Patientensicherheit und Risikomanagement.

Im folgenden Kapitel wird die Finanzierung der laufenden Betriebskosten mittels leistungsorientierter Fallpauschalen vorgestellt.

10.2 Das DRG-Fallpauschalen-System

In den USA wurden DRGs auf der Grundlage bereits erprobter Klassifikationssysteme 1983 in der staatlichen Medicare-Versorgung eingeführt, um die Ausgaben zu begrenzen. Sie lösten die Einzelleistungsvergütung ab. In Deutschland dagegen erfolgte die Vergütung der laufenden Betriebskosten bis in die 80er-Jahre nach Selbstkosten deckenden tagesgleichen Pflegesätzen. Mit der Bundespflegesatzverordnung von 1985 wurde dann eine flexible Budgetierung eingeführt. Bis in die 90er-Jahre wurden differenzierte Basis- und Abteilungspflegesätze prospektiv verhandelt und durch Sonderentgelte und Fallpauschalen für teure Leistungen ergänzt (Tuschen, 2008). Mit dem Gesundheitsreformgesetz im Jahr 2000 wurden **Diagnosebezogene Fallgruppen** («**diagnosis related groups**») zur Grundlage des pauschalierenden Entgeltsystems in den Akutkrankenhäusern.

Die Entwicklung erfolgte in Anlehnung an die *Australian Refined Diagnosis Related Groups (AR-DRG),* das international differenzierteste

---

120 Rürup et al. Umstellung auf eine monistische Finanzierung von Krankenhäusern. Expertise im Auftrag des Bundesministeriums für Gesundheit. http://www.iges.de/publikationen/gutachten/klinikfinanzierung_2008/e6471/infoboxContent6472/Expertise_Monistik_120308_ger.pdf, Abfrage am 10. 9. 2008.

121 Ratingverfahren beurteilen die Rückzahlungsfähigkeit. Nach der neuen Baseler Eigenkapitalvereinbarung (Basel II) ist der Umgang mit Kredit-, Markt-, Liquiditäts- und anderen Risiken der Banken geregelt worden, http://www.bundesbank.de/bankenaufsicht/bankenaufsicht_basel.php, Abfrage 17. 10. 2008.

Tabelle 10-1: Gesetze zur Krankenhausfinanzierung.

Gesetz	Inhalt
SGB V Kap 4 § 108 § 115 a/b § 116 §§ 140 a–e	Rahmenbedingungen für die Zulassung von Krankenhäusern, Vorsorge- und Rehabilitationseinrichtungen und für Versorgungsverträge, Belegarztwesen etc. Vorschriften zum ambulanten Operieren im Krankenhaus Vorschriften zur ambulanten Behandlung durch Krankenhausärzte Rahmenbedingungen für die Verträge und die Vergütung der integrierten Versorgung
KHG[1] §§ 16–18 § 6 §§ 8–11 § 17a	Krankenhausfinanzierungsgesetz: Vorschriften zur wirtschaftlichen Sicherung der Krankenhäuser und zur Regelung der Krankenhauspflegesätze Bedingungen der Krankenhausplanung Investitionsförderung Finanzierung der Ausbildungsstätten und Ausbildungsvergütungen
KHEntgG[2] §§ 1 u. 2 §§ 3–6 §§ 7 u. 8 §§ 9–15 §§ 16–19 § 20 §§ 20 u. 21	Krankenhausentgeltgesetz: Bedingungen für die Entgelte für voll- und teilstationäre Krankenhausleistungen (ab 2002) allgemeine Vorschriften zu Krankenhausleistungen, Vorschriften zur Vergütung in Form der Erlösbudgets und der Zu- bzw. Abschläge Entgeltarten und Abrechnung Vereinbarungs- und Schiedsverfahren Wahlleistungen, Belegarztleistungen Aufgaben der Krankenkassen auf Landesebene Übermittlung und Nutzung der DRG-Daten
KFPV	Krankenhausfallpauschalenverordnung: Abrechnungsbedingungen der DRG-Fallpauschalen und Fallpauschalen-Katalog, der derzeit noch jährlich ergänzt wird
FPG	Fallpauschalengesetz: Vorschriften zum diagnoseorientierten Fallpauschalensystem (2002)
FPÄndG	Fallpauschalenänderungsgesetz 2003 und das 2. FPÄndG von 2004. Für die bundesweiten Fallpauschalen und Sonderentgelte werden Kataloge mit den landesspezifischen Punktwerten geführt.
FPVBE[3]	Fallpauschalengesetz für besondere Einrichtungen: Öffnungsklauseln für krankenhausindividuelle Vergütung besondere Einrichtungen sind mindestens noch im Jahr 2005 von der DRG-Vergütung ausgenommen
BPflV § 5, § 6	Bundespflegesatzverordnung: durch die Neuregelung der Krankenhausfinanzierung weitgehend abgelöst, enthält Regelungen für noch nicht einbezogene Fachgebiete bzw. Fälle sowie die Bedingungen für den Krankenhausvergleich und Beitragssatzstabilität
KHBV	Krankenhausbuchführungsverordnung: jedes Krankenhaus muss eine Kosten-Leistungs-Rechnung führen
KHStatV	Krankenhausstatistik-Verordnung
Psych-PV	Psychiatrie-Personalverordnung enthält Anforderungen an den Personalbedarf und die fachlichen Anforderungen
GKV-SolG	GKV Solidaritätsstärkungsgesetz: Begrenzung von Erlössteigerungen und Erlösausgleichen
TPG	Transplantationsgesetz
KHRG	Krankenhausfinanzierungsreformgesetz: Anhebung des Sanierungsbeitrages der KH-Stellenfinanzierung in der Pflege, Übernahme von Gehaltsanstiegen durch Kassen (50 %), Verlängerung Konvergenzphase 2010, ab dann gilt Landesbasisfallwert für alle Krankenhäuser
GKV-WSG	GKV-Wettbewerbsstärkungsgesetz: Einführung der Versicherungspflicht, Vertragsfreiheit durch spezielle Vertragsformen, Einführung von Wahltarifen, Einführung einer neuen Finanzierung der GKV (Gesundheitsfonds), PKV-Reform

[1] Auf dieser Grundlage gestalten die Länder die individuellen Landeskrankenhausgesetze entsprechend der Trägervielfalt.
[2] Die Aufstellung der Entgelte und Budgetermittlung (AEB) sowie für die Aufstellung der Fallpauschalen, Zusatzentgelte, Gesamtbeträge und Basisfallwerte muss auf festgelegten Formularen erfolgen.
[3] Hier handelt es sich um Spezialeinrichtungen und/oder Versorgungsstrukturen für schwerstkranke Patienten, deren Leistungen vergütungstechnisch bisher nicht sachgerecht abgebildet werden können, so dass weiterhin tagesbezogene Pflegesätze verwendet werden, beispielsweise Psychiatrische oder Psychosomatische Kliniken.

Quelle: Eigene Darstellung

Modell pauschalierter Vergütung. Durch die Klassifizierung der Behandlungsfälle im Krankenhaus nach medizinischen Kriterien (betroffene Organe, Krankheitsschwere und Art der Behandlung) wird die Abrechnung nach dem ökonomischen Ressourcenverbrauch für die Behandlung leistungsgerechter. Tagespflegesätze gibt es noch in Behandlungsbereichen, in denen der Aufwand schwer planbar und quantifizierbar ist (s. **Tab. 10-2**). Sie werden für jeweils ein Jahr verhandelt. Mittlerweile rechnen 95 % der Krankenhäuser DRG-Fallpauschalen ab (Braun et al., 2008).

10.2.1 Fallpauschalenkatalog – Fallkostenermittlung, Kodier- und Kalkulationspflege

Der Fallpauschalenkatalog wird bundeseinheitlich vereinbart. Er beinhaltet die Leistungsdefinition pro DRG und die Bewertung der Kosten im Verhältnis zum Durchschnittsfall. Um der Leistungs- und Kostenkomplexität gerecht zu werden, ergänzt ein Katalog der Zusatzentgelte sowie der Zu- und Abschläge die Fallpauschalen. Zur Entwicklung und Pflege des Fallpauschalenkatalogs wurde durch die Spitzenverbände der Krankenkassen, durch den Verband der Kran-

kenversicherung und die Deutsche Krankenhausgesellschaft das **Institut für das Entgeltsystem im Krankenhaus (InEK gGmbH)** – auch DRG-Institut genannt – geschaffen. Nach dem Krankenhausentgeltgesetz KHEntG muss jedes Krankenhaus bis zum 31. 3. eines jeden Jahres Krankenhaus- und stationäre fallbezogene Daten im so genannten §-21-Datensatz an die DRG-Datenstelle übermitteln. Dazu gehören u. a. das Alter des Patienten, Aufnahme- und Entlassungszeitpunkt, Diagnosen und Prozeduren. Zusätzlich erhebt das InEK Leistungs- und Kostendaten von Kalkulationskrankenhäusern und ermittelt die durchschnittlichen Fallkosten. Das InEK pflegt die Fallgruppen von der Definition bis zur Anpassung der Schweregrade, validiert die Kodierung und macht Anpassungsvorschläge für die ICD- und OPS-Differenzierung und für die Kalkulation der Relativgewichte. Zudem legt es die Zu- und Abschläge fest, die für jene Fälle vereinbart sind, die von der unteren und oberen Grenzverweildauer abweichen.

Die Zahl und die Art (z. B. Spezialisierungsgrad) der an der Kalkulation beteiligten Krankenhäuser sind für die Qualität der Arbeit des InEK ausschlaggebend. 218 Krankenhäuser nehmen im

Tabelle 10-2: DRGs, alternative Entgelte, Zusatzentgelte.

DRG-Fallpauschalen-Katalog	Version 2005: 878 DRGs, Schweregrade A–F, Z, 19 DRGs Beatmung, 24 DGRs 1 Belegungstag, 33 DRGs Aufnahmegewicht, 9 Fehler-DRGs, 33 DRGs ohne RG, 1 DRG Mindestverweildauer, 61 VerlegungsDRGs, gültig innerhalb Grenzverweildauer, Wiederaufnahmeregeln bei Komplikationen innerhalb oberer Grenzverweildauer
Zuschlags-Entgelt	Langlieger: Zuschlag zu DRG: tagesbezogenes Entgelt (Abteilungs- und Basispflegesatz) bei Überschreiten der oberen Grenzverweildauer
Abschlags-Engelt	Kurzlieger bzw. Verlegung: Abschlag von DRG bei Unterschreiten der unteren Grenzverweildauer Belegabteilung
sonstige Entgelte	teilstationäre Leistungen, besondere Einrichtungen, Leistungen, die noch nicht nach DRG vergütet werden, Begleitpersonen
Sonder-DRGs	bestimmte Transplantationen, krankenhausindividuell für Onkologie, Schmerztherapie, HIV-Behandlung, Dialyse, Früh-Rehabilitation, Polytraume, Verbrennung etc.
Zusatzentgelte	krankenhausindividuelle Entgelte für besondere Implantate, Kunstherz, Transplantate, Apherese, Arzneimittel und Medikalprodukte

Quelle: Eigene Darstellung
DRG = Diagnosis Related Groups

Tabelle 10-3: Entwicklung der Anzahl der DRGs und Zusatzentgelte.

	2003	2004	2005	2006	2007	2008	2009
Anzahl DRGs	664	824	878	954	1082	1137	1192
davon nicht bewertet	22	18	33	40	42	43	41
davon teilstationär					2	5	5
Anzahl Zusatzentgelte	0	26	71	83	105	115	127
davon nicht bewertet		25	36	42	46	51	53
differenzierte Preise			387	594	794	821	

Quelle: Eigene Darstellung nach Daten des InEK.

Jahr 2008 vertraglich verbindlich an der Kalkulation teil (Heimig, 2008). Als Anreiz wird die Teilnahme an der Kalkulation abhängig von der Datenlieferung und dem zusätzlichen Dokumentationsaufwand anteilig vergütet.

In Ergänzung der Fallpauschalen können in Ausnahmefällen alternative Entgelte und Zusatzentgelte vereinbart werden, beispielsweise für besonders teure Arzneimittel und Medizinprodukte und für besonders komplexe Behandlungsmaßnahmen.[122] Im Jahr 2009 gelten 74 bewertete Zusatzentgelte und 53 Zusatzentgelte ohne Bewertung (s. Tab. 10-2).

Der Fallpauschalenkatalog wird jährlich weiterentwickelt. (s. **Tab. 10-3**) Kostengewichte einzelner DRGs werden angepasst. DRG-Definitionen ändern sich mit der Güte der Abbildung auch hoch komplexer Leistungen, wie beispielsweise mehrzeitige Eingriffe und Mehrfacheingriffe, hoch spezialisierte und intensivmedizinische Leistungen.

10.2.2 Der Prozess der DRG-Einführung

Das Fallpauschalengesetz FPG verpflichtete ab 2004 alle Krankenhäuser mit Ausnahme psychiatrischer Kliniken zur DRG-Einführung. Die Einführungsphase der Jahre 2003 (Optionsphase) und 2004 (verbindliche Teilnahme), die zur Ermittlung des krankenhausindividuellen Basisfallwertes diente, war **budgetneutral**, ab 2005 sind DRGs ökonomisch wirksam auf der Grundlage der Vereinbarungen der Erlösbudgets für 2005 und 2006.

Mit dem Verzicht auf festgeschriebene Landesbudgets wurden offen auf Landesebene verhandelbare Landes-Basisfallwerte eingeführt, und ab Januar 2009 gilt ein landeseinheitliches Preisniveau. Der Landes-Basisfallwert muss zwischen den Landeskrankenhausgesellschaften und den Krankenkassen vereinbart werden. Kommt es zu keiner Einigung, legt die Schiedsstelle den landeseinheitlichen Basisfallwert für das laufende Jahr auf der Basis der Budgets aller Krankenhäuser eines Bundeslandes fest. Die Baserate des Bundeslandes orientiert sich am Ausgabevolumen (Summe der Ausgaben für DRG-Leistungen dividiert durch den Case-Mix).

Die krankenhausindividuelle Baserate bildet ab 2005 den Ausgangspunkt für den Vergleich mit der Baserate des jeweiligen Bundeslandes. Die krankenhausindividuellen Basisfallwerte sind in einer **Konvergenzphase** zwischen 2005 bis 2009 schrittweise an den jeweiligen Landes-Basisfallwert herangeführt worden (Angleichsschritte s. **Abb. 10-7**). Das entsprechend der geleisteten DRGs ermittelte Zielbudget oder Erlösvolumen des Krankenhauses wird mit dem vereinbarten Erlösbudget verglichen und die Differenz schrittweise abgebaut. Um Krankenhäuser vor zu hohem Budgetanteilsverlust zu schützen, wurde die Budgetabsenkungsverpflichtung begrenzt,

---

122 http://www.g-drg.de/cms/index.php/inek_site_de/ G-DRG-System_2009/Fallpauschalen-Katalog, Abfrage 18.10.2008.

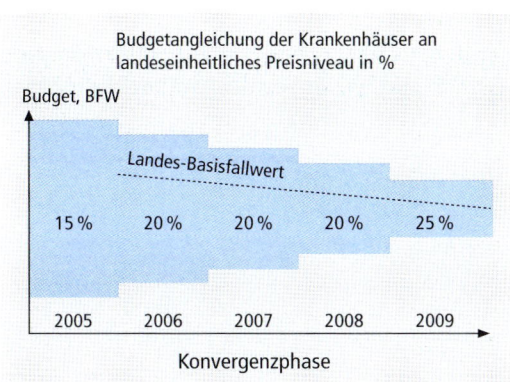

Quelle: Eigene Darstellung.

Abbildung 10-7: Budgetangleichung der Krankenhäuser an das landeseinheitliche Preisniveau in %.

im Jahr 2008 war die Budgetabsenkung maximal um 2,5 % des Gesamtbudgets möglich.

Mit dem KHRG wurde die Konvergenzphase bis 2010 verlängert. Die Angleichung 2009 erfolgt durch krankenhausindividuelle Zu- oder Abschläge.

10.2.3 Klassifizierung von DRG-Fallpauschalen anhand der Kodierparameter

DRGs sind ein reines **Patienten-Klassifikationssystem**. Medizinisch ähnliche Fallgruppen mit vergleichbarem Ressourcenaufwand werden zu abrechnungsfähigen, kostenhomogenen Gruppen zusammengefasst. Kostenhomogenität umfasst ökonomische und medizinisch-klinische Gleichartigkeit im Sinne eines vergleichbaren Behandlungsaufwands.

Dazu werden die Fälle anhand der Kriterien Hauptdiagnose, Nebendiagnose(n), Komplikationen, Prozeduren und Operationen nach möglichst homogenen Fallgruppen klassifiziert. Den Fällen werden dazu die Codes der internationalen Diagnoseeinteilung **ICD-10** und der durchgeführten Prozeduren **OPS-301** zugeordnet und durch weitere Risiko erhöhende Parameter und Komplikationsparameter ergänzt. Die Kodierung entscheidet darüber, welche DRG ausgelöst wird. Die jeweiligen Definitionen der Kodierparameter finden sich in den Kodierrichtlinien, die auch zahlreiche Kodierbeispiele aufführen.

Alle **deutschen Kodierrichtlinien (DKR)** haben eine feste vierstellige Kennzeichnung, z. B. D001, gefolgt von einem kleinen Buchstaben zur Kennzeichnung der jeweiligen Version (2002 hat die Kennung a, 2003 b usw.). Die **allgemeinen Kodierrichtlinien für Krankheiten** beginnen mit «d» gefolgt von einer dreistelligen Zahl, die allgemeinen Kodierrichtlinien für Prozeduren beginnen mit «p» gefolgt von einer dreistelligen Zahl und die speziellen Kodierrichtlinien beginnen mit der zweistelligen Kapitelnummer gefolgt von einer zweistelligen Zahl.

Die **Hauptdiagnose** ist definiert als: «Die Diagnose, die nach Analyse als diejenige festgestellt wurde, die hauptsächlich für die Veranlassung des stationären Krankenhausaufenthaltes des Patienten verantwortlich ist» (DKG, 2003: D002b). Ein Vergleich der Aufnahmediagnose mit der Fachabteilungshauptdiagnose, der Entlassungsdiagnose und der Verlegungsdiagnose zeigt, dass diese nicht der Hauptdiagnose entsprechen müssen, wenngleich die Umstände der Aufnahme für die Auswahl der Hauptdiagnose relevant sind. Die Hauptdiagnose ist ausschlaggebend für die Vergütung. **Nebendiagnosen** sind definiert als: «Eine Krankheit oder Beschwerde, die entweder gleichzeitig mit der Hauptdiagnose besteht oder sich während des Krankenhausaufenthaltes entwickelt» (DKG, 2003: D003b) und das Patientenmanagement in der Weise beeinflusst, dass diagnostische und/oder therapeutische Maßnahmen und/oder erhöhter Betreuungs-, Pflege- und/oder Überwachungsaufwand notwendig werden. Eine **Prozedur** ist definiert als «chirurgischer Natur, birgt ein Eingriffsrisiko und/oder ein Anästhesierisiko, erfordert Spezialeinrichtungen oder Geräte oder spezielle Ausbildung (DKG, 2003: P001a)». Verwendet wird der aktuelle Operationen- und Prozedurenschlüssel OPS-Version (jeweiliges Jahr), es erfolgt eine kontinuierliche Anpassung und ggf. Erweiterung. Er ist ein numerischer, hierarchisch strukturierter Schlüssel mit einem vier- bis fünfstelligen Differenzierungsgrad.

Schweregrade der Primärerkrankung werden anhand von Faktoren, die den Krankheitsverlauf beeinflussen, ermittelt. Zu diesen Einflussfaktoren gehören gewichtete Nebendiagnosen, das

Alter, das **Geschlecht** und **Beatmungszeiten**, wobei Letztere über Prozedurencodes angegeben werden und besonders schwere Fälle markieren. Schweregrade der Nebendiagnosen und der Hauptdiagnose werden als «**patient clinical complexity level**» PCCL ausgewiesen (s. **Abb. 10-8**).

Die **Verweildauer** ist relevant für die Falldefinition als Kurz- oder Langlieger. Bei Überschreiten der oberen Grenzverweildauer GVD werden Zuschläge, bei Verlegung und Unterschreiten der unteren GVD Abschläge vorgenommen (s. **Tab. 10-2**).

Die DRGs werden mithilfe eines vom InEK lizenzierten Computerprogramms (Grouper)[123] aus den Diagnose- und Prozedurenkatalogen (ICD-10 für Deutschland und OPS-301) sowie zusätzlichen fallbezogenen Variablen generiert. Die Grouper verfügen in der Regel über Kodierhilfen, um beim Verschlüsseln bei Eingabe eines klinischen Leitbegriffs schon eine Auswahl möglicher Kodes zu liefern (Fiori et al., 2005).

Wenn nicht alle erforderlichen Informationen des Falls zur Kodierung verwendet werden, kann eine **fehlerhafte DRG** zugeordnet werden. Grundlage der Kodierqualität sind Schulung der Ärzte und Kontrollsorgfalt. Es existieren umfangreiche Ein- und Ausschlüsse im ICD-10-, GM- und OPS-System und etwa 200 Kodierrichtlinien. Die ICD-10- und OPS-301-Kataloge werden jährlich angepasst (http://www.dimdi. de/static/de/klassi/index.htm).

10.2.4 Durchschnittskosten pro Fall und Kostengewichte

Innerhalb der definierten, abgegrenzten Fallgruppen wird der Fallwert ermittelt, der alle Leistungen einschließt. Nach der DRG-Gruppierung werden durch das InEK die durchschnittlichen Kosten für alle Fälle in einer DRG ermittelt. Im bundesweit festgelegten Fallpauschalen-Katalog sind die Punktzahlen für die DRGs gelistet. Über den jeweils landesweit festgelegten Punktwert für Personal- und Sachkosten ergibt sich der Erlös der Fallpauschalen:

$$\text{Punktzahl} \times \text{Punktwert} =$$
$$\text{zu zahlendes Entgelt der Fallpauschale.}$$

Das Kosten- oder Relativgewicht (RG) drückt als Quotient «Kosten DRG/Durchschnittskosten gesamt» aus, wie die Kosten in dieser DRG gegenüber dem Durchschnitt der Grundgesamtheit abweichen. Der DRG-Erlös ergibt sich aus einem Basisfallwert (Baserate), multipliziert mit dem jeweiligen Kostengewicht, eventuell korrigiert um Zu- oder Abschläge aufgrund der Verweildauer.

Für jede DRG sind die **mittlere Verweildauer** sowie die **untere und die obere Grenzverweildauer** im Katalog festgelegt. Bei Unterschreitung der unteren Grenzverweildauer, die ursprünglich zum Schutz der Patienten bzw. zur Vermeidung zu früher Entlassung festgelegt wurde, wird die Fallpauschale um einen definierten Abschlag pro Tag der Unterschreitung gekürzt. Die Überschreitung löst einen definierten Zuschlag pro zusätzlichen Tag aus. Bei Verlegung in ein anderes Krankenhaus rechnet jedes eine DRG ab. Wird die jeweilige mittlere Verweildauer nicht erreicht, wird ebenfalls ein Abschlag fällig. Bei Wiederaufnahme eines Patienten innerhalb

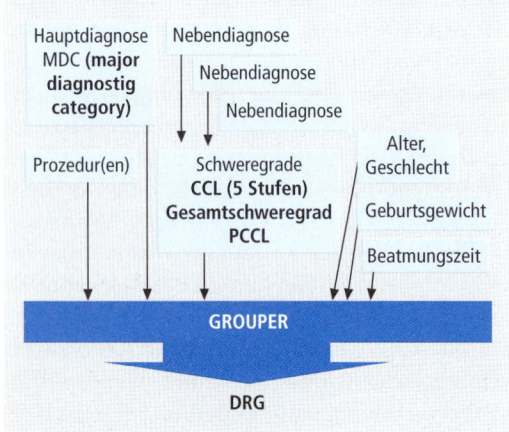

DRG = diagnosis related group
Quelle: Eigene Darstellung

Abbildung 10-8: Parameter einer DRG.

123 Die Universität Münster stellt beispielsweise DRG-Informationen und einen WebGrouper zur Verfügung: http://drg.uni-muenster.de/de/webgroup/m. webgroupdiagnosen.php, Abfrage 17. 10. 2008.

bestimmter zeitlicher Grenzen und aufgrund derselben Hauptdiagnose wird gegebenenfalls keine neue DRG ausgelöst.

Der landesweite ermittelte Basisfallwert entspricht einem durchschnittlichen Fallerlös aller stationären Behandlungsfälle in einem Bundesland. Das Leistungsvolumen eines Krankenhauses lässt sich über DRGs darstellen, wenn alle Kostengewichte eines Jahres aufsummiert werden. Dieser so ermittelte «Case-Mix» gibt die Zusammensetzung der Patientenfälle eines Krankenhauses (oder anderen Leistungserbringers) wieder. Einen Vergleich der Leistungserbringer hinsichtlich ihrer Behandlungskosten und -erlöse ermöglicht der «Case-Mix-Index» (CMI). Dieser ist eine Maßzahl für den mittleren Schweregrad der behandelten Fälle eines Krankenhauses oder einer Fachabteilung.

Der CMI berechnet sich aus dem Mittel der Relativgewichte aller erbrachten DRGs eines Krankenhauses, einer Fachabteilung oder einer anderen Aggregationsebene in einer Zeiteinheit. Er gibt damit die durchschnittliche Fallschwere an:

CMI = Summe Relativgewichte/DRG-Fallzahl.

Der CMI beschreibt damit eine Patientenfallgruppe medizinisch-ökonomisch, d. h. unter Berücksichtigung des mit dem jeweiligen Schweregrad verbundenen Aufwands (Schweregrad) und damit auch der Kosten. Am Case-Mix-Index ist die individuelle Fallschwere nicht zu erkennen, wie folgendes Beispiel verdeutlicht:

- Station A hat sechs Fälle mit RG 0,75 und drei Fälle mit RG 0,5
- Station B hat einen Fall mit RG 1,5 und neun Fälle mit RG 0,5
- für beide Stationen ergibt sich aber ein CMI von 0,6 (Summe der Relativgewichte geteilt durch die Patientenfälle).

DRG-bezogene Kennzahlen sind in der Übersicht zusammengefasst (s. **Tab. 10-4**).

Die Kosten je Behandlungsfall unterscheiden sich je nach Krankenhausgröße deutlich (StatBuA, 2007). In großen Krankenhäusern mit mehr als 800 Betten entstehen Fallkosten in Höhe von durchschnittlich etwa 4283 €. Die niedrigsten bereinigten Fallkosten von 3086 bzw. 3890 € wiesen Krankenhäuser mit 200 bis 299 bzw. 150 bis 199 Betten auf. Unterschiede bestehen auch in Bezug auf die Trägerschaft – öffentliche Krankenhäuser haben die höchsten Fallkosten, freigemeinnützige die niedrigsten.

10.2.5 Krankenhausgesamtvergütung

Das Budget wird nicht mehr anhand von Kosten verhandelt, sondern leistungsorientiert über die Art und Menge der voraussichtlich zu erbringenden vollstationären Leistungen. Für jeden entlassenen Patienten rechnet das Krankenhaus eine Fallpauschale ab. Das DRG-Erlösvolumen wird nach der Grundformel **Menge × Preis** ermittelt. Da bei der Verhandlung des Erlösbudgets zudem die Beitragssatzstabilität nicht mehr be-

Tabelle 10-4: DRG-bezogene Kennzahlen.

Relativgewicht (RG)		Bewertungsrelation für eine Fallgruppe, die die Abweichung zum Standardfall (Wert 1,0) angibt, entspricht dem durchschnittlichen Leistungsaufwand
Base Rate	Gesamtbetrag/ CMI × Fallzahl	durchschnittliches Entgelt für alle Patientenfälle eines Krankenhauses
Case-Mix	Σ aller RG	Bewertungs- und Vergleichswert bezogen auf einzelne Fälle oder auf das in einem Krankenhaus behandelte Patientenspektrum
Case-Mix-Index (CMI)	Σ aller RG/ Anzahl der Fälle	Fallschwere-Index, durchschnittliche Fallschwere einer definierten Patientengruppe

Quelle: Eigene Darstellung
DRG = Diagnosis Related Groups

rücksichtigt werden muss, kann es zu Leistungsausweitungen kommen, beispielsweise durch die Öffnung der Krankenhäuser für die ambulante Versorgung. Mehrleistungen werden mit jährlich steigenden Quoten finanziert, im Jahr 2005 erst zu 33 % vergütet, ab dem Jahr 2009 soll die volle Vergütung (100 %) erreicht werden (Tuschen/Braun, 2004). Der Gesetzgeber hat einen Katalog von **Zusatzentgelten** verabschiedet, um beispielsweise Härten bei der Erlösunterdeckung bei komplizierten, aufwändigen oder schwer planbaren Behandlungsfällen (Polytraumata, Beatmung, Verbrennung) auszugleichen (s. **Tab. 10-2**). Leistungsorientierte Gesamtvergütung = Fallzahl × Fallvergütung + Zu-/Abschläge.

Die Finanzierung von: «Neue Untersuchungs- und Behandlungsmethoden im Krankenhaus» NUB-Innovationen, erfolgt außerhalb des DRG-Systems. Ein geregeltes Antrags- und Genehmigungsverfahren ist die Voraussetzung für Verhandlungen über die Erlöse im Rahmen der Budgetverhandlungen. Die Anfrage an das InEK muss besonders die Darstellung der Neuheit enthalten, die Patienten beschreiben, die mit der neuen Methode behandelt werden sollen, die durch die NUB verursachten Mehrkosten bzw. nachvollziehbare Aufwandsbeschreibung und die Begründung, wieso die Methode im gegenwärtigen DRG-System nicht sachgerecht abgebildet ist. Für alle mit Prüfergebnis «Status 1» bewerteten NUB wird im Folgejahr die Integration ins DRG-System geprüft.

10.2.6 Wirkungen des DRG-Systems

Mit der Einführung pauschalierter Krankenhausvergütung verlagerte sich die Kostenverantwortung von den Leistungsträgern auf die Leistungserbringer. Die mit der Einführung der DRGs vom Gesetzgeber verfolgten Ziele sind teilweise erreicht worden: Die Vergütung erfolgt überwiegend leistungsbezogen, die Transparenz über Leistung und Kosten hat zugenommen. Ärzte, Pflegekräfte, Controller und EDV-Fachleute lernen kontinuierlich mit dem DRG-Vergütungssystem auf der Grundlage der jährlichen Evaluation und Anpassung und erproben die Spielräume für Effizienzsteigerung und Qualitätsgewinn.

Bei fallbezogener Finanzierung sind alternative, neue oder erweiterte interne und externe Leistungsangebote erforderlich, die Aussicht auf Wirtschaftlichkeit versprechen. So spielen gesetzliche Maßnahmen wie beispielsweise die Teilöffnung der Krankenhäuser für ambulante Versorgung und Qualitätssicherungsmaßnahmen eine wesentliche Rolle für den Wettbewerb um die Patienten und Zuweiser. Mit der durch die DRGs verbesserten Kalkulationsgrundlage der Entgelte für Krankenhäuser ergeben sich auch bessere Möglichkeiten für die innerbetriebliche Steuerung, indem die Verteilung der Kosten innerhalb des Krankenhauses analysiert werden kann. Die Kenntnis des Kostenaufwands der DRG ist eine Voraussetzung für die Steigerung der Kosten-Effektivität. Mittels der **Kostenstellenrechnung** werden die Kosten auf die Stellen (Leistungsbereiche wie Röntgen, Labor, Pflege, Diagnostik, Apotheke) verteilt, wo sie anfallen. Die **Kostenartenrechnung** ermittelt die Art der Kosten, die in einem bestimmten Zeitraum anfallen (Personalkosten, Sachkosten). Mittels der **Kostenträgerrechnung** kann ermittelt werden, für welchen Patientenfall Kosten entstanden sind. Die Kostenträgerrechnung erleichtert auch die Nachkalkulation der Fälle und somit die Bestimmung von profitablen und weniger profitablen Abteilungen oder Behandlungsgebieten im Krankenhausbetrieb.

Manche Krankenhäuser nutzen die InEK-Kostendaten auch für das eigene Benchmarking und die Optimierung des Controllings. Sie vergleichen Soll- und Ist-Kosten sowie die Ergebnisse fachabteilungsbezogen und können sich einen ersten Überblick verschaffen, ob Stationen kostendeckend arbeiten, ob die Arzneimittelkosten gedeckt sind und der Personalaufwand angemessen ist (Püllen et al., 2005).

Durch die Verkürzung der Verweildauer im akutstationären Bereich können sich Leistungsbedarf und Kosten zunehmend in den ambulanten und in den Rehabilitationsbereich verlagern (s. **Abb. 10-9**) (Haaf et al., 2005).

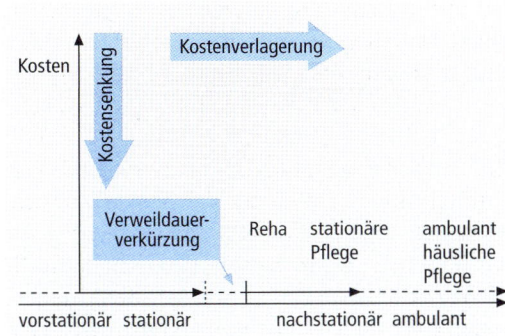

Quelle: Eigene Darstellung

Abbildung 10-9: Verweildauer und Effekt auf Kostenentwicklung.

10.3 Krankenhausmanagement

Auch im Krankenhaus werden Ärzte zunehmend mit Organisations- und Managementproblemen konfrontiert, zu deren Lösung Wissen und Kompetenz über die medizinische Erfahrung hinaus erforderlich ist. Krankenhausmanager und Krankenhausleiter erleben, dass tiefgreifende Strukturänderungen an Kliniken nur unter Einbezug aller Beteiligten umzusetzen sind. Besonders für Veränderungsprozesse («Change Management») werden Methodenkenntnisse und Instrumente gebraucht. Wesentliche Bausteine sind die Organisationsentwicklung (Veränderung von Strukturen und Prozessen), die Personalentwicklung (Veränderung von Verhalten) und die Kulturentwicklung (Veränderung von Werten und Normen). Die Einführung der DRG-Vergütung ist ebenso eine Managementaufgabe wie die Integration der Informationstechnologie. Auch mit der Komplexität der neuen Versorgungsformen und den erforderlichen Struktur- und Organisationsänderungen wächst die Anforderung an das Krankenhausmanagement. Die strategische Planung gewinnt in dem sich schnell wandelnden Markt Bedeutung, so dass Umfeldanalysen, Chancen/Risiken- und Stärken/Schwächen-Analysen, «Balanced Scorecard» und Portfolioanalysen zum Handwerkszeug gehören (s. **Tab. 10-5**). Die ökonomische Evaluation der Leistungsangebote

Tabelle 10-5: Instrumente der strategischen Planung.

Methode	Inhalt
Umfeldanalyse	untersucht Markt- und Wettbewerbssituation
SWOT-Analyse	SWOT Abkürzung für «strengths», «weaknesses», «opportunities» und «threats». Die SWOT-Analyse ist ein Werkzeug des Managements, mit deren Hilfe eine Stärken-Schwächen-Analyse («strength-weakness») und eine Chancen-Risiko-Analyse («opportunities-threats») durchgeführt wird, um eine Strategie für die weitere Unternehmensentwicklung ableiten zu können.*
Stärken-Schwächen-Analyse	Die Stärken-Schwächen-Analyse bezieht sich auf das Unternehmen/Krankenhaus selbst (interne Analyse). Die Stärken und Schwächen sind relative Größen, die erst im Vergleich mit den Konkurrenten aussagekräftig sind.
Chancen-Risiko-Analyse	Die Chancen-Risiko-Analyse fragt nach den externen mittel- und unmittelbaren Einflussfaktoren auf das Unternehmen/Krankenhaus.
Balanced Scorecard	Die BSC ist ein Management-Konzept zur Umsetzung einer Unternehmensstrategie, das auf der Grundlage der Vision und Strategie des Unternehmens kritische Erfolgsfaktoren definiert und daraus Kennzahlen für die strategische Planung ableitet.
Portfolio-Analyse	Ausgehend vom aktuellen Leistungsportfolio können Simulationen zur Einschätzung der Einflussfaktoren auf das künftige Leistungsportfolio die strategische Ausrichtung präzisieren.

Quelle: Eigene Darstellung.
*SWOT-Analyse und Balanced Scorecard vereinen Umfeldanalyse und Unternehmensanalyse.

ist notwendig, um beispielsweise auf sich ändernde Finanzierungsregeln reagieren und um Risiken abschätzen zu können, die mit strategischen Entscheidungen verbunden sind.

10.3.1 Prozessmanagement – Versorgungsprozesse

Während die Leistungsprozesse innerhalb des Krankenhauses in einigen Fachgebieten effektiver und effizienter werden und sich klinische Behandlungspfade (s. Abschnitt «Klinische Pfade») besonders bei häufigen Erkrankungen durchsetzen, gibt es bei der Entwicklung von Leistungsprozessen über die gesamte, auch sektorenübergreifende Behandlungskette noch Optimierungspotenziale (Stock und Plamper, 2005). Im Vordergrund steht dabei der Abbau von Koordinations- und Kooperationsdefiziten besonders im Rahmen eines Schnittstellenmanagements.

Für die Entwicklung der Prozesse und zur Förderung einer abgestimmten Kommunikation mit den einweisenden Ärzten spielt eine leistungsfähige Informationstechnologie eine wesentliche Rolle. Die DRG-Einführung zwang zunächst zur Fokussierung auf die interne Infrastruktur. Sowohl die Technologie selbst als auch die Organisation der Prozesse und die Qualifikation der Mitarbeiter erfordern Investitionen. Nicht immer sind Krankenhausinformationssysteme beispielsweise eines Großkrankenhauses miteinander kompatibel und erschweren die Systemerweiterungen für die externe Qualitätssicherung.

Um die Schnittstellen innerhalb der Krankenhaus-EDV-Systeme anzugleichen, hat die BQS zusammen mit dem TÜV die Zertifizierung von Software für **Krankenhausinformationssysteme (KIS)** gestartet. Die intersektorale Vernetzung steckt aber immer noch in den Anfängen (Warda und Noelle, 2002).

Qualitäts- und Effizienzverbesserung durch **Prozessoptimierung** betrifft verschiedene Managementschwerpunkte: OP-Management, Beschaffungsmanagement, Arbeitszeitmanagement, Fehlermanagement bzw. Risikomanagement, aber auch Beschwerdemanagement oder Vorschlagsmanagement. Bedeutsam für Prozess-

optimierung und Qualitätsverbesserung sind klinische Behandlungspfade, die im folgenden Abschnitt vorgestellt werden.

Klinische Pfade – «Clinical Pathways»

Für häufige Erkrankungen sind klinische Behandlungspfade entwickelt worden, die auf der Grundlage eines fachübergreifenden und interdisziplinären und interprofessionellen Konsenses über die beste Durchführung der Gesamtbehandlung den Ablauf von Diagnostik und Behandlung festlegen. Die Behandlungsqualität wird unter Berücksichtigung der Ressourcenverfügbarkeit festgelegt. Dazu gehören Behandlungsziele, mittels derer der Behandlungspfad überwacht wird. Zwischenziele können beispielsweise die zeitgerechte Operation oder die zeitgerechte präoperative Antibiotikagabe sein, die Dauer der intensivtherapeutischen Phase im Standardfall, die Terminierung und Art der Mobilisation nach operativen Eingriffen, aber z. B. auch die Festlegung des voraussichtlichen Entlassungsdatums schon bei Aufnahme, um die Überleitung zeitgerecht organisieren zu können. Mithilfe des Pathways werden Abweichungen vom Standard-Behandlungsplan identifiziert und müssen auf ihre Ursache/Begründung hin untersucht werden. Wie bei medizinischen Leitlinien gibt es Entscheidungsvarianten (alternative Pfadverzweigung) innerhalb des Handlungsspektrums.

Ein Abweichen vom Behandlungsplan kann daran liegen, dass beispielsweise

- der individuelle Zustand anders als erwartet ist oder sich unvorhergesehen verändert hat
- die Patientencompliance nicht ausreicht
- Ärzte, Pflegekräfte oder andere an der Behandlung Beteiligte den Versorgungsbedarf falsch bewertet haben
- das Prozessmanagement fehlerhaft und die Durchführungsverantwortung ungeklärt ist, womit Steuerungsfunktionen verloren gehen.

Wenn Behandlungspfade die Organisationsverbesserung unterstützen und die Transparenz hinsichtlich der medizinischen Leistungen verbessern, könnte sich auch der Ressourcenverbrauch minimieren.

10.4 Qualitätsmanagement und Qualitätssicherung im Krankenhaus

Für die Gesamtheit aller qualitätswirksamen Maßnahmen in einer Organisation wird der Begriff Qualitätsmanagement verwendet. Qualitätsmanagement ist ein Instrument der Organisationsentwicklung.

10.4.1 Internes Qualitätsmanagement

Internes Qualitätsmanagement bezeichnet die krankenhausinterne Etablierung eines Managementsystems, in dem „Organisationsstrukturen, Verantwortlichkeiten, Verfahren, Prozesse und erforderliche Mittel zur Optimierung von Strukturen und Prozessen mit dem Ziel der Verbesserung von Qualitätsmerkmalen (Qualitätsindikatoren) geplant und festgelegt werden (DIN ISO 8402). In der Gesundheitsreform von 1999 und im Fallpauschalengesetz von 2001 wurde **internes Qualitätsmanagement** für Krankenhäuser verpflichtend eingeführt und in zahlreichen Modellprojekten gefördert (Seyfarth-Metzger, 2003). Es soll folgende Bereiche berücksichtigen: Patientenorientierung, Verantwortung und Führung, Wirtschaftlichkeit, Prozessorientierung, Mitarbeiterorientierung und -beteiligung, Zielorientierung und Flexibilität, Fehlervermeidung und Umgang mit Fehlern. Es soll als kontinuierlicher Verbesserungsprozess implementiert werden (DKG, 2002).

Qualitätssicherung ist ein Teil des Qualitätsmanagements und umfasst Maßnahmen, die Qualitätsanforderungen erfüllen und geeignet sind,

Vertrauen bei den Nutzern und Kooperationspartnern inner- und/oder außerhalb des Versorgungssystems zu bilden. **Tabelle 10-6** zeigt Elemente der internen und externen Qualitätssicherung in der Übersicht.

Internes Qualitätsmanagement am Beispiel der Kriterien der Kooperation für Transparenz und Qualität im Krankenhaus (KTQ)

Die Spitzenverbände der Krankenkassen und die Bundesärztekammer haben in Zusammenarbeit mit dem Deutschen Pflegerat und der Deutschen Krankenhausgesellschaft einen Leitfaden zum Qualitätsmanagement in deutschen Krankenhäusern entwickelt. Anhand dieses Leitfadens kann der Prozess für eine freiwillige Zertifizierung durch die **KTQ** (für Krankenhäuser in kirchlicher Trägerschaft **pro cum cert**) gestaltet werden. Beurteilt wird vorrangig nur die Strukturqualität (allgemeine Merkmale des Krankenhauses, Fachabteilungen, Leistungsprofil, Personal, Ausstattung).

Aspekte der Patientenorientierung, der Mitarbeiterorientierung, des Informationswesens, der Sicherheit, der Krankenhausführung und der Maßnahmen des Qualitätsmanagements werden bewertet mit dem Ziel, bestehende Strukturen und Versorgungsprozesse zu analysieren, zu bewerten und weiterzuentwickeln. Das Zertifikat gilt für das gesamte Krankenhaus, nicht für einzelne Fachabteilungen.

Zunehmender Wettbewerbsdruck in den 1990er-Jahren führte zu neuen Qualitätsmanagement-Konzepten mit dem Fokus auf die Messbarkeit

Tabelle 10-6: Kriterien interner und externer Qualitätssicherung.

Interne Qualitätssicherung	Externe Qualitätssicherung
die Wahl des Ansatzes ist nicht gesetzlich vorgegeben	Krankenhäuser sind zur Teilnahme verpflichtet
interne QS enthält Bausteine zur Qualitätsförderung,	externe QS enthält Qualitätskontrollen laut Weiterbildungsordnung (LÄK), Richtlinien der LÄK, KBV (Labor – Strahlenschutz – Infektionsschutz – Transfusionsschutz)
Patientenzufriedenheitsmessung, zum Schaffen einer Qualitätskultur, Qualitätszirkel etc.	
Instrumente: Qualitätsmanagement nach Kriterien der KTQ, EFQMQuelle: Eigene Darstellung.	Instrument: vergleichende Qualitätsprüfung der BQS
	Leitlinien können Grundlage der Prüfkriterien sein

Quelle: Eigene Darstellung.

und Weiterentwicklung des Qualitätsmanagements. Dazu gründeten in Europa Unternehmen unter Federführung der Europäischen Kommission die «**European Foundation for Quality Management**» (EFQM), deren Zertifikat umfassende Qualitätsmanagementansätze bestätigt. Eine Maßnahme interner Qualitätssicherung sind beispielsweise **Qualitätszirkel,** die in verschiedenen Bereichen das Bewusstsein für Qualitätsverbesserung schaffen und konkrete Maßnahmen entwickeln und vorantreiben können.

10.4.2 Externe Qualitätssicherung

Unter **externer Qualitätssicherung** werden die Qualitätssicherungsmaßnahmen verstanden, die mit externen Vergleichen einhergehen. In Deutschland sind bereits seit 1975 externe Qualitätssicherungsmaßnahmen in der Perinatologie und Neonatologie sowie in der allgemeinen Chirurgie etabliert.

Nach den gesetzlichen Vorschriften der §§ 135 a (Verpflichtung zur Qualitätssicherung) und § 137 SGB V (Qualitätssicherung bei zugelassenen Krankenhäusern) dokumentieren die deutschen Krankenhäuser seit 2000 Daten zur Messung der Leistungen in der stationären ärztlichen und pflegerischen Versorgung. Weitere landesspezifische Qualitätssicherungsprojekte und Projekte von Fachgesellschaften und Leistungsanbietern sammeln Qualitätsinformationen.

10.4.2.1 Qualitätsberichterstattung nach § 137 SGB V

Nach § 137 SGB V müssen ab September 2005 im zweijährigen Rhythmus strukturierte Qualitätsberichte veröffentlicht werden, die von den Krankenkassen und den kassenärztlichen Vereinigungen als Grundlage für Empfehlungen an Patienten genutzt werden können.

Diese bestehen aus einem obligatorischen Basisteil und einem optionalen Zusatzteil, in dem Krankenhäuser weitere Informationen geben können. Die Qualitätsberichte der ersten Generation enthielten im Basisteil in erster Linie Strukturdaten der Krankenhäuser. Daraus waren kaum Aussagen zur Qualität der medizinischen Versorgung der Krankenhäuser abzu-

leiten. Die Qualitätsberichte des Jahres 2007 wurden durch 27 Indikatoren aus der Serie der BQS-Indikatoren ergänzt und umfassten nun erstmals Informationen über Prozess- und Ergebnisqualität, die eine bessere Einschätzung der Behandlungsqualität ermöglichen sollen. Es ist davon auszugehen, dass die Berichterstattung von Prozess- und Ergebnisdaten in Zukunft weiter ausgebaut werden wird.

Die besten Strategien für Qualitätsverbesserung im Krankenhaus hat Ovretveit für das *Health Evidence Network* der WHO-Europe in einem Review zusammengestellt und aus der Analyse von Qualitätsberichten hunderter Krankenhäuser Empfehlungen für Entscheidungsträger abgeleitet (Ovretveit, 2003).

Welche Form von Qualitätsinformation sich etablieren wird, werden u. a. die Analysen der Qualitätsberichte im Internet zeigen, die ab September 2005 von den Kassen im Internet veröffentlicht werden müssen. Der gesetzlich vorgegebene zweijährige Rhythmus wird längst durch freiwillige jährliche Qualitätsberichte ergänzt. Die Leistungsträger haben großes Interesse, baldmöglichst Qualitätsergebnisse zum Inhalt der Budgetverhandlungen zu machen. Einige Krankenhäuser veröffentlichen bereits regelmäßig Qualitätsberichte, beispielsweise die Helios-Kliniken[124], Letztere anhand eigener Indikatoren zum Vergleich der Krankenhäuser innerhalb der Kette.

Der Blick ins Ausland zeigt, wie dort mit der Veröffentlichung von Qualitätsdaten umgegangen wird. Auf der Medicare-Website der US-Regierung werden im Rahmen der *Hospital Quality Alliance (HQA)* Qualitätsinformationen von mehr als 4000 US-Krankenhäusern veröffentlicht.[125] Einweisende Ärzte und Patienten erhalten Informationen zur Qualität der Versorgung von Herzinfarkt, Herzinsuffizienz, bakterieller Pneumonie in ihrer Region. Finanzielle Anreize erleichtern die Teilnahme an der Veröffentlichung, durch die Bekanntgabe von Qualitätsmängeln droht allerdings der Reputationsverlust.

---

124 www.helios-kliniken.de, Abfage 11. 9. 2008.
125 Hospital compare goes live, www.HospitalCompare. hhs.gov, Abfrage 11. 9. 2008.

Tab. 10-7: BQS-Leistungsbereiche mit Dokumentationspflicht

Allgemein- und Gefäßchirurgie	Cholezystektomie Karotis-Rekonstruktion
Innere Medizin/Kardiologie	Ambulant erworbene Pneumonie Herzschrittmacher-Implantation Herzschrittmacher-Aggregatwechsel Herzschrittmacher-Revision-/Systemwechsel-/ Explantation Koronarangiographie und perkutane Koronarintervention (PCI)
Herzchirurgie	Koronarchirurgie, isoliert Aortenklappenchirurgie, isoliert Kombinierte Koronar- und Aortenklappenchirurgie
Transplantationsmedizin	Herztransplantation Lungen- und Herz-Lungentransplantation Lebertransplantation Leberlebendspende Nierentransplantation Nierenlebendspende Pankreas- und Pankreas-Nierentransplantation
Gynäkologie und Geburtshilfe	Geburtshilfe Gynäkologische Operationen Mammachirurgie
Orthopädie und Unfallchirurgie	Hüftgelenknahe Femurfraktur Hüft-Endoprothesen-Erstimplantation Hüft-Endoprothesenwechsel und -komponentenwechsel Knie-Totalendoprothesen-Erstimplantation Knie-Endoprothesenwechsel und -komponentenwechsel
Pflege	Dekubitusprophylaxe

Quelle: BQS, www.bqs-online.de

10.4.2.2 Bundesgeschäftsstelle für Qualitätssicherung (BQS)

Die Leistungsbereiche und Indikatoren der **Bundesgeschäftsstelle für Qualitätssicherung (BQS)** und die damit verbundenen Qualitätsziele, die Prozesse der Methodenstandardisierung und die Risikoadjustierung sind auf den Internetseiten der BQS beschrieben.[126] Die bisherige Auswahl an Leistungsbereichen betrifft erst etwa 10 bis 20% der Leistungen in der stationären Versorgung. Der BQS-Datensatz ist überwiegend eingriffs- und fachspezifisch ausgerichtet und berücksichtigt in erster Linie operative Fächer. Indikatoren der konservativen Fächer sowie übergreifende (z. B. Rückverlegungsquoten) und globale Indikatoren (z. B. Dekubitusrate), die für das ganze Krankenhaus oder größere Krankenhausbereiche sprechen, wurden mittlerweile

aufgenommen. Für das Verfahrensjahr 2007 werden BQS-Qualitätsindikatoren aus 26 dokumentationspflichtigen Leistungsbereichen dargestellt (s. **Tab. 10-7**), während für 12 weitere Leistungsbereiche keine Dokumentationspflicht besteht. Insgesamt werden 282 Indikatoren dokumentiert.

Die Auswertungen werden einmal jährlich jeweils bis zum Juli des Folgejahres zur Verfügung gestellt und ebenfalls im Internet sowie in Printform veröffentlicht.[127] Die den Qualitätsindikatoren zugeordneten Referenzbereiche werden – soweit diese aus internationaler Studienlage, aus Leitlinien und Referenzerhebungen klini-

---

126 www.bqs-online.de, Abfrage 11.9.2008.
127 Auswertungsergebnisse finden sich auf der Internetseite www.bqs-outcome.de, Abfrage 18.10.2008.

scher oder epidemiologischer Register verfügbar sind – genannt, um Auffälligkeitsbereiche identifizieren zu können.[128] Qualitätsindikatoren in der Zeitreihenbetrachtung sind nur dann aussagekräftig, wenn die Daten vollständig erhoben wurden. Ziel muss sein, Qualitätsindikatoren für Benchmarking-Vorhaben, für die Qualitätsberichterstattung, aber auch für die Unternehmenssteuerung nutzen zu können.

10.4.3 Qualitätsindikatoren

Die **Leistungsmessung** ist das zentrale Element der externen Qualitätssicherung. Bisher beziehen sich Leistungsmessungen in der stationären Versorgung überwiegend auf prozessbezogene Daten («**performance measurement**»). Gemessen wird beispielsweise die Häufigkeit von diagnostischen und/oder therapeutischen Verfahren, z. B. die Rate laparoskopischer Cholezystektomien, die Rate brusterhaltender Mammachirurgie oder auf zeitabhängige variable Werte wie beispielsweise die Wartezeit vom Eintreffen im Krankenhaus bis zur ersten Antibiotikagabe bei Pneumonie. Die Leistungsmessung von Ergebnissen («**outcome measurement**») erfasst z. B. Letalitäts- oder Komplikationsraten bei bestimmten Krankheiten oder Eingriffen wie Herzinfarkt oder Karzinomtherapien (s. **Tab. 10-8**). Die Parameter der Leistungsmessung stammen in der Regel aus nationalen Leitlinien.

Die **Abbildung 10-10** zeigt ein Beispiel des Zusammenhangs zwischen Versorgungsprozess und Versorgungsergebnis.

Grundlage der Qualitätssicherung sind die Dimensionen der Qualität. Die Jahrzehnte gültigen, auf Arvedis Donabedian zurückgehenden

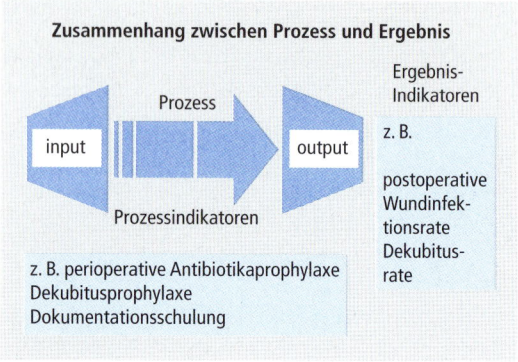

Quelle: Eigene Darstellung.

Abbildung 10-10: Prozess- und Ergebnis-Indikatoren.

Qualitätsdimensionen Struktur-, Prozess- und Ergebnisqualität werden heute ergänzt durch eine weitere wichtige Dimension: Die **Indikationsqualität**, die die Frage der Notwendigkeit einer Behandlung der Beurteilung des Qualitätsergebnisses voranstellt (s. **Abb. 10-11**). Besonders bei Therapien mit häufigen Nebenwirkungen und unerwünschten Wirkungen ist die sorgfältige Indikationsstellung relevant, nicht nur aus ökonomischen Gründen, sondern auch bezogen auf die Lebensqualität der Patienten. Bereits im

---

128 Beispiel: der Qualitätsindikator postoperative Wundinfektion bei Hüft-TEP hat einen Referenzbereich von ≤ 3,8 %, die perioperative Antibiotikaprophylaxe von ≥ 95 %, während für den Qualitätsindikator Implantatfehllage, -dislokation oder -bruch kein Referenzbereich definiert ist.

Tabelle 10-8: Indikatorarten.

Globale Indikatoren	Mortalität aller vollstationären Patienten eines Jahres
Fach- und Diagnosespezifische Indikatoren	Letalität aller vollstationären Patienten mit akutem Myokardinfarkt Rate laparoskopischer Cholezystektomie
Übergreifende Indikatoren	Rate der im Krankenhaus neu aufgetretenen Dekubiti aller vollstationären Patienten
Volumenindikator	Zahl der Hüft-Totalendoprothesen in einem Jahr

Quelle: Eigene Darstellung.

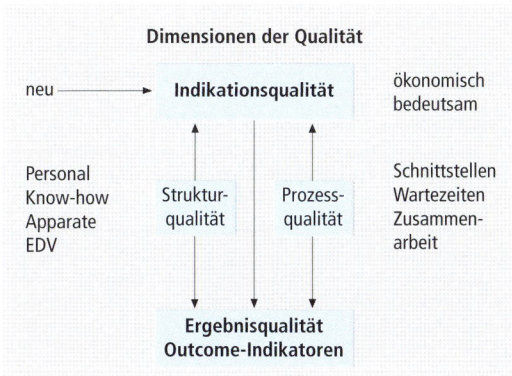

Dimensionen der Qualität

Quelle: Eigene Darstellung.

Abbildung 10-11: Qualitätsdimensionen.

Gutachten des Sachverständigenrates zur Über-, Unter- und Fehlversorgung (SVR, 2000) ist auf die Bedeutung der Indikationsqualität hingewiesen worden.

Um die Arbeit mit Qualitätsindikatoren handhabbar zu machen, bedienen sich Krankenhäuser (bisher überwiegend in englischsprachigen Ländern, vor allem den USA) verschiedener **Indikatorensets** (Kadzandjian, 1995), die möglichst umfassend die verschiedenen Einflussfaktoren auf diagnostisches und therapeutisches Vorgehen und damit auf das Ergebnis abbilden. Dazu gehören krankheits- und patientenspezifische Aspekte ebenso wie die Behandlung nach wissenschaftlicher Evidenz und klinische Erfahrung oder Besonderheiten der Prozesse der Leistungserbringung wie Organisation und Leistungsvolumen. Während die Betrachtung von Einzelindikatoren den Gesamtblick verengen kann, erleichtert die Betrachtung eines Ergebnisspektrums die Identifizierung von Stärken und Schwächen. Kritisiert werden kann, dass eine Konzentration auf Indikatoren die Leistungserbringer veranlassen, lediglich diese Indikatoren zu beachten und in nicht messbaren oder nicht abgebildeten Bereichen weniger ehrgeizige Ziele zu setzen. Daher müssen Indikatorensets so gebildet werden, dass sie keinen punktuellen, sondern einen möglichst unverfälschten Blick auf die gesamte Versorgungsqualität bieten.

Internationale Erfahrungen mit der Leistungs-

messung im Krankenhaus («hospital performance measurement») sind sehr groß, für eine vertiefende Betrachtung sind die Instrumente der **Joint Commission on Accreditation of Healthcare Organizations (JCAHO)** empfehlenswert.[129] Die Bewertungen der JCAHO auf der Grundlage der mehr als 100 Leistungsindikatoren aus der stationären Versorgung sind mittlerweile ausschlaggebend für Akkreditierungsentscheidungen.

Das **International Quality Indicator Project (IQIP)** auf der Grundlage der von der *Maryland Hospital Association* entwickelten Qualitäts-Indikatoren wird auch in einigen Krankenhäusern in Deutschland angewendet.[130] Es wird somit versucht, die internationalen Erfahrungen mit Kennzahlen-Systemen zur Beurteilung der Qualität der stationären Versorgung auf einzelne Krankenhäuser zu übertragen.

Insgesamt wird von den Krankenhäusern eine derart große Datenmenge, wie sie für die BQS erzeugt wird, nur eingeschränkt genutzt.

Forschungsbedarf besteht hinsichtlich der Nutzung übersichtlicher, aussagekräftiger Indikatorensets zur internen Analyse und Unternehmensführung.

Grundsätzlich lässt die Betrachtung einzelner ausgewählter Indikatoren kein Gesamturteil über die Qualität einer Klinik zu, weil nur Teile der Versorgungswirklichkeit abgebildet werden, ein Indikatoren-Set aber bietet die Basis, um die Gesamtqualitätssituation zu erfassen (O'Leary, 1998) und ermöglicht Ärzten und anderen Verantwortungsträgern in den Krankenhäusern ein Lernen aus den Ergebnissen eines anonymisierten Benchmarking. Dazu müssen in Deutschland die technischen Probleme der Vergleichbarkeit von Risikokollektiven (Stratifizierung[131] und

---

129 http://www.jcaho.org, Abfrage 18.10.2008.

130 In Deutschland und in der Schweiz unterstützen nationale IQIP-Koordinationszentren die Teilnehmerkrankenhäuser bei der Integration in die eigenen Qualitätssicherungsprogramme u.a. mit Schulungen und vierteljährlichen Feed-Backs.

131 Aufteilen der Grundgesamtheit nach Ausprägungen der Einflussfaktoren, z.B. ASA-Klassifizierung (Allgemeinzustand nach der Klassifikation der American Society of Anaesthesiologists).

Adjustierung) gelöst werden (Robra, 2004). **Risikoadjustierung** ist eine wichtige Voraussetzung, um Ergebnisse vergleichbar zu machen und berücksichtigt Einflussfaktoren auf das Ergebnis, die unabhängig von der Leistung (Operation, Arzneimittelgabe etc.) sind wie beispielsweise Alter, Geschlecht, Komorbiditäten und Krankheitsschweregrad (PCCL).

10.4.4 Mindestmengenregelung

Mit dem Fallpauschalengesetz von 2002 wurde vorgegeben, dass ein Katalog planbarer DRG-Leistungen vereinbart werden soll, bei denen die Qualität der Behandlungsergebnisse in besonderem Maße von der erbrachten Menge abhängt. Die Vereinbarung soll Mindestmengen pro Arzt und pro Krankenhaus vorgeben. Wird die Mindestmenge nicht erreicht, darf das Krankenhaus die planbare Behandlung ab 2004 nicht mehr erbringen. Die Vereinbarungen sollen zwischen Krankenhausgesellschaft und den Verbänden der Krankenkassen geschlossen werden. Eine ausreichend große Studienzahl hat nachgewiesen, dass für bestimmte Eingriffe die Wahrscheinlichkeit für gute Behandlungsergebnisse in Kliniken mit hoher Fallzahl und entsprechender Expertise der Operateure größer ist als in Kliniken mit kleinen Fallzahlen (Birkmeyer et al., 2002).

Bei der Beurteilung des Einflusses von Mindestfallzahlen auf die Gesamt-Qualitätsverbesserung ist das Risiko-Prävalenz-Paradox zu berücksichtigen: Bei Eingriffen wie der Pankreasresektion ist die Risikoreduktion hoch; weil aber nur wenige Menschen daran erkranken, können insgesamt auch nur wenige Menschen gerettet werden. Dagegen können bei häufig durchgeführten Eingriffen wie z. B. der elektiven Versorgung des Bauchaortenaneurysma vergleichsweise mehr Personen gerettet werden, obwohl die Reduktion des absoluten Sterberisikos nur gering ausfiele, wenn Mindestmengen festgelegt würden.

Je höher man die Zahl der Mindesteingriffe ansetzt, desto mehr Krankenhäuser fallen aus der Versorgung, Auswirkungen auf die Flächendeckung der Versorgung sind deshalb zu schätzen. Seit 2004 wurden für verschiedene medizinische Eingriffe Mindestmengen definiert, die eine Ein-

richtung pro Jahr durchführen muss, um zukünftig nicht von der Leistungserbringung ausgeschlossen zu werden. Derzeit geltende Mindestmengen betreffen seltene Prozeduren wie die Lebertransplantation oder (Teil-)Hepatektomie (OPS 2008: 5-503, 5-504; min. 20/Jahr), Nierentransplantation (5-555; min. 25/Jahr), komplexe Eingriffe am Ösophagus (5-423 bis 5-427 und 5-438; min. 10/Jahr), am Pankreas (5-523 bis 5-525; min. 10/Jahr) und die Stammzelltransplantation (5-411 und 8-805; min. 25/Jahr).

Neu in den Katalog aufgenommen wurde 2006 die Kniegelenks-Totalendoprothese (5-822; min. 50/Jahr). Ebenfalls aufgenommen wurden koronarchirurgische Eingriffe, für die jedoch bisher keine Mindestmenge festgelegt wurde[132]. Geprüft werden weiterhin die Auswirkungen der Mindestmengenregelung bei Anwendung auf häufige Prozeduren wie Cholezystektomie, Totalendoprothese Hüftgelenk, Schenkelhalsfraktur und das Mammakarzinom.

Erste Ergebnisse eines Projektes des Gemeinsamen Bundesausschusses zur Mindestmengenbegleitforschung ergab eine positive Auswirkung auf die Behandlungsqualität bei Kniegelenks-Totalendoprothesen. Für die anderen Prozeduren konnten noch keine validen Ergebnisse erzielt werden, da sie bisher nicht umfassend umgesetzt wurden[133].

10.4.5 Qualitätsmessung anhand administrativer (Routine-) Daten

Aufgrund des erheblichen Aufwands, der mit der Messung und Erfassung von Qualitätsdaten verbunden ist, rückte in der Vergangenheit die Qualitätsdarstellung mithilfe von administrativen (z. B. Abrechnungsdaten) Daten in den Fokus. Da diese Daten zu anderen Zwecken ohnehin erfasst werden, versucht man sie auch für die Ableitung und Messung von Qualitätskriterien zu nutzen.

---

132 Mindestmengenvereinbarung des G-BA nach § 91 Abs. 7 SGB V vom 21. März 2006: http://www.q-ba. de/downloads/38-254 – 68/Mindestmengenvb-Anl1-2007-11 – 22.pdf, Abfrage am 10. 9. 2008.

133 ttp://www.g-ba.de/informationen/aktuell/pressemitteilungen/232/, Abfrage am 10. 9. 2008.

Dies ist mit einigen Schwierigkeiten verbunden. So sind die Daten ursprünglich für einen anderen Zweck erhoben worden, und es besteht insofern Skepsis hinsichtlich der Verwendbarkeit und Validität der Daten zur Qualitätsmessung. Darüber hinaus sind aus diesen Daten in der Regel nur wenige Qualitätsindikatoren zu ermitteln, und es muss eine sorgfältige Eignungsprüfung erfolgen. Viele scheinbar plausible Indikatoren lassen sich nach entsprechender Prüfung nicht verwenden (fraglich z. B. Wiederaufnahmeraten, Infektionsraten).

Schließlich erfordert die Vergleichbarkeit von Qualitätsdaten die Möglichkeit einer adäquaten Risikoadjustierung. Inwieweit sich diese mithilfe von Routinedaten angemessen erreichen lässt, ist Gegenstand der aktuellen Forschung.

Die **Qualitätssicherung der stationären Versorgung mit Routinedaten** (QSR) ist ein gemeinsames Forschungsprojekt der Helios-Kliniken mit dem AOK-Bundesverband, dem Wissenschaftlichen Institut der AOK WidO und dem Forschungs- und Entwicklungsinstitut für das Sozial- und Gesundheitswesen Sachsen-Anhalt (FEISA)[134] (Johantgen, 1998). In jedem Fall wird als Vorteil der geringe Erhebungsaufwand und damit die geringen Erhebungskosten gesehen. Da die Daten die Realität entsprechend der Codierung der DRGs abbilden, lassen sie aufgrund der Verknüpfung mit der Abrechnung einen hohen Vollständigkeitsgrad erwarten. In Entwicklung sind Methoden, um Langzeitverläufe und damit die Ergebnisqualität auch in den Zeiträumen nach dem stationären Aufenthalt zu erfassen. Hierzu werden die Datensätze um weitere Informationen ergänzt oder mit anderen Datensätzen verknüpft. Die Risikoadjustierung erfolgt bisher mittels der Parameter Alter, Geschlecht, PCCL und ausgewählter Nebendiagnosen. Bisher stellt die beobachtete gegenüber der erwarteten Sterberate den häufigsten Untersuchungsparameter dar. Die Verfahren werden weiterentwickelt.

10.4.6 Leistungsabhängige Vergütung: Pay-for-performance

Seit einigen Jahren wird in verschiedenen Ländern (USA, GB) eine neue Form der Vergütung stationärer Leistungen entwickelt. Die Vergütung der Leistungen erfolgt abhängig von der Erfüllung festgelegter Leistungskriterien[135]. Dabei kann dies grundsätzlich in Form eines Zuschlages (Prämien) bei qualitativ hochwertiger Leistung oder in Form einer Kürzung der Vergütungsleistung (Sanktionen) im Falle der Nichterfüllung bestimmter Qualitätskriterien erfolgen. Ziel dieser Vergütungsform ist die Schaffung von finanziellen Anreizen, um eine qualitativ höherwertige medizinische Versorgung durch die Leistungserbringer zu erreichen. Die vorher verwendeten Vergütungssysteme, häufig basierend auf Pauschalbeträgen (z. B. DRGs), bieten für die Leistungserbringer latente Anreize, Patienten auch notwendige Leistungen vorzuenthalten, um das Budget nicht zu belasten. Durch die Verknüpfung von Vergütung und Qualität der Leistung soll dem entgegen gewirkt werden, indem qualitativ hochwertige Leistungen analog zu anderen Dienstleistungsbereichen belohnt werden[136].

Auch in Deutschland setzt man sich bereits mit dem Thema „leistungsabhängige Vergütung" auseinander. Erste Konzepte für den ambulanten Bereich werden von der Kassenärztlichen Bundesvereinigung erarbeitet[137]. Für den stationären Sektor wurden bisher in Deutschland keine konkreten Konzepte diskutiert. Es ist jedoch davon auszugehen, dass in der Zukunft Schritte in diese Richtung gemacht werden.

134 Vorbild sind die Inpatient Quality Indicators der Agency of Healthcare Research and Quality in den USA, seit mehr als 10 Jahren werden hier administrative Daten zum Qualitätsvergleich verwendet. www.qualityindicators.ahrq.gov, 18.10.2008 Health Care Cost and Utilization Project Quality Indicators – HCUP QI.

135 Lüngen, M.; Gerber, A.; Lauterbach, K.: Pay for Performance: Neue Impulse für den Wettbewerb zwischen Krankenhäusern. In: Krankenhaus-Report 2007, Stuttgart, Verlag Schattauer 2008; S. 157.

136 Rosenthal, M. B.; Frank R. G.: What is the empirical basis for Paying for Quality in Health Care? Medical Care Research & Review 2006, 63 (2): 135.

137 Deutsches Ärzteblatt am 24.4.2008: http://www.aerzteblatt.de/v4/news/news.asp?id=32154 Abfrage am 11.9.2008.

Während diese neue Vergütungsform mittlerweile in einigen Ländern praktiziert wird und sich zunehmend verbreitet, wird sie von wissenschaftlicher Seite kritisch betrachtet. Auch wenn aktuelle Literaturreviews insgesamt leicht positive Effekte nahe legen[138], wird verschiedentlich auf die unzureichende empirische Datenlage zur Effektivität des Verfahrens im Hinblick auf eine Verbesserung der Qualität hingewiesen[139]. Darüber hinaus existieren bisher wenige Studien, die sich mit der Kosteneffektivität und den potenziellen negativen Auswirkungen dieser Form der Vergütung befasst haben[140].

Insgesamt überwiegt derzeit die Meinung, dass Pay-for-Performance eine positive Wirkung auf die Qualität medizinischer Versorgung haben kann, wenn man folgende Einflussfaktoren berücksichtigt[141]. Genannt werden hier:

- Entscheidung über Adressaten der Anreize: einzelne Ärzte oder Einrichtungen
- Entscheidung über die angemessene Höhe der Anreize, Entscheidung über die zu verwendenden Indikatoren zur Qualitätsmessung
- Entscheidung über das Ausmaß der Zielerreichung zum Erhalt zusätzlicher Vergütung
- Entscheidung über die Berücksichtigung von Kriterien des sozialen Ausgleichs
- Entscheidung über die Gestaltung in Form von Prämien oder Sanktionen.

Aufgrund der genannten Unklarheiten überwiegt auch die Skepsis in Bezug auf das Potenzial der leistungsabhängigen Vergütung. Es ist davon auszugehen, dass Pay-for-Performance weiter beforscht wird.

10.5 Neue Versorgungsformen

10.5.1 Ambulante Behandlung

Mit dem Vertragsrechtsänderungsgesetz hat der Gesetzgeber den Krankenhäusern neuen Spielraum für die ambulante Versorgung im Krankenhaus geschaffen. Ärzte können nun mit einem jeweils abgestimmten Arbeitszeitkontingent in beiden Sektoren arbeiten.

Zur Überwindung von Qualitätslücken an den Sektorenschnittstellen soll die ambulante Behandlung im Krankenhaus im Rahmen von DMPs (§ 116 b Abs. 1 SGB V), für hochspezialisierte Leistungen und seltene Erkrankungen mit besonderen Krankheitsverläufen (§ 116 b Abs. 2 – 5) möglich sein. Bisher erfolgt ambulante Behandlung im Krankenhaus bereits über ermächtigte Ärzte, in den Hochschulambulanzen und den psychiatrischen Institutsambulanzen. Hinzu kommen die Behandlung von Privatpatienten, vor- und nachstationäre Behandlung, Notfallbehandlung, Selbsteinweisungen und Institutsermächtigungen.

Seit 2002 gibt es für ambulante Operationen und sonstige stationsersetzende Maßnahmen nach § 115 b SGB V einen Katalog. Im neuen EBM 2000 plus sind in den Katalog detaillierte Operations- und Prozedurenschlüssel aufgenommen, insgesamt 138 kodierfähige Gruppen, die sich aus der Kombination Art und Zeitdauer der Eingriffe ergeben. Die Vergütung ist für niedergelassene Ärzte und Krankenhäuser einheitlich. Durch die **Regelleistungsvolumina** mit festen Punktwerten auf der Grundlage des EBM 2000 hat sich die Kalkulationsgrundlage verbessert. Überwiegend erbringen bisher niedergelassene Ärzte die Operationsleistungen. Krankenhäuser können ambulante Operationen in der Regel nur nach Struktur- und Organisationsänderungen wirtschaftlich erbringen, oft sind auch bauliche Vorleistungen nötig.

Die Patienten haben bezüglich ambulanter Operationen nun Wahlfreiheit zwischen Krankenhaus und Praxis und insgesamt den Vorteil kürzerer Versorgungszeiten. Seit 2006 gibt es auch in diesem Bereich Qualitätssicherung anhand der Richtlinien zur Arthroskopie, zur invasiven Kardiologie, zur Koloskopie und zur photodynamischen Therapie (Held et al., 2005).

138 Petersen, L. A. et al.: Does Pay-for-Performance improve the Quality of Health Care? Annals of Internal Medicine 2006, 145 (4): 265.

139 Rosenthal, M. B.; Frank, R. G.: What is the empirical basis for Paying for Quality in Health Care? Medical Care Research & Review 2006; 63 (2): 135.

140 Ebenda. S. 270.142

141 Rosenthal, M. B.; Dudley, R. A.: Pay-for-Performance: Will the latest Payment Trend improve Care? Journal of the American Medical Association 2007, 297 (7): S. 740.

10.5.2 Integrierte Versorgung – Einbindung der Krankenhäuser

Bis zum Ende des zweiten Quartals 2008 waren 5583 Verträge abgeschlossen. Das Volumen betrug für das Jahr bis dahin 920 Mio. €. Es waren 4,4 Mio. Versicherte im Jahr 2008 betroffen. Die meisten Verträge wurden im Bereich der Kassenärztlichen Vereinigung Nordrhein gemeldet (759), die meisten Versicherten sind in Bayern betroffen (1 786 000), das größte Vergütungsvolumen wurde im Bereich der Kassenärztlichen Vereinigung Hessen vertraglich umgesetzt (rund 61 Mio. €). 42,4 % der Vertragsmeldungen gingen von einer einzelnen Krankenkasse aus, 57,6 % wurden von mehreren Krankenkassen gemeinsam gemeldet.

Die direkten Vertragspartner sind mittlerweile überwiegend niedergelassene Ärzte (54,6 % der 5583 Verträge), und zwar sowohl als alleiniger Vertragspartner (1625 Verträge) oder in Kombination mit Krankenhäusern (1075 Verträge) und anderen Konstellationen. Krankenhäuser sind an 2819 Verträgen beteiligt (50,5 %). Reha-Kliniken sind an 17,5 % der Verträge beteiligt. Verträge ohne Krankenhäuser und ohne Vertragsärzte kamen praktisch nicht vor.[142]

Im Zusammenhang mit der integrierten Versorgung wächst die Bedeutung der Informationstechnologie. Ob und wie die unterschiedlichen neuen Versorgungs- und Vergütungssysteme aufeinander wirken, wird sich erst zeigen müssen. Zur Vernetzung gehören auch sektorenübergreifende Qualitätsstandards.

10.5.3 Die Beteiligung von Krankenhäusern an medizinische Versorgungszentren nach § 95 SGB V

Seit 2004 können neben Vertragsärzten (und ermächtigten Ärzten) auch MVZ entsprechend der Zulassungsbedingungen (nach Bedarfsplanung) ambulante Versorgung betreiben (s. dazu auch Kapitel 9 «Die ambulante Versorgung»). Medizinische Versorgungszentren sind fachübergreifende ärztlich geleitete Einrichtungen, in denen Ärzte, die in das Arztregister nach Absatz 2 Satz 3 Nr. 1 eingetragen sind, als Angestellte oder Vertragsärzte arbeiten. Die medizinischen Versorgungszentren können sich aller zulässigen Organisationsformen bedienen; sie können von den Leistungserbringern, die aufgrund von Zulassung, Ermächtigung oder Vertrag an der medizinischen Versorgung der Versicherten teilnehmen, gegründet werden. Die Zulassung erfolgt für den Ort der Niederlassung als Arzt oder den Ort der Niederlassung als medizinisches Versorgungszentrum (Vertragsarztsitz § 95 SGB V). Bis März 2008 wurden insgesamt 1023 Zentren in Deutschland gegründet. Die Zahl der gegründeten Zentren nahm dabei seit 2004 stetig zu, von 70 Ende 2004 über 341 Ende 2005 und 666 Zentren Ende 2006. Die meisten Zentren entstanden in Bayern und Berlin (222 bzw. 114. Im ersten Quartal 2008 wurden knapp 58 % der Zentren von Vertragsärzten getragen, 36 % von Krankenhäusern, wobei der Anteil von MVZ, die von einem Krankenhaus zumindest mit getragen werden, ebenfalls zunimmt.

Die Mehrzahl der Zentren entstand erwartungsgemäß im städtischen Raum mit hoher Einwohnerdichte (57 %), weniger häufig (36 %) im eher ländlichen Raum und selten in halbstädtischen Gegenden (7 %).

Durchschnittlich arbeiteten vier Ärzte gemeinsam in einem Zentrum. Ende 2004 waren es drei, sodass eine geringe Tendenz zur Zusammenarbeit mehrerer Partner erkennbar ist. Mehr als zwei Drittel der MVZ-Ärzte sind Angestellte. Hausärzte und Internisten sind die am häufigsten beteiligten Facharztgruppen[143].

Für Krankenhäuser ist die Teilnahme an MVZ dadurch erschwert, dass zum Beispiel in gesperrten Gebieten Kassenärzte für eine Teilnahme gewonnen oder deren Sitze gekauft werden müssten. Für bisher niedergelassene Ärzte kann die Veränderung weg von unternehmerischer Verantwortung zur Tätigkeit im Angestelltenverhältnis attraktiv sein, zudem besteht keine Honorarbegrenzungspflicht. Dennoch haben sich einzelne große Zentren mit einer großen Zahl von Ärzten, Physiotherapeuten, Apothe-

---

142 BQS-Registrierungsstelle www.bqs-online.de, Abfrage 18.10.2008.
143 Informationen der Kassenärztlichen Bundesvereinigung zu MVZ: http://www.kbv.de/koop/9173.html, Abfrage 11.9.2008.

ken, Pflegediensten etc. gebildet. Krankenhäuser können beispielsweise von der Ausweitung des Leistungsspektrums und der Zuweiserbindung profitieren. Andererseits ist genau zu beobachten, wie Patientenströme tatsächlich gelenkt werden und sich das Beziehungsgefüge aller Leistungserbringer verändert. Bei einer Ansiedlung auf dem eigenen Betriebsgelände des Krankenhauses ist die Wahrscheinlichkeit für die Überschneidung räumlicher ambulanter Einzugsbereiche mit den Einzugsbereichen anderer Krankenhäuser in der Umgebung als eher gering anzunehmen (Plamper und Lauterbach, 2004). Der Nutzen dieser Kooperationsform muss hinsichtlich der Qualität und Wirtschaftlichkeit der Versorgung erhoben werden. Für mehr Rechtssicherheit bei MVZ-Gründungen soll die derzeitige Überarbeitung der gesetzlichen Grundlage sorgen (beispielsweise die Durchführung von Wirtschaftlichkeitsprüfungen).

10.5.4 Kooperation, Fusion, Privatisierung

Kooperationen und Fusionen bieten die Möglichkeit, durch die Nutzung von Synergien Ressourcenverbrauch und Kosten zu senken. Wenn das Potenzial interner Umstrukturierungs- und Rationalisierungsmaßnahmen ausgeschöpft ist, bietet das Zusammenlegen von Organisationen/Unternehmen die Möglichkeit, Krankenhäuser am Standort zu erhalten, die von Insolvenz bedroht sind. Dies betrifft besonders öffentliche und freigemeinnützige Kliniken aufgrund des Rückgangs öffentlicher Investitionsmittel. Mit der Verbesserung von Leistungsprofilen, Spezialisierung und beispielsweise auch dem Erreichen von Mindestfallmengen lassen sich Wettbewerbsvorteile schaffen. Während der relativ abgegrenzten, projektartigen Zeit der Fusion bietet sich zudem eher die Bereitschaft zu radikaler Organisationsänderung (Huber und Steinhausen, 2004).

Die Privatisierung hat in den letzten Jahren auch im Akutkrankenhaussektor zugenommen. Private Krankenhauskonzerne passen sich ebenso wie auch die in der Rechtsform einer Gesellschaft mit beschränkter Haftung (GmbH) geführten Klinikkonzerne rascher an den Markt an (Clade, 2004), öffnen sich leichter für neue Ge-

schäftsfelder, betreiben Entwicklungsdiagnostik und können flexibler auf vertragliche Möglichkeiten reagieren. Sie haben eher kostenoptimale Betriebsgrößen, profitieren von Synergien an den verschiedenen Konzernstandorten und nutzen Verbundvorteile beispielsweise auch in Einkauf und Logistik. Schnellere strategische Entscheidungen erleichtern Prozessentwicklung und Reorganisation. Während private Konzerne zunächst eher kleine und spezialisierte Kliniken führten, übernehmen besonders die sechs großen privaten Klinikketten zunehmend auch mittlere und große Krankenhäuser. Die Gefahr regionaler Marktbeherrschung wird vom Bundeskartellamt nach den Prüfkriterien für die Unternehmensexpansion geprüft.

Der Wert eines Krankenhauses wird mittels einer Due-Diligence-Prüfung ermittelt. Eingehende Wertparameter sind beispielsweise Aspekte der Krankenhausplanung, Fördermittel, Leistungs- und Kalkulationsaufstellung über 3 Jahre, DRG-Simulation, Kooperationsverträge, Forschungs- und Entwicklungsverträge, OP-Statistik, Anästhesie-Leistungen, Notaufnahmen, Ambulanzleistungen, EDV-Organisationsgrad, klinikspezifische Ablauforganisation etc. Wertmindernde Schutzbestimmungen oder sogenannte «Altlasten» wie beispielsweise die Bindung an Tarifverträge und Versorgungsansprüche des Personals spielen eine wesentliche Rolle. Der Unternehmenswert lässt sich aber erst über den Einsatz eigener Leistung und eigenen Kapitals des Erwerbers ermitteln. Das größte Effizienzsteigerungspotenzial, aber auch das größte Risiko, liegt in der Bereitschaft des Personals zur konstruktiven Veränderung und dem damit verbundenen Kulturwandel und dessen Akzeptanz und Mitgestaltung[144].

10.6 Fazit

Die Krankenhauslandschaft unterliegt einem Strukturwandel. Die wirtschaftliche Überlebensfähigkeit eines Krankenhauses ist nicht zu-

---

144 Eugen Münch vor dem Arbeitskreis «Krankenhausökonomie 2003».

letzt abhängig von der Wettbewerbsfähigkeit. Krankenhäuser der Spitzenversorgung können sich durch die Versorgungsqualität, besonders die Ergebnisqualität voneinander unterscheiden. Allerdings bindet allein der Dokumentationsaufwand beispielsweise bei der externen Qualitätssicherung erhebliche Ressourcen. Im Rahmen der Integrierten Versorgung werden vielfach neue Kooperationsmodelle erprobt. Die Vergütung mit DRGs hat größere Transparenz der medizinischen Versorgung bewirkt und in vielen Krankenhäusern bereits die Prozesse von der Leistungserfassung, über die Leistungsbewertung bis zur Berichterstattung und Abrechnung verbessert.

Kooperationen mit anderen Krankenhäusern, mit niedergelassenen Facharztenetzen, aber auch mit Rehabilitationseinrichtungen vergrößern die Planungssicherheit auf allen Ebenen und verhelfen zur Optimierung von Patientenpfaden.

Übungs- und Kontrollfragen

1. Wie ist die Investitionsfinanzierung für Krankenhäuser geregelt und in welcher Beziehung steht diese zur Wettbewerbsfähigkeit der Krankenhäuser?
2. Welche Parameter werden im Rahmen der DRG-Vergütung zur Klassifizierung eines Falls herangezogen?
3. Wie wird der jeweilige Wert einer DRG ermittelt?
4. Wie wird der Case-Mix-Index berechnet?
5. Ist am CMI die individuelle Fallschwere erkennbar?
6. Wofür werden Zusatzentgelte erhoben?
7. Warum wurde die Konvergenzphase eingeführt?
8. Wie haben sich die Krankenhausindikatoren in den letzten zehn Jahren entwickelt und welche Prognose erwarten Sie für die nächsten fünf Jahre?
9. Welche gesundheitsökonomische Bedeutung haben Mindestmengen?

Literatur

Arnold, M.; Klauber, J.; Schellschmidt, H. (Hrsg.): Krankenhaus-Report 2001. Personal. Stuttgart, Schattauer.

Arnold, M.; Litsch, M.; Schellschmidt, H. (Hrsg.): Krankenhaus-Report 2000. Vergütungsreform mit DRGs. Stuttgart, Schattauer.

Arnold, M.; Klauber, J.; Schellschmidt, H. (Hrsg.): Krankenhaus-Report 2002. Krankenhaus im Wettbewerb. Stuttgart, Schattauer.

Augurzky, B.; Krolop, S. et al. (2004): Das Krankenhaus, Basel II und der Investitionsstau. RWI, Arbeitsbericht.

Augurzky, B. ; Engel, D. et al. (2004): Insolvenzrisiken von Krankenhäusern – Bewertung und Transparenz unter Basel II. Eine Analyse aktueller und zukünftiger Ratings von deutschen Krankenhäusern und Handlungsoptionen zu deren Verbesserung (Executive Summary). RWI, Arbeitsbericht.

Augurzky, B.; Budde, R.; Krolop S. et al. (2008): Krankenhaus Rating Report 2008. Executive Summary. Heft 41. RWI, Essen.

Bayerisches Staatsministerium für Arbeit und Sozialordnung, Familie und Frauen. Krankenhausplan des Freistaats Bayern vom 1.1.2005. http://www.bkg-online.de/bkg/app/Content/BKG/Info_und_Service_Seiten/downloads/khplan05.pdf (Abfrage 4.7.2005).

Birkmeyer, J.; Siewers, AE et al. (2002): Hospital Volume and Surgical Mortality in the United States. NEJM, 346: 1128 – 37.

Braun, T.H.; Rau, F.; Tuschen, K.H. (2008): Die DRG-Einführung aus gesundheitspolitischer Sicht. Eine Zwischenbilanz. In: Klauber, J.; Robra, B.P.; Schellschmidt, H. (Hrsg.): Krankenhaus-Report 2007. Stuttgart/New York, Schattauer.

Brenske, M.; Schorn, K.; Walger, K.; Schlottmann, N. (2005): Der Gemeinsame Bundesausschuss – aktuelle und künftige Bedeutung für den Krankenhaussektor. Das Krankenhaus, 3/2005: 167 – 173.

Bruckenberger, E. (2005): Privatisierung der Krankenhäuser, eine Alternative zum Investitionsstau. Aktualisierung der Analyse «Investitionsoffensive für Krankenhäuser». http://www.bruckenberger.de (Abfrage 11.5.2005).

Clade, H. (2004): Klinikkonzerne: Verstärkter Kostendruck – Marktanpassungen. Deutsches Ärzteblatt 101, 23 vom 4.6.2004: A – 1634ff.

Das DKI Krankenhausbarometer – seit 2001 eine jährliche Umfrage zu aktuellen Themen.

Deutsche Krankenhausgesellschaft (DKG), Spitzenverbände der Krankenkassen (GKV), Verband der privaten Krankenversicherung (PKV), Institut für das Entgeltsystem im Krankenhaus (InEK gGmbH). Deutsche Kodierrichtlinien 2003, 2004, 2005. http://www.g-drg.de/deutschesdrg/drg_kodier_e.php?m=11 (Abfrage 4.7.2005).

Deutsche Krankenhausgesellschaft DKG (2003). Krankenhausplanung und Investitionsfinanzierung.

http://www.dkgev.de/pdf/125.pdf?title=Bestandsaufn ahme+zur+Krankenhausplanung+und+Investitions-finanzierung.

Deutsche Krankenhausgesellschaft (2002): Vereinbarung über die grundsätzlichen Anforderungen an ein einrichtungsinternes Qualitätsmanagement gemäß § 137 Abs. 1 Nr. 1 SGB V vom 1.10.2002.

Deutsche Krankenhausgesellschaft (2008): Konzept zum Ordnungspolitischen Rahmen 2009. http://www.dkgev.de/dkg.php/cat/103/aid/2610/title/Positionen_der_DKG.

Fiori, W.; Loskamp, N.; Roeder, N. (2005): DRG-Dokumentation. Vorstellung und Bewertung der Deutschen Kodierrichtlinien. f&w führen und wirtschaften im Krankenhaus: 01/2005: 62–72.

Gandjour, A.; Bannenberg, A.; Lauterbach, KW: Threshold Volumes Associated With Higher Survival in Health Care. Medical Care, 2003: 1129–1141.

Haaf, HG; Volke, E.; Schliehe, F. (2005): Neue Vergütungs- und Versorgungsformen und ihre Auswirkungen auf die Rehabilitation. Rehabilitation, 43: 312–324.

Heimig, F. (2005): DRG-Fallpauschalenkatalog: Motor oder Bremse des Preissystems? Vortrag auf dem 4. Nationalen DRG-Forum, Berlin.

Heimig, F. (2008): G-DRG 2009. Vortrag im InEK, Siegburg.

Held, M.; Leber, WD; Wolff, J. (2005): Ambulantes Operieren neu geregelt. F&w 3/2005: 256–262.

Huber, A.; Steinhausen, K. (2004): Gemeinsam sind wir stark – Kooperationen im Gesundheits- und Sozialsektor. Gesundheits- und Sozialpolitik 7/8: 55ff.

Johantgen, M.; Elixhauer, A.; Bali, JK; Goldfarb, M.; Harris, DR (1998): Quality indicators using hospital discharge data: state and national applications. Jt Comm J Qual Improv. Feb. 24 (2): 88–105.

Kazandjian, VA; Wood, P.; Lawthers, J. (1995): Balancing science and practice in indicator development: the Maryland Hospital Association Quality Indicator (QI) project. Int J Qual Health Care. 7 (1): 39–46.

Klauber, J.; Robra, BP; Schellschmidt, H. (Hrsg.): Krankenhaus-Report 2003. Schwerpunkt G-DRGs im Jahre 1. Stuttgart, Schattauer.

Klauber, J.; Robra BP; Schellschmidt, H. (Hrsg.): Krankenhaus-Report 2004. Qualität. Stuttgart, Schattauer.

Kolb, Th. (2008): Planung braucht den demographischen Bezug. KrankenhausUmschau 3/2008: 38–41.

Lüngen, M.; Lauterbach, KW (2002): Ergebnisorientierte Vergütung stationärer Krankenhausleistungen. Das Gesundheitswesen 2002: 46–53.

Lüngen, M.; Lauterbach, KW (2003): Qualitätsorientierte Vergütung im Krankenhaus. Das Krankenhaus 2003: 37–41.

Lüngen, M.; Plamper, E.; Lauterbach, KW (2004): Für welche Krankenhäuser lohnen sich Medizinische Versorgungszentren? f&w führen und wirtschaften im Krankenhaus 3/2004: 254–256.

Lüngen, M.; Lauterbach, KW (2003): DRG in deutschen Krankenhäusern. Stuttgart, Schattauer.

Ministerium für Frauen, Jugend, Familie und Gesundheit (2001): Krankenhausplan 2001 des Landes NRW. Rahmenvorgaben.

O'Leary, D. (1998): Reordering Performance Measurement Priorities. Health Affairs, 17 (4): 38–39.

Ossen, P. (2005): Ambulante Öffnung der Krankenhäuser – die wichtigste krankheitspolitische Herausforderung. Das Krankenhaus, 4/2005: 253–256.

Ovretveit, J. (2003): What are the best strategies for ensuring quality in hospitals? WHO Regional Office for Europe's Health Evidence Network (HEN).

Plamper, E. (2003): Privatisierung von Krankenhäusern: Erst die Veränderung schafft neuen Unternehmenswert. Bericht aus dem Arbeitskreis Krankenhausökonomie. f&w führen und wirtschaften im Krankenhaus, 6/2003: 635–637.

Plamper, E.; Lauterbach, KW (2005): Verträge im Qualitätswettbewerb um Neue Versorgungsformen. f&w führen und wirtschaften im Krankenhaus, 2005: 38–40.

Püllen, J.; Brockmann, W.; Paulussen, A. et al. (2005): Die Kostendaten des InEK für das eigene Benchmark nutzen. f&w führen und wirtschaften, 1/2005: 54–56.

Robra, BP (2004): Qualitätstransparenz – von der Ebene der Individualmedizin zur Ebene des Gesundheitswesens. In: Klauber, J.; Robra, BP; Schellschmidt, H. (Hrsg.): Krankenhaus-Report 2004. Stuttgart/New York, Schattauer.

Robra, B.P.; Schellschmidt, H.; Klauber, J. (Hrsg.): Krankenhaus-Report 2007. Stuttgart/New York, Schattauer.

Rocke, B.; Rocke, H. (2005): Der neue TVöD Spartentarifvertrag Krankenhaus – der Weg in die Zukunft? 5/2005: 377–383.

Rüschmann, HH; Roth, A. (2001): Krankenhausplanung für Wettbewerbssysteme. Leistungssicherung statt Kapazitätsplanung. Gesundheitspolitik Management Ökonomie, 10.

Rüschmann, HH; Roth, A.; Krauss, C. (2005): Interaktive Versorgungsplanung Prognose und Simulation künftiger Krankenhausversorgung. f&w führen und wirtschaften im Krankenhaus, 02/2005.

Sachverständigenrat zur Begutachtung der Entwicklung im Gesundheitswesen (2000/2001). Bedarfsgerechtigkeit und Wirtschaftlichkeit. Bd. III Über-, Unter- und Fehlversorgung, Baden-Baden, Nomos Verlagsgesellschaft.

Seyfarth-Metzger (Hrsg.) (2003): Qualität im DRG-Zeitalter. Ein Praxisbericht des Krankenhauses München-Schwabing. Stuttgart, Kohlhammer.

Statistisches Bundesamt (2007): Kostennachweis der Krankenhäuser 2006. Fachserie 12/Reihe 6.3, Wiesbaden.

Statistisches Bundesamt (2008): Grunddaten der Krankenhäuser und Vorsorge- oder Rehabilitationseinrichtungen 2006. Fachserie 12/Reihe 6.1.1, Wiesbaden.

Steiner, P.; Mörsch, M. (2005): Kritische Bestandsaufnahme der Investitionsfinanzierung in den Bundesländern. Das Krankenhaus 6/2005: 473–477.

Stock, S.; Plamper, E. et al. (2005): Versorgungspolitische Ziele der integrierten Versorgung. In: Badura, B.; Iseringhausen, O. (Hrsg.): Auf dem Weg zur integrierten Versorgung. Beiträge aus der Versorgungsforschung. Bern, Hans Huber (in Druck).

Tuschen, KH; Braun, Th. (2005): Veränderte Rahmenbedingungen für die Konvergenzphase. f&w 1/2005: 28 – 36.

Tuschen, K. H. (2008): Entstehung, Darstellung und Bewertung des G-DRG-Systems sowie Perspektiven der Weiterentwicklung aus Sicht des BMG. In: Roeder, N.; Bunzemeier, H. (Hrsg.): Kompendium zum G-DRG-System 2008. Düsseldorf, Deutsche Krankenhaus Verlagsgesellschaft mbH: 1 – 17.

Verband der Angestellten-Krankenkassen e.V. vdak (Hrsg.) (2002): Krankenhausrecht. Siegburg.

VDR Rentenversicherung in Zeitreihen 2004: Abgeschlossene Leistungen zur Rehabilitation.

Warda, F.; Noelle, G. (2002): Telemedizin und E-Health in Deutschland. DIMDI, Köln.

Wolf-Ostermann, K.; Lüngen, M.; Lauterbach, KW (2005): Regionale Strukturzuschläge bei DRG-basierter Vergütung in Deutschland. GMS Med Inform Biom Epidemiol 2005, 1 (1): Doc03.

Internetadressen mit weiterführenden Informationen

Bundesministerium für Gesundheit und Soziales BMGS: http://www.bmgs.bund.de/download/gesetze/krankenhaeuser/FPG.pdf

InEK-Institut: http://www.g-drg.de/cms/

http://www.entgeltsystem.de

Bundesgeschäftsstelle für Qualitätssicherung: http://www.bqs-online.de

Deutsche Krankenhausgesellschaft: http://dkg.digramm.com

Kassenärztlicher Bundesverband: http://www.kbv.de/publikationen/grunddaten.htmwww.vdak-aev.de/krankenhaus.htm

http://drg.uni-muenster.de/de/webgroup/m.webgroup.php

Statistisches Bundesamt: http://www.destatis.de

http://www.mydrg.de/dload/index.php3

www.krankenhaus-aok.de

11. Die Arzneimittelversorgung

Marcus Redaelli, Stephanie Stock und Andreas Gerber

Die Versorgung mit Arzneimitteln ist einer der größten Ausgabeposten in allen Gesundheitssystemen industrialisierter Länder. In Deutschland stellt die Arzneimittelversorgung neben den Kostenpositionen «Behandlung durch niedergelassene Ärzte» und «stationäre Behandlung» den drittgrößten Block in den Ausgabenanteilen der gesetzlichen Krankenversicherung (GKV) nach Behandlungsarten dar (SVR 2001, Addendum zum Gutachten 2000/2001).

Dieser Anteil betrug im Jahr 2005 «nur» 16,5 %, da im Ausgabeposten «Arzneimittel» der GKV lediglich diejenigen Medikamente erfasst werden, die in öffentlichen Apotheken zu Lasten der GKV (also ohne Eigenanteil bzw. Zuzahlung der Patienten) ausgegeben werden (Statistisches Bundesamt, 2008). Im Jahr 2007 betrugen diese ca. 27,8 Mrd. € (IGES, 2008). Die Arzneimittelkosten eines Krankenhausaufenthaltes fallen bei der GKV unter den Kostenblock «stationäre Behandlung» und würde man den Eigenanteil der Patienten und die Vielzahl an selbst gekauften Medikamenten ebenfalls berücksichtigen, so kann man die Bedeutung der Arzneimittelversorgung im Gesundheitssektor deutlicher einschätzen.

Zum Zeitpunkt der Einführung der Zulassungspflicht 1978 durch das Arzneimittelgesetz (AMG) beispielsweise waren in Deutschland ca. 140 000 Arzneimittel im Handel. In Großbritannien waren zum gleichen Zeitpunkt lediglich ca. 25 000, in Frankreich ca. 8000, in Irland ca. 7500, in Holland ca. 4000 und in Dänemark «nur» 3000 Arzneimittel im Handel.

In diesem Kapitel wird im ersten Abschnitt die Struktur der Arzneimittelversorgung in Deutschland dargestellt. Im zweiten Abschnitt werden Strukturschwächen und im dritten Abschnitt deren mögliche Lösungen aufgezeigt.

11.1 Struktur der Arzneimittelversorgung

Die Struktur der Arzneimittelversorgung in Deutschland wird anhand der Versorgungskette, von der Herstellung eines Medikamentes bis zum Verbrauch durch den Patienten, dargestellt.

11.1.1 Definition und gesetzliche Rahmenbedingungen

In Deutschland sind Arzneimittel definiert als «Stoffe und Zubereitungen aus Stoffen, die dazu bestimmt sind, durch Anwendung am oder im menschlichen oder tierischen Körper Krankheiten, Leiden, Körperschäden oder krankhafte Beschwerden zu heilen, zu lindern, zu verhüten oder zu erkennen.» (§ 2 AMG). Neben diesem therapeutischen Ansatz gelten auch solche Mittel als Arzneimittel, die zur Diagnosestellung eingesetzt werden. Näheres hierzu ist im Arzneimittelgesetz (AMG) enthalten. Die gesetzlichen Krankenversicherungen haben einen erweiterten Arzneimittelbegriff, der über das AMG hinausgeht und durch den § 31 im SGB V geregelt wird.

Neben der Definition sind auch die Bereiche der Herstellung, Zulassung, Abgabe, Handel und

Tabelle 11-1: Relevante Rechtsvorschriften für die Arzneimittelversorgung in Deutschland.

Rechtsvorschrift (Abkürzung)	Regelung/Festlegung von
Arzneimittelgesetz (AMG)	Herstellung, Zulassung, Abgabe, staatliche Überwachung
Arzneimittelpreisverordnung (AMPreisV)	Preisaufschläge für pharmazeutische Großhändler und Apotheken
Apothekengesetz (ApoG)	Erlaubnis für die Apotheke
Apothekenbetriebsordnung (ApoBetrO)	Anforderung an die Apotheke
Sozialgesetzgebung Buch V (SGB V)	Leistungsansprüche der gesetzlich Versicherten (GKV-Versicherte), Aufgaben der gemeinsamen Selbstverwaltung, Rahmenbedingungen zur Arzneimittelversorgung

Quelle: Eigene Darstellung.

Leistungsansprüche von Arzneimitteln gesetzlich geregelt. In **Tabelle 11-1** sind die relevanten Rechtsvorschriften für die Arzneimittelversorgung in Deutschland aufgeführt.

Darüber hinaus regeln weitere unspezifische Rechtsvorschriften die Arzneimittelversorgung in Deutschland, auf die im Weiteren nur gezielt eingegangen wird, wenn sie zum Verständnis dienen.

11.1.2 Herstellung

In Deutschland gibt es rund 1000 Unternehmen, die pharmazeutische Produkte herstellen. Sie beschäftigen derzeit rund 110 000 Mitarbeiter. Gemeinsam ist diesen Unternehmen, sofern sie Arzneimittel im Sinne des § 2 AMG herstellen, dass sie eine Zulassung nach § 15 AMG besitzen.

Der größte Teil der industriellen Hersteller hat sich in drei großen Interessenverbänden organisiert (s. **Tab. 11-2**).

Prinzipiell kann jeder in Deutschland Arzneimittel herstellen, der die nachweisliche Sachkenntnis durch die Approbation als Apotheker oder ein abgeschlossenes Studium der Pharmazie, Humanmedizin, Biologie oder Chemie besitzt (§ 15 AMG). Dann kann die staatliche Zulassung der jeweiligen Landesbehörde zur Herstellung von Arzneimitteln erteilt werden (§ 13 AMG).

Je nach Marktlage und Möglichkeiten des Herstellers kann sich die Entwicklung der Arzneimittel auf die Zugänglichkeit der Verbraucher auf einen oder mehrere der vier Bereiche orientieren (s. **Tab. 11-3**).

Ärzte dürfen keine Medikamente an Patienten abgeben. Diese als Dispensierverbot bezeichnete Einschränkung gilt jedoch nicht für Ärztemuster, die in kleineren Mengen herausgegeben werden dürfen. Ausgenommen sind ebenfalls Medikamente, die direkt im Rahmen der ärztlichen Behandlung eingesetzt werden.

Tabelle 11-2: Interessensverbände.

Interessensverband	vertritt
Bundesverband der Pharmazeutischen Industrie (BPI)	vor allem kleine und mittelständische Unternehmen, die überwiegend Generika herstellen
Verband Forschender Arzneimittelhersteller (VFA)	vor allem die großen Pharma-Konzerne
Bundesfachverband der Arzneimittelhersteller (BAH)	vor allem Hersteller von nicht-verschreibungspflichtigen Arzneimitteln

Quelle: Eigene Darstellung.

Tabelle 11-3: Zugänglichkeitsform, Abgabeart und -ort von Arzneimitteln in Deutschland.

Zugänglichkeit	Abgabeart/-ort
freiverkäuflich (OTC-Medikamente)	keine Verordnungspflicht Apotheke, Drogerie, Lebensmittelgeschäft
apothekenpflichtig	keine grundsätzliche Verordnungspflicht nur Apotheke
verschreibungspflichtig	grundsätzliche Verordnungspflicht nur Apotheke
Betäubungsmittel	Abgabe und Verabreichung unter Wahrung des Betäubungsmittelgesetzes mit entsprechender Dokumentation

Quelle: Eigene Darstellung
OTC = Over The Counter

11.1.3 Zulassung

Neben den früheren alleinigen nationalen Zulassungsverfahren ist die Zulassung von Arzneimitteln seit 1995 durch die Europäische Union (EU) einheitlich für alle Mitgliedsstaaten geregelt. Damit wollte man die bestehende Segmentierung des europäischen Arzneimittelmarktes durch divergierende Zulassungsverfahren mittels eines dezentralen Zulassungsverfahrens verhindern. Seit 2004 ist in der EU ein zentrales Zulassungsverfahren eingeführt worden. So sind für Deutschland z. Z. drei Zulassungsverfahren von Relevanz, die unterschiedliche Gültigkeiten besitzen.

Nationales Zulassungsverfahren

Seit 1978 gilt in Deutschland im Rahmen der Arzneimittelsicherheit eine Zulassungspflicht für alle in den Verkehr zu bringenden Fertigarzneimittel entsprechend dem § 21 AMG. Der überwiegende Teil der in Deutschland zugelassenen Arzneimittel wird als Fertigarzneimittel nach § 4 AMG in den Verkehr gebracht. Das heißt, diese Arzneimittel werden in vordefinierten Packungsgrößen (N1 – N3) beispielsweise als Tabletten, Kapseln oder Tropfen für die direkte Anwendung abgegeben und müssen nicht erst vom Apotheker zusammengestellt werden.

Die Zulassungsverfahren sind in den §§ 22ff. AMG geregelt und werden durch das Bundesinstitut für Arzneimittel und Medizinprodukte (BfArM) durchgeführt. Für homöopathische Arzneimittel gilt weiterhin eine Registrierung ohne Angabe von Anwendungsgebieten oder eine Zulassung mit Anwendungsgebieten.

Vor 1978 gab es keine Verpflichtung eines Wirksamkeitsnachweises, eine amtliche Registrierung unter Angaben der jeweiligen Zusammensetzung war ausreichend. Mit der Einführung des AMG '76, das erst 1978 in Kraft trat, wurde erstmalig in Deutschland für die Zulassung von Arzneimitteln gefordert, dass

- der Nachweis der Wirksamkeit («efficacy»)
- der Nachweis der Unbedenklichkeit («safety»)
- der Nachweis der pharmazeutischen Qualität bzw. der Nachweis der Nützlichkeit von Kombinationen erbracht wird.

Der Wirksamkeitsbegriff ist im AMG negativ definiert. Dies bedeutet, dass eine Zulassung **nicht versagt** werden darf, «[…] weil therapeutische Ergebnisse nur in einer beschränkten Zahl von Fällen erzielt worden sind […].» (§ 25 Abs. 2 AMG). Im Umkehrschluss bedeutet dies, es darf eine Zulassung nur verweigert werden, wenn **keine** therapeutischen Ergebnisse nachgewiesen werden konnten und damit der Wirksamkeitsnachweis misslungen ist.

Eine erteilte Zulassung hat eine Gültigkeit von fünf Jahren. Danach kann nur auf Antrag eine Verlängerung erwirkt werden, wenn eine erneute Überprüfung positiv beschieden wird.

Mit dem Gesetz zur Modernisierung der gesetzlichen Krankenversicherung (GMG) ist nun ergänzend zum Zulassungsverfahren eine Nutzenbewertung (§ 35 b SGB V) der Arzneimittel eingeführt worden. Ziel dieser Ergänzung zum Erstattungsverfahren ist es herauszufinden, ob und in welchem Umfang ein neues Arzneimittel eine Verbesserung der medizinischen Behandlung der bereits bestehenden Therapiemöglichkeiten bedeutet. Allerdings ist eine Zulassung durch das BfArM bei einer negativen Bewertung nicht zu versagen, lediglich der Leistungsanspruch und damit die Erstattungspflicht der GKV kann versagt werden.

Diese Bewertung wird vom Institut für Qualität und Wirtschaftlichkeit im Gesundheitswesen (IQWiG) durchgeführt. Die Auftraggeber solcher Bewertungen können der Gemeinsame Bundesausschuss (GemBa) oder das Bundesministerium für Gesundheit (BMG) sein.

Mit der Einführung der Zulassungspflicht 1978 wurde gleichzeitig geregelt, dass alle bereits im Verkehr befindlichen und registrierten Arzneimittel eine pauschale Zulassung erhalten mit der Maßgabe, dass die seitdem vorgeschriebene Prüfung aller neuen Arzneimittel bis 1990 für bereits zugelassene Arzneimittel nachgeholt werden soll. Diese Übergangsregelung ist in der Folge bis 2001 verlängert worden. Nach entsprechender Abmahnung hat sich die Bundesregierung gegenüber der EU verpflichtet bis zum 31.12.2005 die Nachzulassungen abzuschließen.

Ein erleichtertes Zulassungsverfahren gilt für Generika, also Nachahmer von Originalpräparaten unter einem (nicht geschützten) Freinamen, da sie als Zweitanmelder Bezug nehmen können auf die Unterlagen des Originalherstellers als Vorantragssteller. Allerdings ist dies nur möglich, wenn die Erstzulassung länger als zehn Jahre besteht. Ansonsten ist die Zustimmung des Vorantragsstellers von Nöten.

Während im Antrag auf Zulassung im Hinblick auf pharmakologisch-toxikologisch und klinische Prüfungsergebnisse auf Unterlagen des Vorantragstellers Bezug genommen werden kann, ist der Nachweis der gleichwertigen Bioverfügbarkeit gegenüber dem Originalpräparat durch den Hersteller des Generikums zu erbringen.

Europäische Zulassungsverfahren

Seit 2004 besteht nun neben dem seit 1995 eingerichteten dezentralen Zulassungsverfahren auch ein zentrales Zulassungsverfahren. Beide Verfahren sind für alle Mitgliedsstaaten der EU bindend. Ebenfalls seit 1995 existiert die Europäische Agentur für die Beurteilung von Arzneimitteln (EMEA) mit Sitz in London. Die Hauptaufgabe dieser Agentur ist es, die Mitgliedstaaten und Gemeinschaftseinrichtungen im Hinblick auf Arzneimittelzulassungen wissenschaftlich zu beraten. Zudem führt sie zentrale Zulassungsverfahren durch.

Dezentrales Zulassungsverfahren

Das dezentrale Zulassungsverfahren, seit 1998 verbindlich für alle anderen Mitgliedsstaaten, ermöglicht den Antrag in einem EU-Mitgliedsstaat und dessen Entscheidung über die Zulassung. Diese wird ihnen mit einem Beurteilungsbericht zugestellt und muss innerhalb von 90 Tagen anerkannt werden. Bei Unstimmigkeiten über die Qualität, Sicherheit oder Wirksamkeit des zur Zulassung beantragten Arzneimittels wird die EMEA angerufen, die dann eine bindende Gemeinschaftsentscheidung fällt.

Zentrales Zulassungsverfahren

Seit 2004 ist obligat ein zentrales Gemeinschafts-Genehmigungsverfahren für Arzneimittel mit neuen Stoffen eingeführt worden, die zur Behandlung von Aids, Krebs, Diabetes und neurodegenerativen sowie seltenen Erkrankungen zugelassen werden sollen. Die Zulassung erfolgt zentral durch die EMEA. Fakultativ kann dieses Verfahren auch gewählt werden für Arzneimittel mit einem innovativen Wirkstoff außerhalb der genannten Indikationsbereiche. Grundsätzlich gilt für alle Genehmigungen im zentralen Zulassungsverfahren eine Gültigkeit von fünf Jahren. Dann muss zur Verlängerung eine erneute Überprüfung erfolgen.

Zulassung von Arzneimitteln in Zusammenhang «Me-too-Substanzen» und «Off-label-use»

Eine Vielzahl von Arzneimitteln steht vor dem Ablauf ihres Patentschutzes. Dies ist vor allem

2. Stufe Festbetragsfestsetzung: Die Festbetragssätze werden von den Spitzenverbänden der Krankenkassen einheitlich und gemeinsam festgesetzt (§ 35 Abs. 3 SGB V). Diese Festbeträge sollen dabei folgende Kriterien erfüllen:

- Gewährleistung einer ausreichenden, zweckmäßigen und wirtschaftlichen sowie in der Qualität gesicherten Versorgung
- Ausschöpfung von Wirtschaftlichkeit
- Auslösung eines wirksamen Preiswettbewerbs und
- Ausrichtung an preisgünstigen Versorgungsmöglichkeiten.

Während Deutschland seit 1989 und die Niederlande seit 1991 dieses Referenzpreissystem eingeführt haben, sind andere europäische Staaten noch auf der Findungsebene möglicher Preisregulierungen für den Arzneimittelmarkt. Eine Übersicht über den derzeitigen Stand der Referenzpreissysteme gibt **Tabelle 11-8**.

Wie aus der Tabelle ersichtlich, verfügt über die Hälfte der europäischen Staaten nicht über ein Referenzpreissystem. Jedoch wird in den meisten Ländern mit einer staatlichen Preisfestsetzung versucht, eine Preisregulierung für den Arzneimittelmarkt zu erzielen.

11.1.8 Arzneimittel-Rabattverträge

Das Arzneimittelversorgungs-Wirtschaftlichkeitsgesetz (AVWG) macht es möglich. Seit Mitte 2006 können Krankenkassen mit pharmazeutischen Unternehmen über die Abgabe von Volumina bestimmter Arzneimittel vereinbaren, die mit ihrem Preis über dem Festbetrag liegen. Die Krankenkassen übernehmen den Apothekenverkaufspreis abzüglich der Zuzahlung der Versicherten und weiterer Abschläge. Vorraussetzung für einen Rabattvertrag ist, dass die von der Krankenkasse getragenen Mehrkosten für die Überschreitung des Festbetrages ausgeglichen werden.

Tabelle 11-8: Referenzpreissysteme in Europa (Vergleich).

Land	Eingeführt seit	Nationale Verhandlungen	Staatliche Preisfestsetzung
Belgien	2000	–	rezeptpflichtige AM
Dänemark	1993	–	erstattungsfähige AM
Deutschland	1989	erstattungsfähige AM	–
Finnland	–	–	erstattungsfähige AM
Frankreich	–	erstattungsfähige AM	–
Griechenland	–	–	alle AM
Großbritannien	–	erstattungsfähige AM	Höchstpreise Generika
Irland	–	rezeptpflichtige AM	–
Italien	2001	erstattungsfähige AM	erstattungsfähige AM
Luxemburg	–	–	erstattungsfähige AM
Niederlande	1991	–	erstattungsfähige AM
Österreich	–	erstattungsfähige AM	gesetzliche Grundlage für alle AM; faktisch Preismeldesystem
Polen	–	–	rezeptpflichtige AM
Schweden	1993	–	erstattungsfähige AM
Spanien	2000	–	rezeptpflichtige AM + erstattungsfähige OTC

AM = Arzneimittel, OTC = Over The Counter, Quelle: Eigene Darstellung

11.2 Strukturschwächen und Lösungsmöglichkeiten

Die Liste der Eingriffe zur Regulierung des Arzneimittelmarktes ist lang und ideenreich. Allein die erhoffte Wirkung ist häufig kurzfristig. Auch in der jüngsten Vergangenheit ist mit dem Gesundheitsmodernisierungsgesetz (GMG) erneut der Versuch unternommen worden, den Kostenanstieg im Arzneimittelbereich zu dämpfen. Das Jahr 2004 ist auch mit einer radikalen Einsparung erfolgreich beendet worden. Dazu beigetragen hat vor allem die 9,5%ige Einsparung in der Arzneimittelversorgung, die nur noch vom Einsparvolumen des Reformjahres 1993 (GSG) übertroffen wird (s. **Abb. 11-1**). Dann jedoch folgen wieder Steigerungen der Ausgaben: 2005 um ca. 16 %, 2006 um ca. 2 % und 2007 um ca. 7 %. Eine Nachhaltigkeit des GMG im Bereich der Arzneimittelausgaben lässt sich bisher nicht feststellen. Jedoch ist ein zunehmender Arzneimittelverbrauch zu beobachten, der unterschiedliche Gründe hat und hier nicht erläutert werden kann. Um einen Eindruck von der Häufung, der Vielzahl und somit auch der Schwierigkeiten in der Regulierung der Arzneimittelversorgung zu bekommen, ist nachfolgend ein Auszug von den Eingriffen in die Arzneimittelversorgung von 1977 mit dem ersten Kostendämpfungsgesetz bis zum GKV-Wettbewerbsstärkungsgesetz 2007 aufgelistet. Vorwiegend sind die Regelungen für die Arzneimittelversorgung hier angeführt und lediglich Ergänzungen anderer Bereiche betreffend ergänzt, um einen Kontext zu schaffen.

11.2.1 Eingriffe in die Arzneimittelversorgung (1977–2004) und deren Auswirkungen

- **1977: 1. Kostendämpfungsgesetz** Einführung einer Zuzahlung für Arznei- und Heilmittel (1,00 DM/VO)

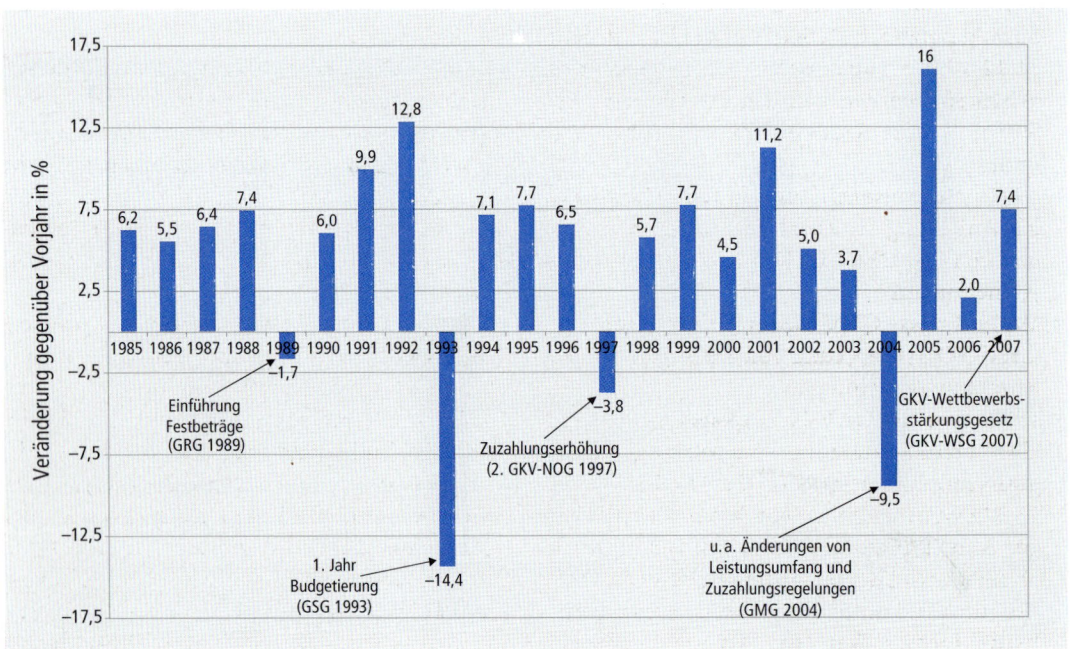

GRG = Gesundheitsreformgesetz
GSG = Gesundheitsstrukturgesetz

GKV-NOG = GKV-Neuordnungsgesetz
GMG = Gesundheitsmodernisierungsgesetz

Quelle: Eigene Darstellung

Abbildung 11-1: Auswirkungen der Reformen von 1985 bis 2007.

- **1982: 2. Kostendämpfungsgesetz** Erhöhung der Zuzahlung für Arznei- und Heilmittel auf 1,50 DM/VO
- **1983: Haushaltsbegleitgesetz** Erhöhung der Zuzahlung für Arznei- und Heilmittel auf 2,00 DM/VO
- **1989: Gesundheitsreformgesetz (GRG)** Erhöhung der Zuzahlung für Arznei- und Heilmittel auf 3,00 DM/VO sowie Ausschluss von Bagatellarznei-, Heil- oder Hilfsmitteln; Einführung eines Festbetragssystems; Festbetragspräparate von Zuzahlung ausgenommen
- **1993: Gesundheitsstrukturgesetz (GSG)** Strikte Budgetierung der Vergütungs- und Zuzahlungserhöhung mit preisgestaffelter Zuzahlung bei Medikamenten; Gründung eines Arzneimittelinstitutes (Aufgaben u. a. Entwicklung einer Positivliste)
- **1996: Fünftes Gesetz des Fünften Buches Sozialgesetzbuch (5. SGB V-ÄndG)** Abschaffung des «Arzneimittelinstitutes in der Krankenversicherung»
- **1996: Siebtes Gesetz des Fünften Buches Sozialgesetzbuch (7. SGBV-ÄndG)** Nach dem 31.12.1995 zugelassene patentgeschützte Wirkstoffe werden von den Festbeträgen der Stufen 2 und 3 ausgenommen; Reimportquote
- **1997: Beitragsentlastungsgesetz (BeitrEntlG)** Anhebung der Zuzahlung nach Packungsgrößen (4,00 DM, 6,00 DM bzw. 8,00 DM) bei Arzneimitteln
- **1997: Erstes GKV-Neuordnungsgesetz (1. GKV-NOG)** Kopplung von Beitragssatz- und Zuzahlungserhöhungen
- **1997: Zweites GKV-Neuordnungsgesetz (2. GKV-NOG)** Erhöhung von packungsabhängigen Zuzahlungen (9,00 DM, 11,00 DM bzw. 13,00 DM); Ausschluss von apothekenpflichtigen Arzneimitteln vom Versorgungsanspruch; ab 1998 Ersatz der regionalen Budgets für Arznei- und Heilmittel durch arztgruppenspezifische Richtgrößen (für Arznei-, Verband- und Heilmittel)
- **1999: Gesetz zur Stärkung der Solidarität in der GKV (GKV-SolG)** Budgetvorhaben, Absenkung der Zuzahlungsbeträge (8,00 DM, 9,00 DM bzw. 10,00 DM) bei Arzneimitteln

mit einer verbesserten Härtefallregelungen für chronisch Kranke
- **2000: GKV-Gesundheitsreformgesetz 2000 (GKV-GRG 2000)** Gründung eines Instituts für die Arzneimittelverordnung in der gesetzlichen Krankenversicherung mit Auftrag der Erstellung einer «Positivliste», Erneuerung der verpflichteten Abgabe von Reimporten in Apotheken
- **2001: Festbetrags-Anpassungsgesetz (FBAG)** per Rechtsverordnung Einräumung der Möglichkeit bis 2003 eine allgemeine Anpassung der Festbeträge vorzunehmen sowie Neubildung der Gruppen von Arzneimitteln und deren Festbetrag
- **2001: Arzneimittelbudget-Ablösungsgesetz (ABAG)** Abschaffung der Budgets
- **2002: Arzneimittelausgaben-Begrenzungsgesetz (AABG)** Aut-idem-Regelung, Erhöhung des Kassenrabatts, Stärkung der Rechte des Bundesausschusses, Änderung bei Therapievorschlag nach Krankenhausaufenthalt, «Solidarbeitrag» der forschenden Arzneimittelhersteller
- **2003: Beitragssicherungsgesetz (BSSichG)** Erhöhung des Apothekenrabatts für hochpreisige Arzneimittel, Einführung von Hersteller- und Großhandelsrabatten für die Krankenkassen, Einführung der Möglichkeit für weitere Rabattierungen zwischen Kassenarten/Krankenkassen und den pharmazeutischen Herstellern
- **2004: Gesundheitsmodernisierungsgesetz (GMG)** Nutzen-Bewertung neuer Arzneimittel durch das neugegründete Institut für Qualität und Wirtschaftlichkeit im Gesundheitswesen, Festbeträge für «Me-too-Arzneimittel», Änderung der Zuzahlungsregelungen und Befreiungsmöglichkeiten, Liberalisierung der Arzneimittelpreisverordnung; Abschaffung der Anwendung auf nicht verschreibungspflichtige Arzneimittel; Fixzuschlag im verschreibungspflichtigen Markt, Ausgrenzung von nicht verschreibungspflichtigen Arzneimitteln aus dem gesetzlichen Leistungskatalog (mit Einschränkungen); erweiterter gesetzlicher Rahmen für Vereinbarungen zwischen Kassen und Arzneimittelherstellern, Einfüh-

rung des Versandhandels mit Arzneimitteln und Abschaffung des Mehrbesitzverbotes bei Apotheken

- **2006: Arzneimittelversorgungs-Wirtschaftlichkeitsgesetz (AVWG)** Senkung von Festbeträgen für bestimmte Arzneimittel; zweijähriges Preismoratorium für alle Arzneimittel zu Lasten der GKV und ein Herstellerrabatt von 10 % auf Generika; Arzneimittel, die 30 % unter den Festbeträgen liegen, können von der Zuzahlung befreit werden; Möglichkeit der Krankenkassen, mit Herstellern Rabattverträge abzuschließen; Abschaffung von Naturalrabatten der Pharmaindustrie für Apotheken; Festlegung von Kriterien zur Anerkennung von innovativen Arzneimitteln und damit Befreiung von Festbetragsregelung; Zertifizierungspflicht für elektronische Arzneimittelprogramme (Praxissoftware); Bonus-Malus-System für verschreibende Ärzte; Festlegung von Durchschnittskosten für Tagesdosen (DDD) durch die Selbstverwaltung
- **2007: GKV-Wettbewerbsstärkungsgesetz (GKV-WSG)** Änderung der Rahmenbedingungen für Preisverhandlungen bei der Arzneimittelversorgung.

Die Auswirkungen der jeweiligen Reformansätze lassen sich aus der **Abbildung 11-1** ersehen. Dabei hat die Reform von 1993 (GSG) mit der Einführung des Arzneimittelbudgets bisher den stärksten Einfluss mit einer Veränderung von –14,4 %, also einer deutlichen Einsparung, erzielt. In den drei darauf folgenden Jahren allerdings kam es zu einer durchschnittlichen 7,1 %igen Steigerung, und somit war der Effekt aus dem Jahr 1993 mehr als egalisiert. Gleiches Phänomen lässt sich auch für das 2. GKV-Neuordnungsgesetz beschreiben. Erst Einsparung im Reformjahr, dann Kostenexplosion in den darauf folgenden Jahren.

So hat zwar jeder Ansatz im jeweiligen Reformjahr Wirkung gezeigt, doch schon im darauf folgenden Jahr ist diese wieder verpufft. Eine echte Nachhaltigkeit der Reformen im Bereich der Arzneimittelausgaben lässt sich bisher nicht verzeichnen.

11.3 Steuerungsmechanismen

Als Steuerungsmechanismen bieten sich zwei Ebenen an: die Ebene der Arzneimittelabgabe am Markt und die Ebene des Arzneimittelzugangs zum Markt. Der Sachverständigenrat der konzertierten Aktion im Gesundheitswesen hat in einem Addendum zum Gutachten Bedarfsgerechtigkeit und Wirtschaftlichkeit 2000/2001 (SVR, 2001) folgende Handlungsmöglichkeiten:

- allgemeingültige Positiv- und Negativ-Listen
- Positiv-Listen einzelner Krankenkassen
- zentrale Preisfixierung, Preisverhandlung oder Ausschreibung durch den Staat
- staatliche Gewinnkontrolle der Unternehmen
- dezentrale Preisverhandlungen der Hersteller mit den Krankenkassen im Wettbewerb
- Förderung preiswerter Importarzneimittel sowie Re- und Parallelimporte
- Ausweitung der Festbetragsregelung auch auf patentgeschützte Medikamente, d.h. Festsetzung von Erstattungsobergrenzen auf der Grundlage pharmakoökonomischer Studien
- Senkung der Festbeträge
- Senkung der Mehrwertsteuer
- Erhöhung und/oder Änderung der Selbstbeteiligung der Patienten, z.B. durch Übergang zu einer indikationsspezifischen oder prozentualen Selbstbeteiligung.

Während sich diese Handlungsmöglichkeiten auf den Leistungskatalog der gesetzlichen Krankenversicherungen (GKV), der Herstellerabgabepreise oder der Erstattungsregelungen bezieht, sind nachfolgende Optionen vom Sachverständigenrat für den Bereich Arzneimittelvertrieb empfohlen worden:

- Änderung der Arzneimittelpreisverordnung
- Aufhebung der so genannten Preisbindung der zweiten Hand, zumindest bei nicht-verschreibungspflichtigen Medikamenten
- Suspendierung bzw. Auflockerung des Mehr- und Fremdbesitzverbotes von Apotheken
- Erleichterung der «Aut-idem-Abgabe» bzw. der Arzneimittelsubstitution durch den Apotheker bei wirkstoffgleichen Präparaten
- Ausweitung des Dispensierrechtes für ambu-

Tabelle 11-10: Ermittlung eines preisgünstigen Medikaments nach der Aut-idem-Regelung.

Preisklasse	Preise	Durchschnitte	Preisspanne	
Preishöchste Medikamente	€	Durchschnitt	aus Durchschnitt des preishöchsten und preisniedrigsten Medikamentes	**Preisdrittel**
Medikament A	20,–			oberes Preisdrittel
Medikament B	15,–	15,–		8,67 – 13,00 €
Medikament C	10,–		13,–	
Preisniedrigste Medikamente		Durchschnitt		mittleres Preisdrittel 4,34 – 8,66 €
Medikament D	3,–			unteres Preisdrittel
Medikament E	2,–	2,–		0,01 – 4,33 €
Medikament F	1,–			

Quelle: Eigene Darstellung

ßen Zielvorgaben mit entsprechenden Ausgabenvolumina mittels einer Bundesrahmenvereinbarung, die die KVen dann umsetzen müssen. Um dies zu erreichen, ermitteln die KVen für jede einzelne Arztpraxis die individuelle Richtgröße, die sich nach arztgruppenspezifischen Werten orientiert. Somit ist eine individuelle Wirtschaftlichkeitsprüfung möglich.

Wenn nun eine Arztpraxis die für sie vorgesehene Richtgröße überschreitet, tritt eine Auffälligkeitsprüfung ein. Hier kann dann die KV die Praxis auf wirtschaftliches Verordnungsverhalten hin beraten. Kommt es zu einer Überschreitung von mehr als 25% der Richtgröße, tritt der Individualregress ein. Die Arztpraxis muss die Mehrausgaben erstatten. Eine Ausnahme besteht, wenn die Arztpraxis Praxisbesonderheiten geltend machen kann. Hierzu zählen Besonderheiten in der Praxisklientel (z.B. besonderer Patientenkreis, hoher Rentneranteil oder geringe Fallzahl) oder Praxisspezialisierung (z.B. Schwerpunktpraxis oder Durchführung von spezialisierten Behandlungsverfahren).

Umgekehrt zum Verstoß gegen die Überschreitung der Richtgröße können Vertragsärzte bei Einhaltung der Richtgröße Bonuszahlungen erhalten. Diese richten sich nach einem prozentualen Betrag der in den Gesamtverträgen vereinbarten Vergütung. Dies soll Anreiz zu wirtschaftlichem Verordnungsverhalten sein.

Während die Regelungen zu den Richtgrößen und den Wirtschaftlichkeitsprüfungen nicht geändert wurden, sind mit der Einführung des GKV-Wettbewerbsstärkungsgesetz (GKV-WSG) allerdings die Verfahren zu Wirtschaftlichkeitsprüfungen überarbeitet worden. Es ist eine Obergrenze der Prüffälle für Auffälligkeitsprüfungen festgelegt worden. Diese liegt in der Regel bei nicht mehr als 5% der Ärzte einer Fachgruppe. Besonders sollen Ärzte geprüft werden, die deutlich von ihrer Vergleichsgruppe abweichen. Für die Zufälligkeitsprüfungen werden pro Quartal bei 2% der Ärzte arzt- und versichertenbezogene Stichproben gezogen. Weiterhin ist gesetzlich geregelt, dass KBV und die Spitzenverbände der Krankenkassen Richtlinien zu Inhalt und Durchführung der Zufälligkeitsprüfungen vorlegen. Zudem ist eine Haftung für Vorstände für KVen und Kassen eingeführt worden für den Fall, dass die Wirtschaftlichkeitsprüfungen nicht in dem vorgesehenen Umfang und der gesetzlichen Form eingehalten werden. Zudem beraten KVen und Krankenkassen im Rahmen einer Vorabprüfung, wenn das Verordnungsverhalten eines Arztes um mehr als 15% der Richtgröße abweicht.

11.3.4 «Vierte Hürde»

Das bisherige Zulassungsverfahren stellt als Kriterien für die Zulassung Qualität, Wirksamkeit und Unbedenklichkeit auf, jedoch nicht den Nachweis der Wirtschaftlichkeit. Durch die verstärkte Ausgabenlast, vor allem auch bei den Arzneimittelausgaben, ist eine «vierte Hürde» bei der Zulassung von Arzneimitteln in die Diskussion gekommen. Hierbei handelt es sich um ein Verfahren, das explizit die gesundheitsökonomische oder genauer gesagt die pharmako-ökonomische Beurteilung neuer Arzneimittel in Hinblick auf Erstattungsfähigkeit durch die GKV klären soll. Die Erstattungsfähigkeit eines Arzneimittels soll somit zum vierten Kriterium einer Zulassung werden.

Für die Einführung dieses Kriteriums bedarf es jedoch einer entsprechenden Infrastruktur wie beispielsweise eines Gremiums unabhängiger Wissenschaftler aus den Bereichen Medizin/Klinische Forschung, Volkswirtschaft/Ökonomie, Biostatistik und Epidemiologie, die sich ausreichend auf Daten aus Kosten-Nutzen-Analysen stützen können. Dies ist in Deutschland z. Z. in jeder Hinsicht weder strukturell, nominell noch personell zu gewährleisten. Vor allem mangelt es an der genannten Datenlage. Analysen zu monetären Aspekten im Gesundheitswesen und speziell zu Arzneimitteln sind in der nationalen Literatur in einer kaum nennenswerten Zahl vertreten. International gesehen sind vor allem die anglo-amerikanischen Länder Vorreiter in pharmako-ökonomischen Bewertungen, wie beispielsweise Kanada, Australien, Großbritannien und Amerika.

11.3.5 Selbstbeteiligung (Zuzahlung)

Seit beinahe 30 Jahren ist die Selbstbeteiligung, auch Selbstbehalt oder Zuzahlung genannt, im deutschen Gesundheitswesen etabliert. Mit dem ersten Kostendämpfungsgesetz 1977 wurde erstmals eine Zuzahlung u.a. für Arzneimittel festgeschrieben. In nachfolgenden Reformbestrebungen wurden diese mehrfach in beide Richtungen verändert. Insgesamt jedoch hat sich beispielsweise von 1988 bis 2004, je nach Medikament und Packungsgröße, eine nominale Steigerung von + 390% bis + 880% ergeben. Auch

inflationsbereinigt – hier wird nach Zahlen des statistischen Bundesamtes mit 33% von 1988 bis 2003 gerechnet – ist noch immer eine reale Steigerung von + 225% bis + 550% zu verzeichnen (Bourcarde, 2005).

Seit dem 1.1.2005 gelten für den Bereich Arzneimittelverordnung folgende Regelungen für Zuzahlungen:

- **für verschreibungspflichtige Arzneimittel:** pauschal 10% der Kosten bzw. mindestens 5 € und maximal 10 €
- **für nicht-verschreibungspflichtige Arzneimittel (OTC-Präparate):** keine Kostenübernahme durch die Krankenkasse mit Ausnahme der vom GemBA in seiner jeweils aktuellen Arzneimittelrichtlinie aufgeführten OTC-Präparate, die beispielsweise im Rahmen von Therapiestandards enthalten sind. Ausnahme: Kinder bis zum vollendeten zwölften Lebensjahr sowie entwicklungsgestörte Kinder bzw. Jugendliche.

Seit dem AVWG 2006 besteht die Möglichkeit, dass Krankenkassen Medikamente von der Zuzahlungspflicht freistellen, wenn diese mindestens 30 % unter dem entsprechenden Festbetrag liegen. Mit dem GKV-WSG 2007 können Krankenkassen mit pharmazeutischen Unternehmen Rabattverträge schließen. In diesem Rahmen können die Versicherer die Zuzahlung ihrer Mitglieder um die Hälfte ermäßigen oder sie davon ganz befreien.

Diese Form der Beteiligung von Versicherten an den Kosten für Arzneimittel besitzen auch andere europäische Länder. In **Tabelle 11-11** sind die Selbstbehalte bzw. Zuzahlungen aufgeführt.

11.3.6 Auseinzelung/Verblisterung

Der Sachverständigenrat hat 2001 u.a. die Empfehlung zur Auseinzelung, und damit die Lockerung des Auseinzelungverbotes von Medikamenten aus preisgünstigen Großpackungen, ausgesprochen. So soll z.B. bei Verschreibung eines Antibiotikums für 7 oder 10 Tage Behandlungsdauer nicht die Ausgabe einer Standardpackungsgröße von mehr als der Behandlungsdauer in der Apotheke erfolgen, sondern die Möglichkeit bestehen, die Menge des Arzneimit-

Tabelle 11-11: Die europäische Situation zur Regulierung des Arzneimittelmarktes.

| Land | Arzneimittellisten | | | Selbstbehalte | | |
	Positiv-liste	Negativ-liste	Erstattungs-sätze (in %)	pauschaler Selbstbehalt	prozentualer Selbstbehalt	Höchstgrenze der Zuzahlung; Anmerkungen
B	ja	nein	100, 80, 75, 50, 40, 20	–	0, 20, 25, 50, 60, 80 bzw. 15, 25, 50, 100 %	stationär: 0,62 € für erstes AM/Tag
DK	ja	nein	85, 75, 50	Gebühr von 1,04 €/VO		Referenzpreissystem: Differenz zwischen erstattetem Betrag und Verkaufspreis maximal 497,61 €/Jahr für chronisch Kranke
D	nein	ja	100	pauschal 10 % der Kosten; mindestens 5,00 €, max. 10,00 €		Festbetragsmarkt: Differenz zwischen erstat-tetem Betrag und Ver-kaufspreis maximal 2 % des Bruttoeinkommens Positivliste in Diskussion
CH	ja	nein	100, 75, 50	Pauschale von 8,41 € («Nor-malerstattung») bzw. 4,20 € («Spezial-erstattung»)	25 und 50 %	maximal 593,80 €/ Jahr
F	ja	nein	100, 60, 35	Packungsgebühr von 0,53 € (erhöhte Gebühr von 0,84 € für bestimmte AM)	35 und 65 %	
GR	ja	nein	75	–	10 und 25 %	
GB	nein	ja	100	Gebühr von 9,25 €	–	mittels Erwerb eines Vorverkaufsscheines für 4 Monate (48,40 €) bzw. 1 Jahr (132,90 €)
IRL	ja	nein	100	–	keine bzw. maximal bis zu 53,20 €/ Monat	monatliche Höchstgrenze 3,30 €; Erstattungs-satz: unterschiedliche Systeme für Bevölkerungs-gruppen, z. T. 100 %-Erstattung erst ab Leistung eines bestimmten Selbst-behaltes
I	nein	ja	100	–	50 %	Arzneimittelbuch «Prontuario» listet erstattungsfähige AM auf
LUX	ja	nein	100, 80, 40	–	–	

Tabelle 11-11: Die europäische Situation zur Regulierung des Arzneimittelmarktes. *(Fortsetzung)*

| Land | Arzneimittellisten | | | Selbstbehalte | | |
	Positiv-liste	Negativ-liste	Erstattungs-sätze (in %)	pauschaler Selbstbehalt	prozentualer Selbstbehalt	Höchstgrenze der Zuzahlung; Anmerkungen
NL	ja	nein	100	–	22 und 60 %	Referenzpreissystem: Differenz zwischen erstattetem Betrag und Verkaufspreis
A	nein	ja	100	Gebühr von 4,07 €/VO	–	Negativliste enthält nur wenige AM; AM im Heilmittelverzeichnis werden ohne «chefärztliche» Bewilligung erstattet
P	ja	nein	100, 90, 75, 50	–	Originalpräparate: 30, 60, 80 % Generika: 20, 50, 70 %	Handbuch zur Information als Grundlage für Verordnungen
S	ja	nein	100, 90, 75, 50	–	10, 25, 50, 100 %	Referenzpreissystem: Differenz zwischen erstattetem Betrag und Verkaufspreis maximal 204,31 €/ 12 Monate
E	nein	ja	90, 60	–	10 und 40 %	Referenzpreissystem: Differenz zwischen erstattetem Betrag und Verkaufspreis

Quelle: Eigene Darstellung, mod. nach ÖBIG: Benchmarking Arzneimittelausgaben. Wien, 2001.
Länderkennzeichen entsprechen den internationalen Autokennzeichen

tels für genau die Behandlungsdauer herauszugeben. Hierfür besteht der Bedarf an Verblisterung, also dem Einschweißungsprozess von Tabletten bzw. Kapseln in ihre Blister. Dies wird in Deutschland weiterhin kontrovers diskutiert. Einer der Hauptdiskussionspunkte ist in diesem Zusammenhang der § 13 Abs. 1 AMG. Umstritten ist hier, ob es sich bei der Verblisterung um eine Arzneimittelherstellung im Sinne des genannten Paragrafen handelt. Darüber hinaus ist die Frage der Haftung strittig. Nach §§ 10 und 11 darf ein Arzneimittel nicht ohne Packungsbeilage herausgegeben werden. Mit dem GKV-WSG hat der Gesetzgeber diese Kosten sparende Abgabe von Teilmengen vereinfacht. Trotzdem besteht weiterhin Unsicherheit unter den Akteuren.

11.3.7 Mehrwertsteuer auf Arzneimittel

Ein seit Jahren diskutierter Aspekt ist die Höhe des Mehrwertsteuersatzes auf Arzneimittel. Die liegt in Deutschland bei 19 % und geht voll zu Lasten der GKV. Übrigens auch ein Grund, warum die Verkaufspreise von Arzneimitteln im Ausland günstiger liegen. Denn dort sind bis auf wenige Ausnahmen die Mehrwertsteuersätze für Arzneimittel deutlich unter den normalen Sätzen. In **Tabelle 11-12** sind die normalen Mehrwertsteuersätze und die für Arzneimittel aufgelistet. Wie aus der Tabelle ersichtlich, ist

Deutschland neben Dänemark und Österreich eines der wenigen Länder, die auch auf Arzneimittel den vollen Mehrwertsteuersatz erheben. Eine Senkung des Mehrwertsteuersatzes auf beispielsweise 7% würde direkt Einfluss auf die Höhe der Netto-Apothekenabgabepreise haben. Damit könnte eine Senkung der Ausgabenlast der GKV erreicht werden.

Der Arzneimittelmarkt ist mit Abstand der komplexeste Bereich aller Gesundheitssysteme. Die Vielzahl an Gesetzesformen ließ diesen Sektor zu einem schwer überschaubaren Markt werden.

Tabelle 11-12: Mehrwertsteuersätze in der EU.

Land	Mehrwertsteuersätze (in %)	
	Normaler Satz	Satz für Arzneimittel
Belgien	21,0	6,0
Dänemark	25,0	25,0
Deutschland	19,0	19,0
Finnland	22,0	8,0
Frankreich	20,6	2,1/5,5[1]
Griechenland	18,0	8,0
Großbritannien	17,5	0/17,5[2]
Irland	21,0	0/21,0[3]
Italien	20,0	10,0
Luxemburg	15,0	3,0
Niederlande	17,5	6,0
Österreich	20,0	20,0
Portugal	17,0	5,0
Schweden	25,0	0/25,0[4]
Spanien	16,0	4,0

[1] erniedrigter Satz gilt für erstattungsfähige AM
[2] keine Erhebung von Steuern auf zu Lasten des nationalen Gesundheitsdienstes verordnete AM
[3] keine Erhebung von Steuern auf AM zur oralen Medikation
[4] keine Erhebung von Steuern auf verschreibungspflichtige AM
Quelle: Eigene Darstellung

Entsprechend schwierig ist auch die Findung einer strategischen Regulierung dieses Bereiches im Gesundheitswesen. Nationale Bemühungen scheitern häufig an den kollidierenden Interessenvertretungen und internationale Erfahrungen marktregulierender Instrumente lassen sich häufig nicht adäquat umsetzen oder müssen so an die nationale Situation angepasst werden, dass der eigentlich gewünschte Effekt verwässert oder gar ins Gegenteil verwandelt wird. Die EU ist jedoch bestrebt, durch eine Vereinheitlichung der europäischen Gesundheitssysteme einen Beitrag zum Abbau der Komplexizität des Arzneimittelmarktes zu erzielen. Dann lässt sich vermutlich auch eine effizientere Steuerung im Arzneimittelsektor vollziehen. Bisher jedoch sind alle Bemühungen langfristig gescheitert.

11.3.8 Bonus-Malus-Regelung

Die Bonus-Malus-Regelung ist mit dem AVWG eingeführt worden. Diese Regelung soll in Kraft treten, wenn andere Regelungen nicht gegriffen haben. Die Bonus-Malus-Regelung sieht vor, dass Krankenkassen und KVen bundesweit einheitliche Zielgrößen für durchschnittliche Tageskosten pro Arzneimittel festlegen. Verstößt ein Arzt gegen diese Zielgrößen, kann ein Regressverfahren eingeleitet werden. Arbeitet er wirtschaftlich, fließt der Überschuss an die KV, die diesen dann an alle Ärzte ausschüttet, die die Zielmarke eingehalten haben.

Die Aushandlung der Zielgrößen orientiert sich an durchschnittlichen Kosten der Tagesdosen. Die Selbstverwaltungsorgane sollen jährlich diese Zielgrößen für das Folgejahr aushandeln und ggf. einen Ausgleich bei Nichteinhaltung dieser Größen durch die Ärzteschaft. Die Bonus-Malus-Regelung ist allerdings beschränkt auf verordnungsstarke Arzneimittel beispielsweise für Herz-Kreislauf-Erkrankungen oder Schmerzmittel. Zudem müssen ausreichend gleich gute Medikamente in derselben Wirkstoffgruppe vorliegen.

Verstößt ein Arzt gegen die Vorgaben, gilt folgende Regelung: Bei Überschreiten von 5 bis 10 % der Vorgabe, Regress in Höhe von 20 % der Überschreitung, bei Mehrkosten von 11 bis 30 % müssen 30 % der Mehrkosten erstattet werden und bei Überschreitung von mehr als 30 % muss die Hälfte rückerstattet werden.

11.3.9 E-Health-Commerce und Internet-Apotheke (Versandhandel)

Das GKV-WSG hat den Versandhandel für apothekenpflichtige Arzneimittel zugelassen. Das schließt auch den grenzüberschreitenden Versandhandel ein. Der jedoch muss sicherstellen, dass eine Beratung in deutscher Sprache geführt werden kann. Zudem gilt für in- und ausländische Versandhändler, dass verschreibungspflichtige Arzneimittel nur gegen Rezepte ausgegeben werden und das Fachpersonal mit pharmazeutisch-medizinischem Fachwissen in den Internet-Apotheken beschäftigt ist.

Literatur

Adl, S.; Weltermann, BM; Kuching, A.; Martin, C.; Korbonits, G.; Hopp, HW (2001): Pharmakotherapeutische Transferproblematik von stationärer zur ambulanten Versorgung. Gesundheitswesen 2001. 63 (10): 597–601.

Brecht, JG; Jenke, A.; Kohler, ME; Harder, S.; Thurmann, P.; Rietbrock, N. (1995): Empfehlungen der Deutschen Gesellschaft für Klinische Pharmakologie und Therapie zur Durchführung und Bewertung pharmaökonomischer Studien. Med Klin (Munich). 90 (9): 541–6.

Kori-Lindner, C. (1995): Pharmakooekonomie in Deutschland – Gesetzliche Rahmenbedingungen, Vorgaben und Umsetzung in die Praxis: 100–103.

Lander, T.; Volmer, T. (1999): Finden die Prinzipien einer «Evidence-based Medicine» auf dem pharmazeutischen Markt Beachtung? Z Arztl Fortbild Qualitätssich. 93 (6): 409–19.

Lasek, R.; Müller-Oerlinghausen, B. (1997): Therapieempfehlungen der Arzneimittelkommission der deutschen Ärzteschaft – Ein Instrument zur Qualitätssicherung in der Arzneimitteltherapie. Z Arztl Fortbild Qualitatssich. 91 (4): 375–83.

Lauterbach, KW; Volmer, T. (2002): Arzneimitteltherapie – Über-, Unter- und Fehlversorgung. Stuttgart, Schattauer Verlag.

Mossialos, E.; Mrazek, M.; Walley, T. (2004): Regulating pharmaceuticals in Europe: striving for efficiency, equity and quality. Cornwall, Open University Press.

Rychlik, R. (2004): Gesundheitsökonomische Evaluation der Arzneimittelversorgung – eine internationale Übersicht. Gesundh ökon Qual manag. 9: 177–185.

Szucs, TD. (1999): Grundlagen der Pharmaökonomie und Gesundheitsökonomie. Onkologe. 5 (7): 565–571.

Schlander, M. (2005): Arzneimittelversorgung und Kostendämpfungspolitik. Perspektiven 1 Jahr nach dem GMG. Med Klin (Munich). 100 (6): 314–24.

Schwabe, U.; Paffrath, D. (2008): Arzneiverordnungsreport 2008. Berlin, Springer Verlag.

Truschinski, R. (2007): Die Arzneimittelversorgung in Deutschland – eine Problemanalyse der pharmazeutischen Industrie. München, GRIN Verlag.

Ziegenhagen, DJ; Glaeske, G.; Höer, A.; Gieseler, K. (2004): Arzneimittelversorgung von PKV-Versicherten im Vergleich zur GKV. Gesundh ökon Qual manag. 9: 108–115.

Teil 3:
Vergleiche von Gesundheitssystemen

12. Methodische Grundlagen von Gesundheitssystemvergleichen

Andreas Gerber, Evelyn Plamper, Markus Lüngen und Stephanie Stock

Gesundheitssystemvergleiche (Übersichten u. a. bei Schwartz/Busse, 2003, S. 518–545) können mit unterschiedlicher Zielsetzung durchgeführt werden. Neben dem Interesse, über andere etwas zu erfahren und die Unterschiede und Ähnlichkeiten zu verstehen (Øvretveit, 1998), kann es darum gehen, Alternativen in der Ausgestaltung von Systemen zu erkennen. Durch das Messen an den Besten (sog. Benchmarking) kann eine Analyse der Defizite im eigenen System zu Veränderungen beitragen (vgl. z.B. Ansatz bei Blank/Burau, 2004, S.19). Auch eine Abschätzung, ob Elemente anderer Gesundheitssysteme übertragbar sind, kann vorgenommen werden. Ein weiteres Ziel vergleichender Untersuchungen kann es sein zu bewerten, ob ein Gesundheitssystem effektiv und effizient arbeitet und gegenüber konkurrierenden Sektoren wie Bildung z.B. über- oder unterfinanziert ist (vgl. SVR KaiG Gutachten 2000/2001 Bd. 1, S. 110). Dies kann, wie Wendt (2005) ausführt, sowohl im internationalen als auch im intertemporalen Vergleich vorgenommen werden.

Gesundheitssystemvergleiche sollen Fragen der Finanzierung, des Zugangs und der Qualität eines Gesundheitssystems in den Blick nehmen. Dazu gehört die Darstellung der Strukturen und Kapazitäten des Systems wie die Kennzahlen für sog. Produktionsfaktoren, z.B. Zahl der Ärzte, des Pflegepersonals, der Betten. Des Weiteren kann der Umfang des Leistungskatalogs beschrieben werden. Die Zufriedenheit der Bevölkerung mit ihrem System kann gemessen werden. Die gesamte Leistungsfähigkeit des Systems im Sinne von Effektivität (Wirksamkeit) und von Effizienz (Wirtschaftlichkeit) kann sowohl durch sog. globale Parameter oder Indikatoren wie die allgemeine oder die sog. bereinigte Lebenserwartung als auch durch spezifische wie die Mortalität ausgewählter Erkrankungen oder die Neugeborenensterblichkeit erhoben werden. Für alle Bereiche gilt es, geeignete Parameter oder Indikatoren zu finden, die reliabel, valide, verständlich, mit vertretbarem Aufwand messbar sowie für die Akteure als Zielvorgaben erreichbar sind (s. **Abb. 12-1**).

Weiterhin ist es von grundlegender Bedeutung zur Beurteilung eines Gesundheitssystems, die

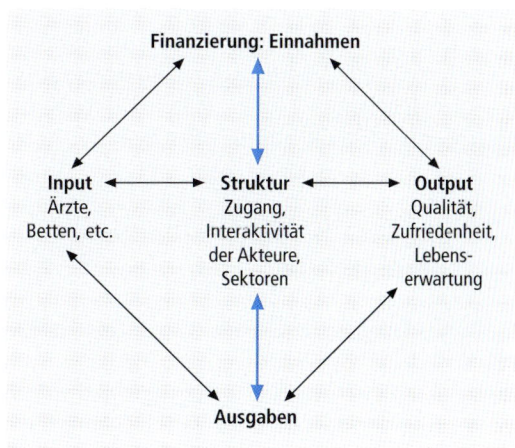

Quelle: Eigene Darstellung

Abbildung 12-1: Gesundheitssystemkomponenten im Gesundheitssystemvergleich und ihre Interdependenz.

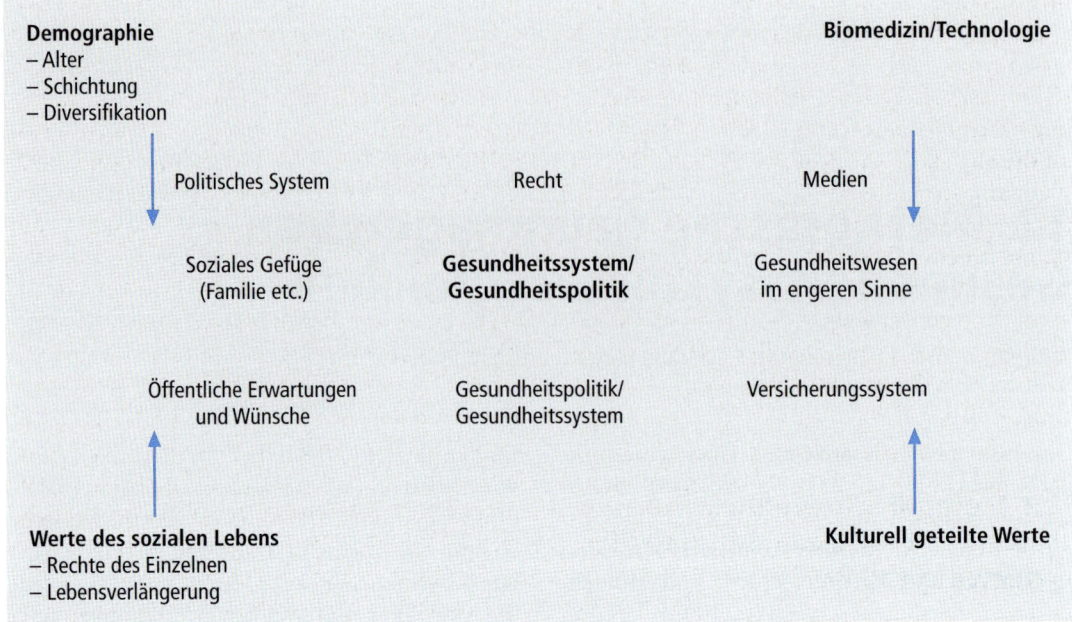

Quelle: Eigene Darstellung in Anlehnung an Blank/Burau, 2004.

Abbildung 12-2: Gesundheitssysteme und Gesundheitspolitik in ihrem Kontext.

Rahmenbedingungen zu berücksichtigen. Gesundheitssysteme werden von (historisch gewachsenen) kulturellen, politischen, rechtlichen und wirtschaftlichen Entwicklungen geprägt (s. auch Möller, 2002; World Health Organisation, 2000). Unterschiede in Gesundheitssystemen der einzelnen Länder könnnen nur auf dem Hintergrund der Kombination und Interaktion der in **Abbildung 12-2** dargestellten Faktoren erklärt werden (Blank/Burau, 2004, S. 32).

12.1 Ansätze für Gesundheitssystemvergleiche

Gesundheitssysteme können auf unterschiedliche Arten durchgeführt werden. Bei einem externen Vergleich werden Daten, die von außen vorgegeben werden, quantifiziert. Bei einem internen Vergleich werden Systemkomponenten aus dem Land heraus beschrieben und anschließend verglichen. Dies basiert auf eher qualitativen und deskriptiven Verfahren (vgl. Arnold, 1998, S. 869f.). In eher qualitativ ausgestalteten

«Gesundheitsprofilen» werden Details der Finanzierung und Struktur von Gesundheitssystemen oder ihren Teilen beschrieben (vgl. Möller, 2002). Solche Gesundheitsprofile werden vom *European Observatory on Health Care Systems* (http://www.euro.who.int/observatory) herausgegeben und in regelmäßigen Abständen aktualisiert. Des Weiteren können Gesundheitssystemvergleiche normativ oder deskriptiv ausgerichtet sein. Erstere wollen eine Rangfolge aus den Gesundheitssystemen bilden, Letztere geben Zahlen wieder oder beschreiben Hintergründe. Eine weitere Einteilung unterscheidet den Makro- und den Mikrovergleich. Bei Ersterem werden aggregierte Daten eingesetzt, was zur schnellen und preiswerten Durchführung beiträgt. Damit ist aber keine Ursachenanalyse von Unterschieden zwischen den Systemen möglich, so dass sich selten eine Empfehlung ergibt. Bei der zweiten Form geht man von einzelnen Patienten und deren Interaktionen mit dem Gesundheitssystem aus. Ursache und Wirkung von Leistungen des Gesundheitssystems sind erkennbar. Um Erkenntnisse über die Mikroebene hinaus zu gewinnen, werden sogenannte Tracer eingesetzt, die wie ein radioaktives Isotop z. B. nach Einbringung in ein biologisches System wieder aufgefunden werden können. Die Verteilung nach einer gewissen Zeit lässt Rückschlüsse auf die abgelaufenen Prozesse zu, z. B. die Ausscheidungsfunktion der Niere. Ähnlich können Tracer über die Qualität der Versorgung Aufschluss geben, z. B. die Zahl der durchgeführten elektiven Operationen. Dieses Verfahren ist langwierig und kostspielig. Gesundheitssystemvergleiche[145] können sich schließlich auf ganze Systeme oder Teilbereiche/Subsysteme, z. B. Krankenhäuser, beziehen.

12.2 Methodische Probleme bei der Durchführung von Gesundheitssystemvergleichen

Neben der Frage, was überhaupt einem Gesundheitssystem zuzurechnen ist, besteht das Problem, wie die Leistungsfähigkeit bestimmt werden kann.

Der Begriff Gesundheitssystem ist ähnlich umstritten wie die Begriffe Gesundheit und Krankheit (s. Kap. 2). Je nach dem wie man ein Gesundheitssystem auffasst, so unterschiedlich stellt sich dar, was das Gesundheitssystem für die Bevölkerung leistet. Nach einer weit verbreiteten sozialmedizinischen Definition ist ein Gesundheitssystem die «Gesamtheit des organisierten gesellschaftlichen Handelns als Antwort auf das Auftreten von Krankheit und Behinderung und zur Abwehr gesundheitlicher Gefahren» (Schwartz/Busse, 2003, S. 519). Engere Definitionen orientieren sich an dem Bild der an Heilberufen ausgerichteten Versorgung. Über einen erweiterten Gesundheitssystembegriff (Schwartz/Busse, 2003, S. 520) lässt sich streiten, wenn damit die Leistungsfähigkeit der traditionell der «Herstellung» von Gesundheit zuzurechnenden Leistungen und dafür bereit gestellten Ressourcen nicht oder nur sehr schwer messbar werden.

Die Begriffe **Gesundheitssystem** und **Gesundheitswesen** werden zum Teil synonym gebraucht (s. Schwartz/Busse, 2003, S. 520f.). Andernfalls wird der Begriff **Gesundheitssystem** im Gegensatz zum **Gesundheitswesen** als ein nationales Ensemble der Einrichtungen, Maßnahmen und Programme definiert, die sich um Gesundheit, Gesundheitsbeeinträchtigung, Krankheit und Wiederherstellung von Gesundheit gruppieren. Es umfasst alle Personen und Einrichtungen, deren Aufgabe Förderung und Erhaltung der Gesundheit bzw. Vorbeugung und Behandlung von Krankheiten einschließt. Auf der Makroebene sind auch Regularien wie Gesetze, Markt, Akteure sowie die Interaktion aller Akteure unter den Aspekten Finanzierung, Versicherung, Vorhaltung etc. in diese Definition eingeschlossen. Eine umfassende Theorie, wie Gesundheitssysteme zu vergleichen sind, steht bisher aus (Wendt 2005). Es lassen sich aber verschiedene «Zugänge» erkennen, die von der Frage ausgehen, wie Gesundheitssysteme veränderbar sind. Der **gesundheitsökonomisch** dominierte Ansatz übernimmt z. B. das mikroökonomische Modell, wie sich Akteure auf Anreize hin im Gesundheitssystem verhalten, beispielsweise mehr Leistung bei Einzelabrechnung, um damit steuernd einzugreifen. **Systemtheoretisch** fasst man Gesundheitssysteme als selbstregulierend auf, die sich auf Grund ihrer immanenten Entwicklung mehr oder weniger einer Steuerung von außen gegenüber resistent erweisen. Damit wären Vergleiche wenig hilfreich. In verschiedenen Ausprägungen hat sich die **Theorie staatlicher Steuerung** so entwickelt, dass der Staat in Kooperation mit anderen Akteuren im Gesundheitswesen Regulierungsleistungen erbringt (Wendt 2005, S. 17). Der **institutionentheoretische** Ansatz schließlich fokussiert auf die Wirkungen der Institutionen einschließlich der sich daraus ergebenden Handlungsmuster innerhalb der Institutionen.

Auf einer Ebene unterhalb dieser theoretischen Ansätze haben sich Modelle des Gesundheitssystemvergleichs entwickelt u. a. das **Sozialwissenschaftliche Modell** (Weinermann, 1971),

---

145 Auf das Problem, dass es keine allgemein akzeptierte Definition des Begriffes «Gesundheitssystem» gibt, sei hier nur hingewiesen (vgl. Schwartz/Busse, 2003, S. 519).

das **Epidemiologische Modell** (Miguel, 1975, S. 10–24), das **Patientenflussmodell** (Bennett, 1978) und das **Input-Output-Modell** (Schwartz/Busse, 2003, S. 521f.), das (s. o.) aufgrund seiner einfachen Handhabbarkeit wissenschaftlich vorherrschend ist. Als Input werden zum einen der Gesundheitszustand der Bevölkerung und zum anderen die Ausgaben inklusive Personen und Geräte des Gesundheitssystems dem Output gegenübergestellt. Dieses gliedert sich in zwei Phasen: intermediäre (direkt messbare) Ergebnisse und langfristige Ergebnisse (vgl. **Abb. 12-1**). Das Modell kann um die Begriffe Throughput und Outcome aus der Versorgungsforschung erweitert werden. Mit Throughput werden die Strukturen und Prozesse des Systems beschrieben. Unter dem Output versteht man die «konkret erbrachte[n] Versorgungsleistung (z. B. Behandlungs-, Pflege-, Diagnose- und Beratungsleistung)», wogegen das Outcome «der durch die erbrachte Versorgungsleistung erzeugte Gewinn oder Verlust an Lebensjahren, Gesundheit, Wohlbefinden und/oder Lebensqualität» ist (vgl. Pfaff 2003, S. 16f.).

Ein weiteres methodisches Problem aller Gesundheitssystemvergleiche, die Rangfolgen aufstellen, ist die Gewichtung der Parameter oder Indikatoren. Zumeist wird unter der Annahme, dass die Parameter oder Indikatoren voneinander unabhängig sind, ein so genanntes additives Modell konstruiert. Es gibt aber keine einhellige Meinung, wie die Parameter oder Indikatoren gewichtet werden sollen. Und es bestehen noch weitere Probleme (in Anlehnung an SVR KaiG Gutachten 2000/2001 Bd. 1, S. 111):

- **Definition und Messung der medizinischen Outcomes**: Mortalitätsraten, Lebenserwartung, verlorene Lebensjahre, qualitäts- oder krankheitsbereinigte Lebensjahre
- **Wahl der medizinischen Inputindikatoren**: nominelle oder reale Ausgaben, Anteil am Bruttosozialprodukt oder als Ausgaben pro Person, Wahl der Preisindizes, unbereinigte Ausgaben oder Ausgaben in Kaufkraftparitäten, Ausgaben oder Produktionsfaktoren (Personal, Krankenhäuser, Großgeräte, Betten)
- **Anzahl und Art der Determinanten**

- **Aggregationsniveau**
- **Analytische Methode**: zeitpunktbezogene Querschnittsanalysen, Zeitreihenuntersuchungen
- **Art der Messung der Outcomes**: objektive und/oder subjektive Indikatoren, z. B. Mortalitätsrate versus Zufriedenheit.

12.3 Typen von Gesundheitssystemen und Darstellung anhand ausgewählter Länder

Idealtypisch können drei Arten von Gesundheitssystemen unterschieden werden: das Sozialversicherungssystem (Bismarckmodell), das staatlich regulierte System (Beveridge-Modell) und das Marktmodell. Die einzelnen Systeme liegen kaum in Reinausprägung vor, sondern es finden sich zumeist Mischformen aus den unterschiedlichen Komponenten der Idealtypen. Bei der Auswahl der Länder für die Übersichtsdarstellung haben wir Länder berücksichtigt, die den drei Modellen zugeordnet werden können.

1. Das so genannte **Bismarckmodell** geht auf die Einführung einer Krankenversicherung durch Otto von Bismarck (1815–1898) zurück, der damit zunächst beabsichtigte, die arbeitenden Schichten der aufkommenden sozialistischen Bewegung fern zu halten. Der Sozialversicherungsgedanke wird von den Prinzipien der Subsidiarität, d. i. Einspringen bei Notlagen, die der Einzelne und sein soziales Netzwerk nicht tragen können, und der Solidarität geprägt. Die Ausprägung des Bismarckschen Systems, wie wir sie heute in Deutschland beobachten können, hat sich erst im Verlauf herausgebildet. Weitere Beispiele für soziale Versicherungssysteme sind die Niederlande und Österreich. Frankreich lässt sich weitgehend auch diesem Typus zuordnen; es hat ein Mischsystem aus staatlicher Steuerung und abgabenfinanziertem Bismarckmodell. Auch weil Frankreich in einer WHO-Studie (Tandon et al. 2000) als bestes Gesundheitssystem der Welt eingestuft ist, wurde es in die Übersicht aufgenommen. Derzeit werden in dem von Wahlfreiheit geprägten System ähnli-

che Strukturveränderungen wie in Deutschland diskutiert und forciert: Hausarztsystem, elektronische Patientenakte, Mindestmengen in der Spezialbehandlung. Weiterhin sollen Kosten gespart werden, indem der Anteil an Generika an den Verschreibungen erhöht wird.

2. Das sog. **Beveridge-Modell** wurde von Sir William Beveridge (1879–1963) begründet. Er sah vor, dass ein Gesundheitssystem vom britischen Staat über Steuern finanziert und betrieben werden sollte. Ärzte sollten Angestellte des Staates (bzw. einer nationalen Gesundheitseinrichtung) sein. Weitere Beispiele staatlich geleiteter Gesundheitssysteme sind Neuseeland, Kanada, Schweden und Italien. Großbritannien, Italien und Schweden dienen der Erläuterung staatlicher Systeme mit jeweils spezifischer Profilbildung. Für Großbritannien wird exemplarisch die Steuerung des Systems durch ein staatlich geleitetes Institut zur Bewertung von Kosten und Nutzen medizinischer Technologien dargestellt. Mit Schweden wird ein am Modell des Wohlfahrtsstaats ausgerichtetes Gesundheitssystem in den Blick genommen, das nichtsdestotrotz mit Priorisierung in der Versorgung und Vorgaben in der Arzneimittelversorgung (Positivliste, parastaatliches Apothekensystem) die Knappheit der Mittel beherrschen will.
Am Beispiel Italiens lässt sich der Effekt der Regionalisierung im Gesundheitswesen mit seinen Vorteilen (wirtschaftlichere Leistungserbringung) wie Nachteilen (keine Verringerung der regionalen Unterschiede in der Versorgungsqualität) verdeutlichen.

3. Als so genanntes **Marktmodell** werden die USA zitiert. In diesem Modell unterliegen der Versicherungsmarkt und der Leistungserbringermarkt unmittelbarer den Gesetzen von Angebot und Nachfrage. Die USA wurden als Prototyp eines Marktsystem für die Übersicht ausgewählt. Das Land ist der weltweit größte Gesundheitsmarkt und hat das weltweit teuerste Gesundheitswesen. Weitere Beispiele für marktorientierte Systeme sind Singapur und die Schweiz, wobei das in der Schweiz streng genommen nur für den Versicherungsmarkt gilt.

Die Schweiz wird in Bezug auf neue Versorgungsformen, Prävention und Finanzierung häufig als Vorbild diskutiert (Managed-Care-Modelle, Zahnstatus, Versichertenprämie ohne Arbeitgeberbeteiligung: die sog. Kopf-Pauschale).[146]
Des Weiteren gibt es vielfältige Mischmodelle aus diesen Komponenten sowohl auf der Finanzierungs- als auch auf der Leistungserbringerseite. Auch in der wissenschaftlichen Darstellung wird nicht nur ein Nebeneinander der drei Systeme vertreten, sondern auch ein Modell des kontinuierlichen Übergangs (s. **Abb. 12-3**).

12.4 Gesundheitssystemvergleiche von WHO und OECD

Gesundheitssystemvergleiche werden unter unterschiedlicher Perspektive von Organisationen wie der WHO oder OECD und von wissenschaftlichen Institutionen in einzelnen Ländern durchgeführt. Während die WHO beispielsweise Zahlenmaterial vorlegt, um die Leistungsfähigkeit eines Systems einzuordnen, sind von (nationalen) Institutionen vorgelegte Vergleiche eher dazu gedacht, im eigenen Land Reformen vor dem Hintergrund der Veränderungen in den verglichenen Ländern zu initiieren (z.B. Mühlbauer/Henke et al., 2004). Im Folgenden wird eine Auswahl von Gesundheitssystemvergleichen vorgestellt, die exemplarisch für die unterschiedlichen methodischen Vorgehensweisen stehen.

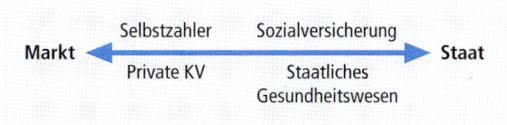

Quelle: Nach Blank/Burau (2004), S. 24.

Abbildung 12-3: Modell des kontinuierlichen Übergangs.

---

146 Einige Länder, die ebenfalls sehr interessante Entwicklungen bieten, konnten in die Übersicht nicht aufgenommen werden.

12.4.1 Bewertung der Leistungsfähigkeit von Gesundheitssystemen (WHO, 2000)

Die WHO hat in verschiedenen Studien normative Gesundheitssystemvergleiche publiziert. Diese Publikationen messen Gesundheitssysteme nicht nur an der Maximierung der Gesundheit der Bevölkerung, sondern versuchen die Gesamtbewertung von Gesundheitssystemen auf eine evidenzgestützte Basis zu stellen. Wichtigster Parameter des Systemvergleichs ist die Effizienz. Sie zeigt den Grad, wieweit ein Ziel in der Gesundheitsversorgung erreicht wird im Verhältnis zum Maximum, das mit den dafür verbrauchten Ressourcen erreichbar wäre.

In der Studie von Tandon et al. (2000) werden dazu intrinsische und instrumentale Ziele der Gesundheitsversorgung differenziert. Es werden drei intrinsische Ziele festgesetzt, die anhand der beiden Kategorien Qualität des Systems sowie Gleichheit im Zugang und in der Verteilung der Leistungen des Systems bewertet werden. Qualität bezeichnet den im System erreichten Versorgungsstand, Gleichheit die Verteilung der Versorgung über die gesamte Bevölkerung. Als weiteres Ziel gilt die Fähigkeit des Systems, auf die Bedürfnisse der Bevölkerung wie Kundenorientierung und Respektierung von Persönlichkeitsrechten einzugehen. Als drittes Ziel werden Fairness in der Finanzierung und Schutz vor finanziellen Risiken herangezogen. Der tatsächlich erreichte Stand eines Systems gemessen an den drei Zielen wird dem Wert gegenübergestellt, den das jeweilige Gesundheitssystem aufgrund der Ressourcen, die es einsetzt, erzielen müsste. Auf dieser Basis wurden 191 evaluierte Länder in eine Rangfolge gebracht.

Kritisch anzumerken ist bei dieser Art der Studie, dass viele Daten, auf denen der Vergleich basiert, für arme Länder nicht verfügbar sind. Des Weiteren wurden die drei Ziele in ihren zwei Dimensionen zu einem Index, also einer Zahl, zusammengefasst, was ebenfalls methodische Probleme bei der Konstruktion dieses Index aufwirft, auch wenn die Gewichtung der fünf Parameter nach Gewichtungsfaktoren einer Umfrage (Smith, 1990) vorgenommen wurde.

In einem weiteren Vergleich zur Leistungsfähigkeit von Gesundheitssystemen wendet die WHO im *World Health Report* den Indikator «disability adjusted life expectancy» (DALE) an. Es wurde bemängelt, dass dieser Indikator zu wenig die Leistungen berücksichtigt, die auf das Gesundheitssystem zurückgehen. So haben Nolte und McKee (2003) unter Berücksichtigung des Indikators «mortality amenable to health care» eine Neubewertung vorgenommen. Daten für Bevölkerung und Sterblichkeit wurden für 19 Länder auf eine Liste von Ursachen hin untersucht, die als vermeidbare Todesursachen gelten können (vgl. Nolte/McKee, 2004), wie z.B. Keuchhusten und Masern bei den bis zu 14-Jährigen oder Grippe und Appendizitis bei den bis zu 74-Jährigen. Die Auswertung erfolgte in zwei Schritten. Unter zusätzlicher Berücksichtigung der koronaren Herzkrankheit als vermeidbarer Todesursache ergibt sich eine Änderung der Rangfolge. In der Tendenz rücken die nordeuropäischen Länder in der Rangfolge nach oben, während die südeuropäischen abfallen. Eine mögliche Erklärung ist, dass der Effekt der mediterranen Diät c.p. größer ist als der des Gesundheitssystems.

12.4.2 Kommentierte Gesundheitssystemvergleiche (OECD, 2003)

Kommentierte Vergleiche von Datenmaterial legt u.a. die OECD vor. So haben Docteur und Oxley mit der Studie «Health-Care Systems: Lessons from the Reform Experience» die Entwicklungen der zweiten Hälfte des 20. Jahrhunderts in den OECD-Ländern aufbereitet und kommentiert. In der Kommentierung erfolgt eine Bewertung der Reformen anhand folgender Kriterien:

- Zugang zu den notwendigen Einrichtungen im Gesundheitswesen
- Verbesserung der Qualität und der Ergebnisse der Leistungen im Gesundheitswesen
- makroökonomische Effizienz: Zuweisung eines angemessenen Budgets aus öffentlichen Mitteln an das Gesundheitswesen
- mikroökonomische Effizienz: Erbringung der Leistung in kosteneffektiver und kosteneffizienter Weise.

12.4.3 Vergleich von Gesundheit und Gesundheitsverhalten (WHO HBSC)

Exemplarisch wird die Studie über Gesundheit und Gesundheitsverhalten von Kindern und Jugendlichen[147] vorgestellt, die mittlerweile Daten aus 41 Ländern bzw. Regionen von mehr als 200 000 Schülern und Schülerinnen der Altersgruppen 11, 13 und 15 Jahre erhebt. In der siebten Befragungswelle 2005/2006 wurde insbesondere auch die Frage nach der sozialen Ungleichheit untersucht. Nach Erhebung der demografischen und sozialen Kontextdaten werden Daten zum allgemeinen Gesundheitszustand, zu den Beziehungen in Familie und unter Freunden in der schulischen Umwelt sowie Ernährung, Rauchen, Alkohol, Medikamentenverbrauch und sexuelle Aktivität abgefragt. Ziel der Untersuchung ist es, auf dieser Datenbasis Ansätze zu Gesundheitsförderung und Gesundheitsbildung sowohl auf nationaler wie auch internationaler Ebene zu entwickeln und zu fördern.

Für das Kriterium, täglich Obst zu essen beispielsweise, führt Portugal in allen drei untersuchten Altersgruppen die Übersicht an. Unter den zehn Ländern, in denen am wenigsten Kinder angeben, täglich Obst zu verzehren, befinden sich Finnland, Grönland, Norwegen und auch Frankreich. Die Liste, täglich Kartoffelchips zu essen, führt Großbritannien an. Ebenso stehen die USA hier sehr weit oben, am unteren Ende sind Dänemark, Norwegen und Schweden in allen Altersgruppen zu finden. Nahezu ähnlich verhält es sich bei der Abfrage täglichen Süßigkeiten- oder Schokoladengenusses.

12.5 Fazit

Gesundheitssystemvergleiche können Daten für eine Analyse nationaler Gesundheitssysteme bereitstellen. Damit können sie hilfreich für Entscheidungen bei der Umgestaltung von Gesund-

---

147 Weitere Informationen zu Health Behavior in School-Aged Children (HBSC), http://www.hbsc.org/ bzw. für Deutschland: http:// www.hbsc-germany.de.

Tabelle 12-1: Demographische Daten (2006) im Ländervergleich.

Demographische Daten	Deutschland	Frankreich	Italien	Schweden	Schweiz	Vereinigtes Königreich	USA
Gesamtbevölkerung-Tausend (2006)	82 368	61 353	58 435	9 081	7 484	60 587	299 399
% der Bevölkerung 0–14 Jahre (2006)	13,7	18,4	14,2	17,1	15,9	20,3	17,7
% der Bevölkerung 15–64 Jahre (2006)	66,6	65,2	66,3	65,5	68	67,3	66,3
% der Bevölkerung über 65 Jahre (2006)	19,7	16,4	19,6	17,3	16,1	12,4	16,0
Geburtenziffer-Rohziffer je 1000 (2006)	8,2	13,0	9,6	11,7	9,8	12,4	13,9
% der Erwerbspersonen insgesamt (2006)	44,2	40,6	38,8	37,2	56,2	46,8	47,9 (2005)
% Arbeitslose (2005)	5,5	4,5	3,2	4,0	2,5	2,2	2,6

OECD, Demographische Daten, 2008

Tabelle 12-2: Wirtschaftliche Daten im Ländervergleich (2006).

Wirtschaftliche Daten	Deutschland	Frankreich	Italien	Schweden	Schweiz	Vereinigtes Königreich	USA
Bruttoinlandsprodukt – Millionen US $ Wechselkurs	3 320 274	2 239 941	2 103 480	454 709	388 942	2 410 952	13 132 900
Produktion pharmazeutische Industrie – Millionen US $ Wechselkurs	21 700	29 965	20 092	6 481	–	23 221	138 339
Exporte pharmazeutische Industrie – Millionen US $ Wechselkurs	24 535	19 362	10 797	6 460	19 192	20 097	20 705
Gesamtgesundheitsausgaben – Millionen US$ Wechselkurs	306 254	248 818	183 438	36 074	43 986	201 881	2 010 175
Öffentliche Gesundheitsausgaben – % Gesamtgesundheitsausgaben	76,9	79,7	77,0	81,7	60,3	87,3	45,8
Private Gesundheitsausgaben – % Gesamtgesundheitsausgaben	23,1	20,3	23,0	18,3	39,7	12,7	54,2
Gesamtausgaben Prävention & öffentliche Gesundheit – % Gesamtgesundheitsausgaben	3,3	2,2	0,6	3,5	2,2	–	3,4
Gesamtausgaben Bildungseinrichtungen – % Bruttoinlandsprodukt	5,2	6,1	4,9	6,7	6,2	5,9	7,4
Gesamtgesundheitsausgaben – % Bruttoinlandsprodukt	10,6	11,1	8,7	9,2	11,3	8,4	15,3
Laufende öffentliche Gesundheitsausgaben – % Gesamtstaatsausgaben	17,3	16,0	13,5	13,3	18,6	–	19,0

–: Keine Daten vorhanden
Quelle: OECD, Gesundheitsdaten, 2008.

Tabelle 12-3: Lebenserwartung im Ländervergleich (2006).

Lebenserwartung	Deutschland	Frankreich	Italien	Schweden	Schweiz	Vereinigtes Königreich	USA
Gesamtbevölkerung (Geburt) – Jahre	79,8	80,9	80,9	80,8	81,4	79,1	77,8
Frauen bei der Geburt – Jahre	82,4	84,4	82,9	82,9	84,2	81,1	80,4
Männer bei der Geburt – Jahre	77,2	77,3	76,8	78,7	79,2	77,1	75,2
Neonatale Mortalität – Todesfälle/ 1000 Lebendgeburten	–	2,5	2,8	1,8	3,4	3,5	4,5

–: keine Daten vorhanden
Quelle: OECD, Gesundheitsdaten, 2008.

Tabelle 12-4: Input im Ländervergleich (2006).

Input	Deutschland	Frankreich	Italien	Schweden	Schweiz	Vereinigtes Königreich	USA
Praktizierende Ärzte – Zahl je 1000 Einwohner	3,5	3,4	3,7	3,5	3,8	2,5	2,4
Praktizierende Allgemeinärzte – Zahl je 1000 Einwohner	1,0	1,7	0,9	0,6	0,5	0,7	1,0
Praktizierende Fachärzte – Zahl je 1000 Einwohner	2,5	1,7	–	2,5	2,7	1,7	1,5
Praktizierende Zahnärzte – Zahl je 1000 Einwohner	0,8	0,7	0,6	0,8	0,5	0,5	0,6
Praktizierende Apotheker – Zahl je 1000 Einwohner	0,6	1,2	0,8	0,7	–	0,7	0,8
Krankenschwester/ Pfleger – Zahl je 1000 Einwohner	9,8	7,6	7,1	10,7	14,1	11,9	10,5
Betten: Stationäre Versorgung/ 1000 Einwohner	8,3	7,2	4,0	–	3,5	3,6	3,2

–: Keine Daten vorhanden
Quelle: OECD, Gesundheitsdaten, 2008.

Tabelle 12-5: Inanspruchnahme (2006).

Inanspruchnahme	Deutschland	Frankreich	Italien	Schweden	Schweiz	Vereinigtes Königreich	USA
Mittlere Verweildauer: stationäre Versorgung – Tage	10,1	13,2	7,4	6,1	11,3	8,7	6,4
Mittlere Verweildauer: akute Versorgung – Tage	8,5	5,4	6,7	4,6	8,2	7,5	5,6
Gesamtinlandsarzneimittelabsatz – Millionen US$ Wechselkurs	29 615	30 973	25 553	4863	4622	23 111	–
Arztbesuche – Anzahl pro Kopf	7,0	6,4	7,0	2,8	3,0	5,1	4,0

–: Keine Daten vorhanden
Quelle: OECD, Gesundheitsdaten, 2008.

Tabelle 12-6: Medizinische Leistung im Ländervergleich (2006).

Medizinische Leistung	Deutschland	Frankreich	Italien	Schweden	Schweiz	Vereinigtes Königreich	USA
Gesamtausgaben stationäre Leistungen – % Gesamtgesundheitsausgaben	35,0	39,6	45,3	25,0	46,2	–	25,9
Gesamtausgaben abulante Leistungen – % Gesamtgesundheitsausgaben	22,1	17,5	30,7	33,9	28,7	–	44,8
Gesamtausgaben häusliche Pflege – % Gesamtgesundheitsausgaben	5,9	2,5	–	1,1	2,1	–	2,6
Gesamtausgaben sonstige Leistungen – % Gesamtgesundheitsausgaben	6,2	3,9	–	–	3,2	–	–

–: Keine Daten vorhanden
Quelle: OECD, Gesundheitsdaten, 2008.

heitssystemen sein. Bei der Interpretation der unterschiedlichen Systeme sollten auch die jeweilige Kultur und das politische System sowie wirtschaftliche, gesellschaftliche und technologische Entwicklungen berücksichtigt werden. Eine Bestimmung der Leistungsfähigkeit eines Gesundheitssystems wird immer vor diesem Hintergrund zu sehen sein. Ob Gesundheitssystemvergleiche darüber hinaus dazu taugen, Rangfolgen unter Systemen aufzustellen, ist umstritten und auch nur bedingt sinnvoll. Die methodischen Probleme (Konsensfindung über Umfang, Ziele und Indikatoren der Gesundheitssysteme) gilt es ebenso bei der Bewertung von Vergleichen zu berücksichtigen.

Demografische, wirtschaftliche und weitere vergleichende Daten der hier vorgestellten Länder sind aus den **Tabellen 12-1** bis **12-6** ersichtlich.

Literatur

Arnold, M. (1998): Gesundheitssystemforschung. In: Hurrelmann, K.; Laaser, U. (Hrsg.): Handbuch Gesundheitswissenschaften. Weinheim/München, Juventa Verlag: 851 – 73.

Bennett, A.C. (1978): Improving Management Performance in Health Care Institutions. Chicago, American Hospital Association.

Blank, R.H.; Burau, V. (2004): Comparative Health Policy. Basingstoke/New York, Palgrave Macmillan.

Brand, H.; Schmacke, N.; Brand, A. (2003): Der öffentliche Gesundheitsdienst. In: Schwartz, F.W. et al. (Hrsg.): Public Health. Gesundheit und Gesundheitswesen. München/Jena, Urban und Fischer: 367 – 75.

Currie, C., Gabhainn, S.N., Godeau, E. et al.: For the HBSC International Coordinating Centre (2008): Inequalities in Young People's Health. Health Behaviour in School-Aged Children. International Report from the 2005/2006 Survey. Health Policy for Children and Adolescents, No. 5. WHO Regional Office, Copenhagen (http://www.euro.who.int/Document/E91416.pdf, Abfrage am 09.09.2008).

Docteur, E.; Oxley, H. (2003): Health-Care Systems: Lessons from the Reform Experience. OECD Health Working Papers no 9.

Evans, D.E.; Tandon, A.; Murray, C.J.L. et al. (2000): The comparative efficiency of national health systems in producing health: an analysis of 191 countries. GPE discussion paper no 29. Geneva, Word Health Organization.

Guthrie, B. (2008): Measuring the quality of healthcare systems using composites. BMJ 337: a639.

Hurrelmann, K.; Klocke, A.; Melzer, W. et al. (2003) WHO-Jugendgesundheitssurvey – Konzept und ausgewählte Ergebnisse für die Bundesrepublik Deutschland (http://www.hbsc.org/countries/downloads_countries/Germany/Artikel%20Erziehungswisenscha.pdf, Abfrage am 2.5.2005).

Miguel, J.M. de (1971): A framework for the study of national health systems. Inquiry, 12: 10 – 24.

Möller, J. (2002): Methoden zur Evaluation von Gesundheitsorganisationen. Habilitationsschrift Universität Bielefeld.

Myers, B.A. (1986): Social Policy and the Organization of Health Care. In: Last, J.M. (ed.): Maxcy-Rosenau-Last Public Health and Preventive Medicine. Norwalk, Appleton Century Crofts 1986: 1639 – 67.

Nolte, E.; McKee, M. (2004): Does health care save lives? Avoidable mortality revisited. London, The Nuffield Trust.

Nolte, E.; McKee, M. (2003): Measuring the health of nations: analysis of mortality amenable to health care. BMJ 327: 1129.

Øvretveit, J. (1998): Comparative and Cross-cultural Health Research. Abdingdon UK, Radcliffe Medical Press.

Pfaff, H. (2003): Versorgungsforschung – Begriffsbestimmung, Gegenstand und Aufgaben. In: http://www.zvfk.de/content/e4/e475/PfaffHVersorgungsforschung BegriffsbestimmungGegenstandundAufgaben.pdf, Abfrage am 2.5.2005.

Schwartz, F.W.; Busse, R. (2003): Denken in Zusammenhängen: Gesundheitssystemforschung. In: Schwartz, F.W. et al. (Hrsg.): Public Health. Gesundheit und Gesundheitswesen. München/Jena, Urban und Fischer: 516 – 45.

Smith, P. (1990): The Use of Performance Indicators in the Public Sector. J Royal Statistical Society Series A 153: 53 – 72.

Tandon, A.; Murray, C.; Lauer, J.; Evans, D. (2000): Measuring overall health system performance for 191 countries. GPE discussion paper no 30. Geneva, WHO.

Weinermann, E.R. (1971): Research on Comparative Health Service Systems. Medical Care 9: 272 – 90.

Wendt, C. (2005): Der Gesundheitssystemvergleich: Konzepte und Perspektiven. Arbeitspapiere – Mannheimer Zentrum für Europäische Sozialforschung (MZES) Nr. 88.

World Health Organisation (2000): The World Health Report 2000. Health Systems: Improving Performance. Geneva.

13. Schweiz

Andreas Gerber

Das Schweizer Gesundheitssystem ist wie das Land selbst föderal aufgebaut (Kocher, 2004: 104–110).[148] Die Sanitäts- bzw. Gesundheitsdirektoren und -direktorinnen leiten die Gesundheitssysteme der 26 Kantone bzw. Halbkantone (äquivalent zu Gesundheitsministern) und sind in der «Schweizerischen Sanitätsdirektorenkonferenz» (SDK) zusammengeschlossen. Die Bundesregierung gibt den Rahmen im Bereich der Kranken-, Unfall- und Invalidenversicherung und des öffentlichen Gesundheitswesens vor, innerhalb dessen die Kantone und Gemeinden als zweite und dritte staatliche Ebene des Systems Ausführungsbestimmungen erlassen und den Vollzug der Gesetze gewährleisten. Durch das Krankenversicherungsgesetz (KVG) sind aber «direkt und indirekt zahllose Bereiche des Gesundheitssystems» auf Bundesebene geregelt worden. Und auch wenn «zahlreiche Verflechtungen und unklare Verhältnisse» in der Kompetenzzuteilung (noch) bestehen, so haben Reformen zu einer besseren Regelung der Zuständigkeiten beigetragen.

13.1 Das System der sozialen Sicherheit: Die Finanzierung

Neben der Krankenversicherung umfasst das System der Sozialversicherung die Unfallversicherung und die Invalidenversicherung. Seit 1959 gehören alle Arbeitnehmer zur Invalidenversicherung, seit 1984 zur Unfallversicherung. Diese beiden Zweige der Sozialversicherung werden über Lohnprozente durch Arbeitgeber und Arbeitnehmer anteilig bezahlt.

1994 wurde in der Schweiz mit dem Krankenversicherungsgesetz (KVG) (http://www.parlament.ch/homepage/do-dosiers-az/do-kvg.htm) mit Gültigkeit zum 1.1.1996 erstmalig ein national koordiniertes Gesundheitssystem geschaffen, das bis dahin aus 26 kantonalen Systemen bestand. Ziel der Bundesregierung war es, Lücken im Leistungskatalog zu schließen, die Solidarität unter den Versicherten zu stärken und die (steigenden) Kosten einzudämmen.

Für das Ausland am stärksten wahrnehmbar war die Veränderung des Krankenversicherungssystems. Das freiwillige private System der Krankenversicherung wurde ersetzt durch ein System, das sich in eine obligatorische Grund- und eine freiwillige Zusatzversicherung gliedert. Es besteht damit eine generelle Versicherungspflicht in der obligatorischen Krankenpflegeversicherung (OKP) bei einheitlichem Leistungskatalog. Mittels einer risikounabhängigen einheitlichen Kopfprämie, d.h. jeder Erwachsene bezahlt dieselbe Prämie, wird das System

---

148 Eine aktuelle Gesamtdarstellung des «Gesundheitswesen Schweiz» findet sich in dem gleichnamigen Buch von Kocher/Oggier, 2004. Da im Rahmen dieses Lehrbuches das Spezielle der ausgewählten Länderdarstellungen herausgehoben werden soll, bleiben viele Aspekte des Schweizer Gesundheitssystem in unserer Darstellung unberücksichtigt, die in der genannten Publikation ausführlich behandelt werden.

finanziert. Allerdings werden die Prämien in jedem Kanton in unterschiedlicher Höhe festgelegt. Die Prämie ist jährlich neu vom Bundesamt für Sozialversicherung zu genehmigen. Mit der Prämie gibt es keine Vollversicherung. Hinzu kommen Selbstbeteiligungen und generell unversicherbare Leistungen wie z.B. bestimmte Medikamente (Herzlinger/Parsa-Parsi, 2004).

Die Versicherer müssen alle Antragsteller für die Pflichtversicherung akzeptieren, können aber Antragsteller für Zusatzversicherungen ablehnen, was in diesem Bereich zur Risikoselektion führt (Herzlinger/Parsa-Parsi, 2004).

Zusatzversicherungstarife werden nach Vorgeschichte, Risiko und Geschlecht der Versicherten festgesetzt (Frei, 2004, S. 145; Britt et al., 2004, S. 166–69). Sie können von gewinnorientierten Organisationen angeboten werden, Pflichtpolicen aber nur von nicht gewinnorientierten Unternehmen.

13.1.1 Prämienerhebung und -verbilligung

Die Prämien werden von den Krankenkassen für jeden Kanton festgelegt und werden in drei Abstufungen je nach Siedlungsstruktur festgesetzt. Es gibt extreme Spannweiten bei den inter- und intrakantonalen Durchschnittswerten, die von 216 SFr bis zu 423 SFr (Durchschnitt Schweiz: 313 SFr) reichen (Schweizerisches Gesundheitsobservatorium Zahlen 2007).

Für alle, die die Kopfprämien nicht oder nur unter großer finanzieller Belastung selbst finanzieren können, gibt es Subventionen, die zu zwei Dritteln vom Bund und zu einem Drittel von den Kantonen getragen werden (s. u.a. Britt et al., 2004, S. 165; Pfaff et al., 2003). Einige Kantone haben den Prozentsatz zur Prämienverbilligung regelmäßig erhöht, so wurde er im Kanton Luzern über 10 Jahre von 7 auf zuletzt 14,5 % des Einkommens angehoben. Außerdem entscheidet die Art der Prämienverbilligung zum Teil darüber, wie motiviert die Versicherten sind, sich einen günstigen Versicherer und/oder ein günstiges Versicherungsmodell zu wählen (BSV, 2001). Als Grundlage für die Bewilligung einer Unterstützung dienen die Steuererklärung bzw. die Erfolgsrechnung bei Selbstständigen. Je nach Kanton gibt es Unterschiede in den steuer-

lichen Abzugsmöglichkeiten, in der Berücksichtigung von Vermögen, der Bewertung der sozialen Stellung und der Haushaltsgröße (Pfaff et al., 2003, S. 54).

Sowohl bei der Berechnung als auch bei der Gewährung und Auszahlung gibt es verschiedene Modelle. Für die Berechnung der Prämienverbilligung gibt es das

- Einkommensstufenmodell (12 Kantone: Ein fester Betrag an Prämienverbilligung wird bei der Überschreitung festgesetzter Einkommensgrenzen berechnet) und das
- Prozentmodell (14 Kantone: Die Prämie darf einen Anteil am Einkommen nicht übersteigen, ansonsten erfolgt eine Verbilligung; s. auch Balthasar et al., 2001).

Für die Gewährung bzw. Ausbezahlung gibt es folgende drei Modelle:

- Anhand der Steuererklärung wird die Verbilligung gewährt und ausbezahlt (5 Kantone).
- Anspruchsberechtigte werden angeschrieben und müssen dann einen Antrag stellen (19 Kantone).
- Allgemeine Informationen über Plakate, Medien, Versand an alle Haushalte ergehen an die Bevölkerung, die dann einen Antrag stellen kann (2 Kantone).

Die Antragstellung ist in einigen Kantonen nur zu einem festen Termin einmal im Jahr möglich, in anderen ganzjährig. Letzteres Verfahren ist teurer, aber eher den sich verändernden Verhältnissen angepasst. Die Auszahlung erfolgt in 16 Kantonen an die Versicherer, in 10 an die Versicherten.

2005 waren 30,3 % der Bevölkerung auf Unterstützung angewiesen, das sind ca. 2,3 Mio. Menschen. Von 1997 bis 2007 sind die Prämien im Durchschnitt um 5,3 % pro Jahr angestiegen. Pro begünstigte Person werden durchschnittlich 1379 Sfr pro Jahr an Prämienverbilligung aufgewendet.

Neben der Prämie müssen die Erwachsenen einen gesetzlich festgelegten Selbstbehalt (= Franchise) von 300 SFr bezahlen. Weiterhin müssen sie sich mit 10% an den weiter entstehenden Kosten bis zu einem Höchstbetrag an

Eigenleistung von 700 SFr beteiligen (Beispiel: 3000 SFr Ausgaben pro Jahr, davon 300 SFr Selbstbehalt und 10 % = 270 SFr = 570 SFr = 19 % der Ausgaben out of pocket). Für Kinder und Jugendliche besteht nur der Selbstbehalt in verminderter Höhe bis zu 350 SFr. Für die Altersgruppe der 18- bis 25-Jährigen gibt es reduzierte Prämien. Für Generika müssen 10 %, für Originalpräparate 20 % zugezahlt werden. Damit verwundert es nicht, dass die Schweiz mit einem Out-of-pocket-Anteil von 30,5 % der Ausgaben für Gesundheit selbst weit vor den USA und allen anderen OECD-Ländern liegt.

Außerdem kann man so genannte Bonus-Versicherungen wählen. Die Prämie wird mit jedem Jahr, in dem man sich keine Leistungen vergüten lässt, gesenkt. Die Ausgangsprämie ist 10 % höher als die ordentliche Prämie. Innerhalb von fünf Jahren kann sie anschließend auf 45% der Ausgangsprämie sinken.

Versicherer können auch sonst Versicherungspakete frei im Zuschnitt und Preis erstellen, wenn sie z. B. ein Modell von sog. Managed Care (s. Kapitel 18 «USA») einrichten (Herzlinger/Parsa-Parsi, 2004). Diese Versicherungsprämien sind deutlich niedriger.

13.1.2 Der Risikostrukturausgleich in der Schweiz

Ein Risikostrukturausgleich (RSA) wurde in der Schweiz vom Bundesrat (= siebenköpfige Exekutive, Regierung der Schweiz) mit Beginn im Jahr 1993 als «befristete Maßnahme gegen die Entsolidarisierung in der Krankenversicherung» eingeführt (Spycher, 2004). Hintergrund war, dass neue Versicherer in den Markt eintraten und billige Prämien anboten, die insbesondere die Jungen und Gesunden attrahierten. Kränkere und Ältere waren nicht geneigt zu wechseln, da die Einstufung nach Eintrittsalter und bis 1993 auch nach Geschlecht erfolgte. In der Folge gab es in der Schweiz Debatten sowohl um den RSA als Instrument des Wettbewerbs als auch um die Ausgestaltung der Faktoren zur Risikoadjustierung Mit den derzeitigen Kriterien werden nur etwa «20% der erklärbaren Unterschiede im Gesundheitszustand der Versicherten abgedeckt» (Spycher, 2004, S. 1632). Aktuell ist

eine Verlängerung des RSA von der Bundesversammlung für fünf weitere Jahre bis zum Ende des Jahrzehnts beschlossen worden, jedoch bleibt die Ausgestaltung offen (Spycher, 2004).

13.2 Zugang zu Gesundheitsleistungen und Vergütung

Es besteht generell freie Arztwahl. Aufgrund der Niederlassungsfreiheit der Ärzte gibt es regional deutliche Unterschiede in der Versorgung. Seit 1990 mit der Einführung von Managed Care (s. u. a. Huber et al. 2002) gibt es für die darin eingeschriebenen Versicherten klar vorgegebene Zugangswege über die Hausärzte. Die Schweizer Versicherten haben keine Information über die Qualität der Leistungserbringer (Herzlinger/Parsa-Parsi, 2004).

Generell werden gleiche Leistungen ungeachtet der Qualität, mit der sie erbracht wurden, mit dem gleichen Preis vergütet. Auf kantonaler Ebene werden die Preise zwischen der Ärzteassoziation und der Schweizer Versicherungsassoziation verhandelt und als Einzelleistungen vergütet («fee for service»). Das KVG schreibt für den Krankenhausbereich Pauschalen vor. Nach einigem politischem Hin und Her sollen nun bis Ende 2011 Fallpauschalen flächendeckend eingeführt werden. Die Schweizer dürfen nunmehr auch die Spitäler frei wählen, was bisher nicht der Fall war, denn die OKP sieht die Behandlung im Heimatkanton vor. Kantone, die keine entsprechenden Abteilungen haben, waren bisher an Vereinbarungen mit anderen Kantonen gebunden.

13.3 Fazit

Laut Spycher (2005) liegt dem KVG und damit dem Schweizer Gesundheitssystem ein Prinzip des «gelenkten Wettbewerbs» zugrunde. Damit wird ein Wettbewerb zwischen Versicherern und Leistungserbringern «innerhalb von klaren staatlichen Rahmenbedingungen» beschrieben (S. 2 d. Zusf.). Ob allerdings die Ziele des KVG, u. a. Stärkung der Solidarität und Kostensenkung, mit der Einführung der Kopfprämien erreicht werden bzw. erreicht worden sind, ist angesichts der stetig steigenden Prämien fragwürdig (s. auch Oggier, 2005).

Literatur

Balthasar, A.; Bieri, O.; Furrer, C. (2001): Evaluation des Vollzugs der Prämienverbilligung – Eine Untersuchung in den Kantonen Genf, Neuenburg, Basel-Stadt, Zürich, Luzern und Appenzell Ausserrhoden. BSV Forschungsbericht Nr. 5, Luzern.

Beck, S.; Spycher, S.; Holly, A.; Gardiol, L. (2003): Risk adjustment in Switzerland. Health Policy, 65: 63–74.

Britt, F.; Brombacher-Steiner, MV; Streit, P. (2004): Krankenversicherung. In: Kocher, G.; Oggier, W. (Hrsg.): Gesundheitswesen Schweiz 2004–2006. Eine aktuelle Übersicht. 2. vollständig überarbeitete und aktualisierte Auflage. Bern/Göttingen/Toronto/Seattle, Hans Huber Verlag: 153–72.

Bundesamt für Gesundheit (BAG) (2004): Statistiken der Obligatorischen Krankenversicherung 2002. Statistiken der Krankenversicherung (http://www.bag.admin.ch/kv/statistik/d/2002/KV_2002.pdf, Abfrage am 23.2.2005).

Bundesamt für Gesundheit (BAG, http://www.bag.admin.ch/d/, Abfrage am 22.2.2005), vormals im Zuständigkeitsbereich des Bundesamtes für Sozialversicherung (BSV).

Bundesamt für Sozialversicherung (BSV) (2001): Wirkungsanalyse Krankenversicherungsgesetz – Syntheseericht. Bern.

Colombo, F. (2001): Towards More Choice in Social Protection? Individual Choice of Insurer in Basic Mandatory Health Insurance in Switzerland. Paris, France. OECD Labor Market and and Social Policy Occasional Papers No. 53.

European Observatory on Health Care Systems (2000): Switzerland. Health Care Systems in Transition (HiT).

Frei, W. (2004): Krankenversicherer. In: Kocher, G.; Oggier, W. (Hrsg.): Gesundheitswesen Schweiz 2004–2006. Eine aktuelle Übersicht. 2. vollständig überarbeitete und aktualisierte Auflage. Bern/Göttingen/Toronto/Seattle, Hans Huber Verlag: 144–52.

Gesundheit, soziale Sicherheit (http://www.ch.ch/urn:ch:de:ch:ch.04.09.01, Abfrage am 26.10.2005).

Health Policy Monitor (ohne Jahr): Country Fact Sheet – Switzerland (http://www.hpm.org/en/Country_Facts/Country_Selection.html;jsessionid=3B731BD68E047B8E1B74536D44B7AEB3, Abfrage am 10.09.2008).

http://www.hpm.org/en/Country_Facts/Country_Selection/Europe/Switzerland.html

Herzlinger, R.E.; Parsa-Parsi, R. (2004): Consumer-Driven Health Care. Lessons from Switzerland. JAMA 292: 1213–20.

Huber, F.; Marti, C.; Götschi, A.S.; Weber, A. (2002): Managed Care in der Schweiz. Geschichtlicher Abriss und Bedeutung der finanziellen Anreize. Schweizer Ärztezeitung, 83: 2629–32.

Kocher, G. (2004): Kompetenz- und Aufgabenteilung Bund – Kantone – Gemeinden. In: Kocher, G.; Oggier, W. (Hrsg.): Gesundheitswesen Schweiz 2004–2006. Eine aktuelle Übersicht. 2. vollständig überarbeitete und aktualisierte Auflage. Bern/Göttingen/Toronto/Seattle, Hans Huber Verlag: 104–10.

Mühlbacher, A.; Henke, K.D.; Knabner, K.; Mackenthun, B.; Schreyögg, J. (2004): Deutschland im Strukturvergleich von Gesundheitssystemen. Der Vergleich staatlicher und marktwirtschaftlicher Gesundheitssysteme am Beispiel Deutschlands, Großbritanniens, den Niederlanden und der Schweiz. Blaue Reihe. Berlin, Berliner Zentrum Public Health.

Oggier, W. (2005) Krankenversicherung: Kein Patentrezept in Sicht. Deutsches Ärzteblatt 102: A2439f.

Pfaff, A.B.; Pfaff, M.; Kern, A.O.; Langer, B. (2003): Auswirkungen verschiedener Modell-Varianten von Kopfpauschalen auf die Finanzierung von Krankenversicherungsleistungen in Deutschland. Projekt gefördert von der Hans Böckler Stiftung. Augsburg-Stadtbergen (http://www.sozialpolitik-aktuell.de/docs/KOPFA~2.PDF, Abfrage am 21.2.2005).

Reinhardt, U.E. (2004): The Swiss Health System. Regulated Competition Without Managed Care. JAMA, 292: 1227–31.

Schlette, S.; Blum, K.; Busse, R. (2008): Frankreich: Krankenhausreform mit Nebenwirkungen. In (dies.): Gesundheitspolitik in Industrieländern 9. Gütersloh, Verlag Bertelsmann Stiftung: 73–76.

Schweizerisches Gesundheitsobservatorium (http://www.obsan.ch/infozentrum/d/index.htm, Abfrage am 22.2.2005).

Spycher, S. (2005): Gesundheits- und Krankenversicherungspolitik in der Schweiz: eine Auslegeordnung. Im Auftrag des Schweizerischen Gewerkschaftsbundes (http://www.buerobass.ch/studienverz_d.html, dort Zusammenfassung und vollständiger Bericht, Abfrage am 22.2.2005).

Spycher, S. (2004): Die Reform des Risikostrukturausgleichs als Vorbedingung für die Aufhebung des Kontrahierungszwangs? Schweizer Ärztezeitung, 85: 1630–35.

Wasem, J.; Gress, S.; Rothgang, H. (2003): Kopfprämien in der gesetzlichen Krankenversicherung – Eine Perspektive für die Zukunft. Unveröffentliches Manuskript.

14. Frankreich

Andreas Gerber

14.1 Das System der Sozialversicherung: Finanzierung und Leistungsberechtigung

14.1.1 Die Entwicklung nach dem Zweiten Weltkrieg

1945 wurde ein allgemeines Sozialversicherungssystem zunächst für die Arbeiter und deren Familien eingerichtet. In den folgenden Jahren wurden weitere Bevölkerungsgruppen in das System aufgenommen. So folgten 1948 die Studenten, 1949 die Berufssoldaten, 1961 die Landwirte und ab 1966 die Selbstständigen. Die Landwirte und die Selbstständigen gehören innerhalb des Systems einem eigenen Zweig der gesetzlichen Krankenversicherung an. 1974 wurden auch alle die, die nicht in die genannten Kategorien fallen, einbezogen, z.B. Rentner und Arbeitslose. Wenn diese Gruppen ihre Beiträge nicht entrichten konnten, mussten sie sich an die Behörden in dem jeweiligen «Département» wenden, um finanzielle Unterstützung zu erhalten.

Initial war geplant, alle Einwohner Frankreichs in dieses einheitliche Sozialversicherungssystem einzubeziehen. Dies scheiterte letztlich am Widerstand bestimmter Bevölkerungsgruppen, für die bereits eine andere Art der Krankenversicherung bestand.

14.1.2 Die staatliche Krankenversicherung

In den drei größten Versicherungssystemen sind heute mehr als 95% der französischen Bevölkerung versichert. Das *Régime général/Caisse Nationale d'Assurance Maladie des Travailleurs Salariés (CNAMTS)* (dt.: nationale Krankenversicherung der angestellten Arbeiter) bedient die Arbeiter in Industrie und Handel und deren Familien (84% der französischen Bevölkerung) und die Anspruchsberechtigten der *Couverture Maladie Universelle* (CMU; ca. 1,6% der franz. Bev.) (dt.: universale Krankenversicherung, eine Art Absicherung für Bedürftige). Die *Mutualité sociale agricole (MSA)* versichert die Landwirte und ihre Angehörigen (7,2% der franz. Bev.). Die *Caisse Nationale d'Assurance Maladie des Professions Indépendantes (CANAM)* steht für die Selbstständigen wie Handwerker, Rechtsanwälte etc. (5% der franz. Bev.) offen. Seit der letzten Reform des Gesundheitswesens vom Sommer 2004 werden die drei «Kassen» zur Verbesserung der Koordination unter dem Dach der *Union Nationale des Caisses d'Assurance Maladie (UNCAM)* zusammengefasst (http://www. assurancemaladie.sante.gouv.fr/organisation/ uncam.htm, Abfrage am 15.5.2005).

Die drei Versicherungen sind im Prinzip gleich aufgebaut mit lokalen Strukturen («caisses primaires d'assurance maladie») und einer nationalen Oberaufsicht.

Andere Versicherungen sind organisatorisch an das *Régime général* angebunden, z.B. die Versicherung der nationalen und lokalen Beamten, der Ärzte im Staatsdienst, der Studenten und des Militärs. Autonom sind die Versicherer für die Bergleute, die Seeleute, den Klerus, die Angestellten der staatlichen Eisenbahngesellschaft SNCF und die der Nationalbank. Es gibt also keine freie Wahl der Versicherung, sondern diese wird aufgrund des Berufs zugewiesen.

14.1.3 Die freiwillige Zusatzversicherung

Weil die gesetzliche Krankenversicherung derzeit nur etwa 75 % der Kosten für Arzthonorare und 70 % der Kosten für Arzneimittel erstattet, die in voller Höhe üblicherweise zunächst selbst in der Praxis oder Apotheke bezahlt werden müssen, sichern sich etwa 86 % der Bevölkerung zusätzlich ab. Zum Teil werden diese Zusatzversicherungen über den Arbeitgeber in Gruppentarifen für alle Angestellten angeboten. Diese Versicherungen werden von den auf Gegenseitigkeit angelegten Vorläuferorganisationen des staatlichen Versicherungssystems oder von privaten gewinnorientierten Versicherern angeboten und haben sehr unterschiedliche Tarife (http://www. euro.who.int/document/OBS/hcs-8countries.pdf, S. 34).[149]

14.1.4 Finanzierung: vom Arbeitnehmer-/Arbeitgebermodell zu Steuern/Arbeitgeberbeiträgen

Die Finanzierung wurde von 1946 bis zur Juppé-Reform (Alain Juppé, geb. 1945, franz. Premierminister 1995–1997) 1996 über Beiträge auf Lohneinkommen finanziert. Eine initial gesetzlich geregelte Beitragsbemessungsgrenze wurde später verworfen. Durch die Arbeitslosigkeit seit etwa 1980 ergab sich die Situation, dass Teile der Bevölkerung nicht mehr automatisch versichert waren; deren Beiträge mussten von den Départements bezahlt werden. Seit 1996 basieren die Beiträge nicht mehr auf Arbeitseinkommen, sondern werden wie eine Steuer auf das Gesamteinkommen erhoben. In diesem Zuge konnte auch die Zugangsberechtigung zur Sozialversicherung geändert werden. Durch die *Couverture Maladie Universelle* von 1999, gültig ab dem 1.1.2000, hatten alle in Frankreich Wohnenden aufgrund des Wohnsitzes die Berechtigung zur Versicherung.

Alle unterhalb eines bestimmten Einkommens (weniger als 6600 € pro Jahr vor Steuern) wurden von der Beitragszahlung befreit. Damit wurde aber auch das alte Prinzip der Subsidiarität aufgegeben, indem die Beiträge in diesem Fall

nicht mehr von den Départments entrichtet wurden, sondern die Kosten wurden einfach von der Versicherung übernommen.

Außerdem wurde im Jahr 1998 auch die Beitragserhebung verändert. Die «contribution sociale généneralisée» (dt.: allgemeiner Sozialbeitrag), die in den 90er Jahren nach und nach für alle Sozialsysteme eingeführt wurde, wird auf alle Einkommensarten erhoben. Sie wird allgemein bei 7,5 % von 95 % des Bruttoeinkommens festgelegt; es gibt aber nach Einkunftsarten davon abweichende Sätze. Die Beiträge der Arbeitgeber und Arbeitnehmer liegen bei 12,8 bzw. 0,75 % der Löhne. Die Rate für den Niedriglohnsektor wurde 1999 abgesenkt. Daneben trägt die pharmazeutische Industrie durch eine Steuer auf ihre Werbung zur Finanzierung bei (2000: ca. 0,8 % der Einnahmen des *Régime général*).

14.2 Organisation der Sozialversicherungssysteme

Wie schon oben erläutert, wurde die Sozialversicherung 1945 als allumfassend geplant. 1967 erfolgte die Aufteilung in die vier Zweige: 1) Krankenversicherung, 2) Rentenversicherung, 3) Familienversorgung und 4) Arbeitsunfall- und Berufsunfähigkeitsversicherung. Die Direktoren werden nach einigen Veränderungen in der Vergangenheit durch die Gewerkschaften berufen in paritätische Besetzung durch Arbeitgeber und Arbeitnehmer.

Traditionell wurde die Abgrenzung Staat – Krankenversicherung folgendermaßen geregelt: Der Staat regelt die Bedingungen und Höhe der Sozialabgaben, öffentliche Krankenhäuser und Arzneimittel. Die Krankenversicherung regelt den Sektor der unabhängigen Anbieter (Praxen der Niedergelassenen und private gewinnorientierte Krankenhäuser).

---

149 Insbesondere wird in Frankreich eine intensive Debatte über die Konsequenzen der Zusatzversicherung auf bestimmte soziale Schichten und deren Inanspruchnahmeverhalten geführt. Dazu weitere Literatur bei Couffinhal/Paris, 2003).

14.2.1 Ansätze zur Regionalisierung

Mit der Juppé-Reform 1996 hat sich auch dieses Verhältnis verändert. Mit Einführung regionaler Entscheidungsträger wurde die Krankenhausplanung und die Koordination von öffentlichen und privaten Einrichtungen des Gesundheitswesens in die Hände der sog. *Agences Régionales de l'Hospitalisation* (**ARH**) überantwortet (z. B. in der Aquitaine in Südwestfrankreich http://www.arh.aquisante.fr/ oder in Burgund http://www.arh-bourgogne.fr, Abfrage am 3. 5. 2005). In den 29 Regionen werden die Krankenhausplanung und die Budgetverteilung auf die öffentlichen Krankenhäuser durch die *Schémas régionaux d'organisations sanitaires (SROS)* vorgenommen.

14.2.2 Zugang zu den Leistungserbringern

In Frankreich gibt es die freie Arztwahl. Bis zum Sommer 2004 konnten ohne zusätzliche Kosten für die Versicherten mehrere Allgemeinärzte aufgesucht werden (s. u.: Reform 2004). Auch der Besuch beim Facharzt oder einer dafür zugelassenen Krankenhausambulanz erfordern keine Überweisung. Für elektive Behandlung gibt es auch die Möglichkeit, dass auf Antrag eine Behandlung im Ausland genehmigt wird, so medizinisch gerechtfertigt.

Aufgrund der absoluten Niederlassungsfreiheit der Ärzte gibt es regionale und strukturelle Unterschiede in der Versorgung. Neben dem Raum Paris ist insbesondere der Süden Frankreichs mit einem höheren Verhältnis Arzt/Ärztin zur Bevölkerung ausgestattet. Des Weiteren gibt es ein Gefälle von den Städten zum Land und innerhalb der städtischen Zentren von der Peripherie (Vororte) zum Zentrum. Diesem Missstand der Ungleichheit in der Versorgungsdichte soll durch Anreize in der Bezahlung abgeholfen werden.

Alle Einwohner haben des Weiteren freien Zugang zu den Krankenhäusern. Insbesondere in ländlichen Regionen werden die Krankenhäuser auch als Anlaufstellen bei Notfällen außerhalb der Praxiszeiten genutzt, auch wenn dafür eigentlich die Allgemeinärzte einen Notdienst vorhalten.

14.2.3 Ausgaben und Gesundheitsbudget

Auch wenn seit dem 1. 1. 2000 die gesamte Bevölkerung dem System der staatlichen Krankenversicherung angehört, werden nur 75 % der Ausgaben von den Krankenversicherern bestritten. Der Rest geht auf die Zusatzversicherungen sowie auf die Zuzahlungen der Versicherten.

Seit 1996 wird jährlich ein Budget für das Gesundheitswesen, das *Objectif National des Dépenses d'Assurance Maladie* (**ONDAM**) (dt.: nationales Ausgabenziel für die Krankenversicherung) festgelegt. Dennoch kämpft auch das *Régime général* mit Defiziten von zuletzt 4,6 Mrd. € für das Jahr 2007 bei einem Budget von 147,8 Mrd. €.

Die **Tabelle 14-1** stellt die Verteilung der Einnahmen der Sozialversicherung aus der Zeit vor und nach der Umstellung auf eine Steuerfinanzie-

Tabelle 14-1: Wichtigste Veränderung der Finanzierung der Krankenversicherung in Auswirkung auf die Beitragsquellen.

Quelle	1990 Mio. €	% der Gesamtsumme	2000 Mio. €	% der Gesamtsumme
Arbeitnehmer	20,1	32,2	3,4	3,4
Arbeitgeber	39,3	63,1	49,8	51,1
Contribution sociale généralisée (über Steuern)	erst 1998 eingeführt	0,0	33,8	34,6
Gesamtsumme	62,3	95,3*	97,6	89,1*

*: keine Addition auf 100 %, da nicht alle Finanzierungsquellen genannt werden
Quelle: Eigene Darstellung, in Anlehnung an Sandier et al., 2004

rung (1996) dar und **Tabelle 14-2** stellt die Verteilung der Gesundheitsausgaben gegeneinander.

14.2.4 Auseinandersetzung zwischen Ärzten und dem französischen Staat

Das Verhältnis zwischen Ärzteschaft und dem französischen Staat ist von Konfrontationen geprägt. Die Ärzte sind in eigenen **Gewerkschaften** organisiert, die eine Einmischung in der Preisbildung und Höhe der Erstattung nicht hinnehmen wollten. 1960 wurde erstmalig eine obere Grenze für die Gebühren festgesetzt. Auch wurden Bedingungen formuliert, unter denen das Überschreiten dieser Grenze erlaubt sein sollte. Verhandlungen über die Festsetzung von Gebühren waren weiterhin auf der Ebene der Départements gestattet, mussten sich aber in einem national vorgegeben Korridor bewegen. Allen Ärzten war es auch erlaubt, sich auf individueller Basis den nationalen Vereinbarungen anzuschließen, womit man von staatlicher Seite eine Schwächung der Position der Gewerkschaften zu erreichen versuchte.

Mit dem Conventionnement von 1971 wurde die Festsetzung der Preise auf alle Ärzte ausgeweitet; diese erhielten im Gegenzug Steuervorteile. Auch wurden ihnen die freie Berufsausübung (Freiheit in Diagnostik und Therapie)

Tabelle 14-2: Anteil an den Gesamtausgaben für Gesundheit nach den Finanzierungsquellen.

	Anteil an Ausgaben für Gesundheit in %*
Gesetzliche Krankenversicherung	75,5
Private Krankenversicherung	2,8
Freiwillige Zusatzversicherung (85,7 % der Bevölkerung haben diese)	7,5

*: keine Addition auf 100 %, da nicht alle Finanzierungsquellen genannt werden
Quelle: Eigene Darstellung, in Anlehnung an Sandier et al., 2004

und die freie Medikamentenwahl garantiert. Von den Patienten wurden sie direkt bezahlt.

Wegen der Kostensteigerung gab es seit den 70er Jahren unterschiedliche Reglementierungsversuche. Zunächst wurde ein individuelles Monitoring von Ärzten vorgesehen, um zu kontrollieren, ob sie keine Überversorgung praktizierten. Ab 1980 wurde den Ärzten zwar wieder gestattet, höhere als die erstattungsfähigen Honorare zu verlangen; dafür mussten sie aber die in früheren Gesetzesänderungen zugebilligten Steuervorteile u. a. wieder abgeben. In den 90er Jahren zogen die *Références médicales opposables* (**RMOs**) (dt.: Empfehlung zur Verschreibung von Medikamenten) für die Ärzte Sanktionen nach sich, falls sie in der Verschreibung von Arzneimitteln gegen diese verstießen. Dies wurde aber z. T. wieder aufgeboben.

14.2.5 Wichtige staatliche Organe und Einrichtungen im Gesundheitswesen

Neben der Regierung, dem Parlament und dem Gesundheitsministerium gibt es weitere Organe und Einrichtungen, die im Rahmen der französischen Gesundheitspolitik mit unterschiedlichen Aufgaben betraut worden sind. Seit der Reform im Sommer 2004 obliegen der *Haute Autorité de Santé* (**HAS,** http://www.has-sante.fr/portail/jcms/j_5/accueil), die Bewertung von Arzneimitteln, Medizinprodukten und Heil- und Hilfsmitteln sowie die Erstellung von Leitlinien zur Akkreditierung von Einrichtungen des Gesundheitswesens und Zertifizierung von Ärzten. Die HAS ist eine unabhängige Körperschaft mit ca. 350 Mitarbeitern und steht der Regierung und dem Parlament gegenüber in Berichtspflicht. Damit werden die Aufgaben der drei Vorläufereinrichtungen **ANAES** (*Agence Nationale d'Accréditation et d'Evaluation en Santé*), der **Commision de la transparence** und der **CEPP** (*Commission d'évaluation des produits et des prestations*) übernommen.

Des Weiteren werden Standards guter ärztlicher Praxis verbreitet. Außerdem werden die Aufgaben weiterer Institute u. a. des AFSSAPS (*Agence francaise de securité sanitaire des produits de santé*) koordiniert.

14.2.6 Der Krankenhaussektor

Bis 1945 waren die öffentlichen Krankenhäuser völlig autonom. Sie waren nur dem Magistrat der Stadt oder der Regierung des Départements untergeordnet. Dann wurden die Entscheidungen zentralisiert.

1958 wurden Lehrkrankenhäuser eingerichtet und die Vollbeschäftigung von Ärzten im Krankenhaus eingeführt. Den Ärzten war es nicht mehr gestattet, andere Tätigkeiten wahrzunehmen, sie konnten aber «Privatsprechstunden» im Krankenhaus abhalten.

Ab 1970 wurden alle Krankenhäuser der staatlichen Krankenhausplanung unterworfen. Die Bettenzahl wurde nach der sog. «carte sanitaire», also klar abgegrenzten geografischen Einheiten, berechnet und festgelegt. Bis zum Jahr 1984/85 wurden die Krankenhäuser per Tagessatz bezahlt, ab dann per fixem Budget. Nach Investitionen in die veraltete Krankenhausinfrastruktur insbesondere durch Informationstechnologie (Schlette et al., 2008) wurde mit dem Plan Hôpital 2007 (Krankenhaus 2007) das ehrgeizige Ziel einer Angleichung der Vergütung der öffentlichen und privaten Krankenhäuser mit einem Fallpauschalensystem (*Groupes Homogènes de Séjour*, **GHS**) für das Jahr 2012 anvisiert (Cases, im Druck).

14.3 Leistungen des französischen Gesundheitssystems

Die drei großen Versicherer (s. o.) haben einen einheitlichen Leistungskatalog bei gleichem Beitragssatz (gleicher Arbeitgeberanteil und gleicher Steuersatz). Leistungen der ambulanten Krankenbehandlung werden zu 85% in privaten Praxen niedergelassener Ärzte und Ärztinnen erbracht. Der Rest wird in Krankenhäusern geleistet. Die etwa 1000 Gesundheitszentren dienen vor allem der Gesundheitsfürsorge für spezielle, dem Gesundheitssystem ferne Gruppen. Insgesamt soll die Prävention ein stärkeres Gewicht erhalten. 38 % der niedergelassenen Ärzteschaft praktiziert in Gruppen- oder Gemeinschaftspraxen. Dies wird vornehmlich von Allgemeinärzten oder in der Hochspezialver-

sorgung Tätigen genutzt; Letztere sehen sich wegen teurer Geräte dazu veranlasst.

Nahezu 100% der niedergelassenen Ärzte und Ärztinnen haben sich den Verträgen zwischen ihren Gewerkschaften und dem Staat über die landesweite Festsetzung der Preise für die Erstattung angeschlossen. Davon dürfen allerdings 24% höhere Preise abrechnen, da sie im Sektor 2 arbeiten, und 1,5% aus historischen Gründen (frühere Übereinkunft). Die Vergütung nach dem Sektor 2 wurde bei seiner Einführung 1980 allen praktizierenden Ärzten und Ärztinnen angeboten. Die Zulassung in den Sektor 2 wird jetzt an die Bedingung geknüpft, Spezialleistungen zu erbringen.

14.3.1 Messung von Qualität und Zufriedenheit

Gegen die Messung von Qualität wehrt sich insbesondere die Ärzteschaft. Derzeit gibt es noch keine verlässlichen Zahlen zur Qualität der Versorgung je nach Leistungsanbieter. Seit März 2002 sind verschiedene Vereinbarungen zwischen Krankenversicherung und Ärzten möglich; so können z. B. Zielvereinbarungen getroffen werden zur Sicherung der Qualität. Auch Verträge über gute Praxis können individuell abgeschlossen werden.

14.3.2 Die französische Gesundheitspolitik der Kostendämpfung

Auch die französische Gesundheitspolitik war von dem Ziel der Kostendämpfung auf Nachfrager- und Anbieterseite geprägt. Erschwert wurde dies allerdings durch die Einzelleistungsbezahlung an die Ärzteschaft, die rückwirkende Erstattung und die unbegrenzte Wahlfreiheit der Patienten. Das sog. «Ticket modérateur» wurde dann als kontinuierliche Erhöhung der Zuzahlungen gewählt. Daher haben nunmehr 85% der Bevölkerung eine freiwillige Zusatzversicherung.

Weitere Instrumente der Kapazitätsbegrenzung wurden eingesetzt. Zum einen wurde die Zahl der Betten und Geräte genau bevölkerungsbezogen begrenzt. Zwar wurde von 1975 bis 1998 die Bettenzahl um 25% reduziert, aber der Gegeneffekt aufgrund des technischen und technologischen Fortschritts schlug voll zu Buche, so dass mehr Personal und Ausstattung pro Bett im Jahr 1998 vorgehalten wurde. Zum anderen wurde durch einen Numerus Clausus für das Medizinstudium seit 1971 versucht, die Zahl der Ärzte zu begrenzen.

Die **Reformen des Sommers 2004** der Regierung Raffarin (Jean-Pierre Raffarin, geb. 1948, Premierminister 2002 – Mai 2005) haben mit dem Ziel von Einsparungen der verschuldeten französischen Krankenversicherungen folgende Maßnahmen vorgesehen, die ab Anfang 2005 in Kraft treten bzw. verstärkt umgesetzt werden:

1) **Strukturelle und qualitative Veränderungen:**
   - Steuerung der Arztbesuche: Alle Versicherten sollen einen Primärarzt («médecin traitant») wählen, der die Behandlung und Überweisung koordiniert. Primärarzt kann jeder Arzt (auch ein Spezialist) sein, vorausgesetzt, er kennt den Patienten gut und betreut ihn kontinuierlich. Es ist weiterhin möglich, ohne Konsultation des Primärarztes einen anderen Arzt aufzusuchen oder keinen Primärarzt zu wählen, was aber zu Aufschlägen bei der Behandlung berechtigt. Ausnahmen von dieser Regelung sind z. B. die Gynäkologie oder Pädiatrie; diese Fachärzte können aufschlagsfrei aufgesucht werden.
   - Vermeidung von Untersuchungen: Die Einführung einer elektronischen Patientenakte («dossier médical») ist für 2009 flächendeckend geplant, um Doppeluntersuchungen und Interaktion bei Medikamentengabe, wenn mehrere Ärzte einen Patienten betreuen, zu vermeiden. Daten der elektronischen Patientenakte dürfen aber nicht auf der Versicherungskarte («la carte vitale») gespeichert werden, sondern die Krankenversicherungskarte und die Karte des Arztes ermöglichen erst den Zugang zu der elektronischen Patientenakte, für die es gesonderte Einrichtungen zur Verwaltung gibt.
2) **Ausgabenreduktion:**
   - Arzneimittelsektor: Frankreich will insbesondere den Anteil der Generika («promotion du médicament générique») fördern.

Derzeit hinkt man mit 28 % der verkauften Packungen und 14 % (2003) Umsatz hinter Großbritannien und Deutschland hinterher. Es wird ein Einsparvolumen von 1 Mrd. € pro Jahr erwartet. Die neu eingerichtete *Haute Autorité de santé* evaluiert die Medikamente hinsichtlich Effektivität und Kosten für die Krankenversicherung.
   - Zuzahlung als Steuerungsinstrument: Eine Zuzahlung von 1 € pro Arztkonsultation und von 15 € pro Krankenhausbehandlung wurden eingeführt. Ausnahmen gibt es für Versicherte, die von der CMU (s. o.) unterstützt werden oder für chronisch Kranke einschließlich Krebserkrankungen.
   - Stärkere Kontrollen sollen bei Krankschreibungen sowohl bei den Versicherten als auch bei den Ärzten durchgeführt werden.
3) **Stärkung der Einnahmenseite:**
   - Es ist eine Erhöhung und Anpassung von Beiträgen, z. B. Angleichung von Löhnen, Gehältern und Pensionen bei der CSG vorgesehen.
   - Des Weiteren wurde die Bemessungsgrundlage für die Beitragssätze von 95 % auf 97 % des Bruttolohns angehoben. Auch wurden die Beitragssätze u. a. auf Gewinne aus Spiel (Kasino, s. o.) und auch von Firmen angehoben.

14.4 Fazit

Nach der großen Reform der Einnahmenseite in den 90er Jahren steht jetzt verstärkt die Ausgabenseite im Blick des Interesses der französischen Politik. Praxisgebühren und die Verschreibung von Generika sind Instrumente, die auch die deutsche Gesundheitspolitik einsetzt. Darüber hinaus sollen ein Hausarztsystem und eine Versichertenkarte auch strukturell zu einem veränderten Inanspruchnahmeverhalten der Versicherten beitragen. Insgesamt wird von der Gesundheitssystemforschung (Cases, im Druck) beklagt, dass viele der Reformen in ihrer Wirkung nicht ausreichend evaluiert werden.

Literatur

Cases, C. (im Druck): Les réformes du système de santé en France depuis 2002: étapes et enjeux.

Couffinhal, A.; Paris, V. für CREDES (2003): Cost Sharing in France. Working Paper (http://www.irdes.fr/english/wp/CostSharing.pdf, Abfrage am 3.5.2005).

Darriné, S.; Niel, X. (2001): Les médecins omnipraticiens au 1er janvier 2000: 95 000 médecins, dont 22 000 ont des orientations complémentaires ou des modes d´exercice particuliers. Etudes et résultats, no 99, janvier 2001.

Health Policy Monitor (ohne Jahr): Country Fact Sheet – France (http://www.hpm.org/en/Country_Facts/Country_Selection/Europe/France.html;jsessionid=C5986A75D1136FF5C3DAAE619BF27C00, Abfrage am 10.09.2008).

Ministère des Solidarités, de la Santé et de al Famille (2005): Réforme de l´Assurance Malaide (http://www. assurancemaladie.sante.gouv.fr/, Abfrage am 25.3.2005).

Sandier, S.; Paris, V.; Polton, D. (2004): France. Health Care Systems in Transition (englische und französische Version). Copenhagen, WHO Regional Office for Europe on behalf of the European Observatory on Health Systems and Policies.

Sandier, S.; Polton, D.; Paris, V. et al. (2002): France. In: Dixon, A.; Mossialos, E. (Hrsg.): Health care systems in eight countries: trends and challenges (http://www.euro.who.int/document/OBS/hcs8countries.pdf, Abfrage am 3.5.2005).

Schlette, S.; Blum, K.; Busse, R. (2008): Frankreich: Krankenhausreform mit Nebenwirkungen. In (dies.): Gesundheitspolitik in Industrieländern 9. Gütersloh, Verlag Bertelsmann Stiftung: 73–76.

15. Italien

Evelyn Plamper und Francesco Longo

Im italienischen Gesundheitssystem, dem SSN (Servizio Sanitario Nazionale), spielen die mit den deutschen Bundesländern vergleichbaren Regionen eine tragende Rolle. In der Entwicklung der dezentralen Organisationsstrukturen haben Governance- und Management-Reformen in den meisten Regionen zu einer wirtschaftlicheren Leistungserbringung geführt. Da sich die regionalen Unterschiede in den letzten Jahren besonders in der Gesundheitsversorgung kaum verringert haben, stehen die regulatorischen Rahmenbedingungen für die Steuerung der Dezentralisierung auf dem Prüfstand.

15.1 Historische Entwicklung

Die Entwicklung der Gesundheitssystemstrukturen ist ohne Kenntnis der Besonderheiten der Regionen schwer nachzuvollziehen. Die Republik Italien hat 20 Regionen, davon fünf seit den 50er Jahren mit Sonderstatut: Friuli-Venezia Giulia, Trentino-Alto Adige (aufgeteilt in zwei Provinzen, die die Aufgaben im Gesundheitswesen wahrnehmen), Valle d'Aosta, Sardegna und Sicilia. Die übrigen 15 ohne Sonderstatut wurden in den 70er Jahren eingerichtet. Die Kompetenzen der Regionen wurden im Lauf der Jahre besonders im Gesundheitswesen ausgeweitet.[150]
Die Wirtschaft Italiens war seit der Nachkriegszeit immer durch große regionale Unterschiede hinsichtlich der Wirtschaftsleistung und Finanzkraft geprägt. Das Bruttosozialprodukt pro Ein-

wohner lag 2007 beispielsweise im Norden bei 18 % und in der Mitte bei 9 % über dem Durchschnitt, dagegen im Süden bei rund 67 % des Durchschnitts (Tediosi et al., 2008) (s. **Tab. 15-1**). Die Unterschiede beruhen im Wesentlichen auf dem Fehlen zivilgesellschaftlicher Wurzeln (Sozialkapital)[151] im Süden, das geschichtlich begründet ist und alle Bereiche des gesellschaftlichen und politischen Lebens erfasst (Putnam, 1993, Kap. 5). Diese Unterschiede bestehen trotz vielfältiger und kostenträchtiger Maßnahmen bis heute und zeigen sich in der Leistungskraft der Regionen und eben auch im Gesundheitswesen.

15.2 Indikatoren des Gesundheitssystems

Zu den Indikatoren des Gesundheitssystems finden sich Daten in der Einführung zum Systemvergleich. Insgesamt nimmt das italienische Gesundheitswesen einen wesentlich geringeren Anteil am Bruttosozialprodukt in Anspruch als das deutsche (im Jahr 2005 waren es 8,7 % in Italien gegen 10,6 % in Deutschland). Die durch-

---

150 In Trentino-Alto Adige sind die meisten Regionalkompetenzen den beiden autonomen Provinzen Bozen und Trento zugewiesen.

151 Der soziologische Begriff «soziales Kapital» bezeichnet die Gesamtheit aktueller und potenzieller Ressourcen, die mit der Teilhabe an dem Netz sozialer Beziehungen verbunden sind.

Tabelle 15-1: Regionale Unterschiede: ausgewählte Indikatoren

geografische Region**		Nord	Zentral	Süd	Italien
Bevölkerung, Januar 2007 (× 1000)[1]		26 835	11 541	20 756	59 131
% der Bevölkerung 65 Jahre und älter[1]		21,1%	21,4%	17,6%	19,9%
Altersindex[1]		159,01	162,23	113,03	141,71
BIP pro Kopf (2007)		31 045	28 574	17 436	25 862
Arbeitslosenrate (2006)[3]		3,78	6,06	12,24	6,79
Armutsindex (2006)*[3]		5,23	6,85	22,56	11,13
Lebenserwartung bei Geburt (2006)[1]	Männer	78,3	77,9	78,1	77,9
	Frauen	83,9	83,4	83,9	83,3
Sterberate 2006 (per 1000 inhabitants)[4]		9,87	9,98	8,66	9,47
Säuglingssterblichkeit 2004 (pro 100 Lebendgeburten)[4]		2,87	3,55	4,78	3,70
öffentl. Gesundheitsausgaben pro Kopf (2006) (€)[5]		1 816	1 741	1 615	1 688
Gesundheitsausgaben der Haushalte in % der Gesamtgesundheitsausgaben (2005)[6]		25,33	21,68	17,64	22,05
Gesundheitsausgaben in % des BIP (2005)[6]	öffentliche	5,48	6,44	9,66	6,69
	Zuzahlung	1,86	1,78	2,07	1,89
	gesamt	7,34	8,22	11,73	8,59
öffentliche und private «akkreditierte» Kranken-hausbetten pro 10 000 Einw. (2004)[7]	gesamt	40,06	42,54	35,10	38,77
	Akutversorgung	33,79	36,06	32,34	33,71
	Pflege und Reha	6,27	6,48	2,76	5,06
Anteil privater «akkreditierter» Krankenhausbetten (2004)[7]	gesamt	17,26	23,84	24,00	20,82
	Akutversorgung	13,35	15,23	21,34	16,46
	Pflege und Reha	38,35	71,74	55,27	49,85

[1, 2, 3, 4, 6, 7] Daten des Nationalen Amtes für Statistik www.istat.it
[5] Daten des Gesundheitsministeriums
* Armutsinzidenz: Anteil armer Haushalte an der Gesamtzahl der Haushalte (per 100)
** nördliche Regionen: Val d'Aosta, Piemonte, Lombardia, Veneto, Friuli-Venezia-Giulia, Trentino Alto-Adige, Liguria, Emilia-Romagna
zentrale Regionen: Toscana, Lazio, Umbria, Marche
südliche Regionen: Campania, Molise, Abruzzo, Puglia, Basilicata, Calabria, Sicilia, Sardegna

Quelle: Tediosi et al. (2008), mit freundlicher Genehmigung der Autoren.

schnittliche Lebenserwartung ist höher als in Deutschland, d. h. Italiener leben trotz geringerer Ausgaben für das Gesundheitswesen länger. Die Arztdichte ist in Italien um 40% höher als in Deutschland, die Bettenzahl in Akutkrankenhäusern um 30% niedriger und weiter sinkend. Im Vergleich zu Deutschland werden die Ärzte und Pflegekräfte erheblich geringer bezahlt. Im Folgenden wird zunächst die Struktur der Regionen vorgestellt, die sich auf die Finanzierung und Ausgabenentwicklung des SSN auswirken.

15.3 Der Servizio Sanitario Nazionale und die Reformen der letzten 30 Jahre

Bis Ende der 70er Jahre wurde das Gesundheitssystem über viele staatliche und private Krankenversicherungen finanziert mit – im Unterschied zu Deutschland – jeweils eigenen Leistungskriterien und Finanzierungsregeln. Die staatliche Regulierung und Aufsicht blieb trotz der Fragmentierung und Bürokratisierung gering.[152] Die Ausgabenexplosion und eine Finanzierungskrise bei den Krankenkassen erzwangen die Neuordnung des Systems. Die Krankenkassen wurden abgeschafft, die Krankenhäuser den Regionen unterstellt. Mit der Reform von 1978 wurde in Anlehnung an den National Health Service in Großbritannien der steuerfinanzierte Nationale Gesundheitsdienst **Servizio Sanitario Nazionale** (SSN) eingerichtet.

Das einschlägige Gesetz (Legge 833/1978) legte die **vollständige Gesundheitsversorgung** der Bevölkerung als individuellen Anspruch bzw. als **Bürgerrecht** («Diritto di Cittadinanza») fest und postulierte Menschenwürde, Bedarfsdeckung, Solidarität und Integration als Leitprinzipien für den Nationalen Gesundheitsdienst. Gleicher Zugang zu gleichwertigen Leistungen unabhängig von Einkommen und Ort, Integration der Leistungen, Präventionsprogramme, Ausgleich der geografischen Unterschiede, Eindämmung des Ausgabenwachstums und demokratische Kontrolle über das Gesundheitsmanagement waren die wesentlichen Reformziele. Dieses Gesetz ist das Resultat des «historischen Kompromisses»

(«compromesso storico») zwischen den in allen Regierungen der Nachkriegszeit vertretenen Christdemokraten und den bisher von der Regierung ferngehaltenen Kommunisten. Über die progressive Einkommenssteuer sollte das Gesundheitssystem langfristig finanziell abgesichert sein.

Die Regierung in Rom sollte die Höhe der in das Gesundheitswesen fließenden Ressourcen festlegen, die Mittelverteilung an die Regionen regeln und das regionale Ungleichgewicht beheben helfen. Mit dem ersten nationalen Gesundheitsplan von 1994 (für 1995 bis 1998) gelang aber keine Definition eines verbindlichen Leistungsniveaus. Auf der Seite der Leistungserbringung stellte sich die demokratische Kontrolle als Hauptproblem dar, denn Politiker mit klaren Eigeninteressen wurden Chefs von Krankenhäusern und von örtlichen Gesundheitsdiensten (USL – «unità sanitaria locale»). So wurden die Gesundheitsdienste zu Pfründen der regierenden Parteien und führender Politiker. In finanziell ungenügend ausgestatteten Regionen häuften sich Defizite, die Rom decken musste, ohne sichtbare Verbesserung der Versorgung und ohne Nivellierung der Unterschiede zwischen Nord und Süd.

Mit zwei Maßnahmen (Dekrete 502/1992 und 517/1993) wurden Elemente des **Wettbewerbs** eingeführt, um trotz makro-ökonomischer Kostenbegrenzungsmaßnahmen bzw. mikro-ökonomischer Anreize zur Effizienzsteigerung setzen und eine umfassende Versorgung gewährleisten zu können. Die Regionen erhalten nach Bevölkerungsindikatoren gewichtete Kopfpauschalen und verrechnen seit 1995 untereinander die stationären Leistungen nach Fallpauschalen. Geld folgt den Patienten, je nachdem in welchem Sanitätsbetrieb sich die Patienten behandeln lassen. Unter diesen Rahmenbedingungen konnte und kann jede Region ihr eigenes Organisations- und Finanzierungsmodell gestalten, um die bestmögliche Berücksichtigung der Aspekte Gleichheit, Effizienz, Wahlfreiheit und Ausgabenkontrolle zu gewährleisten.

---

152 Ein nationales Gesundheitsministerium wurde erst 1958 eingerichtet.

Gleichzeitig wurde der Einfluss der Politik in den Gesundheitsdiensten weitgehend zurückgedrängt. Politiker waren nicht mehr als Aufsichtsräte vorgesehen und nur der Generaldirektor wurde von der Politik bestimmt.

Die zweite wesentliche Reformmaßnahme war die betriebswirtschaftliche Unternehmensverfassung für die Gesundheitsdienste: aus einem **USL** («unità sanitaria locale»), einer lokalen Gesundheitsverwaltungseinheit, wurde ein **AUSL** («azienda unità sanitaria locale»), ein Sanitätsbetrieb. Diese Entwicklung wird «**aziendalizzazione**» genannt (siehe dazu Kap. 15.6). Die Gesundheitsbetriebe waren nun direkt an die Regionen gebunden, wodurch der Einfluss der Gemeinden zurückgedrängt wurde. Durch Mergers kam es innerhalb der letzten 15 Jahre zu einer drastischen Verringerung der Zahl an AUSLs um 75 % (OASI 2007). Seitdem sind die den Regionen gehörenden AUSL mit Eigenbetrieben bzw. öffentlichen Unternehmen zu vergleichen. Mit der Betonung des **Managerialismus** wurden viele Krankenhäuser aus der Anbindung an die AUSLs genommen, die sich selbst als unabhängige Eigenbetriebe etablierten: «Aziende Ospedaliere» (AOs).

Die Dezentralisierung und Stärkung des fiskalischen Föderalismus erhielt weiteren Anschub mit der Ermächtigung, verschiedene regionale Steuern zu erheben. Die Rollen der regionalen Akteure schärften sich mit den Managementfunktionen weiter und in der Folge kam es zur Neuorganisation des SSN und zur Abschaffung des Nationalen Gesundheitsfonds (Dekret 56/2000). Leistungsschwache Regionen erhalten aber nach wie vor über einen nationalen Solidaritätsfonds Zuschüsse von Rom. Derzeitige Reformansätze legen den Schwerpunkt auf Anreize zur Kooperation unter den Leistungserbringern und mit den Kommunen, die für die sozialen Belange der Menschen («affari socio-assistenziali») zuständig sind.

15.4 Finanzierung

Seit der Abschaffung der Krankenkassen wird das Gesundheitswesen hauptsächlich **über Steu-**ern **finanziert**, zunächst von Rom aus über den aus verschiedenen Steuertöpfen gespeisten, inzwischen durch den Solidaritätsfonds ergänzten nationalen Gesundheitsfonds. Rom verteilt die **Fonds-Gelder** auf die Regionen nach gewichteten Einwohnern (Alter, Morbidität etc.), nach der Finanzkraft der Regionen und (begrenzt bis 2013) nach dem bisherigen Ausgabenniveau. Damit sind zunächst gleiche Voraussetzungen von Palermo auf Sizilien bis Triest an der Grenze zu Slowenien geschaffen, aber das bisherige Ausgabeverhalten bleibt nicht unberücksichtigt, um ausgebaute und hochwertige Systeme zu erhalten. Jede Region kann die eigenen **Einnahmen steigern**: durch höhere regionale Steuern wie die Gewerbesteuer IRAP («imposta regionale attività produttive») und IRPEF, ein Aufschlag auf die Einkommenssteuer,

- durch höhere Energie- bzw. Mineralölsteuern
- durch «Patientenimporte» und
- durch Zuzahlungen (i Ticket).

Jede Region hat mittlerweile ihre eigene **Ticket-Politik**. Seit 1978 dürfen die Regionen **Zuzahlungen** zu Arzneimitteln vorschreiben und seit 1982 zu ambulanten fachärztlichen Behandlungen und zur ambulanten Pflege.

Zuzahlungen machen zusammen mit den Zuzahlungen für «Wahlleistungen» heute knapp ein Viertel der Gesamteinnahmen aus (Jommi, 2004, S. 99) und gewinnen als Einnahmequelle weiter an Bedeutung, besonders in den Regionen mit höheren Defiziten (OASI 2007).

Seit 2001 wird der nationale Ausgleichstopf durch die Mehrwertsteuer gefüllt, wobei für das Gesundheitswesen etwa 30 bis 40 % aufgewendet werden.

15.5 Strukturen im Überblick

15.5.1 Nationale Ebene

Auf nationaler Ebene liegen Zielsetzung und Gesamtsteuerung des Gesundheitswesens verbunden mit der direkten Verantwortung für nationale Einrichtungen vor allem in der medizinischen Forschung (s. **Abb. 15-1**). Rom hat seine früher tragende Rolle an die Regionen abgegeben und

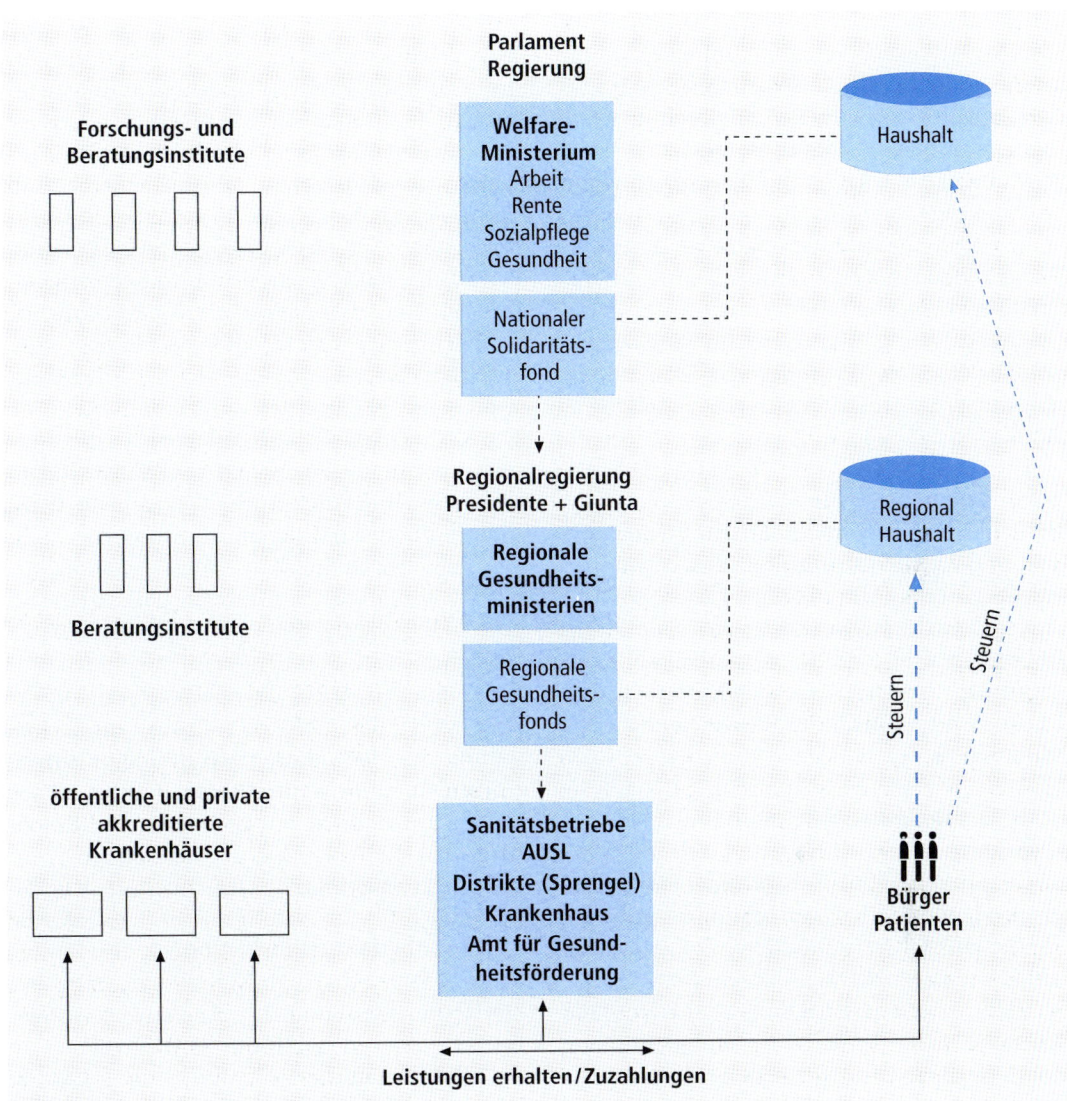

Quelle: Eigene Darstellung in Anlehnung an European Observatory, 2001

Abbildung 15-1: Strukturen des italienischen Gesundheitssystems – nationale, regionale und lokale Ebene.

beschränkt sich heute auf die Durchführung nationaler Kampagnen und auf die Steuerung und Aufsicht der ihr angeschlossenen Einrichtungen. Alle zentralstaatlichen Funktionen sind mit dem **Nationalen Gesundheitsdienst** («Servizio Sanitario Nazionale») umschrieben. Das Ministerium wird dabei vom Nationalen Gesundheitsrat (CSS – «Consiglio Superiore di Sanità») unterstützt.

Im dreijährigen Rhythmus legt der nationale Gesundheitsplan die grundlegenden Ziele vor, legt die Höhe der Finanzmittel und die Verteilungskriterien fest und stellt Leistungsziele auf, die durch die jeweiligen Einheiten erreicht werden sollen.

Eine Beratungseinheit auf nationaler Ebene (AGENAS – **«Agenzia nazionale per i servizi sanitari regionali»**) unterstützt die Regionen und die Sanitätsbetriebe bei ihren Aufgaben mit Leistungsvergleichen und mit Hinweisen auf Innovationen, auf Dysfunktionalitäten und Ineffizienzen, auf Lücken in der Versorgung sowie Ausstattungsmängel (http://www.assr.it/agenzia.html). Besonders wichtig sind die medizinischen Forschungsinstitute (IRCCS – «Istituti di Ricovero e Cura a Carattere Scientifico»), derzeit 31 über das Land verteilte Hospitäler mit besonderer Fachkompetenz und einem spezifischen Forschungsauftrag. Das Gesundheitsministerium selbst hat drei Abteilungen für Qualität, für Innovationen und eine für Prävention und Kommunikation.

15.5.2 Regionale Ebene

Die Regionen tragen die politische Verantwortung für die örtlich zu erbringenden Leistungen und übernehmen die Mittelallokation der von Rom und aus der Region kommenden Gelder an die Leistungserbringer. Informationen über den Einfluss der Region auf die Sanitätsbetriebe und Krankenhäuser enthält das Kapitel über die Sanitätsbetriebe.

15.5.3 Lokale Ebene der Gesundheitsversorgung

Auf der lokalen Ebene ist heute eine Herausforderung, die Gesundheitsversorgung mit den Anforderungen der Versorgung von Betagten und Behinderten abzugleichen. Neben den Sanitätsbetrieben, in deren Distrikten[153] («distretti») die Gesundheitsförderung und die ambulante Versorgung erfolgen, denen aber auch Krankenhäuser unterstellt sein können, muss die Gesundheitsversorgung mit der Versorgung und Pflege über «servizi sozio-sanitari» koordiniert werden, an deren Finanzierung die Kommunen beteiligt sind (s. Kapitel 15.9 «Krankenbehandlung und Pflege Betagter und Behinderter»).

15.6 Die Sanitätsbetriebe – Leistungserbringung auf örtlicher Ebene

Die Leistungen erbringen die jeweils für ein abgegrenztes Gebiet zuständigen Sanitätsbetriebe

(AUSL – «Aziende Unità Sanitarie Locali»), und zwar sowohl ambulante und stationäre Versorgung als auch Vorsorge und Rehabilitation für Betagte und Behinderte. Die Sanitätsbetriebe sind von den Regionen eingerichtet und werden von ihnen beaufsichtigt.[154] Manche dieser Sanitätsbetriebe haben eigene Krankenhäuser, während andere Sanitätsbetriebe auf selbstständige, öffentliche, meist größere und hochspezialisierte, über einen Sanitätsbetrieb hinausreichende Krankenhäuser («aziende ospedaliere») oder auch auf akkreditierte private Krankenhäuser zugreifen.

Die Krankenhäuser sind Anlaufstellen für Notfälle («pronto soccorso»). Den Sanitätsbetrieben obliegt auch der öffentliche Gesundheitsdienst und traditionell das Veterinärwesen.

Die Zahl der Sanitätsbetriebe geht ständig zurück. Während die **Zahl der Sanitätsbetriebe** im Jahr 1992 noch bei 659 und Ende 1995 bei 228 lag, nimmt sie weiter ab, weil die Regionen größere Einheiten als effizienter betrachten. Im Jahr 2007 betrug die Zahl **157**. Sie haben im Durchschnitt eine Bevölkerung von 400 000 Einwohner und ein Budget von 400 Mio. €. Fusionieren AUSL, gehen nicht anders als in der Privatwirtschaft Bewertungen der Vermögens- und Leistungsverhältnisse ein.

15.6.1 Ambulante und stationäre Versorgung

Die ambulanten ärztlichen Leistungen werden im Wesentlichen durch **60 000 Allgemeinärzte** («medici di medicina generale», auch «medici di base» genannt[155]) und **Kinderärzte** erbracht, die als Selbstständige für einen Sanitätsbetrieb tätig sind. Die Vertragsbedingungen werden auf nationaler Ebene gestaltet. Vergütet werden sie gewöhnlich zu drei Viertel nach einer Kopfpauschale der bei ihnen eingeschriebenen Pati-

---

153 In der Autonomen Provinz Bozen heißen sie Sprengel.
154 In der Autonomen Provinz Bozen gibt es die vier Sanitätsbetriebe Bozen, Meran, Brixen und Bruneck mit festgelegtem Territorium. Derzeit wird die Fusion aller Sanitätsbetriebe diskutiert.
155 In der Autonomen Provinz Bozen Turnusärzte.

enten[156] sowie zu einem Viertel durch Einzelvergütungen für bestimmte landesweit festgelegte, gedeckelte Leistungen (z.B. Hausbesuche). Die meisten arbeiten alleine und sind für größere Untersuchungen nicht ausgerüstet. Erst wenige arbeiten in Praxisgemeinschaften, die von einigen Sanitätsbetrieben besonders gefördert werden. Wegen der geringen Möglichkeiten für apparative Diagnostik in der Praxis werden die Patienten in die Ambulanzen der Krankenhäuser oder zu den 13 000 selbstständigen Fachärzten geschickt. Diese Fachärzte arbeiten nur in AUSL oder AO. Die Allgemein- und Kinderärzte verstehen sich als Gatekeeper, die Patienten haben aber freie Arzt- oder Krankenhauswahl. Viele Patienten suchen einen Weg an den Allgemein- und Kinderärzten vorbei direkt ins Krankenhaus.

Die Krankenhäuser haben einen Ambulanzbereich für vor- und nachstationäre Versorgung und eine räumlich getrennte externe Ambulanz. Hier landen die Patienten als Notfälle (im «pronto soccorso»), obwohl etwa 75% dieser Patienten keine Notfälle sind. Deshalb geht es bei einem Großteil der Steuerungsmaßnahmen um eine Reduzierung der teueren Notfallbehandlungen. Wirtschaftlich betrachtet ist die Gatekeeper-Funktion der Allgemein- und Kinderärzte sinnvoll.

Die Ärzte der Sanitätsbetriebe stehen im Mittelpunkt vieler Kostendämpfungsanstrengungen. Auf der Annahme, dass sie einen Großteil der Kosten für Untersuchungen und Arzneimittel induzieren, wurde die Vergütung nach einer Kopfpauschale eingeführt.

Die Ärzte sind auch die Schaltstellen für ambulante Pflege, für Rehabilitationsmaßnahmen, für Präventionsmaßnahmen und für Patientenschulungen (die AUSLs stellen eigens Präventionsärzte an). Impfkampagnen werden von den im öffentlichen Gesundheitsdienst der Sanitätsbetriebe tätigen Ärzten durchgeführt.

Die landesweit 95 selbstständigen Krankenhäuser (Stand 2007) finanzieren sich über Fallpauschalen, die sie von den für einen Patienten verantwortlichen Sanitätsbetrieben erhalten. Auch die in die Sanitätsbetriebe integrierten Krankenhäuser rechnen meist über Fallpauschalen ab, die jedoch bisher hauptsächlich zur internen Leistungsverrechnung genutzt werden. Es fließt also kein Geld. Hier kommt es besonders auf die Führung des Sanitätsbetriebes an, um Krankenhäuser im Budgetrahmen zu halten.

Bei Behandlungen außerhalb des eigenen Sanitätsbetriebes (bei Notfällen oder wenn bestimmte Fachkompetenzen nur auswärts vorliegen) übernimmt der Heimatsanitätsbetrieb die Behandlungskosten. Damit rücken Leistungs-Importe und -Exporte in den Blick, und die Einrichtungen stehen im Wettbewerb.

15.6.2 Management der Sanitätsbetriebe und Krankenhäuser

Die Sanitätsbetriebe und die selbstständigen Krankenhäuser werden von befristet beschäftigten und von der Region berufenen **Generaldirektoren mit Gesamtverantwortung** für die Einrichtung geleitet. Sie werden von Verwaltungsdirektoren und ärztlichen Direktoren unterstützt, die vom Generaldirektor ernannt sind. Damit ist die persönliche Verantwortung des Generaldirektors gegenüber der Region und der Verwaltungs- und ärztlichen Direktoren gegenüber dem Generaldirektor festgelegt. Ein neuer Regionalpräsident wird «seinen» regionalen Generaldirektor ernennen, dieser wiederum «seinen» Generaldirektor für den Sanitätsbetrieb, dieser «seinen» Verwaltungsdirektor und «seinen» ärztlichen Direktor. Weil das Gesundheitswesen den größeren Teil der regionalen Aufgaben ausmacht und den weitaus höchsten Anteil am Regionalbudget hat (etwa 60 bis 70%), ist die Leistungsfähigkeit der medizinischen Einrichtungen von zentraler politischer Bedeutung im Regionalgeschehen.

Hierin liegt ein wesentlicher Unterschied zum «Kompetenz-zersplitterten» Deutschland. Wo immer jemand sich im Versorgungssystem befindet – zuständig für die Leistungserbringung ist ein Gesundheitsbetrieb mit einem Chef und politisch verantwortlich ist die Region. Damit erhalten Management-Aspekte eine wesentlich größere Bedeutung als in Deutschland und ermöglichen:

---

156 Die Zahl der Patienten ist pro Arzt gedeckelt.

- Einheitliche Planung und Implementierung aller Aspekte der Leistungserbringung (ambulante ärztliche und Pflegedienste, stationäre Dienste und Verknüpfung der beiden) – strukturelle Voraussetzung für integrierte Versorgung.
- Einfluss auf alle Leistungserbringer
- Allgemein- und Kinderärzte als Gate-Keeper, die sich um die Behandlungsverläufe ihrer Patienten kümmern («percorsi integrati»).
- Durchführung nationaler oder regionaler Gesundheitskampagnen aufgrund epidemiologischer Erkenntnisse mit allen verfügbaren Kräften[157]
- größere Marktmacht bei Beschaffungen.

In diesem Zusammenhang seien die «Aree vaste» genannt; dies sind Vertragsverbünde, die durch Zentralisierung von Koordination und Synchronisation auf der Ebene mehrerer, auch überregionaler) AUSls und AOs Kräfte konzentrieren und Effizienzpotenzial heben, beispielsweise in zentralen Einkaufsverbünden (Brusoni/Marsilio, 2007). Dies dient nicht nur der Kostendämpfung, sondern auch der Steuerung anhand konsentierter (Minimal-)Standards. So müssen sich beispielsweise die Kardiologen im Rahmen des Einkaufsverbundes auf bestimmte Schrittmacherprodukte einigen. Weiterhin haben Innovationen eine Chance, sich durchzusetzen, wenn der Nachweis der Kosten-Effektivität erbracht ist. Produktinteressen Einzelner außerhalb der Standards werden nicht berücksichtigt. Auf den Generaldirektoren lastet ein gewaltiger Einsparungsdruck. Insgesamt zeigt sich im Zusammenspiel zwischen Region und Sanitätsbetrieb oder Krankenhaus statt einem Auftrags- und Berichterstattungsmodell ein **politisches Vertrauensmodell** («rapporto politico-fiduciario») (Longo und Plamper, 2004).

Die Region stellt Pläne auf, die auf der einen Seite nationale Zielsetzungen einbeziehen und auf der anderen Seite regionale Besonderheiten und politische Präferenzen beachten. Die Region ist eigenständig in der Akkreditierung privater Krankenhäuser und in der Fort- und Weiterbildung im Gesundheitswesen.

15.7 Besonderheiten des italienischen Gesundheitssystems

15.7.1 Berufsverbände und die Rolle der Pflegekräfte

Keiner der Berufsverbände hat eine vergleichbare Stellung wie sein deutsches Äquivalent. Eine berufsständische und mit Hoheitsbefugnissen ausgestattete Selbstverwaltung, die es in Deutschland für nahezu alle freien Berufe gibt, ist Italien fremder. Die Berufsverbände stellen eher Gewerkschaften dar, die die Marktmacht der vertraglich gebundenen selbstständigen oder angestellten Ärzte gegenüber den Sanitätsbetrieben und den selbstständigen Krankenhäusern zu stärken suchen. Die Pflegekräfte sind gewöhnlich angestellt und haben noch nicht die Stellung, die sie in Deutschland mittlerweile erreicht haben. Die Rolle der Pflegekräfte ist aber aufgewertet worden, indem als Zugangsvoraussetzung Abitur verlangt wird, ein mindestens dreijähriges Universitätsstudium absolviert werden muss, und indem Weiterbildungsgänge für zusätzlichen Kompetenzerwerb angeboten (und gefordert) werden.

15.7.2 Umfassende Gesundheitsverantwortung der Sanitätsbetriebe

Der herausragende Unterschied zu Deutschland ist die umfassende, klar geregelte Verantwortlichkeit der Sanitätsbetriebe für die Gesundheit der Bevölkerung von der Vorsorge bis zur ärztlichen und pflegerischen Leistung im Distrikt. Dem Sanitätsbetrieb stehen die Bürger mit ihren individuellen Rechten auf gute und gleiche Behandlung gegenüber.

Durch die Zielvereinbarungen mit der Region sind die Sanitätsbetriebe in deren Prioritätensetzung eingebunden. Die Regionen wiederum stehen hinter dem nationalen Gesundheitsplan des Gesundheitsministeriums in Rom, weil die Konferenz der Regionen Italiens an der Ausarbeitung maßgeblich beteiligt ist und der Plan die

---

157 Auch der öffentliche Gesundheitsdienst, die Arbeitssicherheit und das Veterinärwesen gehören zu den Sanitätsbetrieben.

nationalen und die regionalen Interessen berücksichtigt. Auf der Planungsseite sind ständig Bottom-Up- und Top-Down-Prozesse im Gange, die zu einer kohärenten Gesundheitspolitik führen. Die institutionellen Voraussetzungen sind vorhanden, um diese auch wirklich implementieren zu können. Schwierig ist allerdings die fehlende Leistungskraft der Einrichtungen im Süden Italiens. Für präventive Maßnahmen, für Maßnahmen des öffentlichen Gesundheitsdienstes oder für Sonderaktionen stehen im Prinzip alle Beschäftigten in den Sanitätsbetrieben und in den Krankenhäusern zur Verfügung. Einrichtungsübergreifend, funktionsübergreifend und disziplinübergreifend sind gezielte Kampagnen möglich, die in Deutschland weitaus schwerer durchzuführen sind. Ein Beispiel für die Schwierigkeit, Verantwortlichkeit einschließlich der Finanzverantwortung umzusetzen, zeigt das Procedere um das Präventionsgesetz in Deutschland.

15.7.3 Verbetriebswirtschaftlichung («Aziendalizzazione»)

Während in Deutschland der Begriff «Verbetriebswirtschaftlichung» eher instrumentalisiert wird, um Negativwirkungen bisher unbeachteter Einflüsse beispielsweise auf Bildung und Wissenschaft zu verdeutlichen, versteht man unter «aziendalizzazione» die unternehmerische Steuerung der Sanitätsbetriebe und seiner Einrichtungen. Dazu hat der ständige Druck auf die Sanitätsbetriebe und auf die Krankenhäuser, vorhandene Defizite abzubauen und keine Defizite mehr entstehen zu lassen, geführt. Dem Personal in Krankenhäusern sind Fragen der Effizienz und Effektivität längst geläufig, ebenso den leitenden Kräften in den Sanitätsbetrieben. Die jüngsten Zahlen zeigen dann auch Entwicklungspotenzial: Das jährliche Ausgabenwachstum sank von durchschnittlich 7,7% zwischen 1996 und 2001 auf 3,2% in den Jahren 2002 und 2003 (Jommi, 2004, S. 110).

Hier scheint sich auch die Verbreitung und Vertiefung der strategischen Planung in den Sanitätsbetrieben und den Krankenhäusern auszuwirken (Lecci und Longo, 2004, S. 512–515). Was vorher vorgeschrieben war, aber lediglich auf dem Papier stand, gehört heute in immer mehr Einrichtungen zum Alltag: Die festgelegten Ziele werden immer realistischer, zu den Input-Finanzzielen kommen Leistungsziele hinzu, Indikatoren zu Quantität und Qualität werden gebildet und Messungen vorgenommen. Rechnungswesen, Budgetierung und Controlling haben in den meisten Regionen eine beachtliche Reife erreicht.

Durch die freie Wahl des Arztes und des Krankenhauses und durch die Bezahlung entweder über eine Kopfpauschale oder über Fallpauschalen ist trotz der territorialen Zuordnung so etwas wie Wettbewerb zwischen den Sanitätsbetrieben und vor allem zwischen den Krankenhäusern entstanden. Wettbewerb in **Quasi-Märkten** verlangt Mechanismen, nach denen das Geld den Patienten folgt (Jommi et al., 2001, S. 347). Dies ist heute der Fall: Der Heimatsanitätsbetrieb muss die Behandlung andernorts bezahlen. Das folgende Schema zeigt kurzgefasst die Zahlungsströme (s. **Abb. 15-2**).

Auch die Mobilität zwischen den Regionen spielt bei der «aziendalizzazione» eine Rolle. Die Wirkung ist sehr unterschiedlich, denn die Patientenströme zwischen den Regionen variieren, wie **Abbildung 15-3** zeigt. (Cantu et al., 2004, S. 76–81).

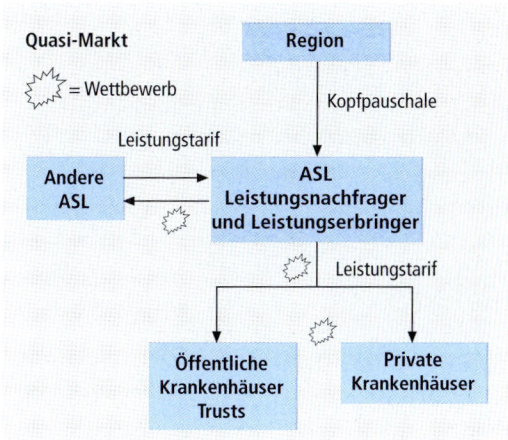

Quelle : Eigene Darstellung

Abbildung 15-2: Wettbewerbliche Möglichkeiten im Quasi-Markt.

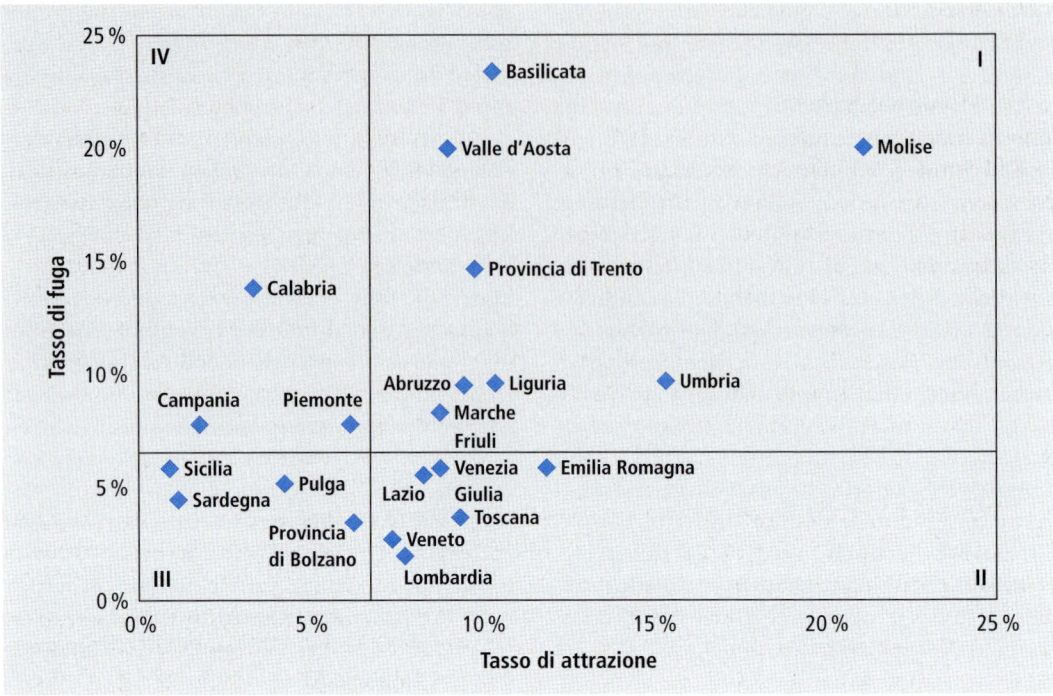

Quelle: Cantù et al., 2004

Abbildung 15-3: Patientenströme zwischen den Regionen

Im Bild fällt die Region Molise sowohl mit einer sehr hohe Patienten-«Exportrate» von etwa 20% als auch mit einer über 20% liegenden Patienten-«Importrate» auf. Basilicata verliert etwa 24% an andere Regionen und gewinnt nur einen kleinen Teil aus anderen Regionen. Regionen wie Lombardia und Emilia Romagna weisen hohe Patientenimporte auf. Mobilitätsanalysen sind wichtig für eine sichere Planung und für die Realisierung von Expansionsbestrebungen.

Private Einrichtungen werden regional unterschiedlich wertgeschätzt: Weil die Region Lombardia ihre Politik unter das Motto der Subsidiarität stellt, fördert sie private Einrichtungen wie beispielsweise Labors, Krankenhäuser, aber auch spezielle pflegerische Leistungen. Damit gewinnt die Akkreditierung als Voraussetzung für die Zulassung zum Markt zunehmend an Bedeutung.

Zur «aziendalizzazione» haben die Einstellungsvoraussetzungen für die Posten der ärztlichen Direktoren in Krankenhäusern und Sanitäts-

betrieben, aber auch für leitende Pflegekräfte beigetragen. Diese benötigen heute alle eine Weiterbildung in Organisations- und Managementtechniken. So gibt es mittlerweile eine anerkannte Elite von mehrjährig ausgebildeten Gesundheitsmanagern unter Ärzten, Pflegekräften, Ingenieuren, die, weil sie befristet beschäftigt sind, zwischen Gesundheitsbetrieben und Krankenhäusern wechseln können. Bei den Ärzten gibt es eine Facharztspezialisierung hin zum Manager im Gesundheitswesen.[158]

Im Süden werden weitaus weniger Leistungen vorgehalten und auch in Anspruch genommen als in der Mitte und im Norden. Im Süden gibt es aber auch die größten strukturellen Defizite und

---

158 In der Region Emilia-Romagna haben sich die Absolventen dieser Kurse zur Associazione Mario Zanetti (www.assozanetti.it) zusammengeschlossen. Die Mitglieder besetzen heute nahezu alle leitenden Positionen in der Regionalverwaltung, in den Sanitätsbetrieben und in den Krankenhäusern.

organisatorischen Effizienzdefizite (OASI, 2007, S. 99).

15.7.4 Servicegarantien

Servicegarantien («Citizen Charters») nach dem Vorbild von Großbritannien sollten sicherstellen, dass auch öffentliche Dienstleister wie der *National Health Service* mit seinen *Local General Practitioner Practice Charters* Qualitätsstandards einhalten. Dem britischen Vorbild folgten andere Länder meist auf freiwilliger Grundlage. Italien hat 1995 (Legge 273/1995) alle öffentlichen Einrichtungen zu **Servicegarantien** verpflichtet. Die «Carta dei servizi sanitari» wird als Pakt zwischen den Strukturen des Gesundheitswesens und den Bürgern verstanden und sichert Unvoreingenommenheit, umfassende Information, Standards, stetige Verbesserungen sowie Beschwerde- und Anregungsmöglichkeiten und das Versprechen, die Wünsche der Patienten oder der Patientenorganisationen unvoreingenommen aufzunehmen. Im Ministerium wacht die Abteilung für Qualität über die Umsetzung in den Regionen und den Sanitätsbetrieben und selbstständigen Krankenhäusern. Letztere sind zu einem eigenen Kommunikationsbüro URP («Ufficio Relazioni con il Pubblico») verpflichtet.

15.8 Arzneimittelversorgung

Zur Ausgabe der Arzneimittel bedienen sich die Gesundheitsbetriebe öffentlicher (meist städtischer)[159] oder privater Apotheken.

Die Ausgaben und vor allem der Ausgabenzuwachs für Arzneimittel werden in Italien durch verschiedene Maßnahmen kontrolliert. Bereits seit 1992 konnten die Krankenhäuser die Arzneimittel auch für die folgende ambulante Behandlung verschreiben. Grundlage ist eine Positivliste, die kontinuierlich aktualisiert wird (Jommi, 2001, S.132). Verschreibungsbefugnis und direkte Arzneimittelabgabe für chronisch Kranke liegt allein bei den unabhängigen Krankenhäusern (AOs). Durch Rabatte und bessere Steuerung haben sich die Arzneimittelkosten für durch Krankenhäuser versorgte chronisch Kran-

ke halbiert. Modelle für die Preisermittlung wurden fortlaufend verfeinert. Die Abgabe von Generika bei Medikamenten ohne Patentschutz ist verpflichtend. Seit 1996 können Sanitätsbetriebe und Krankenhäuser **Falschverschreibungen der Ärzte sanktionieren**. Seit 2001 können die Regionen finanzielle Maßnahmen ergreifen oder die Ausgabe von Arzneimitteln vorgeben, indem sie beispielsweise den Apotheken einen Beitrag zur Abdeckung des Defizits abverlangen, Vereinbarungen mit Apothekenvereinigungen schließen oder erlauben, dass die Sanitätsbetriebe ihre Ärzte und Pflegekräfte selbst mit Arzneimitteln ausstatten und dass die Apotheken und Sanitätsbetriebe verpflichtet werden, die korrekte Einnahme der Arzneimittel zu überwachen. Die Ausgabe von Arzneimitteln durch Ärzte und Pflegekräfte der Sanitätsbetriebe hat sich ebenso etabliert wie weitere Zuzahlungen zu Arzneimitteln. Direkt ausgegebene Arzneimittel haben in mehreren Regionen bereits einen Anteil von über 10%. Zuzahlungen sind regional unterschiedlich hinsichtlich der Höhe, der Art einbezogener Arzneimittel, hinsichtlich der Obergrenze und der Ausnahmen. Die Zuzahlung stellt sich heute als Experimentierfeld für die Regionen dar, während sie früher ein Bestandteil nationaler Politik war.

2003 kam es auf nationaler Ebene zu einem Pharmazeutikaabkommen «patto sulla farmaceutica» zwischen den Regionen, dem Gesundheits- und dem Wirtschaftsministerien und der pharmazeutischen Industrie. Im Gesundheitsministerium ist seit 2004 eine «**Agenzia Italiana del Farmaco**»[160] tätig, die u.a. über die Ausgaben für Arzneimittel wachen und ökonomische Belange der Regionen mit der Wettbewerbsfähigkeit der pharmazeutischen Industrie in Einklang bringen soll. Die Preise für neue Arzneimittel werden beispielsweise danach festgelegt, wie groß der **therapeutische Nutzen** ist.

Die Regionen können jetzt selbst Kaufverträge mit Pharmafirmen schließen und die Apotheken

---

159 Im alten Rathaus von Bologna befindet sich eine große Apotheke, die an die lange Regierungszeit der Kommunisten erinnert.

160 www.agenziafarmaco.it.

damit beliefern. In der Toscana haben sich Einkaufskonsortien (nicht nur für Arzneimittel) gebildet, die für mehrere Sanitätsbetriebe tätig sind.

Heute sind die Arzneimittelausgaben in doppelter Weise gedeckt: Sie dürfen 13 % der Ausgaben der Sanitätsbetriebe und 16 % der Gesamtausgaben (Territorium und Krankenhäuser) nicht überschreiten. Bei Überschreitung dieser Werte gibt es Rückzahlungsverpflichtungen der Apotheken an die Region.

Besonders auf dem Arzneimittelsektor verspricht man sich durch regulatorische und betriebsinterne managerielle Maßnahmen wirksame Kostenkontrolle.

15.9 Gesundheitsversorgung, Pflege und Sozialhilfe verbinden

Krankenbehandlung («servizi sanitari») und Pflege («servizi socio-sanitari») liegen in der Verantwortung der Region und seiner AUSLs ebenso wie die Bestimmung der Sozialregelungen («servizi socio-assistenziali»). Die Sozialleistungen werden jedoch von den Kommunen bezahlt. Die Abstimmung des Leistungsbedarfs aller drei Bereiche und die Bündelung zu einem Dienstleistungspaket ist seit Jahren eine Herausforderung. Es bilden sich zunehmend neue öffentliche Betriebe, die sich diese Synthese der Sozial-, Gesundheits- und Pflegeleistungen zur Aufgabe gemacht haben. Durch Fusionen von Sanitätsbetrieben und kommunalen Sozialeinrichtungen bilden sich «Società della Salute», die mit Kompaktdienstleistungen Kompetenzkonfliktfelder überwinden. In der Toscana sind die Sanitätsbetriebe mittlerweile auch für die «servizi socio-assistenziali» zuständig und werden insoweit auch von den Gemeinden finanziert. Unter dem Generaldirektor gibt es zusätzlich zum ärztlichen und zum Verwaltungsdirektor einen Direktor für die sozialen Einrichtungen, und es wacht ein Beirat der Bürgermeister über die Geschäfte des Sanitätsbetriebs. Im Ergebnis sind etwa 80 % Gesundheits- und 20 % Sozialausgaben. Durch die klare territoriale Verankerung der Sanitätsbetriebe ist es leichter möglich, das Gesundheitswesen und das Sozialwesen zu verbinden.

15.10 Ausblick

Das italienische Gesundheitswesen folgt seit der Einführung des SSN den Prinzipien des Wettbewerbs zwischen den Institutionen. Sanitätsbetriebe und Krankenhäuser werden unternehmerisch gesteuert. Management-Anforderungen sind mittlerweile in der Ausbildung der Ärzte, Pflegekräfte und technischen Mitarbeiter verankert.

Folgende Trends kennzeichnen die derzeitige Gesundheits- und Wirtschaftspolitik:

- Erhaltung und Förderung der Solidarität zwischen den starken und schwachen Regionen: in den sechs schwächsten Regionen wurden zentrale regulatorische Maßnahmen ergriffen, um die Ausgabendefizite einzudämmen. Das Wirtschaftsministerium kontrolliert alle Entscheidungen und prüft die strategischen Pläne dieser Regionen. Ein Defizit-Ausgleich wird nur dann gewährt, wenn bestimmte wirtschaftliche Ziele erreicht worden sind.
- Die Zusammenführung von Gesundheits-, Pflege- und Sozialhilfeleistungen ist eine Herausforderung und wird kontinuierlich ausgebaut. In einigen Regionen bieten neue öffentliche Betriebe bereits Leistungspakete verzahnter Versorgung und Hilfe an.
- Zur Ausgabenkontrolle haben sich über die Grenzen von AUSLs und AOs hinweg Verbünde gebildet, «Aree vaste», die neue Koordinationsstrukturen zur zentralen Beschaffung etablieren. Voraussetzung ist der Konsens über Produktstandards und die Bereitschaft zur Reduktion der jeweiligen Produktpalette.
- Im SSN werden zunehmend neue Finanzierungswege erprobt, um jahrzehntelange Unterfinanzierung und Investitionsstaus im Gesundheitsbereich aufzulösen. Nach dem National Health Service Großbritanniens ist der SSN heute der zweitgrößte Markt für Public Private Partnerships im Gesundheitswesen in Europa.

Literatur

Anessi Pessina, E. (2004): Il modello di analisi, l'impostazione del Rapporto e i principali risultati. In: Anessi Pessina, E.; Cantù, E. (Hrsg.): Rapporto OASI 2004 – L'aziendalizzazione della sanità in Italia. Milano: 3–19.

Cantù, E.; Carbone, C.; Lecci, F. (2004): La struttura del SSN italiano. In: Anessi Pessina, E.; Cantù, E. (Hrsg.): Rapporto OASI 2004 – L'aziendalizzazione della sanità in Italia. Milano: 21–85.

European Observatory on Health Care Systems (2001): Health Care Systems in Transition – Italy.

Fattore, G. (1999a): Clarifying the scope of Italian NHS coverage. Is it feasible? Is it desirable? Health Policy, 50 (1999): 123–142.

Fattore, G. (1999b): Cost containment and reforms in the Italian National Health Service. In: Mossialos, E.; Le Grand, J. (1999): Health Care and Cost Containment in the European Union. Aldershot, Brookfield, Singapore, Sydney: 513–545.

Heller, L. (2004): Change management nelle cure primarie: l'influenza delle leve aziendali sull'evoluzione degli strumenti manageriali per la medicina generale. In: Anessi Pessina, E.; Cantù, E. (Hrsg.): Rapporto OASI 2004 – L'aziendalizzazione della sanità in Italia. Milano: 405–429.

Jommi, C. (2001): Pharmaceutical policy and organisation of the regulatory authorities in the main EU countries. Milano.

Jommi, C. (2004): La spesa sanitaria: composizione ed evoluzione. In: Anessi Pessina, E.; Cantù, E. (Hrsg.): Rapporto OASI 2004 – L'aziendalizzazione della sanità in Italia. Milano: 87–121.

Jommi, C.; Cantù, E.; Anessi Pessina, E. (2001): New funding arrangements in the Italian National Health Service, International Journal of Health Planning Management 2001, 16: 347–368.

Lecci, F.; Longo, F. (2004): Strumenti e processi di programmazione e controllo attivati dalle aziende del SSN. In: Anessi Pessina, E.; Cantù, E. (Hrsg.): Rapporto OASI 2004 – L'aziendalizzazione della sanità in Italia. Milano: 492–521.

Longo, F.; Plamper, H. (2004): Italiens Staats- und Managementreformen am Beispiel der Controllingsysteme und der Leistungsvergleiche. In: Kuhlmann, S.; Bogumil, J.; Wollmann, H. (2004): Leistungsmessung und -vergleich in Politik und Verwaltung – Konzepte und Praxis. Wiesbaden: 323–338.

Otto, M.; Paruzzolo, S.; Torbida, A. (2004): Il governo regionale dell'assistenza farmaceutica: le iniziative adottate nel 2003. In: Anessi Pessina, E.; Cantù, E. (Hrsg.): Rapporto OASI 2004 – L'aziendalizzazione della sanità in Italia. Milano: 261–283.

Putnam, RD (1993): Making Democracy Work – Civic Traditions in Modern Italy. Princeton, University Press.

Rapporto OASI (2007): L'aziendalizzazione della sanità in Italia. Milano. http://portale.unibocconi.it/wps.wcm/connct/Centro_Cergasit/Sanit%C3%AO+in+Italia%3A+dati+e+analisi/Rapprto+OASI/.

Für deutschsprachige Leser lohnt ein Blick zur «Autonomen Provinz Bozen» (www.provinz.bz.it/gesundheitswesen). Die wichtigste Forschungseinrichtung zum Gesundheitswesen stellt das an der Università Commerciale Luigi Bocconi in Mailand angesiedelte CERGAS – Centro di Ricerche sulla Gestione dell'Assistenza Sanitaria e Sociale dar. Es gibt seit 1999 jährlich den OASI – Osservatorio Aziende Sanitarie Italiane und seit 1997 semesterweise den OSFAR – Osservatorio Farmaci heraus.

Siehe www.cergas.uni.bocconi.it (auch auf englisch)

16. Schweden

Evelyn Plamper

Stellvertretend für die skandinavischen Länder wird das Gesundheitssystem Schwedens vorgestellt. Schweden ist eine parlamentarische Demokratie mit direkt gewählten politischen Organen auf allen Politik- und Verwaltungsebenen. Die Finanzierung und Organisation des schwedischen Gesundheitssystems für 9,2 Millionen Bürger liegt überwiegend in der Verantwortung der selbstverwalteten Kreise. Die Kreistage entscheiden über die Art der Versorgung und der Leistungsanbieter. Die Rahmenbedingungen des Gesundheitssystems werden wesentlich durch die **Steuerfinanzierung** bestimmt. Schweden dient gern als Vorbild in der Diskussion anderer Sozialstaaten um die Balance zwischen Wirtschaftswachstum und Höhe der Steuerbelastung als Voraussetzung für den Erhalt sozialer Errungenschaften. Diese bauen auf den Prinzipien **Gleichheit des Zugangs, Bedarfsgerechtigkeit und Solidarität** und nachrangig **Kosten-Effektivität der Versorgung** auf.

16.1 Wohlfahrtsstaatliche Tradition

Die wohlfahrtsstaatliche Tradition und damit die staatliche Verantwortung für das individuelle Wohlergehen von der Geburt bis zum Tod blieben dank der strukturellen Reformen im Wesentlichen erhalten. Weiterhin hatte die steuerliche Finanzierung der sozialpolitischen Säulen Gesundheit, Bildung und Alterspflege Priorität, allerdings müssen die unteren Einkommensschichten einen relativ hohen Steuereinsatz leis-

ten. So aber gelten soziale Errungenschaften wie beispielsweise der 18-monatige Elternurlaub mit Entgeltfortzahlung weiter als vorbildlich. Nicht zuletzt die soziale Unterstützung der Mütter durch Kinderbetreuung und flexible Arbeitszeiten führte dazu, dass die Erwerbsbeteiligung der Frauen ähnlich hoch ist wie die der Männer. Darüber hinaus ist auch die Geburtenrate in Schweden (1,66 Geburten pro Frau) vergleichsweise hoch. Ursächlich werden Unterschiede in der Beschäftigungsquote der Frauen diskutiert. Zunächst ein Blick auf die wirtschaftliche Entwicklung Schwedens (Neue Zürcher Zeitung, 2005): Nachdem in den 30er Jahren des 20. Jahrhunderts der Wohlfahrtsstaat entwickelt und dazu immense Steuern erhoben wurden, gerieten Einnahme- und Ausgabenseite ab den 60er Jahren aus der Balance. Ende der 80er Jahre kam es zur Wirtschaftskrise mit Inflation und deutlicher Abwertung der schwedischen Krone. Das Bruttoinlandsprodukt ging zurück bis auf 3,8% BIP-Wachstumsrate im Jahr 1993. Im Jahr 1993 lag die Arbeitslosigkeit bei fast 10% der arbeitsfähigen Bevölkerung. Nach massiver Senkung der Steuergrenzsätze auf etwa 50% und darüber hinaus folgenden Einschnitten in die Sozialleistungen setzte Schweden Anfang der 90er Jahre nachhaltige strukturelle Reformen durch. Dazu gehörten eine für jeweils drei Jahre geltende Haushalts-Budgetobergrenze und eine finanzielle tragfähige Basis für die Altersvorsorge in Form kombinierter Beiträge und Kapitaldeckung einschließlich der Anpassungsmöglichkeit nach Konjunkturlage. In den vergangenen zehn Jahren lag Schwedens Wirtschaftswachstum deutlich über dem Durchschnitt der OECD-Länder, verbunden mit einer positiven Entwicklung der Steuereinnahmen. Allerdings stagniert die Beschäftigungsentwicklung heute wieder. Diese liegt aber in Schweden und Dänemark mit über 70% weit über der deutschen mit gut 58%.

Die **Vereinbarkeit von Beruf und Familie** wird besonders gefördert: Der Staat garantiert jedem Kind bis zum Alter von zwölf Jahren das Recht auf einen Betreuungsplatz. Es gibt ein dichtes Netz von gut qualifizierten staatlichen, ganztägig geöffneten Betreuungseinrichtungen für die 0- bis 6-Jährigen, wenn die Eltern berufstätig sind (Arbeitslose könnten hier aus dem Netz fallen). Für bis zu 6-jährige Kinder gibt es ganztägige und ganzjährige Vorschulen und für schulpflichtige Kinder gibt es nachmittags und in den Ferien auf die Arbeitszeiten der Eltern abgestimmte Freizeitangebote. Der Staat garantiert das Recht auf gut bezahlten Elternurlaub von insgesamt 18 Monaten. Davon können Väter zwei Monate beanspruchen und Eltern können auf eigene Kosten ihre Wochenarbeitszeit verkürzen. Da während des Elternurlaubs 80% des Gehalts des pausierenden Elternteils weitergezahlt werden, fördert dies Chancengleichheit und eine hohe Erwerbstätigkeitsquote. Seit dieser Regelung hat sich die Quote der männlichen Elternurlauber von 2,8% im Jahr 1974 auf 36,2% im Jahr 1999 erhöht. Zusätzlich zum Elternurlaub gibt es zehn Tage nach der Geburt Vaterschaftsurlaub. Da Ehepartner individuell besteuert werden, lohnt sich der Zuverdienst der Frauen. Allerdings muss jeder Ehepartner selbst für seine Rentenbezüge sorgen, die Witwenrente wurde abgeschafft.

Darüber hinaus hat Schweden auch im öffentlichen Bereich marktwirtschaftliche Elemente eingeführt und damit die Möglichkeit geschaffen, staatliche Aufgaben auch im Gesundheitswesen wie beispielsweise die Betriebsführung von Krankenhäusern an private Anbieter zu übertragen. Anlass zu Reformen im Gesundheitswesen waren ähnlich lange Wartezeiten für nicht lebensnotwendige Eingriffe wie in England.

Im Folgenden werden die Grundzüge des schwedischen Gesundheitssystems, Besonderheiten der Organisation sowie Reformentwicklungen der letzten Jahre dargestellt. Hierzu gehört besonders die Implementierung von Institutionen zur Prioritätensetzung, der Qualitätssicherung und der Patientenorientierung.

16.2 Finanzierung des Gesundheits- und Sozialsystems

Das Gesundheits- und Sozialsystem wird dezentral auf drei Ebenen finanziert, organisiert und gesteuert. Aufgabe der öffentlichen Hand ist die Finanzierung und Bereitstellung der Gesundheits- und Krankenpflege. Die **öffentliche Finanzierung** deckt etwa 87 % der Ausgaben durch Steuern, durch staatliche Zuschüsse zur Sozialversicherung und durch staatliche Beihilfe. Die restlichen Ausgaben werden durch Privatversicherungsbeiträge und direkte Patientenzahlungen finanziert (Swedish Institute, 2007). Gebühren werden für Haus- und Facharztbesuche und für Krankenhausaufenthalte bis zu einer Selbstbeteiligungsgrenze von 100 € pro Jahr erhoben. Etwa 60% der Zahnbehandlungskosten werden über Gebühren gedeckt. Kinder und Jugendliche bis 20 Jahre werden zuzahlungsfrei in den Gesundheitszentren und Allgemeinkliniken versorgt. Sie erhalten Impfungen, Vorsorgeuntersuchungen und Zahnbehandlungen. Die Zuzahlungen für Arzneimittel liegen einkommensabhängig bei bis zu 200 € pro Jahr (das deckt etwa 25% der Arzneimittelkosten). Ist diese Grenze erreicht, sind alle weiteren Arzneimittel zuzahlungsbefreit. Auch die Vorsorge werdender Mütter ist während der gesamten Schwangerschaft zuzahlungsfrei.

Die private Krankenversicherung spielt bisher eine marginale Rolle und finanziert etwa 1% der Gesundheitskosten. Die Arbeitgeber haben mittlerweile zunehmend ein Interesse daran, für ihre Beschäftigten Zusatzversicherungen abzuschließen, um diesen dadurch kürzere Wartezeiten zu ermöglichen und Fehlzeiten am Arbeitsplatz zu verringern.

Im Rahmen der Kofinanzierung des Krankengelds müssen seit Anfang 2005 die Arbeitgeber

15% des Krankengeldes zahlen, solange Anspruch auf Krankengeld besteht, bzw. bis die Kompensationen über die Rehabilitationskasse erfolgt oder der Arbeitnehmer mindestens eine Halbtagstätigkeit aufnehmen kann (Swedish Institute, 2007). Das Ziel ist ein Anreiz für die Arbeitgeber, aktive Maßnahmen zur betrieblichen Gesundheitsförderung und Prävention zu ergreifen.

16.2.1 Ausgaben im Gesundheitssektor

Schweden liegt mit den Gesundheitsausgaben von etwa 24 Mrd. € pro Jahr im Mittelfeld der OECD-Länder. Seit 2001 steigen die Gesundheitsausgaben schneller als das BIP. Der Anteil am BIP lag im Jahr 2007 bei 9 %. Die Pro-Kopf-Ausgaben erreichten eine Höhe von umgerechnet 2700 €.

16.3 Organisation des Gesundheits- und Sozialsystems

16.3.1 Nationale Ebene

Auf nationaler Ebene liegen die Regulierung des Gesundheitswesens beim Gesundheits- und Sozialministerium und assoziierten Institutionen (s. **Abb. 16-1**). Im Gesetz zur Gesundheit und medizinischen Versorgung von 1982 sind die Prinzipien der Gesundheitsversorgung festgelegt: Qualität, Gleichheit und Würde, gleicher und einfacher Zugang zum System, Stärkung der Patientenentscheidung und gemeinsame Entscheidungsfindung. Die Aufsicht und Qualitätskontrolle hat das Nationale Amt für Gesundheit und Soziales («Socialstyrelsen»), das mit dem Zentrum für Epidemiologie («Epidemiologiskt») auch die nationalen Gesundheits- und Versor-

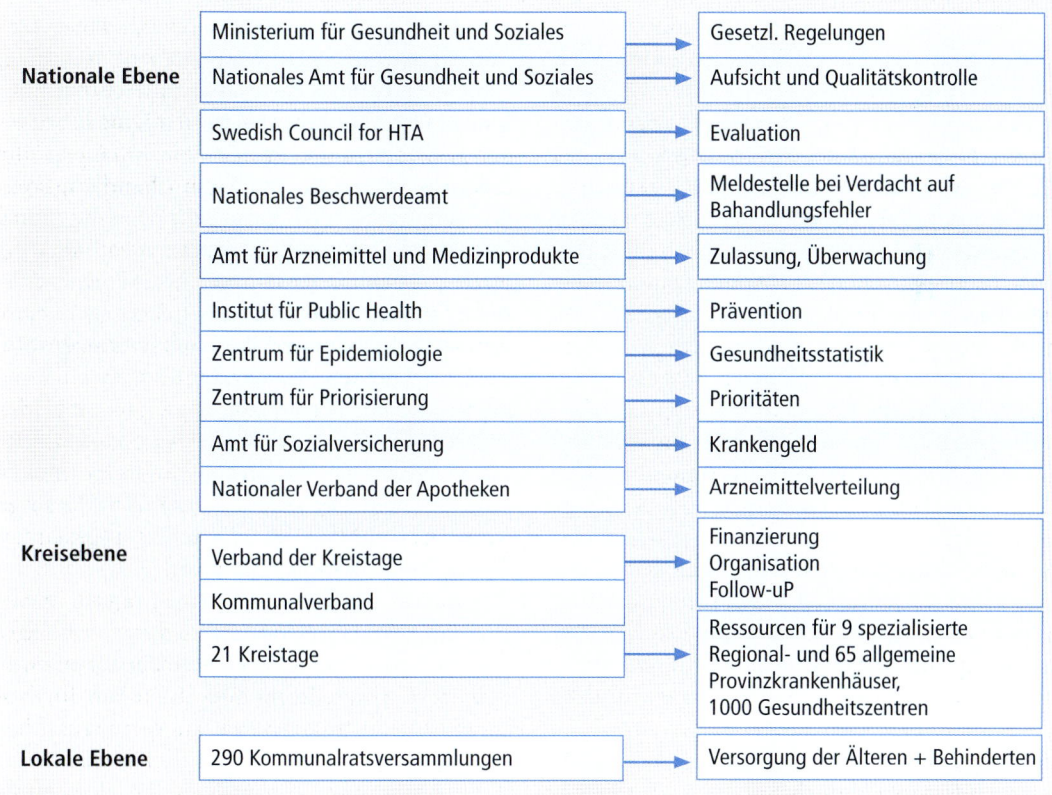

Quelle: Eigene Darstellung

Abbildung 16-1: Übersicht über die Organisationsstruktur.

gungsstatistiken führt. Dem Zentralamt obliegt auch die Zulassung aller Beschäftigten im Gesundheitswesen. Das Bundesinstitut für **Public Health** mit der Aufgabe **Gesundheitsförderung und Prävention** liefert regelmäßige Gesundheitserhebungen und ergänzt die gesundheitsbezogene Bevölkerungsstatistik.

Internationale Bedeutung hat das *Swedish Council on Technology Assessment in Health Care* («Statens Beredning for Medicinsk Utvärdering») erlangt, das die **Kosten-Effektivität** medizinischer Verfahren ermittelt und Empfehlungen gibt. Effektivitätsparameter sind bessere Gesundheit und bessere Lebensqualität. Die Ergebnisse und Informationen sind für alle gesundheitspolitischen Entscheidungsträger und für die Leistungserbringer verfügbar.

Die **Zulassung und Überwachung der Arzneimittel- und Medizinprodukte** sowie die Bewertung der Kosten-Effektivität erfolgt über das Amt für Arzneimittel und Medizinprodukte.

Eine Besonderheit ist der nationale **Verband der schwedischen Apotheken** («Apoteket AB»), siehe dazu Kapitel 11 «Arzneimittelversorgung».

An das **Nationale Beschwerdeamt** können sich alle Bürger wenden, wenn Verdacht auf medizinische Behandlungsfehler besteht, aber auch bei organisatorischen und anderen Mängeln. Dieses Amt ist auch befugt, Disziplinarmaßnahmen einzuleiten. Kompensationen für die Patienten erfolgen über Versicherungen.

16.3.2 Regionale Ebene

Die Finanzierungs- und Organisationsverantwortung für die Gesundheitsversorgung liegt überwiegend auf der Kreisebene. Die Kreistage in den 21 geografischen Regionen/Ländern entscheiden selbstständig und bedarfsabhängig über die Steuern und Gebühren für die Gesundheitsversorgung sowie über die Ressourcenverteilung auf die stationäre und ambulante Versorgung. Der Anteil der Steuern am totalen Kreiseinkommen liegt bei 68%, der Anteil der staatlichen Zuschüsse bei 21%, Gebühren der Bürger bei 3% und der Rest sind sonstige Einnahmen. Die Einwohnerzahlen der Kreise haben eine Spannweite zwischen 66 000 und 1,9 Millionen. **Organisationsstrukturen** und die

Verantwortung für gesundheitsbezogene Aufgaben können sich von Region zu Region unterscheiden. Dadurch und durch die jeweilige Bevölkerungsstruktur sind die durchschnittlichen Ausgabenunterschiede pro Einwohner bedingt, die bis zu 17,5% und in der Primärversorgung bis zu 24% auseinanderliegen können. So ist beispielsweise der Einbezug von Angehörigen in die häusliche Pflege regional unterschiedlich ausgeprägt. Während manche Kreise eher die Gesundheitsförderung zum Schwerpunkt machen, nützen andere Kreise die Verbesserung der Vernetzung mit dem Sozialleistungsangebot. Die Kreise können sich heute hinsichtlich gesundheitsbezogener Daten miteinander vergleichen. Die Kreise sind abhängig von der Bevölkerungsdichte in Primärversorgungsdistrikte aufgeteilt, 370 gab es im Jahr 2001, pro Kreis mindestens einen. Die Hochspezialversorgung verteilt sich auf Versorgungsregionen mit je einem Universitätsklinikum. Zwischen den verschiedenen Schwerpunkten der medizinischen Versorgung gibt es Kooperationsnetze.

Die Kreise regulieren auch den privaten Gesundheitssektor, der bisher vorwiegend in den Ballungsräumen wie Stockholm Bedeutung hat. Hier finden bereits 30% der primärärztlichen Kontakte bei privaten Anbietern statt. Darüberhinaus besteht die Absicht, möglichst viele nichtmedizinische Serviceleistungen zu privatisieren. **Tabelle 16-1** gibt einen Überblick über die Ärztezahl in Schweden (Swedish Medical Association, 2005).

Privatärzte müssen mit der Region Verträge schließen, um am staatlichen Vergütungssystem teilzunehmen. Diese Verträge sehen in der Regel keine Abrechnung von Einzelleistungen, sondern eine Gesamtvergütung vor. Die Anzahl der Privatärzte ohne solche Verträge nimmt kontinuierlich ab, da ihnen immer seltener eine Niederlassungsgenehmigung erteilt wird.

Seit 1997 tragen die Kreise die Verantwortung für die Arzneimittelkosten. In Verbindung damit legen sie die Patientenzuzahlung fest. Die Arzneimittel-Positivliste und die Negativliste wird vom Nationalen Sozialversicherungsinstitut erstellt.

Tabelle 16-1: Ärztezahlen.

Öffentlicher Gesundheitsdienst	23 900
davon	
Fachärzte in Krankenhäusern	12 500
Allgemeinärzte	4400
Ärzte in Weiterbildung	7000
Privatpraxis	2000
Betriebsärzte	500
sonstige	2000
Gesamt (Stand 2000)[9]	28 400

Quelle: Eigene Darstellung nach Daten der Swedish Medical Association (2005)

Aufgrund der ausgeprägten Dezentralisierung der Gesundheitsversorgung wird immer mehr Kostenverantwortung der Kreise auf die Ebene der Leistungserbringer verschoben, so dass Krankenhäuser und primäre Gesundheitszentren Finanzverantwortung haben.

16.3.3 Kommunale Ebene

1992 gab es umfassende Reformen (Ädel-Reform), die die soziale und gesundheitsbezogene Versorgungsverantwortung für stationär und ambulant pflegebedürftige Ältere von den Kreisen auf die Kommunen verlagerte. Damit wurde ein Fünftel der Kreis-Gesundheitsausgaben verschoben. Mit den «Handikapp-reformen» von 1994 und den «Psykiatri-reformen» von 1995 ging auch die Verantwortung für Behinderte und psychisch Kranke auf die Kommunen über. Mit dieser Entwicklung wurden 30 bis 40% der Krankenhausbetten in Pflegebetten umgewidmet. Auch die Kommunalverbände erheben bedarfsabhängig Steuern, um die Versorgung der älteren Personen und der Behinderten zu gewährleisten. Der Dachverband ist der Verband der Kommunal- oder Gemeinderäte. Inzwischen wird die häusliche Versorgung gegenüber der stationären Unterbringung vorgezogen und stark gefördert, während in Deutschland die Bereitschaft zur häuslichen Pflege rückläufig ist. Der Handlungsrahmen der Leistungsanbieter ist größer als in Deutschland, weil verschiedene Unterstützungsformen wie hauswirtschaftliche und pflegerische Tätigkeiten bei einem Dienstleister liegen können, und damit ganzheitlich der Hilfebedarf gedeckt werden kann.

In Schweden kann ein Elternteil angestellt werden, um sein behindertes Kind zu pflegen, womit Karriere und finanzieller Wohlstand dieses Elternteils auch vom Kind abhängt.

16.4 Gesundheitsindikatoren

Anhand von Gesundheitsindikatoren wie Morbiditätsraten, Mortalitätsraten (im Wesentlichen interessiert hier die vorzeitige Mortalität der jünger als 65-Jährigen) bzw. Daten zur Lebenserwartung kann man sich einen ersten Überblick im Ländervergleich (s. Kapitel 12.4 «Gesundheitssystemvergleiche») verschaffen. Schweden hat unter EU-Ländern die höchste Lebenserwartung und die proportional größte Altenpopulation: die Lebenserwartung der Frauen liegt bei 82,9 Jahren, die der Männer bei 78,7 Jahren. In Schweden liegt der Anteil der über 65-Jährigen bei 17,1% und der Anteil der über 75-Jährigen ist der höchste in der EU; der Anteil der hochaltrigen über 80 Jahre liegt bei 5,2%. Mit der niedrigen Säuglingssterblichkeit (von 1000 Säuglingen sterben statistisch 3) spiegeln sich neben medizinischen auch sozioökonomische Faktoren wider, während die perinatale Sterblichkeit als ein Qualitätszeichen der Gesundheitsversorgung, hier besonders der Vorsorge gilt.

Die epidemiologischen Bevölkerungsregister zeigen, dass die Mortalitätsraten aufgrund von Unfällen, Suizid und Alkoholkonsum rückläufig sind. In Schweden und Finnland ist der Anteil tabakattributabler Mortalität an allen Todesursachen deutlich geringer als in Großbritannien, Frankreich und Deutschland. Das durch Tabakkonsum verursachte Lungenkrebssterberisiko der Männer ist das niedrigste der verglichenen Länder.

Chronische Krankheiten haben auch in Schweden an Bedeutung gewonnen und bestimmen wesentlich den Bedarf an und die Nachfrage nach präventiven, kurativen, rehabilitativen und pflegerischen Leistungen. Während die Mortalität an akuten Exazerbationen von Herz-Kreislaufkrankheiten rückläufig ist, was ein Zeichen für effektive Gesundheitsförderung und/oder medizinische Behandlungserfolge sein kann, treten Krankheitsfolgen in immer höherem Lebensalter auf. Allergien, Übergewicht bei Kindern, Jugendlichen und Erwachsenen mittleren Alters nehmen ebenso zu wie psychische Krankheiten. Darüber hinaus gibt es Anzeichen, dass sozial bedingte Ungleichheit zunimmt, die wiederum lebensstilbedingte Risikofaktoren für chronische Krankheiten fördert.

16.5 Ambulante Primärversorgung

Die Leistungsanbieter der allgemeinen Primärversorgung sind überwiegend Gesundheitszentren mit interdisziplinären Leistungsteams aus Ärzten, Pflegekräften, Physiotherapeuten und Hebammen. Träger der Gesundheitszentren (VARD CENTRAL) und Praxisgemeinschaften sind die Kreise, 80% der Allgemeinärzte sind dort angestellt. Seit 1995 müssen sie eine Facharztausbildung als Allgemeinarzt nachweisen. Ärzte in Praxisgemeinschaften schließen Verträge mit dem Kreis und erhalten in der Regel ein Budget. Patienten können ihren Hausarzt frei wählen. Die Haus- bzw. Familienärzte haben an der Gesamtzahl der Ärzte einen Anteil von etwa 20%. Eine prominente Rolle spielen die **Distrikt-Pflegekräfte** in den Gesundheitszentren oder Kliniken, da die Mehrzahl der Erstkontakte bei ihnen anfallen und sie über den Bedarf (fach-)ärztlicher Konsultation oder einer stationären Einweisung entscheiden. Darüber hinaus sind die Distrikt-Pflegekräfte in die häusliche Pflege eingebunden und machen regelmäßige Hausbesuche. Im begrenzten Rahmen dürfen sie auch Arzneimittel verschreiben.

Frauen können kostenfrei die Hebammen konsultieren, die an die Fachambulanz eines Krankenhauses überweisen dürfen. In der Geburtshilfe ist es üblich, dass komplikationslose Entbindungen allein von einer Hebamme geleitet werden. Die Ausbildung der Hebammen umfasst die Qualifikation zur Krankenschwester und eine Weiterbildung von zwei Jahren. Hebammen dürfen selbst Kontrazeptiva verschreiben.

Die Zahl privater ambulanter Leistungsanbieter wächst unter den Ärzten, Physiotherapeuten, Distrikt-Pflege-Kliniken und Kinder- und Geburtshilfe-Kliniken. Diese schließen über das Leistungsangebot Kontrakte mit den Kreisen. Die Versorgung durch Fachärzte erfolgt überwiegend in den Krankenhäusern, sowohl ambulant als auch stationär. Hier sind Wartezeiten ein Problem. Zur Lenkung der Patientenströme und Verminderung der Wartezeiten besteht die Möglichkeit, Einrichtungen der Nachbarkreise zu nutzen.

Schweden hat vergleichsweise **niedrige Arztkontaktraten**, was bis in die 90er Jahre an der Bevorzugung stationärer Versorgung lag und heute u. a. an den Zuzahlungen der Versicherten liegt. Zwischen den Kreisen gibt es teilweise große strukturelle Unterschiede, einmal bedingt durch ungleiche Bevölkerungszahlen, aber auch bedingt durch die Verfügbarkeit beispielsweise privater Primärärzte. In Stockholm kommt es bereits in etwa 30% zu Primärarztkontakten bei privaten Ärzten, auf Gotland nur in 7% der Fälle.

In den letzten Jahren hat die Förderung der ambulanten Versorgung stark zugenommen, dies betrifft auch die ambulante Chirurgie und vor allem die psychiatrische Versorgung.

16.6 Bedeutung von Gesundheits-förderung und Prävention für Public Health

Während es große Erfolge hinsichtlich der Mortalität an kardiovaskulären und Alkoholkonsum-induzierten Krankheiten sowie Unfällen und Suiziden gab, zeigt sich auch in Schweden der sozioökonomische Einfluss auf die Bevölkerungsgesundheit. Soziale Ungleichheit nimmt wie in anderen Ländern mit ähnlichem Lebensstil zu und lässt sich an der Verteilung der Risikofaktoren Übergewicht und Bewegungsmangel beurteilen.

1992 wurde das **Nationale Institut für Public**

Health gegründet, das Gesundheitsförderungs- und Präventionsprogramme auf der Bevölkerungsebene durchführt mit den Schwerpunkten Alkohol, Suchtmittel, Tabakkonsum, Unfallverhütung, Kinder und Jugendliche sowie Frauen mit besonderen Gesundheitsrisiken (Persson et al.). Seit 2000 wird die Verminderung sozialer Ungleichheit als ein vorrangiges Public-Health-Ziel benannt. Die Public-Health-Aktivitäten richten sich deshalb auch auf die strukturellen Determinanten der Gesundheit: Arbeitslosigkeit, Bildung, Umwelt (Kjellström et al.). Weitere wichtige Indikatoren für die Bevölkerungsgesundheit sind die Durchimpfungsraten. 1997 hatte Schweden bei der Masernimpfung eine Durchimpfungsrate von 96% erreicht, in Deutschland lag sie bei 75%.

Fast 3% der Gesamt-Gesundheitsausgaben werden für Prävention ausgegeben. Mehr als in Deutschland wird Prävention auch in die Primärversorgung integriert. Ebenso ist die Betriebsmedizin bedeutsamer, und es gibt ein Schularztsystem, in dessen Rahmen allgemeine Gesundheitserziehung angeboten wird. Die Allgemeinärzte führen Ernährungsberatung durch und bieten Raucherentwöhnungsmaßnahmen für Gruppen an.

16.7 Stationäre Versorgung

Die finanziellen Ressourcen der Krankenhäuser sind in Schweden gemessen an den Gesamtgesundheitsausgaben vergleichsweise hoch.

In den District-Krankenhäusern mit den üblicherweise vier Disziplinen Innere, Chirurgie, Radiologie und Anästhesie und durchschnittlich 120 Akutbetten wird die stationäre Basisversorgung angeboten. Die Zentralkrankenhäuser mit durchschnittlich 420 Betten bieten Leistungen in 15 bis 20 Disziplinen an. Die stationäre Hochspezialversorgung (Neurochirurgie, Thoraxchirurgie, Brandverletzungen etc.) erfolgt an neun Standorten – überwiegend an die Universitäten angebunden – in sechs nach medizinischen Versorgungsaspekten eingeteilten Regionen. Diese Krankenhäuser haben durchschnittlich 900 Akutbetten. Hier werden Patienten nach Bedarf aus allen Regionen behandelt und die Kosten werden vom jeweiligen Herkunfts-Kreis erstattet. Seit den 90er Jahren kooperieren die Zentral- und Distrikt-Krankenhäuser, um eine gleichmäßige Auslastung und größere Effizienz zu erreichen. Die Planbarkeit ist durch die freie Arztwahl und freie Wahl des Krankenhauses eingeschränkt, allerdings werden die Regelungen dazu in den einzelnen Kreisen unterschiedlich umgesetzt.

Eine Übersicht der stationären Indikatoren findet sich im Systemvergleich.

Die Zahl stationärer Betten pro 1000 Einwohner hat sich in Schweden in den letzten 20 Jahren halbiert und liegt ähnlich wie in Finnland im Vergleich zu den anderen EU-Ländern sehr niedrig bei etwa 3,5. Der Anteil der stationären Versorgung an den Gesamtgesundheitsausgaben liegt bei etwa 42%.

16.7.1 Privatisierung im stationären Sektor

Pflegeeinrichtungen mit maximal 50 Betten für geriatrische und psychiatrische Patienten befinden sich heute überwiegend in privater Trägerschaft. Zudem haben die meisten Regionen die Betriebsführung der öffentlichen Pflegeeinrichtungen privatisiert. Privatisierung nimmt aber auch im öffentlichen Akutkrankenhaussektor zu. Da 1992 die staatliche Garantie für zeitnahe Versorgung bei bestimmten Indikationen eingeführt wurde, können Patienten, die zu lange warten müssen, selbst eine Einrichtung auswählen. Damit ist die schon überwiegend bestehende Wahlfreiheit nochmals verstärkt worden. Seit 1997 gibt es zudem **Versorgungsgarantien.** So muss gewährleistet sein, dass ein Patient am selben Tag mindestens von einer Distrikt-Pflegekraft untersucht wird, mindestens innerhalb von acht Tagen einen Termin beim (Fach)Arzt bekommt und bei einer innerhalb von drei Monaten noch ungeklärten Diagnose dann innerhalb eines Monats zu einem Spezialisten überwiesen wird. Diese Garantien sollten einen effektives Zeitmanagement der Institutionen anregen.

Die **Organisationsstrukturen** sind üblicherweise hierarchisch aufgebaut mit traditioneller Departmentseinteilung. Der Krankenhausdirektor ist üblicherweise ein Mediziner mit der Verantwortung für das fachliche Versorgungsangebot und für Personal, Finanzen und Verwaltung.

16.8 Arzneimittelversorgung

Die Finanzierung der Arzneimittelausgaben erfolgt erstens staatlich subventioniert durch die Kreise, zweitens für stationäre Patienten vollständig durch Mittel der Kreise und drittens durch Zuzahlung der Patienten.

Zwischen 1993 und 2002 haben die Arzneimittelausgaben von 11,5 auf 14,3% zugenommen. Entsprechend nahm auch der Anteil der Selbstbeteiligung an den Kosten zu. Zurückzuführen ist dies auf die Zunahme an Verschreibungen, aber auch auf die Einführung neuer, teurer Arzneimittel (zum Arzneimittelverbrauch im Vergleich s. Abb. 1-5 im Kapitel 1 «Einführung»).

1998 gab es eine Reform des Arzneimittelwesens, in deren Rahmen die Verantwortung für die Kostenerstattung vom Staat auf die Kreise überging und die Zuzahlungen für Arzneimittel erhöht wurden. Seit 2002 gibt es ein neues unabhängiges nationales Institut für Arzneimittelkostenerstattung («Pharmaceutical Benefits Board»), das unter Berücksichtigung der Kosten-Effektivität und des medizinischen Nutzens Arzneimittel zulässt und auch die Arzneimittelpreise landesweit gültig festlegt. Dazu werden Referenzpreise anderer europäischer Länder herangezogen.

Der nationale Verband der schwedischen Apotheken organisiert seit 1970 das Arzneimittelverteilungssystem für die 885 staatseigenen Apotheken (Stand 2000). Die 90 Krankenhausapotheken schließen Jahresverträge mit den Kreisen ab. Der Bundesverband legt auch die Arzneimittelpreise und -erstattungsfähigkeit fest und führt die Verhandlungen mit der Pharmaindustrie.

Dieses Apothekenmonopol wurde 2005 durch Urteil des Europäischen Gerichtshofs[161] wegen Verstoßes gegen EU-Recht beanstandet (fehlende Ausschreibung etc.). Bis 2009 soll der Apothekenmarkt restrukturiert werden und das Monopol für den Medikamentenverkauf abgeschafft werden. Damit ergeben sich Möglichkeiten für Apothekengesellschaften und ausländische Arzneimittelhersteller.

16.9 Prioritätensetzung im Gesundheitswesen

Gesundheitssysteme unterscheiden sich hinsichtlich ihres Weges zur Prioritätensetzung und Entscheidungsfindung angesichts knapper Ressourcen und der Notwendigkeit, Standards und Kriterien für die Ressourcenallokation festzulegen. Auch in Schweden werden die Anforderungen an die Effizienz der medizinischen Versorgung größer. Die Entwicklung auf der nationalen Ebene zeigt, dass die Regulierung und Organisation an Bedeutung verlieren und das Interesse zunehmend auf die Ergebnismessung und -bewertung der Versorgung ausgerichtet ist.

Seit 2001 gibt es ein Nationales Zentrum für Prioritätensetzung im Gesundheitswesen. Damit wird dokumentiert, dass die Schweden auf den breiter werdenden Graben zwischen der Notwendigkeit effizienter medizinischer Versorgung und dem finanzierbaren Machbaren mit verbesserten strukturellen Rahmenbedingungen für die Prioritätensetzung antworteten.[162] Die Diskussion über Entscheidungsprozesse wurde seit Anfang der 90er Jahre intensiviert, mündete 1997 in die Verankerung allgemein gültiger Prinzipien für die Entscheidungsfindung im Gesundheitswesen, ohne dass dies jedoch zu mehr Transparenz geführt hätte. Weiterhin standen die Prinzipien in einem schwer überwindbaren Konkurrenzverhältnis zueinander.

Dem Prozess der Priorisierung liegen verschiedene Strategien zur Überwindung des Dilemmas der Ressourcenallokation zu Grunde. **Abbildung 16-2** zeigt eine Übersicht aus einem Report

---

161 EuGH 31.5.2005, C-438/02
http://www.otto-schmidt.de/ovs_wirtschaftsrecht/wirtschaftsr_42048.html, Abfrage 6.7.2005.

162 Quelle: Expertenanhörung der Enquete-Kommission «Ethik und Recht der modernen Medizin» Per Carlsson und Lena Lundgren. Sitzungsprotokoll vom 13.12.2004.

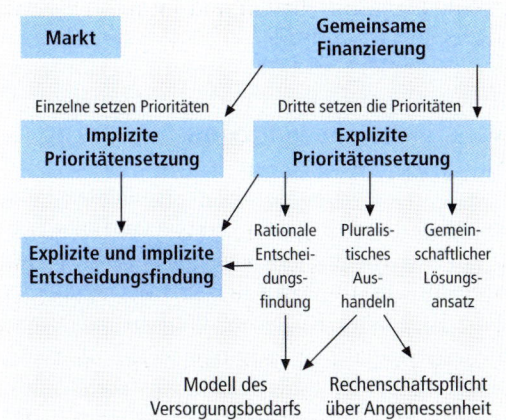

Quelle: Eigene Darstellung nach Garpenby, 2003.

Abbildung 16-2: Strategien zur Prioritätensetzung aus makroökonomischer Perspektive.

des Nationalen Instituts für Prioritätensetzung, den der Leser für vertiefende Information heranziehen sollte.

In Modellprojekten wurden mittlerweile Strategien erprobt. So wurde 2001 der Kreis Östergötland beauftragt, in einem dreijährigen Modellprojekt die Grundlage für das Nationale Zentrum für Prioritätensetzung zu schaffen, ebenso die Grundlage für die Implementierung von Verfahren und Systemen zur Unterstützung der Entscheidungsfindung. Zu den Aufgaben des Zentrums gehört:

- der Aufbau einer Referenzdatenbasis für schwedische und internationale Studien, zugänglich über die Website des Zentrums
- das Erstellen von Reviews und Zusammenfassungen aktueller Studien in Form von Reports (hier werden externe Experten einbezogen)
- das Identifizieren laufender Projekte in Schweden, die mit Prioritätensetzung zu tun haben (einsehbar über die Website)
- das Weiterentwickeln der Basisforschung.

Forschungsbedarf besteht hinsichtlich der Analyse und Konzeptdefinition der einzelnen Komponenten des Priorisierungsprozesses, hinsichtlich der erforderlichen Daten für die Entscheidungsfindung, für das Erkennen und die Analyse

der Hemmnisse und Förderfaktoren expliziter Rationierung in der Gesundheitsversorgung. Den Beratern der Kreise und Kommunen dient das Modellprojekt zur Unterstützung und Anregung zu weiterer theoretischer und praktischer Forschung und Projekten. Ziel ist außerdem ein nationales Netzwerk, in dem alle am Gesundheitswesen Beteiligten und interessierte Bürger Wissen und Erfahrungen austauschen können (Konferenzen, Workshops, Seminare etc.). Besonders wichtig ist die Information über die Zentrumsaktivitäten mithilfe aller medialen Formen. In die Prioritätensetzung gehen Einflüsse der Institutionen ein, in deren Rahmen Prioritätensetzung erfolgt, Einflüsse der Personen, die in den Priorisierungsprozess involviert sind, sowie die Faktoren, die bei der Entscheidungsfindung berücksichtigt werden müssen. Die Kenntnis der Gründe für die Entscheidungen ist ebenso relevant wie der Prozess der Entscheidungsfindung und die Mechanismen für wirkungsvolle Entscheidungsfindung. Das Konzept eines offenen Priorisierungsprozesses wird folgendermaßen definiert: «[...] Priority setting is open to the extent that the priority setting decisions, the bases, and the reasoning (including expected consequences) are accessible to all who want to acquaint themselves with this information» (Garpenby, 2003).

Die Organisation und Struktur des Priorisierungsprozesses umfasst mehrere Schritte:

- eine gemeinsame Terminologie finden und Begriffe klären wie «Bedarf», «Bedürfnis», «Risiko», «Nutzen», «Perspektiven der Bewertung» etc.
- sich über Ziele der Priorisierung einigen
- sich mit den ethischen Grundlagen und Prinzipien auseinander setzen (Gleichheit, Bedarfsprinzip, Kosteneffizienz)
- Priorisierung in den Professionsgruppen des Gesundheitswesens bearbeiten
- Priorisierung auf der Ebene der gesundheitspolitischen Entscheidungsträger bearbeiten, alle Beteiligten unterstützen
- Ergebnisse veröffentlichen und verbreiten zugunsten der Transparenz auf allen Ebenen.

Tabelle 16-2: Prioritätsgruppen für politisch-administrative Priorisierung.

Prioritäts-gruppe	Beschreibung des Maßnahmebedarfs
1	Versorgung lebensbedrohlicher akuter Krankheiten, die ohne Versorgung längere Behinderung oder vorzeitigen Tod bewirken würden Versorgung schwerer chronischer Krankheiten Palliativversorgung am Lebensende Versorgung von Personen mit einge-schränkter Autonomie
2	Prävention mit erwiesenem Nutzen Rehabilitation entsprechend der gesetz-lichen Vorgaben
3	Versorgung weniger schwerer akuter und chronischer Krankheiten
4	Versorgung aus anderen als Krankheits- oder Verletzungsgründen

Quelle: Eigene Darstellung nach Observatory on Health, Sweden (2001)

Die Ergebnisse der Prioritätensetzung können beispielsweise in Rangfolgen der Priorität für bestimmte Indikationen in der Gesundheitsver-sorgung dargestellt werden (s. **Tab. 16-2**).

Die Entscheidungsprinzipien für die Priorita-tensetzung bzw. den Bedarf an Interventionen sind die Krankheitsschwere (Symptome, Funkti-onsfähigkeit der Organe, Lebensqualität, Risiko für vorzeitigen Tod, bleibende Behinderung), der Patientennutzen als Effekt der Intervention (wird anhand derselben Kriterien beurteilt wie die Krankheitsschwere), die Kosten-Effizienz (ermittelt anhand der direkten und indirekten Kosten im Verhältnis zum Patientennutzen).

Am Beispiel der **Kardiologie** kann die Darstel-lung der Ergebnisse der Prioritätensetzung ge-zeigt werden. Das schwedische nationale Amt für Gesundheit und Soziales hat im Jahr 2004 **Leitlinien für die Prioritätensetzung** in der kardiologischen Versorgung herausgegeben zur Unterstützung der Auswahl und Implementie-rung regionaler und lokaler Programme, zur Förderung der Qualitätssicherung, zur Infor-mation und Unterstützung der offenen Entschei-dungsfindung im Prioritätensetzungsprozess auf der Grundlage parlamentarischer Prioritäten-setzung. Medizinische und ökonomische Fak-toren werden unter der Expertise aller in der Kardiologie beteiligten Berufgruppen und der Ethiker handhabbar gemacht. Es entstand eine Rangliste (Ränge 1 – 10) für 118 kardiologische Krankheitszustände (Socialstyrelsen, 2004). Das Konzept für die gesundheitsökonomische Evi-denz beinhaltet Kriterien, die besonders auch die Übertragbarkeit von Ergebnissen internatio-naler bzw. US-amerikanischer Studien auf schwedische Verhältnisse berücksichtigen. Die Definition der Evidenzklassen zeigt **Tabelle 16-3**. Entsprechend den Leitlinien zur Priorisierung kommt es zwangsläufig zu **Leistungseinschrän-kungen** bzw. zu Einschränkungen hinsichtlich der Erstattungsfähigkeit von Leistungen. So bie-ten einige Krankenhäuser beispielsweise eine mehrmalige In-vitro-Fertilisation nur gegen Pri-vatbezahlung an.

Ein Blick in den Projektkatalog des Zentrums (Garpenby, 2003) zeigt den breiten Ansatz des Themenzugangs: «[…] An international review of priority setting in different countries – Priori-tising of health promoting and preventive ef-forts – Prioritising level of health care for elderly stroke victims – predictors, care provided and consumers' perception of the health care episo-

Tabelle 16-3: Entscheidungskategorien/Evidenz-klassen.

Kategorie	Grundlage
gute Evidenz	gesundheitsökonomische Qua-lität gut, medizinisch relevant
ausreichende Evidenz	gesundheitsökonomische Qualität gut, medizinisch nicht relevant
berechnete Evidenz	eigene Berechnungen
geschätzte Evidenz	eigene Schätzungen Erhebung nicht möglich

Quelle: Eigene Darstellung nach Angaben des Swe-dish National Board of Health & Welfare's Guidelines for Cardiac Care (2004)

de – The priority setting process for care staff in municipal care and social service – Open priorities in Östergötland. The role of Mass Media. – Follow-up of implementation of the National Board of Health and Welfare's guidelines for cardiac care – Attempt to model priority setting in rehabilitation – Vertical priority setting in practice in the field of nursing care – transparent vertical priority setting in municipal services – Different techniques for priority setting – in-depth classification and analysis».

Der Erfolg von Priorisierungsprozessen ist wesentlich davon beeinflusst, ob und wie die Akteure im Gesundheitswesen einbezogen werden, wie Widerstände erkannt und bewältigt werden, wie die Fachdisziplinen eingebunden werden und wie Teilschritte und Ergebnisse des Prozesses mit den Beteiligten und mit der Öffentlichkeit kommuniziert werden. Hierbei muss die Bedeutung der Konsequenzen der Entscheidungen verständlich dargestellt werden. Für den Dialog mit der Öffentlichkeit ist NICE vorbildlich (s. Kapitel 17.1 «Der National Health Service»).

16.10 Qualitätssicherung der Versorgung

Die Gesundheitsreformgesetze von 1994 und 1997 schreiben die systematische und regelmäßige (mindestens alle drei Jahre) Dokumentation aller Versorgungsleistungen vor. Auf nationaler Ebene hat der Bundesverband der Kreise das Instrument QUL («Quality Development and Management») entwickelt, um die Fähigkeit einzelner Leistungsanbieter zu kontinuierlicher Qualitätsverbesserung analysieren zu können. Damit verbunden ist die jährliche Vergabe eines Qualitätspreises für eine Organisation mit Vorbildfunktion im schwedischen Gesundheitswesen. Auf der Ebene der Fachorganisationen, z. B. bei dem Schwedischen Medizinerverband, wurden Qualitätsprogramme für einzelne Disziplinen, beispielsweise die Kardiologie entwickelt. Der Vernetzung der ambulanten und stationären Versorgung und damit auch der Qualität der Versorgung dient es, dass Allgemeinärzte aus den Gesundheitszentren einen Teil ihrer Arbeitszeit im Krankenhaus verbringen.

16.11 Nationale Register

In Schweden ist die landesweite Qualitätssicherung der Versorgung durch mittlerweile 50 nationale Qualitätsregister gut entwickelt. Im Folgenden werden zwei Register exemplarisch vorgestellt. Das **Diabetesregister** ist Grundlage der kontinuierlichen Qualitätssicherung der Versorgung von Diabetikern.[163] In Folge der St. Vincent Deklaration (1989), die eine bessere Qualitätspolitik auch politisch forderte, entstanden in den meisten Teilnehmerländern Initiativen zur Qualitätsverbesserung der Versorgung. Nur im Einzelfall wurden nationale Instrumente für die Langzeiterfassung von Diabetes verursachenden oder verschlimmernden Indikatoren geschaffen. Gleichzeitig wurden nationale Leitlinien für die Versorgung von Typ 2 und Typ 1 Diabetikern implementiert und Qualitätsindikatoren für die Erfassung der Risikofaktoren für Diabetes und die Entwicklung von Krankheitsfolgen im Zeitverlauf festgelegt. Besonders das Schwedische Institut für Gesundheitsökonomie nutzt die Registerdaten für gesundheitsökonomische Analysen.

Das nationale **Schlaganfallregister** ermöglicht die kontinuierliche Qualitätskontrolle der Schlaganfallversorgung in der Routineversorgung (in ca. 85 Krankenhäusern) anhand von Prozess- und Ergebnisindikatoren (Asplund, 2003). Es konnte auf dieser Grundlage nachgewiesen werden, dass die Behandlung in «stroke-units» konsistent bessere Ergebnisse zeigen als die allgemeine Grundversorgung.

16.12 Fazit

In Schweden ist die Verantwortung für die Gesundheitsversorgung überwiegend dezentralisiert worden, die Kreise und Kommunen sind

---

163 Steering Committee of the Swedish National Diabetes Register (2003).

die Hauptträger der einzelnen Versorgungsbereiche. Zunehmend öffnet sich das System für private Gesundheitsversorgung. Große Bedeutung kommt seit fast 20 Jahren dem *Health Technology Assessment* zu, das zunehmend als Grundlage zur Entscheidungsfindung herangezogen wird.

Die Kultur, Strategien zur Prioritätensetzung im Gesundheitswesen zu implementieren, ist in Schweden besonders weit entwickelt.

Übungs- und Kontrollfragen

1. Spielt im schwedischen, wohlfahrtsstaatlich orientierten Gesundheitssystem Privatisierung eine Rolle?
2. Welche Gesundheits- und Sozialleistungen erbringen die Kommunen?
3. Welche Kriterien werden im Prozess der Prioritätensetzung zu Grunde gelegt?
4. Wie beurteilen Sie die Wirksamkeit des Verkaufsmonopols für Arzneimittel?
5. Welche Konsequenzen hat es auf EU-Ebene?
6. Welche Vorteile bieten nationale Krankheitsregister für die Gesundheitsversorgung? Vergleichen Sie dazu Schweden und Deutschland.

Literatur

Asplund, K.; Hulter Asberg, K.; Norrving, B.; Stegmayr, B.; Terent, A.; Wester, PO; Riks-Stroke Collaboration (2003): Riks-stroke – a Swedish national quality register for stroke care. Cerebrovasc Dis. 2003;15 Suppl 1: 5–7.

Bathelt, J. (2004): Das schwedische Gesundheitssystem. Rheinisches Ärzteblatt 12/2004: 14.

European Observatory on Health Care Systems (2006). Sweden.

European Observatory on Health Care Systems (2002): Health Care Systems in Eight Countries: Trends and Challenges.

Garpenby, P. (2003): The Priority Setting Process. A Macro Perspective. National Centre for Priority Setting in Health Care. PrioriteringsCentrum, Sweden. http: // e.lio.se / prioriteringscentrum / Engelskversion/Priority%20strategies%20KLAR.pdf, Abfrage 16.10.2008.

Kjellström, T.; Hakansta, C.; Hogstedt, C. (2007): Globalisation and Public Health. Overview and a Swedish Perspective. Scandinavian Journal of Public Health. Nov 2008.

Ministry of Health and Social Affairs. Health and medical care in Sweden. http://www.sweden.gov.se/sb/ d/574/a/86040, Abfrage 4.11.2008.

Neue Zürcher Zeitung (2005): Schweden als Vorbild und Trugbild. NZZ 2./3. 4. 2005:13 (Mt).

Persson, G.; Danielsson, M. et al. (2006): Health in Sweden. The National Public Health Report 2005. Scandinavian Journal of Public Health. Vol 34, Iss67.

Pharmaceutical Benefits Board (2002). http://www. lfn. se/upload/English/ENG_lfneng.pdf.

Pharmaceutical Benefits Board (2006) PPRI Pharmaceutical Pricing and Reimbursement Information. Pharma Profile Sweden. http://www.lfn.se/LFNTemplates/ Page_1945.aspx, Abfrage 4.11.2008.

Socialstyrelsen (The Swedish National Board of Health and Welfare) (2004): Health Care. Status Report 2003, Stockholm.

Socialstyrelsen (2004): Guidelines for Cardiac Care 2004:24.

Steering Committee of the Swedish National Diabetes Register (2003): The National Diabetes Register in Sweden. Diabetes Care, vol 26: 1270–1276.

Swedish Council on Technology: http://www.sbu.se, Abfrage 4.11.2008.

Swedish Institute (2007): Fact Sheet FS 76z. http://www. sweden.se/templates/cs/FactSheet_15865.aspx, (Abfrage 4.11.2008).

Swedish Medical Association (2005). Physicians in Sweden 2005. www.slf.se, English, Abfrage 4.11.2008.

Zentrum für Europäische Wirtschaftsforschung. Wie lässt sich die gesetzliche Pflegeversicherung mithilfe personengebundener Budgets reformieren? Discussion Paper N°. 03–58. ftp://ftp.zew.de/pub/zew-docs/ dp/dp0358.pdf, Abfrage 4.11.2008.

Internetadressen mit weiterführenden Informationen

Englische Dokumente finden Sie auch unter folgenden Webadressen:

Centre for Epidemiology: http://www.sos.se/epc/epceng. htm.

National Centre for Priority Setting in Health Care: http://e.lio.se/prioriteringscentrum/

Medical Products Agency: http://www.mpa.se/eng/index.shtml.

Socialstyrelsen («The National Board of Health and Welfare»): http://www.sos.se/sosmenye.htm.

Swedish Institute. www.si.se.

Vergleichende Untersuchung des Gesundheitswesens in der EU (1998): http://www.europarl.eu.int/working-papers/saco/pdf/101_de.pdf.

17. Großbritannien

Markus Lüngen und Stephanie Stock

Großbritannien weist im wirtschaftspolitischen Bereich insbesondere seit der Regierungszeit von Margaret Thatcher eine für europäische Verhältnisse wirtschaftsliberale Prägung auf. Umso überraschender ist es, dass das Gesundheitssystem durch eine hierarchisch gegliederte, staatliche Organisation, den **National Health Service (NHS)**, gesteuert wird. Durch ihn gewinnt die Regierung direkt und unmittelbar Einfluss auf die Strukturen und Inhalte der Versorgung. In Großbritannien wird diese direkte Einflussnahme als Voraussetzung für die Verantwortungsübernahme der Regierung für die gesundheitliche Versorgung ihrer Bürger gesehen: «When a bedpan is dropped on a hospital floor, its noise should resound in the Palace of Westminster.» (Lian, 2003)

Im folgenden Kapitel sollen die Grundzüge des NHS, die Reformanstrengungen seit dem Jahr 2000, sowie die international herausragende Institutionalisierung der Qualitätssicherung durch das **National Institute of Clinical Excellence (NICE)** dargestellt werden.

17.1 Der National Health Service

Der *National Health Service (NHS)* wurde 1948 gegründet. Das zentrale Prinzip ist die Bereitstellung einer umfassenden und kostenlosen Gesundheitsversorgung aller Bürger durch den Staat. Ziel ist es, einen gleichen und gerechten Zugang zu Gesundheitsleistungen unabhängig vom sozialen Status und vom Einkommen zu ge-

währleisten. Die Kosten werden zu über 80 % aus Steuergeldern finanziert (**Steuerfinanzierung**). Bürger, die keine Leistungen in Anspruch nehmen, finanzieren Leistungen für Bürger mit, die eine Behandlung benötigen. **Zuzahlungen** gibt es u.a. für Medikamente, Zahnbehandlungen und Brillen. Bürger, die über kein oder nur ein geringes Einkommen verfügen, werden von den Zuzahlungen befreit. Charakteristisch für den NHS ist ein «**Lotsen- oder Gatekeepersystem**», in dem Patienten zuerst ihren Hausarzt («General Practitioner») aufsuchen, der sie an einen Spezialisten oder an ein Krankenhaus weiter überweist. Während Hausärzte häufig in Gemeinschaftspraxen oder Ärztezentren als selbstständige Unternehmer zusammengeschlossen sind, arbeiten Spezialisten als angestellte Fachärzte in Krankenhäusern. Ihnen wird das Recht eingeräumt, neben ihrer Tätigkeit für den NHS eine Privatpraxis zu betreiben. Das für die Gesundheitsversorgung bereitgestellte **Globalbudget** war jahrelang ein effektives Mittel zur Ausgabenbegrenzung. Entsprechend lagen die Ausgaben für die Gesundheit gemessen am BIP lange Zeit bei ca. 7,5 %. Durch den engen finanziellen Rahmen resultierte jedoch auch eine jahrelange Unterfinanzierung, die zu Engpässen und **Wartelisten** hauptsächlich im stationären Bereich führte. Viele Patienten nahmen daher die teureren, privaten Behandlungsalternativen in Anspruch, und ca. 10 % aller Briten waren zusätzlich privat versichert. Als Antwort darauf wurden seit 2000 mehrere und umfassende Gesundheitsreformen in Angriff genommen, die eine Ausweitung von Kapazitäten, einen Abbau der Wartelisten sowie Qualitätssicherungsmaßnahmen zum Ziel haben (s. u.). In der Implementierung und Institutionalisierung organisatorischer und medizinischer Qualitätsstandards kann das britische Gesundheitssystem als führend im europäischen Raum angesehen werden (s. u.).

17.1.1 Organisationsstruktur

Der NHS ist weltweit das größte über Steuern finanzierte Gesundheitssystem. Mit über 1,5 Millionen Angestellten (u. a. 90 000 Krankenhausärzte, 35 000 Allgemeinärzte, 400 000 Pflegepersonen) ist der NHS auch einer der größten Arbeitgeber weltweit. Der NHS ist durch eine hierarchische Struktur geprägt. Innerhalb Großbritanniens ist er nach Regionen gegliedert, die England, Nordirland, Schottland und Wales umfassen. Die folgenden Ausführungen beziehen sich auf England.

An der Spitze des NHS steht der Gesundheitsminister (**Secretary of State for Health**), der durch das Gesundheitsministerium (**Department of Health**) beraten wird. Dem Gesundheitsministerium nachgeordnet sind zehn Strategic Health Authorities (SHAs), die alle NHS Aktivitäten in England koordinieren und überwachen. Die SHAs ihrerseits sind für die Koordination und Kontrolle der NHS-Trusts (s. u.) in ihrem Verwaltungsbereich zuständig. Gesundheitsminister und Gesundheitsministerium haben weitreichende Kompetenzen. Sie sind gegenüber dem Parlament für die Arbeit und Mittelverwendung des NHS verantwortlich und überwachen Ausgaben und Leistungen der nachgeordneten Verwaltungseinheiten. Sie sind für Investitionsentscheidungen und die Mittelverteilung auf die Regionalbehörden zuständig, bestimmen die Richtlinien der Gesundheitspolitik, geben nationale Qualitätsstandards vor und beeinflussen die Strukturen der Leistungserbringung. Diese werden durch die bis auf regionale Ebene herunter gebrochenen nachgeordneten Behörden und Kommissionen wie z. B. die HAS operationalisiert.[164]

Seit seiner Gründung 1949 hat der NHS mehrere Reformwellen durchlaufen. 1990 wurde mit dem *NHS and Community Care Act 1990* ein interner Markt im NHS ins Leben gerufen. Unterschiedliche Strukturen im NHS sind seither für die Bereitstellung und die Bezahlung der Gesundheitsleistungen verantwortlich. 2001 wurde mit der Einrichtung der Modernisierungsbehörde (**Modernization Agency**) ein weiterer Schritt in Richtung Dezentralisierung gegangen. Primäre Aufgabe ist die Beratung und Überwachung lokaler Leistungserbringer wie der «Primary Care Trusts» während diesen gleichzeitig mehr Entscheidungsfreiräume gewährt werden. Die Modernisierungsbehörde übt ihre Unterstützungs- und Kontrollfunktion in Abhängigkeit von der Qualität der Versorgung aus und wird beratend tätig, wenn die vorgegebenen Qualitätsziele nicht erreicht werden. Wichtige Beratungsziele sind das Managen von Warteschlangen, das Überweisungsverhalten sowie die Implementierung von Leitlinien und Patientenpfaden. Versorgungsaufgaben, die überregional organisiert werden sollen, wie z. B. Blutspendedienste, werden von spezifischen Gesundheitsbehören (Special Health Authorities) wahrgenommen. 28 strategische Gesundheitsbehörden (Strategic Health Authorities), die im April 2002 ins Leben gerufen wurden, sollen die Verbindung zwischen den auf nationaler Ebene vorgegebenen Zielen und der Umsetzung auf regionaler Ebene gewährleisten.

Im NHS werden drei Versorgungsebenen unterschieden: Die Primärversorgungsebene mit freiem Zugang zu Hausärzten, sog. **General Practitioners (GPs)**, die sekundäre Versorgungsebene mit krankenhausbasierten Fachärzten und die tertiäre Versorgungsebene, die ebenfalls krankenhausbasiert Spezialleistungen anbietet. Auf der primären Versorgungsebene sind die **Primary Care Trusts (PCT)** die wichtigsten lokalen Institutionen der gesundheitlichen Versorgung im NHS (Lewis et al., 2003). Ihre Funktion ist in etwa mit den Krankenkassen des deutschen Systems vergleichbar. Sie erhalten rund 75 % des gesamten NHS-Budgets und stellen im Gegenzug

---

164 Beispiele sind die *Commission for Healthcare Audit and Improvement (CHAI)*, die *Commission for Social Care Inspection (CSCI)*, die *NHS Modernisation Agency* und die *Social Care Institute for Excellence*.

die Versorgung für ein regional begrenztes Gebiet sicher. «Primary Care Trusts» haben sich aus den **Primary Care Groups** entwickelt. Diese Einheiten aus ca. 50 Ärzten sind am ehesten mit Ärztenetzen vergleichbar. Alle niedergelassenen Hausärzte sind Pflichtmitglieder eines solchen Netzwerks, das streng nach regionalen Gegebenheiten definiert ist. Ein Arzt kann gleichzeitig nur Mitglied in einem Netz sein. Aufgabe der «Primary Care Groups» war es, Leistungserbringung, Finanzierung und Qualitätsverbesserung zu integrieren und auf die lokalen Bedürfnisse anzupassen. «Primary Care Groups» haben sich über vier Stufen, die jeweils unterschiedliche finanzielle und organisatorische Freiheiten definieren, zu «Primary Care Trusts» entwickelt. Inzwischen gibt es ca. 250 PCTs in England. Zu ihren Aufgaben gehören neben der Sicherung der Grundversorgung im stationären und ambulanten Bereich die Sicherstellung von zahnärztlicher Versorgung, psychischer Behandlung, Krankentransport, Notdienst, Arzneimittelversorgung und die Umsetzung neuer Versorgungsformen, wie «NHS-Walk-in Centers» oder «NHS-Direct» (s. u.). Durch die Verlagerung von Verantwortung und Geldern in die neuen Formen der Primärversorgung soll die Qualität und Effizienz des Systems gestärkt werden.

Organisatorische Einheiten, die für die Sicherstellung bestimmter Versorgungsleistungen zuständig sind, werden als «Trusts» bezeichnet. Trusts operieren innerhalb des NHS und werden von einem Aufsichtsrat geleitet. Sie haben eine wettbewerbliche Funktion und sollen um die Vergabe der Versorgungsaufträge durch die regionalen Behörden konkurrieren. Neben den «Primary Care Trusts», die die ambulante Versorgung regeln, gibt es Trusts für Krankenhäuser, psychische Erkrankungen, den Notdienst sowie für die Integration von sozialen und Gesundheitsdiensten. NHS Trusts sind Träger der stationären Versorgung. Sie untergliedern sich in «Acute Trusts» und «Foundation Trusts».

Acute Trusts sind für die stationäre Versorgung zuständig einschließlich der Behandlung in spezialisierten Kliniken. Bei ihnen ist ein großer Teil der Leistungserbringer des NHS beschäftigt. Dazu gehören Ärzte, Krankenschwestern, Hebammen und Apotheker sowie andere Gruppen von Leistungserbringern und Verwaltung.

Foundation Trusts sind eine neue Form der Krankenhausverwaltung im NHS. Der Hauptunterschied besteht darin, dass größere Freiheiten des Managements bestehen und sie besonders auf die regionalen Versorgungsbedürfnisse zugeschnitten sind. Gewinne können einbehalten werden, Verluste sind zu tragen. Mitte 2004 bestanden 20 «NHS Foundation Trusts».

Doctors (General Practitioner; GP) sind die erste Anlaufstelle für Patienten. Jeder Bürger schreibt sich dazu bei einem GP ein, der damit eine Art Hausarztfunktion übernimmt. Er kann zur ambulanten Behandlungen an Spezialisten in Krankenhäusern und auch zur stationären Behandlung überweisen. Ein unmittelbarer Zugang zur stationären oder spezialärztlichen Behandlung ist nicht möglich. Zwischen 1960 und 1990 wurden GPs wesentlich über ein festes Gehalt vergütet. Seither wurden durch unterschiedliche Reformen qualitäts- und outcome-abhängige Vergütungskomponenten eingeführt.

Die 2000 eingeführten **NHS Walk-in Centres** sollen gegenüber dem herkömmlichen Zugang über GPs einen schnelleren Zugang zu gesundheitlicher Versorgung ermöglichen. 2005 gab es 43 Zentren in England. Sie haben sieben Tage die Woche tagsüber geöffnet. Sie bieten eine Versorgung leichter Erkrankungen wie z. B. Infektionen, Ausschläge, Schnitt- und Schürfwunden, unkomplizierte Knochenbrüche sowie notfallmäßige Kontrazeption, zudem Gesundheitsberatung und Überweisung an Spezialisten oder GPs. Das Besondere ist, dass keine Terminabsprache erfolgen muss, und dass die Einrichtungen mit Krankenschwestern besetzt sind.

Der **NHS Direct** ist eine 24-Stunden besetzte telefonische Auskunft, die ebenfalls mit Krankenschwestern besetzt ist. Der Anrufer erhält Auskünfte über einfache Erkrankungen, organisatorische Hinweise (wie soziale Dienste) und im Notfall wird von dort ein Notfalldienst alarmiert. Die Telefonnummer ist landesweit einheitlich.

Davon unterschieden werden noch **Ambulance Trusts**, die für die klassische Notrufnummer 999 zuständig sind.

Krankenhäuser werden unter **Secondary Care** geführt. Der Regelfall ist die Einweisung durch einen GP. Die Behandlung ist für den Patienten kostenfrei. Krankenhäuser sind auch für die ambulante spezialärztliche Behandlung zuständig. Auch hierfür erfolgt die Zuweisung durch den GP. Die Planung der stationären Kapazitäten erfolgt durch den PCT.

17.1.2 NHS-Plan 2000

Im Jahr 2000 wurde mit dem «NHS-Plan» ein ehrgeiziges Reformvorhaben in Gang gesetzt, das kein geringeres Ziel hatte, als der englischen Bevölkerung ein leistungsfähiges Gesundheitssystem für das 21. Jahrhundert zu bieten.[165] Drei Bereiche bilden die Kernpunkte:

- mehr Kapazitäten und Modernisierung der medizinischen Infrastruktur
- die Erhöhung der Transparenz
- die Verbesserung der Gesundheitsversorgung «vor Ort».

Um diese Ziele zu erreichen, wurden Instrumente entwickelt zu besseren Vorgaben über nationale Standards für ausgewählte Erkrankungen (**National Service Frameworks**), zum Abbau von Hürden des Zugangs, zur Verbesserung der Kommunikation zwischen Sektoren und Personalgruppen, zur Ausweitung der Anreize für Leistungsverbesserung, zur Dezentralisierung von Entscheidungen und zur Einbeziehung der Patienten.

Der NHS-Plan ist besonders mit einer erheblichen Ausweitung des nationalen Budgets für den Gesundheitssektor verbunden. Über fünf Jahre hinweg soll das Budget um jeweils 9% wachsen, bzw. 7,4% in realen Größen. Der Anteil am Bruttoinlandsprodukt (BIP) soll von 6,8 auf 9,4% angehoben werden und sich am Durchschnitt der EU orientieren(Stevens, 2004) (s. Kapitel 1.2 «Kostenanstieg»). Die zusätzlichen Mittel sollen für 7000 zusätzliche Betten in Krankenhäusern und im Bereich «**intermediate care**» (wobei hiermit eine Übergangsstation in der Geriatrie gemeint ist) ausgegeben werden. Jedes Krankenhaus soll über eine moderne EDV verfügen. Bis 2010 sollen 100 neue Krankenhäuser sowie 500 neue Arztpraxen errichtet werden.

3000 bestehende Arztpraxen sollen renoviert und modernisiert werden. Das Personal wird aufgestockt um 7500 Arztstellen und 2000 Vertragsärzte, 20 000 Krankenschwestern und 6500 Physiotherapeuten; schließlich werden 1000 Ausbildungsplätze für Ärzte neu eingerichtet. Flächendeckend soll eine Betreuung für die Kinder der Mitarbeiter in Krankenhäusern angeboten werden (The NHS-Plan, 2000).

Damit das zusätzliche Geld nicht als einmaliger Anschub wirkungslos verpufft, wird begleitend eine Organisationsreform durchgeführt. Nationale Standards in der medizinischen Behandlung werden verbindlich vorgegeben. Beispielsweise wird das NICE *(National Institute of Clinical Excellence)* Vorgaben für kosten-effektive Arzneimitteltherapien auch im Krankenhaus machen (s. u.). Gleichzeitig wurden mit dem *National Service Frameworks* verbindliche Standards für ausgewählte Erkrankungen definiert wie z. B. ein Retinopathiescreeningangebot für 80% aller Diabetiker bis 2006. Die Operationalisierung der Ziele wird unterstützt.

Je besser Trusts die Qualitätsstandards erfüllen, desto mehr Freiräume erhalten sie von der zentralen Steuerung. Je schlechter sie abschneiden, umso enger werden sie durch die zentrale Steuerung kontrolliert und müssen ggf. Abschläge in der Vergütung hinnehmen. Die Ausrichtung an der Qualität soll auch auf Ebene der Arbeitsverträge mit Ärzten durchgesetzt werden. Qualität der Ergebnisse und der Teilnahme an durch den PCT organisierten Fortbildungen ist Auslöser für zusätzliche Entlohnung (Smith, York, 2004). Ärzte können Punkte sammeln, die sich aus Prozess und Ergebnisqualität ergeben (**ergebnisorientierte Vergütung**). Je höher die Punktzahl, desto höher die Vergütung. Die durch gute Qualität erzielbaren zusätzlichen Vergütungsanteile können bis zu einem Drittel des gesamten Einkommens von Vertragsärzten ausmachen.

Neben der Aufstockung des ärztlichen Personals werden auch Krankenschwestern flächendeckend weiter gebildet. Sie sollen Ärzte besonders bei der Arzneimittelgabe entlasten (The

---

165 Ein Überblick findet sich bei Stevens, S. (2004).

NHS-Plan, 2000). Damit baut der NHS auf den bereits jetzt wesentlich weiter reichenden Kompetenzen des Pflegepersonals in Großbritannien auf.

Patientenrechte werden gestärkt, indem Patienten individuelle Bescheinigungen über die Behandlung erhalten. Die Bezahlung der Leistungserbringer wird zudem an dem Ergebnis von Patientenbefragungen ausgerichtet. Werden Operationen am Tag der Terminierung abgesagt, hat der Patient Anrecht auf einen neuen Termin innerhalb von 28 Tagen. Ansonsten darf er ein Krankenhaus seiner Wahl aussuchen. Dies war bisher im NHS nicht möglich (Appleby, Dixon, 2004). Generell wurde das Wartelisten-Prinzip umgestellt auf feste Terminvereinbarungen. Statt bei der Diagnose auf eine Warteliste ohne Behandlungstermin gesetzt zu werden, wurde im Rahmen des **National Booked Admission Programs** unmittelbar ein verbindlicher Termin vereinbart (Ham et al., 2003).

Auf Seiten der Anbieter werden erstmals auch private Betreiber von Krankenhäusern zugelassen. Die Gleichstellungen von privaten und freigemeinnützigen bzw. öffentlichen Trägern ist ähnlich wie in Deutschland organisiert.

Eine weitere Maßnahme besteht in der Umstellung der Krankenhausfinanzierung auf DRG, die in England **HRG** (**Health Ressource Groups**) genannt werden. Mit Beginn April 2004 wurde das **Payment by Results**-Programm zunächst für die Foundation Trusts (zehn Krankenhäuser) gestartet.[166] Es zeigte sich bald, dass in diesen Krankenhäusern sehr kurze stationäre Aufenthalte nach Notaufnahme überproportional zunahmen. Als Konsequenz daraus wurde die geplante landesweite Einführung zum April 2005 zunächst auf elektive Fälle begrenzt (Rogers et al., 2005).

Über die Wirkungen des NHS-Plan wurden durch die Labour Regierung bereits Ergebnisse vorgelegt (The NHS improvement plan, 2004). Seit 1997 wurde demnach die Errichtung von 68 größeren Krankenhäusern mit Kosten von über 11 Mrd. Pfund genehmigt. In 109 Krankenhäusern konnten Patienten direkt am Bett Telefonanrufe und TV empfangen. Ab August 2004 dürfen Patienten, deren Wartezeit mehr als sechs Monate auf einen chirurgischen Eingriff beträgt, das Angebot eines anderen Krankenhauses in Anspruch nehmen. Ab Dezember 2005 soll Patienten mit chirurgischer Einweisung eine Auswahl von 4 bis 5 Krankenhäusern angeboten werden. Ab 2008 soll generell die freie Wahl des Krankenhauses bestehen. Geringverdiener erhalten Fahrtkosten für die weitere Anreise erstattet.

Auch in der Qualität der Versorgung wurden Fortschritte erzielt. Während 1997 noch 140 Einwohner pro 100 000 an Herzerkrankungen oder Schlaganfällen starben, waren es Ende 2001 nur noch 108 Einwohner. Die Wartezeiten für Herzoperationen fielen von 18 auf 6 Monate in vier Jahren, indem die Zahl der Operationen um 31% gesteigert wurde. Die Wartelisten wurden reduziert in Bezug auf die Zahl der verzeichneten Patienten und die Länge der einzelnen Wartezeiten.

Auch wenn diese finanzielle Aufstockung im Rahmen des NHS-Plan allen Bestrebungen in anderen Industrieländern zu widersprechen scheint, darf nicht übersehen werden, dass das englische Gesundheitswesen unterfinanziert war und geringe Kapazitäten und Inanspruchnahme aufwies. Während deutsche Versicherte im Durchschnitt 1,8 Bettentage aufweisen, sind es in Großbritannien nur 1,2 (Lüngen et al., 2004). Selbst nach der Aufstockung durch den NHS-Plan wird England immer noch weit unterhalb des Niveaus der Kapazitäten in Deutschland bleiben (s. **Tab. 17-1**) (Lüngen et al., 2005). Die begonnenen Reformen sollen auch 2008 weitergeführt werden. Zusätzliche Schwerpunkte sollen die Integration neuer Technologien, die adäquate Versorgung der zunehmenden Anzahl chronisch Kranker sowie die Prävention sein.

---

166 Department of Health. Reforming NHS financial flows: introducing payment by result. London: Department of Health; 2002 (http://www.dh.gov.uk/assetRoot/04/06/04/76/04060476.pdf).

Tabelle 17-1: Kapazitäten und Inanspruchnahme von medizinischen Leistungen in Deutschland und Großbritannien sowie die Änderungen durch den NHS-Plan.

	Deutschland	Großbritannien	Änderung durch NHS Plan (England)
Betten pro 1000 Einwohner	8,3	3,6	+ 7000 Betten für rund 60 Mio. Einwohner ergibt eine Erhöhung der Bettendichte um rund 0,1 auf etwa 4,0 Betten pro 1000 Einwohner
Anzahl Bettage pro Kopf	1,7	0,9	
Anzahl Kranken-häuser absolut	2100	etwa 500 (nur England)	+ 100
Anzahl Fachärzte («specialists»)	202 Tsd (2,5 pro 1000 Einwohner)	105 Tsd (1,7 pro 1000 Einwohner)	+ 2000 Allgemeinmediziner und + 7500 Fachärzte
Anzahl Kranken-schwestern («nurses»)	805 Tsd (9,8 pro 1000 Einwohner)	723 Tsd (11,9 pro 1000 Einwohner)	+ 20 000 Krankenschwestern
Lebenserwartung (Männer und Frauen zusammen)	79,8 Jahre	79,1 Jahre	

Quelle: In Anlehnung an OECD Health Data, Juni 2008.

17.1.3 National Institute for Clinical Excellence (NICE)

NICE (National Institute of Clinical Excellence) ist ein Teil des NHS und hat den Status einer *Special Health Authority*. Gegründet wurde NICE am 1. April 1999, zunächst beschränkt auf England und Wales. Die Organisation umfasst 30–35 Personalstellen, die aus bereits bestehenden Budgets zusammengestellt wurden. Im ersten Jahr hatte NICE ein Budget von 10,5 Mio. Pfund (rund 17,2 Mio. €). Organisatorisch arbeitet NICE als **virtuelles Netzwerk**.

Das bedeutet, dass bestehende Experten-Netz-werke in NICE in Form von Kommissionen ein-gebunden bzw. für die Dauer der Zusammenar-beit beauftragt werden.

Bekannt geworden ist NICE besonders durch die Erarbeitung von evidenzbasierten Leitlinien sowie die Kosten-Nutzen-Bewertung von Arz-neimitteln (Raftery, 2001; Wailoo et al., 2004). Allerdings ist NICE nicht verantwortlich für die eigentliche Zulassung von Arzneimittel (dies wird durch die **Medicines and Healthcare Pro-ducts Regulatory Agency** durchgeführt). NICE wird vielmehr beauftragt, Arzneimittel und The-rapien zu untersuchen, deren Verfügbarkeit re-gional stark variiert oder wo die Kosten-Nutzen-Relation zweifelhaft scheint. Die Entscheidungen von NICE sind für die lokalen Leistungsanbieter verbindlich und werden im Internet publiziert. Damit wird ein national einheitlicher Zugang zu Gesundheitsleistungen angestrebt.

Die Aufgaben von NICE sind die Erstellung von Empfehlungen für das staatliche Gesundheits-system und die Öffentlichkeit über Arzneimittel, Medizinprodukte und Therapieformen. Zudem werden Mediziner durch die Leitlinienerstellung im Behandlungsprozess unterstützt. Die Pro-jekte lassen sich in drei Gruppen gliedern:

- Bewertung von neuen und bestehenden Be-handlungsformen
- Erstellung von klinischen evidenzbasierten Leitlinien für das Management von spezi-fischen Erkrankungen
- Weiterentwicklung von methodischen Fragen für die obigen Aufgaben.

Welche Themen untersucht werden sollen, gibt die staatliche Aufsicht vor. Diese richtet sich bei der Auswahl nach den Kriterien:

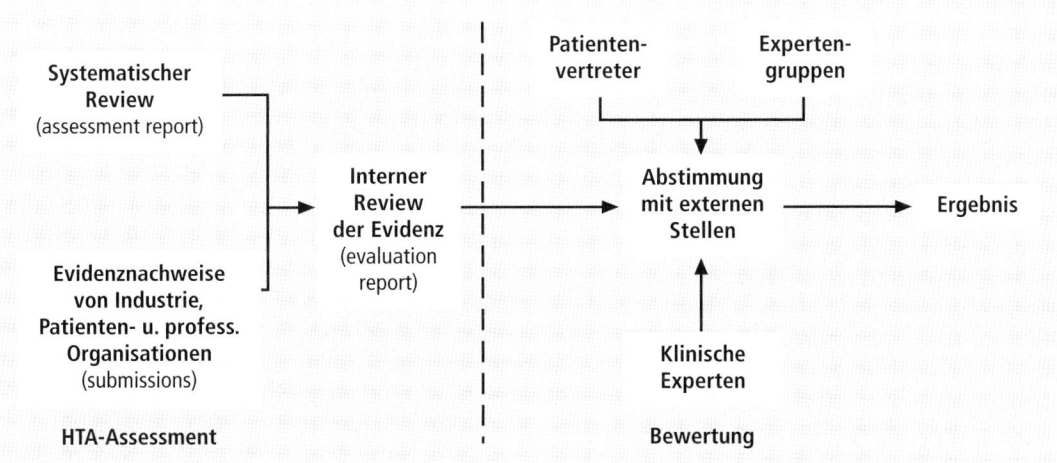

HTA = Health Technology Assesment
NICE = National Institute of Clinical Excelence
Quelle: Eigene Darstellung.

Abbildung 17-1: NICE HTA-Prozess.

- Bedeutung für die Gesundheit
- Bedeutung für die Gesundheitspolitik
- Bedeutung für die Kosten der Gesundheits-versorgung.

Grundlagen für die Bewertung sind klinische Wirksamkeit (im Vergleich zu keiner Behandlung und im Vergleich zur Standardtherapie) und die Kosten-Effektivität (unter Einbeziehung der direkten und indirekten Kosten, bezogen auf die Gesellschaft bzw. den NHS).

Die Empfehlungen gliedern sich in eine Bewertung der Arzneimittel-Wirksamkeit und der Festlegung der Patientengruppe. Hinzu kommt eine Aussage über die Kosten für den NHS, falls eine Kostenübernahme erfolgt.

Der Bewertungsprozess ist ein mehrstufiger HTA-Prozess («Health Technology Assessment-Prozess») und kann grob in 4 mal 3 Monate gegliedert werden (s. **Abb. 17-1**).

Nach der Beauftragung von NICE durch staatliche Stellen zur Prüfung einer Intervention oder eines Arzneimittels werden interessierte Stellen aufgefordert, Evidenznachweise zu liefern (rund drei Monate). Nach weiteren drei Monaten erfolgt eine erste interne Zusammenfassung, die von den Kommissionen ebenfalls in rund drei

Monaten weiterentwickelt und beraten wird. In einem letzten Schritt erfolgt die Abstimmung mit externen Stellen, die Anmerkungen bzw. Einwände erheben können, die eventuell in einem Anhang dargestellt werden. Daraufhin erfolgt die öffentliche Verbreitung.

Die Ergebnisse der Bewertung werden in Patientenversionen und Arztversionen bereitgestellt. Auch im Internet sind alle Bewertungen frei abrufbar.[167] Zudem ist bei den Empfehlungen angegeben, wann eine Überarbeitung erfolgt.

NICE gibt sich einen Ablaufplan, der anzeigt, welche Leitlinien als nächstes beraten und erstellt werden. In der Regel werden vier Leitlinien pro Jahr angestrebt. Hinzu kommen Hinweise zur Behandlung von vier Krebsarten pro Jahr. Eines der bekanntesten Beispiel ist die ablehnende Haltung von NICE gegenüber einem umfassenden Einsatz von Zanamivir (Relenza®) zur Behandlung von grippalen Infekten (November 2000, erneuert im Februar 2003)[168] oder die Ein-

---

167 Siehe die Hinweise unter http://www.nice.org.uk/page.aspx?o=cat.diseaseareas.

168 Siehe beispielsweise, wie die Entscheidung für Patienten verständlich gemacht wurde unter http://www.nice.org.uk/pdf/58_Flu_English_patient.pdf.

schränkung der Abrechenbarkeit bei Alzheimer-präparaten (Anfang 2005) (Kmietowicz, 2005). NICE kann trotz relativ kurzer Aktionszeit bereits beachtliche Erfolge vorweisen. NICE diente als Vorbild für das mit dem Gesundheitsmodernisierungsgesetz neu gegründete **Institut für Qualität und Wirtschaftlichkeit im Gesundheitswesen (IQWiG)** in Deutschland. Neben dem organisatorischen Modell ist die methodische Vorgehensweise ausschlaggebend für die Qualität. Besonders im Hinblick auf eine gesundheitsökonomische Bewertung von Arzneimitteln für eine Prüfung der Kostenerstattung durch die gesetzlichen Krankenkassen (sog. «vierte Hürde») haben die Methoden Beachtung gefunden. Generell scheint die offene Diskussion von Kosten und Nutzen ein Vorteil gegenüber einer «kalten» Rationierung zu sein, bei der die Entscheidung über den Einsatz einer Therapie letztendlich zu regionalen und sozialen Unterschieden in der Gesundheitsversorgung führen kann.

17.2 Fazit

Das englische Gesundheitssystem wird durch den NHS geprägt und steht für das stark zentralisierte **Beveridge-Modell**.[169, 170] Als das entgegengesetzte Modell könnte das wettbewerblich und dezentralisiert organisierte Gesundheitssystem der USA stehen. Der Vergleich der beiden Systeme kann die spezifischen Vorteile und Nachteile aufzeigen.

Als Vorteile des NHS werden der freie und einkommensunabhängige Zugang zu Gesundheitsleistungen, die Versorgungsgerechtigkeit durch die Bereitstellung eines umfassenden und einheitlichen Leistungskatalogs sowie die unmittelbare Wirksamkeit nationaler Vorgaben zu organisatorischen und medizinischen Qualitätssicherung gesehen. Durch die Möglichkeit der Vorgabe von einheitlichen Gesundheitszielen und Strategien, die regionale einheitliche Vorgabe von Versorgungsstandards und den geringen (bzw. ausgeschlossenen) Wechsel von Versicherten zwischen Krankenkassen, entfallen Marketingkosten zwischen Krankenkassen weit-

gehend (Dixon et al., 2004). Als weiterer Vorteil werden häufig die geringen Kosten, ausgedrückt in Ausgaben im Verhältnis zum Bruttoinlandsprodukt, genannt. Jedoch können geringe Kosten theoretisch auch mit anderen Ausgestaltungen erreicht werden. Zudem ist die Grenze zwischen niedrigen Kosten und Unterfinanzierung fließend. Auswirkung der Unterfinanzierung waren im NHS Unterkapazitäten, insbesondere im stationären operativen Bereich. Daraus ergaben sich Wartelisten. Jedoch sind auch diese Nachteile möglicherweise eher Folge der konkreten Unterfinanzierung, nicht jedoch der generellen staatlichen Lenkung. Würden die steuerlichen Mittel, wie mit dem NHS-Plan geplant, erhöht, könnte auch ein zentralistisches System ausreichende Kapazitäten bereit stellen. Die durch das System bedingten Nachteile werden insbesondere im fehlenden Anreiz zur schnellen Innovation, der geringen Fokussierung auf den Versicherten, resultierend aus dem vergleichsweise geringen Wettbewerb um Einschreibungen, gesehen (Dixon et al., 2004). Eine Ursache scheint zu sein, dass der Staat ein Informationsdefizit gegenüber den oftmals verteilten Informationen aufweist und nur verzögert auf Neuerungen reagieren kann.

---

169 Benannt nach dem englischen Sozialpolitiker Sir William Beveridge, der mit dem «Beveridge Report» von 1942 den Grundstein für die Grundzüge der Sozialversicherung legte. Der Report ist einsehbar unter http://www.fordham.edu/halsall/mod/1942 beveridge.html. Social and Allied Services, 1942.

170 Das Beveridge-Modell hat viele Nachahmer gefunden. So sind beispielsweise die Gesundheitssysteme von Italien und Portugal ähnlich aufgebaut. Zentraler Bestandteil des Beveridge-Modells ist eine Finanzierung über Steuermittel. Dem entgegen steht das deutsche Bismarck-Modell, das sich über Beiträge von Arbeitnehmern und Arbeitgebern finanziert.

Literatur

Appleby, J.; Dixon, J. (2004): Patient choice in the NHS. BMJ. 329: 61–62.

Dixon, J.; Lewis, R.; Rosen, R.; Finlayson, B.; Gray, D. (2004): Can the NHS learn from US managed care organisations? BMJ. 328 (7433): 223–225.

Ham, C.; Kipping, R.; McLeod, H. (2003): Redesigning work processes in health care: lessons from the National Health Service. Milbank Q. 81 (3): 415–439.

Kmietowicz, Z. (2005): NICE proposes to withdraw Alzheimer's drugs from NHS. BMJ. 330: 495.

Lewis, R.; Dixon, J.; Gillam, S. (2003) : Future Directions for primary care trusts. London. King's Fund. (http://www.kingsfund.org.uk/pdf/PCTs8May03.pdf).

Lian, OS (2003): Convergence or divergence? Reforming Primary Care in Norway and Britain. Milbank Q. 81 (2): 309f.

Lüngen, M.; Dredge, B.; Rose, A.; Roebuck, C.; Plamper, E.; Lauterbach, K. (2004): Using diagnosis-realted groups. The situation in the United Kingdom National Health Service and in Germany. European Journal of Health Economics. 5 (4): 287–289.

Lüngen, M.; Gerber, A.; Vogel, P.; Püllen, J.; Damian, G.; Seidel-Kwem, B.; Lauterbach, K. (2005): Wettbewerb, Qualität und freier Zugang zu Krankenhäusern: Was können England und Deutschland voneinander lernen? Das Krankenhaus. 97 (5): 421–424.

Raftery, J. (2001): NICE: faster access to modern treatments? Analysis of guidance on health technologies. BMJ. 323 (7324): 1300–1303.

Rogers, R.; Williams, S.; Jarman, B.; Aylin, P. (2005): HRG drift and payment by results. BMJ. 330: 563.

Smith, PC; York, N. (2004): Quality incentives: the case of U. K. general practitioners. Health Aff (Milwood). 23 (3): 112–118.

Stevens, S. (2004): Reform strategies for the English NHS. Health Aff (Milwood). 23 (3): 37–44.

The NHS improvement plan. Putting people at the heart of public services. Department of Health. June 2004.

The NHS-Plan. A plan for reform, a plan for investment. Department of Health. July 2000.

Wailoo, A.; Roberts, J.; Brazier, J.; McCabe, C. (2004): Efficiency, equity, and NICE clinical guidelines. BMJ. 328 (7439): 536–537.

Internetadressen mit weiterführenden Informationen

http://www.dh.gov.uk/
http://www.fordham.edu/
http://www.healthandcareni.co.uk/
http://www.nhs.uk/england/default.aspx
http://www.nice.org.uk
http://www.show.scot.nhs.uk/
http://www.wales.nhs.uk/

18. USA

Andreas Gerber, Markus Lüngen und Stephanie Stock

Das US-amerikanische Gesundheitssystem ist im Vergleich mit den Systemen anderer Industrienationen ein «Ausreißer». Mit einem Anteil am Bruttoinlandsprodukt (BIP) von 15,3 % für Gesundheitsausgaben (OECD, 2006) liegen die USA absolut 4 Prozentpunkte und relativ mehr als 25 % über dem nächst teuren Gesundheitssystem der großen Industrieländer, nämlich Frankreich, und ca. 40 % über dem Durchschnitt des Anteils der Gesundheitsausgaben am BIP der OECD-Länder (Organisation for Economic Cooperation and Development). Das macht insgesamt 2,26 Billionen US$ (2007) oder 7439 US$ pro Person an Ausgaben im Gesundheitswesen. Mit 45,7 Mio. Unversicherten, ca. 15,3 % der Bevölkerung, und je nach Schätzungen bis zu 72 Mio. Unterversicherten, bezogen auf die 20- bis 65-jährigen Arbeitnehmenden (2008), halten die USA einen Rekord. In den USA sind daher Aktionen wie in sog. «Drittweltländern» an der Tagesordnung, bei denen sich Ärzte aus den (überversorgten) Zentren an der Ostküste freiwillig an Wochenenden in mobilen Krankenhäusern der gesundheitlichen Versorgung der zum Teil armen Landbevölkerung annehmen. Daher wird von Wissenschaftlern in den USA nicht von einem «Gesundheitssystem» gesprochen, denn Zersplitterung in der Finanzierung und Leistungserbringung lassen nur Fragmente von Gesundheitsversorgung erkennen.
Neben diesen Ungleichheit in der Versorgung hat das US-System aber auch Leuchttürme der Spitzenmedizin hervor gebracht , die seit einigen Jahren auch wegweisend für die Neuausrichtung von Versorgungsstrukturen in Deutschland und anderen europäischen Ländern sind. Dazu gehören neben klinischen Zentren auch Versicherungs- und Versorgungssysteme wie Kaiser Permanente und Geisinger sowie Initiativen zur Dokumentation von Kostenunterschieden bei gleicher Versorgung (Dartmouth Atlas) und zur Qualitätssicherung (AHRQ, NCQA, IHI).

18.1 Warum so hohe Ausgaben?

Die Ursachen für die hohen Kosten des amerikanischen Systems sind umstritten. Noch bis in die 80er Jahre unterschieden sich die Ausgaben in den USA nicht sehr von denen in anderen Industrienationen. Ein Grund sind sicher hohe Arztgehälter wie auch hohe Preise für Arzneimittel: «It's the prices, stupid …», wie ein provokanter Aufsatz aus dem Jahr 2003 zusammenfasste (Anderson et al., 2003). Dies würde bedeuten, dass den amerikanischen Versicherten nicht unbedingt größere Mengen (etwa Diagnostik, Therapie) und kein ausgeweiteter Leistungskatalog (etwa an Rehabilitation oder Pflege) berechnet werden, sondern lediglich höhere Preise (bei in etwa gleichen Mengen wie in anderen Staaten). Inwieweit die Marktmacht der Leistungsanbieter (Krankenhäuser, Ärzte) höher als in anderen Ländern oder die Nachfrage-Macht der Versicherten und Krankenkassen geringer als in anderen Ländern ist, bleibt dabei offen.
Der Dartmouth Atlas (http://www.dartmouthatlas.org/atlases/2008_Chronic_Care_Atlas.pdf),

der die Kostenverteilung nach Gesundheitsregionen in den USA untersucht, stellt zudem regelmäßig fest, dass dieselbe Versorgung von Medicare-Patienten in den letzten beiden Jahren vor dem Tod bei demselben Ergebnis zwischen den sog. 306 Hospital Referral Regions (Krankenhauszuweisungsregionen) um fast ein Dreifaches zwischen 29 000 und 81 000 US$ variieren kann. Iowa und Wisconsin gehören zu den Regionen mit den niedrigsten Ausgaben, New York und California zu den mit den höchsten. Im Allgemeinen lässt sich erkennen, dass zumeist mit Ärzten und Krankenhäusern gut bis überversorgte Regionen teurer sind, so dass neben den Preisen sicher auch ein Effekt durch Überversorgung, vor allem in technischer Medizin, die hohen Ausgaben bedingt. In anderen Ländern ist der Effekt der regionalen Preisunterschiede ebenfalls zu beobachten, so auch in Deutschland im ambulanten und stationären Bereich. Allerdings sind die Unterschiede nicht so ausgeprägt und betragen maximal einen Faktor von etwa 0,3. Inwieweit die unterschiedliche Siedlungsdichte (und somit regionale Monopole der Leistungserbringer) für die Preisspreizung in den USA verantwortlich ist, bleibt offen.

18.2 Versicherung

Die Mehrheit der US-Amerikaner ist über den Arbeitgeber versichert. Das bedeutet, dass der Arbeitgeber seinen Angestellten mehrere Versicherungsangebote unterbreitet, aus denen diese auswählen können. Der Wechsel des Arbeitsplatzes ist damit (meist) gleichbedeutend mit dem Wechsel der Versicherung und kann so auch den Wechsel des vertrauten Hausarztes nach sich ziehen, wenn die neue Versicherung diesen nicht unter Vertrag genommen hat. Da große Arbeitgeber günstigere Gruppentarife aushandeln können, sind viele Arbeitnehmer (mit geringen Löhnen) bei kleinen Arbeitgebern nicht versichert. Wenn ihr Arbeitgeber die Prämie nicht übernehmen kann, bleiben ihnen nur die außerhalb des Arbeitsverhältnisses und der Gruppentarife wesentlich teureren Tarife. Die Koppelung des Versicherungsschutzes an den

Arbeitgeber bei gleichzeitiger Zersplitterung des Versicherungsangebots führt dazu, dass sich Arbeitgeber, die Hochlohngruppen mit hoher Qualifizierung beschäftigen, wesentlich stärker für günstige Gruppentarife einsetzen, damit sie diese neben dem Lohneinkommen als Anreiz für diese Mitarbeiter einsetzen können.

Das Problem, alle US-Amerikaner in Versicherung zu bringen, war im Vorwahlkampf in der Debatte zwischen den beiden demokratischen Bewerbern Hillary Clinton und Barack Obama Thema. Clinton wollte wie im Staat Massachusetts seit ein paar Jahren den Versicherungszwang einführen und Nichtversicherung mit Geldbußen ahnden. Obama setzte eher auf freiwillige Versicherung. Auf Grund der drängenden wirtschaftlichen Probleme wird aber dieses Problem sehr wahrscheinlich wieder vertagt. Nach mehreren gescheiterten Gesetzesinitiativen im 20. Jh. versuchte zuletzt Bill Clinton (US-Präsident 1993 bis 2001), eine allgemeine Krankenversicherung durchzusetzen.

In den USA, wo insbesondere unter der Ära Bush (2001 bis 2009) eine Politik der «Liberalisierung des Marktes» forciert wurde, gibt es aber mehrere staatliche Gesundheitssysteme. Medicare und Medicaid sind die beiden größten staatlichen Krankenversicherungsprogramme. Medicare ist für die Rentner und Dialysepflichtigen, Medicaid für die Einkommensschwachen zuständig. Weiterhin gibt es das State Children's Health Insurance Program (SCHIP), um Kinder aus Familien zu versichern, deren Einkommen über der Einkommensgrenze liegt, um noch Medicaid zu beziehen, aber zu gering ist, um sich eine Versicherung für die Kinder zu leisten. Diese Programme sind dem Center for Medicare and Medicaid Services (CMS) unterstellt, das wiederum zum Department of Health and Human Services (= Gesundheits- und Sozialministerium) gehört. Schließlich ist noch das Veterans Administration (VA) System für mehr als 5 Mio. ehemalige Soldaten als staatliches Sondersystem zu erwähnen.

18.2.1 Medicare

Medicare wurde am 30. Juli 1965 durch Präsident Lyndon B. Johnson (US-Präsident 1963 bis

1969) in Kraft gesetzt. Derzeit werden rund 45,7 Mio. US-Amerikaner im Alter von über 65 Jahren sowie Dialysepflichtige versichert. Mit einem Budget von 440 Mrd. US$ (mehr als die gesamten Gesundheitsausgaben Deutschlands oder des britischen staatlichen National Health Service) ist es das umsatzstärkste staatliche Versicherungssystem und wird über Steuern und Versicherungsbeiträge finanziert.

Medicare wird in folgende Bereiche unterteilt: Part A deckt die stationäre Versorgung im Krankenhaus und einigen Pflegeeinrichtungen ab. Mit Part B werden neben der ambulanten Versorgung auch Kosten für Hilfsmittel (z. B. Gehhilfen) oder Medizinprodukte (z. B. Totalendoprothese der Hüfte) übernommen. Seit Januar 2006 gibt es mit Part D auch eine Absicherung für Arzneimittel. Im Medicare Prescription Drug, Improvement, and Modernization Act wird aber kein allgemeiner Standard vorgegeben, sondern jede Versicherung kann andere Medikamente zu anderen Bedingungen erstatten und dies auch kontinuierlich ändern, so dass die Versicherten keine Erstattungssicherheit haben. Part D fordert von den Versicherten eine finanzielle Selbstbeteiligung. Fallen Ausgaben von 2510 US$ oder mehr bis zu einer Höchstgrenze von 4050 US$ für Arzneimittel im Jahr an (Angaben werden jährlich neu angepasst), so wird in diesem Bereich («Donut Hole»), nicht erstattet. Erst bei Ausgaben darüber springt die sog. «catastrophic coverage» ein, wobei dies auch keine völlige Erstattung bedeutet. Zwar sind sehr arme Rentner noch über Medicaid zusätzlich abgesichert, aber viele zahlen einige Tausend US$ aus eigener Tasche.

Mit dem Balanced Budget Act (1997) wurde es Medicare-Versicherten erlaubt, sich über sog. Medicare Advantage Plans privat zu versichern (Part C). Diese Versicherungen müssen dasselbe Leistungspaket wie die staatliche Medicare anbieten, können aber die Zuzahlungen anders ausgestalten. Im Jahr 2007 wechselten 8,7 Mio. Medicare-Versicherte (etwa 19 %) in diese privaten Systeme.

Medicare hat weltweit erstmalig flächendeckend ein pauschalierendes Vergütungssystem, die Diagnosis Related Groups (DRGs) eingeführt und

rasch Nachahmer gefunden (Lauterbach/Lüngen, 2000).

18.2.2 Medicaid

Medicaid wurde ebenfalls 1965 für Einkommensschwache, also auch Rentner, die die Zuzahlungen zu Medicare nicht selbst tragen können, oder Behinderte als letztes Sicherungsnetz ins Leben gerufen. Das Budget macht mit 295 Mrd. US$ durchschnittlich 16,8 % der Ausgaben der Bundesstaaten aus. Die Finanzierung erfolgt auch durch Bundesmittel, die nach einem Schlüssel an die Bundesstaaten verteilt werden, die dann für jeden Bundesstaat ein eigenes Medicaid-System umsetzen. Unter den 42,9 Mio. Empfängern (2004) sind allein 19,7 Mio. Kinder. Circa 60 % aller Pflegebedürftigen erhalten Zuschüsse aus Medicaid. Und Medicaid finanziert etwa 37 % aller Geburten. Die Zulassung zum Bezug von Medicaid unterscheidet sich zwischen den Bundesstaaten. Auch der Leistungskatalog und die Vergütungssysteme können von den Bundesstaaten festgelegt werden.

18.2.3 State Children's Health Insurance Program (SCHIP)

SCHIP wurde 1997 aufgelegt. Die zunehmende Lücke in der Versorgung von Kindern aus Familien, die zu «reich» für Medicaid und zu arm dafür waren, sich eine Versicherungspolice zu leisten, wurde als Problem erkannt. Auch hier arbeiten die Bundesregierung und die Bundesstaaten zusammen. Da das Lebenshaltungsniveau zwischen den wirtschaftsstärksten und den wirtschaftlich schwächsten Bundesstaaten weit gespreizt ist, sehen sich Bundesstaaten wie New Jersey damit konfrontiert, dass Familien mit einem Mehrfachen des Satzes «Federal Poverty Level» finanziell mit einer Versicherung überfordert sind. 2006 waren immerhin 6,6 Mio. Kinder über dieses Programm versichert. Die Bush-Regierung hat mit zwei Vetos 2007 eine Ausweitung des Programms abgelehnt, da sie Missbrauch verhindern möchte, indem Familien mit entsprechendem Einkommen ihre Kinder nicht mehr privat versichern, sondern staatliche Hilfen in Anspruch nehmen.

18.2.4 Veterans Health Administration (VA)

Die gesundheitliche Versorgung der ehemaligen Soldaten erfolgt unter Leitung des US Departments of Veterans Affairs (VA) und nimmt heute eine Vorreiterrolle in der Organisation von Versorgung ein. In den 80er Jahren hatte sie einen angeschlagenen Ruf, der sich insbesondere durch Investitionen in die elektronische Patientenakte sowie die damit einhergehenden Qualitätssicherungsmaßnahmen verbesserte. VA wird heute teilweise als Vorbild für eine funktionierende zentrale Krankenversorgung in den USA angesehen. Es umfasst ca. 150 eigene Krankenhäuser und 900 Praxiskliniken. Das Reformprogramm ab Mitte der 90er Jahre umfasste die Wahl eines Primärarztes für jeden Versicherten, die elektronische Patientenakte, Bildung von 22 regionalen Netzwerken im Wettbewerb um Qaulität pay for performance (Leistung) und Fehlermanagement (Meldungen etc.)

18.2.5 Kaiser Permanente/Geisinger

Als Beispiele integrierter flächendeckender Versicherungs- und Leistungsanbietersysteme sind Kaiser Permanente mit regionalen Schwerpunkten in California und anderen westlichen Bundesstaaten und Geisinger in Pennsylvania hervorzuheben. Kaiser Permanente kann durchaus als weltweit führend in der Versorgungsqualität für chronisch Kranke angesehen werden. In kaum einem anderen Kontext wurde das Chronic Care Model von Wagner so konsequent umgesetzt wie bei Kaiser Permanente (Bodenheimer et al. 2002 a, 2002 b). Neben der Integration der Versorgung spielt die Stärkung des Patientenselbstmanagements eine wichtige Rolle. Ärztliches Personal und Pflegepersonal kooperieren im Management vulnerabler Patientengruppen. Während den Ärzten in erster Linie die Differentialdiagnose sowie die Einleitung der medikamentösen Therapie obliegt, führen Pflegekräfte eigenständig sog. Chronic Care Clinics. In diesen Ambulanzen werden Patienten medizinische Inhalten vermittelt, und sie werden im Selbstmanagement geschult. Pflegekräfte führen spezielle Medikamenten-Anamnesen inklusive Compliance- Checks sowie bestimmte Untersuchungen durch. Mehrere wissenschaftliche Studien haben inzwischen ergeben, dass das Pflegepersonal in den USA für solche Aufgaben sehr gut ausgebildet ist; die Patienten sind zufriedener, und sie erreichen die gleichen Ergebnisse wie ihre ärztlichen Kollegen (Bodenheimer et al., 2005).

18.3 Managed Care

Dieses Modell der Finanzierung von Gesundheitsleistungen wurde in den USA in den 1980er Jahren entwickelt. Managed Care, bei aller Unschärfe der Definitionen, bezeichnet die Neuordnung der (Vertrags-)Beziehungen zwischen Krankenkassen, Versicherten und Anbietern von Gesundheitsleistern (Arnold et al., 1997; Glied, 2000). Die Idee war, den Anstieg der Gesundheitsausgaben zu drosseln, in dem man das dahin verbreitete Fee-for-Service-Modell, also Vergütung für Einzelleistungen (vgl. Kapitel 6), ablöste. Ende der 80er Jahre waren 20 % aller US-Amerikaner in eine Managed-Care-Versicherung eingeschrieben, 1993 bereits 70 %. Danach allerdings wurde die Kritik an diesem Versicherungsmodell immer stärker. Einzelne Versicherte berichteten, dass die finanziellen Einschränkungen zu unbefriedigender Qualität führten. Leistungsanbieter beklagten, dass der Verhandlungs- und Kostendruck zu groß sei.

Jedoch auch die Möglichkeiten zur Kostendämpfung waren schließlich Ende der 90er Jahre erschöpft.

18.3.1 Verschiedene Anbieter

Unter dem Oberbegriff Managed Care versammeln sich verschiedene Versicherungsmodelle, die sich insbesondere darin unterscheiden, wie viel direkte Steuerungshoheit dem Versicherer zukommt. Bei Health Maintenance Organizations (HMOs) können Ärzte sogar direkt bei der Versicherung angestellt sein. Bei Point-of-Service- (POS) und Preferred Provider Organizations (PPO) erfolgt die Steuerung durch Kontrahierung mit ausgewählten Leistungserbringern. Independent Practice Associations (IPA) als Zusammenschlüsse von Ärzten erlauben es, für mehrere Versicherungen zu arbeiten.

Health Maintenance Organizations (HMO): Diese Anbieter von Krankenversicherungen stellen Ärzte entweder fest an («staff model») oder schließen mit einer Gruppe von Ärzten Versorgungsverträge («group model»). Damit ist eine HMO ein eigenständiges Unternehmen mit eigenem Versorgungsangebot, das auch selbst als Leistungsanbieter auftreten kann. Die HMOs decken die gesamte Versorgung ab; für Versorgung von anderen Leistungsanbietern muss eine Erlaubnis eingeholt werden, ohne den Versicherungsschutz zu verlieren.

Point-of-Service-Organisationen (POS): Ein eingeschriebener Versicherter kann im Fall der Leistungsinanspruchnahme entscheiden, ob er die Ärzte der Versicherung nutzt. Entscheidet er sich dagegen, ist dies grundsätzlich möglich, hat aber höhere Zuzahlungen zur Folge.

Preferred-Provider-Organizations (PPO): PPOs sind eine Art Zwischenform zwischen den HMO und den IPA (s. u.). Sie stellen Verträge zwischen den Leistungsanbietern und den Versicherungsnehmern her. Der Versicherte kann zwischen diesen bevorzugten Anbietern und anderen Ärzten entscheiden.

Independent Practice Association (IPA): Diese sind Verbünde von Ärzten und Krankenhäusern, die sowohl mit mehreren HMOs als auch mit Nicht-HMO-Versicherern zusammen arbeiten können.

18.3.2 Steuerungsinstrumente

In den Managed-Care-Versicherungsanboten werden verschiedene Instrumente zur Steuerung eingesetzt, die entweder auf die Versicherten oder auf die Leistungsanbieter wirken sollen, zum Teil aber indirekt damit auch auf beide Gruppen gleichzeitig wirken. Folgende Instrumente sollen das Verhalten der Versicherten steuern:

- Beschränkung des Leistungszugangs, Gate-Keeper-Prinzip: Die Beschränkungen können genereller Art sein, indem Leistungen von der Erstattung ausgenommen werden. Zumeist wird aber gefordert, dass immer zuerst der Hausarzt (Gate Keeper) aufgesucht werden muss, der eine Überweisung ausstellen muss. Auch können bestimmte (teure) Eingriffe oder Medikamente nur gewährt werden, wenn zu-

vor ein zweiter Arzt die medizinische Notwendigkeit bestätigt (second opinion). Der Selbstbehalt, wenn ein Patient Ärzte außerhalb des Netzes auswählt, liegt bei rund 30 % (Robinson, 2004).

- Nutzung finanzieller Anreize zur Verhaltensänderung (Bonus oder Malus): Die Gewährung von Rückvergütungen in Form eines Bonus oder die zusätzliche Beitragsleistung des Versicherten in Form eines Malus werden eingesetzt, um das Inanspruchnahme-Verhalten der Versicherten zu lenken (z. B. ambulant vor stationär, günstigere Therapieformen).

- Fallmanagement (Case-Management): Im Rahmen des Fallmanagements werden besonders kostenträchtige Patienten, also mehrfach chronisch Kranke, durch Mitarbeiter der Versicherung betreut. Damit sollen Kosten eingespart werden, indem teurere Leistungen wie stationäre Einweisungen verhindert werden. Dahinter steht die Überlegung, dass oft wenige schwerkranke Versicherte einen hohen Anteil an den Gesamtausgaben einer Versicherung ausmachen. Kleine Einsparungen bei der Mehrheit der Versicherten können weniger beitragen als große Einsparungen bei diesen Schwerkranken.

- Disease-Management-Programme (DMP): Managed Care ist nicht notwendig zur Einführung von DMPs, und diese sind nicht unbedingt Bestandteil von Managed Care (Lauterbach, 1997). Dennoch werden DMPs häufig eingeführt, um Kosten für ganze Gruppen von Versicherten zu reduzieren. Bei der Übernahme von DMPs auf das deutsche System wurde allerdings der Aspekt der Kosteneinsparung nicht als primäres Ziel angesehen, sondern dagegen die Verbesserung der Versorgungsqualität, die erst in zweiter Linie eine auf lange Frist angelegte Reduktion der Versorgungskosten bewirken kann (Lauterbach et al., 2001; Lüngen et al., 2002; Stock et al., 2005.

Folgende Instrumente sollen auf die Leistungserbringer wirken.

- Selektives Kontrahieren: Die Versicherung schließt mit einzelnen Ärzten und Krankenhäusern Verträge ab. Somit sind andere davon ausgeschlossen, für die Versicherten Leistungen zu erbringen und/oder abzurechnen. Die Idee ist, die «besten» Anbieter unter Vertrag zu nehmen. Es soll permanent Druck ausgeübt werden, die Qualität der Leistungserbringung im Wettbewerb gegen andere Anbieter zu verbessern. Versicherer mit starker Einschränkung der Arztwahl nehmen höchstens bis zu 50 % der in einer Region niedergelassenen Ärzte unter Vertrag. Versicherer, die lockerere neuere Modelle anbieten mit einem höheren Anteil an Patientenzuzahlungen, schließen etwa mit 80 bis 90 % der niedergelassenen Ärzte einer Region Verträge.

- Nutzung finanzieller Anreize zur Verhaltensänderung: Die wichtigsten Steuerungsinstrumente sind die feste Anstellung von Ärzten zu einem Grundgehalt oder die Bezahlung einer Kopfpauschale («capitation») (Glied, 2000). Kopfpauschale bedeutet in diesem Kontext, dass eine Gruppe von Leistungsanbietern für jeden Versicherten einen festen Betrag zur Verfügung hat. Dieser Betrag kann risikoadjustiert werden, d. h. wenn erwartbar ist, dass die zu versorgende Population kränker als der Durchschnitt ist, kann dies eine höhere Kopfpauschale nach sich ziehen. Mit dem Grundgehalt haben Ärzte kein Interesse, Leistungen auszudehnen wie beim Einzelleistungsvergütungssystem (Fee-for-Service-Modell). Problematisch wird es, wenn Ärzte durch Boni dazu angehalten werden, Leistungen einzuschränken (Lauterbach/Arnold, 1995). Mit der Kopfpauschale geht das wirtschaftliche Risiko der Versorgung auf die Leistungserbringer über, denn sie müssen mit dem festen Betrag auskommen. Um Risikoselektion vorzubeugen, ist die genannte Adjustierung an der Morbidität einer Population zu fordern, kann aber dennoch zu latenter Rationierung führen.

- Behandlungsleitlinien oder -richtlinien: Diese Vorgaben für Ärzte und Krankenhäuser haben das Ziel, eine einheitliche medizinische Versorgung zu erreichen. Aber auch hier kann Kostensenkung primäres Ziel sein, wenn nur bestimmte Arzneimittel eingesetzt werden

dürfen oder nur bestimmte diagnostische Tests zugelassen werden.

- Begutachtung von Handlungsverläufen (Monitoring Service Utilization): Die Kontrolle der Inanspruchnahme von Leistungen und Ärzten ist im Regelfall eine Maßnahme zur Kostendämpfung.

18.3.3 Qualität und Wettbewerb in Managed Care

Die wettbewerbliche Ausrichtung der Managed-Care-Organisationen führt zu der Frage, ob die Qualität der Versorgung darunter leidet, davon unberührt bleibt oder sogar gefördert wird. Funktioniert neben dem im engeren Sinne der ökonomischen Theorie zu verstehenden Preiswettbewerb auch der Wettbewerb um Qualität (Enthoven, 2004; Lüngen/Lauterbach, 2003; Dixon et al., 2003)?

Wenn Ärzte Verträge mit mehreren Versicherern haben, zeigt sich, dass sie sich nicht immer nach den komplexen Abrechungsregeln der verschiedenen Versicherer richten (Sekhri, 2000). Vielmehr neigen Ärzte dazu, alle Versicherte nach einem Standard zu behandeln und dabei auf eine befriedigende Vergütung zu hoffen, indem sich die verschiedenen Boni und Mali der Versicherer aufheben. Umgekehrt ist es möglich, dass es zu sog. «Spill-over»-Effekten kommt, d. h. die engen Vorgaben eines Versicherers werden einfach auf alle Patienten angewendet.

Methodisch ist die Abschätzung der Wirkung auf Qualität äußerst schwierig, da im Dschungel der vielen Angebote jeder Versicherer ein anderes Paket an Instrumenten schnürt und auch kein Interesse daran haben kann, negative Wirkungen auf die Qualität zu publizieren. Auch kann eine Risikoselektion aufgrund mangelnder Adjustierung der Prämien nicht ausgeschlossen werden. Auch wechseln die Vergleichsgruppen, es fehlen oft Kontrollgruppen oder die Dauer der Marktpräsenz eines Versicherungsangebots ist zu kurz, um valide Aussagen zu machen (Glied, 2000 mit einer Vielzahl von Studien). Wenige Studien zeigen, dass der Nachweis für signifikante Qualitätsnachteile in Managed Care kaum erbracht werden kann (Miller/Luft, 1994, 1997). Am ehesten kann noch der Rückgang bei der Inanspruchnahme von Leistungen nachgewiesen werden, wobei offen bleibt, ob Überversorgung abgebaut wurde oder Unterversorgung ausgelöst wurde (vgl. Kapitel 6.8).

In einem umfassenden Review zu Studien zum Qualitätsvergleich von herkömmlichen Vergütungsmustern (Fee-for-Service) und Managed Care wurden keine eindeutigen Unterschiede festgestellt (Dudley et al., 1998). Jedoch verwiesen die Autoren darauf, dass der größte Unterschied im vorgeschalteten mangelhaften Zugang zu Gesundheitsleistungen liegen dürfte. Andere Studien zeigen, dass die Qualitätsverschlechterung besonders Patienten mit schweren Erkrankungen betrifft (Glied, 2000). Zum Teil bietet aber Managed Care wiederum eine bessere Prävention gegenüber der traditionellen Versorgung der Versicherung (Landon, 2004; s. u. zu HEDIS).

Eindeutig lässt sich keine Verschlechterung nachweisen. Die schlechte öffentliche Meinung zu Managed Care lässt sich sicherlich auch dadurch erklären, dass Ärzte diesen Verlust ihrer Autonomie nicht hinnehmen woll(t)en (Sekhri, 2000) und dies ihren Patienten auch vermittelten. Gegenmaßnahmen des Gesetzgebers waren schließlich eine Stärkung der Patientenrechte und die Einführung einer Mindestverweildauer bei einigen Eingriffen, z.B. dem Kaiserschnitt. Als Vorteil von Managed Care gilt die Bezahlung über Kopfpauschalen, wenn sie so ausgestaltet werden, dass präventive Maßnahmen betont werden (Lauterbach/Arnold, 1995). Dazu müssen aber die Versicherten auch lange genug in der Versicherung bleiben, damit sich die Effekte auch zeigen können.

18.4 Auswirkungen auf den Wettbewerb

Das US-amerikanische «Gesundheitssystem» wird oft als das am stärksten wettbewerblich ausgerichtete der Industriestaaten dargestellt. Dieses Bild trifft bei näherer Betrachtung aber nicht zu. Unterscheidet man verschiedene Dimensionen von Wettbewerb, so ist insbesondere der Wettbewerb der Versicherer um Versicherte von der ökonomischen Theorie her als problematisch anzusehen. Die Arbeitgeber bestimmen die Versicherung.

Insgesamt ist das US-System von hohen Verwaltungskosten gekennzeichnet, was überrascht in einem System, das zumindest in Teilen hohem Wettbewerbsdruck ausgesetzt ist. Zudem überrascht, dass bei Teilen des Systems, die am ehesten marktkonform geleitet werden, die Verwaltungsausgaben am höchsten liegen. Health Plans geben zwischen 12 und 20 % ihrer Einnahmen für Verwaltung aus. Aufgrund komplizierter Transaktionen zwischen Versicherern und Krankenhäusern um die Bezahlung von Patientenrechnungen fallen nochmals weitere Verwaltungskosten an. Bis zu 20 % ihrer Kosten setzen Arztpraxen für Dienstleistungen wie Administration an. Von vielen Leistungserbringern wird dieses Problem einer völlig ineffizienten Bürokratie ganz im Gegensatz zu Deutschland z.B. nicht wahrgenommen, sondern als notwendiges Element des Systems angesehen.

18.5 Qualität in der Versorgung

In den USA wurde Qualität der Versorgung schon früher als in anderen Gesundheitssystemen thematisiert. Zwar gibt es mit der JCAHO (Joint Commission on Accreditation of Healthcare Organizations) eine nicht gewinnorientiert Einrichtung, die Krankenhäuser akkreditiert, aber es gibt keine konzertierte nationale Entwicklung oder Einrichtung zur Messung, Sicherung und Stärkung von Qualität.

Die hier exemplarisch vorgestellte AHRQ (Agency for Healthcare Research and Quality) gehört zum Departement of Health and Human Services und macht u. a. Health Technology Assessment, die NCQA (National Committee for Quality Assurance) ist eine nicht gewinnorientierte Einrichtung.

Ebenso nicht staatlich ist das Institute for Healthcare Improvement (IHI) in Boston. Viele Struktur- und Prozessdaten werden zu Krankenhäusern in einzelnen Bundesstaaten veröffentlicht (Texas, Maryland). Im Bundesstaat New York hat in den 1990er Jahren die Begrenzung von Bypass-Operationen zu Qualitätsverbesserungen geführt, indem die Durchführung dieses Eingriffes untersagt wurde. Mit HEDIS (Healthcare Effectiveness Data and Information Set) hat es die NCQA geschafft, etwa 90 % der Health Plans (Versicherer) zu bewerten. In den Zirkel von Measure Analyze Improve und Repeat werden Indikatoren wie die Messung des BMI (Body Mass Index) oder der Immunisierungsstatus aufgenommen, um Arbeitgebern bei der Auswahl von Versicherungen für ihre Arbeitnehmer zu helfen.

18.6 Fazit

Das amerikanische System basiert (zumindest für Arbeitnehmer) sehr stark auf dem Gedanken der Zahlungsfähigkeit («ability-to-pay»). An diese Zahlungsfähigkeit (für Policen oder anderen Versicherungsschutz) ist auch die Möglichkeit des Zugangs zu den regional verfügbaren Zentren der Spitzenmedizin gekoppelt. Qualität, Chronic-Care-Modelle und Professionalisierung der Pflege sind Bereiche, in denen man in den USA zum Teil weiter ist als in Deutschland bzw. andere Wege gegangen ist. Gemeinsamkeiten von «Leuchttürmen» der Versorgung lassen erkennen, dass die Einführung einer elektronischen Patientenakte, die Integration und Koordination der Versorgung und Guided-Care-Modelle, in denen nicht mehr die Ärzte im Zentrum der Versorgung stehen, als Leitbilder auch für Deutschland gelten können. Und oft sind es gerade staatliche Systeme (z. B. in Alaska das System für die Natives u. a.), die hervorragende Arbeit leisten. Was die gravierenden Probleme der Un- und Unterversicherten anbelangt, bleibt angesichts der US-amerikanischen Kultur, die Solidarität der Finanzierung gering gewichtet, sondern jeden als «Schmied seines eigenen Glücks» sieht, in Anlehnung an den programmatischen Aufsatz von 2003 nur der Ausruf: «It's the values, stupid!»

Literatur

Anderson, G. F.; Renhardt, U. E.; Hussey, P. S.; Petrosyan, V. (2003): It's the prices, stupid: Why the United States is so different from other countries. Health Affairs 22 (3): 89–105.

Arnold, M.; Lauterbach, K. W.; Preuß, K. J. (1997): Managed Care. Stuttgart, Schattauer.

Bodenheimer, T.; Wagner, E. H.; Grumbach, K. (2002 a) Improving primary care for patients with chronic illness. JAMA 288 (14): 1775–9.

Bodenheimer, T.; Wagner, E. H.; Grumbach, K. (2002 b) Improving primary care for patients with chronic illness: the chronic care model. Part 2. JAMA 288 (15): 1909–14.

Bodenheimer, T.; MacGregor, K.; Stothart, N. (2005) Nurses as leaders in chronic care. BMJ 330 (7492): 612–3.

Dixon, J.; LeGrand, J.; Smith, P. (2003): Can market forces be used for good? Published by King's Fund. (http://www.kingsfund.org.uk/pdf/Can_market_forces_be_used_for_good.pdf)

Dudley, R. A.; Miller, R. H.; Korenbrot, T. Y.; Luft, H. S. (1998): The impact of financial incentives on quality of health care. Milbank Q. 76 (4): 649–686.

Enthoven, A. C. (2004): Market forces and efficient health care systems. Health Aff (Millwood). 23 (2): 25–27.

Glied, S. (2000): Managed Care. In: Culyer, A. J.; Newhouse, J. P.: Handbook of Health Economics. Elsevier Science: 707–753.

Landon, B. E; Zaslavsky, A. M.; Bernard, S. L.; Cioffi, M. J.; Cleary, P. D. (2004): Comparison of performance of traditional Medicare vs Medicare managed care. JAMA. 291 (14): 1744–1752.

Lauterbach, K. W.; Arnold, M. (1995): Managed Care: eine Lösung der Probleme im Gesundheitswesen Deutschlands? Das Krankenhaus. 87 (6): 254–259.

Lauterbach, K.; Lüngen, M. (2000): DRG-Fallpauschalen: eine Einführung. Anforderungen an die Adaption von Diagnosis-Related Groups in Deutschland. Stuttgart, Schattauer.

Lüngen, M.; Stock, S.; Lauterbach, K. (2002): Disease-Management-Programme: Chance oder Gefahr für Krankenhäuser? Das Krankenhaus. 94 (2): 108–112.

Lüngen, M.; Lauterbach, K. (2003): Wettbewerb um Effizienz und Qualität im Gesundheitswesen: Internationale Erfahrungen und Konsequenzen für Deutschland. In: Cassel, D. (Hrsg.): Europäische Gesundheitssysteme: Gestaltungsprobleme und Lösungsansätze. Tagungsband des Ausschusses für Gesundheitsökonomie des Vereins für Sozialpolitik. Baden-Baden, Nomos.

Miller, R. H.; Luft, H. S. (1997): Does managed care lead to better or worse quality of care? Health Aff (Millwood). 16 (5): 7–25.

Miller, R. H.; Luft, H. S. (1994): Managed care plan performance since 1980. JAMA. 271 (19): 1512–1519.

Stock, S.; Redaèlli, M.; Lauterbach, K. W.: Disease Management als Grundlage integrierter Versorgungsstrukturen, Kohlhammer 2005, Stuttgart.

The Dartmouth Institute (2008): Tracking the Care of Patient with Severe Chronic Illness. The Dartmouth Atlas of Health Care 2008 (http://www.dartmouthatlas.org/atlases/2008_Chronic_Care_Atlas.pdf, Ansicht am 22. 09. 2008).

Teil 4:
Methoden der gesundheitsökonomischen Bewertung

19. Standard-Methoden der gesundheitsökonomischen Bewertung

Helmut Brunner und Björn Stollenwerk

19.1 Allgemeine Konzepte: ökonomisches Prinzip, Wirtschaftlichkeitsprinzip, Rationalprinzip

Beim ökonomischen Prinzip, das auch als Wirtschaftlichkeits- oder als Rationalprinzip bezeichnet wird, handelt es sich um einen entscheidenden Grundsatz der Wirtschaftstheorie. Die Volkswirtschaftslehre befasst sich bekanntlich mit dem Wirtschaften, also mit der Frage, wie die Diskrepanz zwischen unbegrenzten Bedürfnissen und knappen Ressourcen, Gütern und Dienstleistungen, überbrückt werden kann. In der Theorie wird unterstellt, dass die Wirtschaftssubjekte in diesem Spannungsfeld nach dem ökonomischen Prinzip handeln. Es stellt damit eine Konkretisierung des Rationalprinzips dar. Ein Handeln nach diesem Grundsatz verlangt, dass ein bestimmter Erfolg, ein Ziel, mit minimalen Mitteln erreicht, oder anders formuliert, dass mit gegebenen Mitteln ein maximaler Erfolg erzielt wird. Die Volkswirtschaftstheorie sagt nicht, dass die Wirtschaftssubjekte so handeln sollen. Sie fällt also kein Werturteil, sondern unterstellt, dass die Menschen in der Regel nach dieser Maxime handeln.

Im Einzelnen wird also angenommen, dass die Haushalte einen möglichst hohen Nutzen und die Unternehmen einen möglichst großen Gewinn anstreben. Dies drückt sich beim Haushalt darin aus, dass dieser mit einem gegebenen Einkommen ein möglichst hohes Nutzenniveau erreichen möchte (**Nutzenmaximierung**). Das Unternehmen dagegen versucht, bei gegebenen Kosten einen möglichst hohen Gewinn zu erzielen (**Gewinnmaximierung**).

Beispiel: Nutzenmaximierung

Ein Arzt muss sich entscheiden, wie viele Stunden er in seiner Praxis arbeiten möchte. Je länger er arbeitet, desto mehr verdient er und umso größeren Wohlstand kann er sich leisten. Er muss jedoch Freizeit opfern, z.B. weniger Urlaubsreisen unternehmen, weniger Zeit mit seiner Familie verbringen. Wir gehen davon aus, dass ein Arzt acht Stunden Schlaf braucht und daher theoretisch 16 Stunden verbleiben, die er zwischen Arbeit und Freizeit aufteilen kann.

Nutzenfunktionen werden meistens durch ein u wie «utility» gekennzeichnet. Die Nutzenfunktion des Arztes hängt von der Anzahl der Stunden ab, die er arbeitet, die im Folgenden mit l wie «labor» bezeichnet wird. Das folgende hypothetische Beispiel soll dies veranschaulichen. Eine Nutzenfunktion der Arbeit könnte z.B. so aussehen:

$$u(l) = \frac{\sqrt{19 - l^2 + 18l} - \sqrt{19}}{2} \tag{1}$$

$$u'(l) = \frac{9 - l}{2\sqrt{19 - l^2 + 18l}} \; . \tag{2}$$

Die Nutzenfunktion $u\,(l)$ des Arztes nimmt für den Fall, dass der Arzt gar nicht arbeitet, d.h. $l = 0$ den Wert $u\,(0)$ an. Steigert er seine Arbeitszeit, so steigt zunächst auch u, da er pro Stunde, die er mehr arbeitet, mehr Geld verdient. Dieses kann er nutzenstiftend ausgeben. An dem Punkt, an dem es für ihn keinen Sinn mehr ergibt, seine Arbeitszeit zu steigern, hat die Nutzenfunktion die Ableitung $u'(l) = 0$. Steigert der Arzt dennoch die Arbeitszeit, so sinkt pro weiterer Arbeitszeit der Nutzen, den er insgesamt aus seiner Arbeit zieht.

Bei einem Grenznutzen von 0 wird ein Sättigungspunkt erreicht, an dem eine weitere Einheit der Güter, Arbeit oder Freizeit keinen weiteren Nutzen mehr stiftet. Der Sättigungspunkt für den Nutzen von Arbeit könnte z.B. dann erreicht werden, wenn der Arzt keine Zeit mehr hat, das erarbeitete Geld auszugeben (s. **Abb. 19-1**).

Bei der Analyse der Zusammenhänge wird zusätzlich in der Regel angenommen, dass **Wettbewerb** unter **vollständiger Information** vorliegt. Sind diese Annahmen erfüllt, so werden gewisse Optimalitätskriterien erfüllt (s. Lehrbücher der Volks- und Betriebswirtschaftslehre). Da im Gesundheitswesen der Wettbewerb eingeschränkt ist, kann hier das ökonomische Prinzip nicht voll greifen. Im Rahmen des ökonomischen Prinzips würden im Gesundheitswesen die beiden folgenden Ziele angestrebt:

- die Maximierung des Nutzens für den Patienten
- die Maximierung des Gewinns für Versorgungseinrichtungen, Krankenhäuser, Rehabilitationszentren, Apotheken und Arztpraxen.

Beim **Maximalprinzip** soll mit vorgegebenen Mitteln ein möglichst großer Erfolg, auch als Nutzen bezeichnet, erzielt werden. Nach dieser Formulierung des ökonomischen Prinzips würde sich z.B. ein Krankenhaus bemühen, mit einer gegebenen betrieblichen Ausstattung an Personal, Gebäuden, Apparaten und Hilfsmitteln, eine möglichst große Zahl von Patienten zu versorgen, und mit dem gegebenen Budget einen möglichst großen Nutzen für den einzelnen Patienten zu erzielen. Dies würde bedeuten, dass auch ein Krankenhaus dem Wettbewerb unterliegt und gewinnbringend wirtschaften müsste.

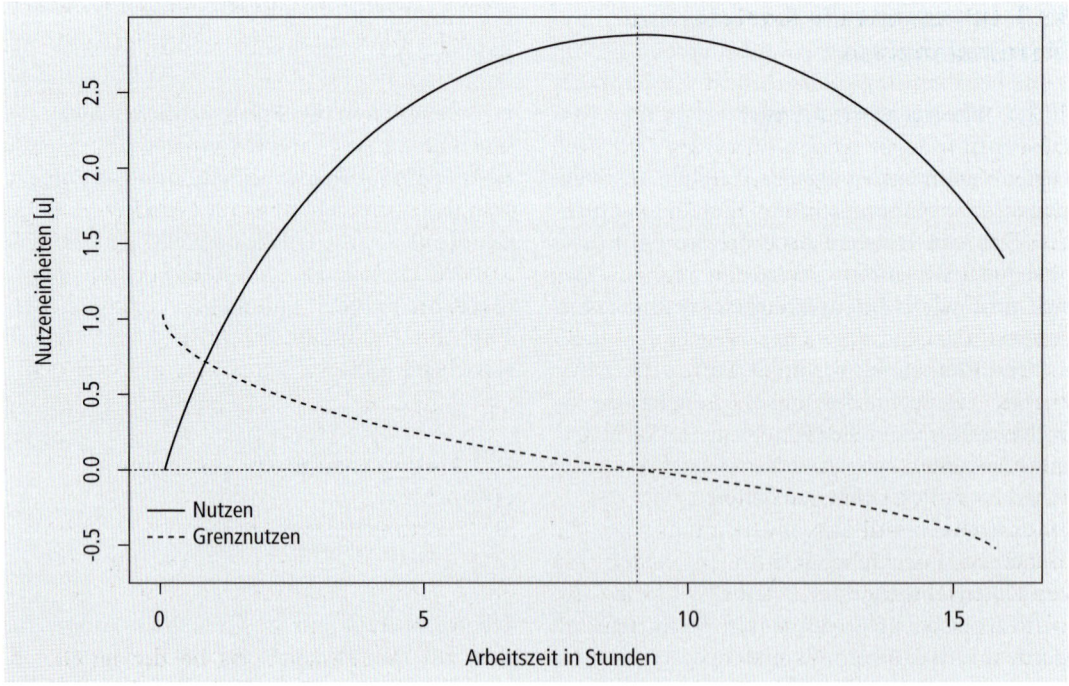

Quelle: Eigene Darstellung

Abbildung 19-1: Ein fiktives Beispiel für den Nutzen und den Grenznutzen von Arbeit.

Im Unterschied dazu soll beim **Minimalprinzip**, auch **Sparprinzip** genannt, ein vorgegebenes Ziel, der Nutzen, mit dem Einsatz möglichst geringer Mittel erreicht werden. Nach dieser Formulierung des ökonomischen Prinzips würde ein Krankenhaus die benötigte Menge Verbandmaterial zu möglichst geringen Kosten einkaufen. Der zu erwartende Nutzen einer medizinischen Maßnahme muss dabei im Vorfeld definiert worden sein. Das Ziel wäre dann, diesen Nutzen mit möglichst geringem finanziellem Aufwand zu erreichen.

Eine dritte Möglichkeit besteht darin, das Verhältnis von Aufwand und Nutzen zu optimieren. Dieses Prinzip wird als **Optimal-(Extremum)-Prinzip** bezeichnet. Dabei wird versucht, Nutzen und Aufwand gleichzeitig so zu verändern, dass beide in einem ausgewogenen Verhältnis zueinander stehen. Es werden ökonometrische Grundlagen, wie z. B. lineare Optimierung oder «Operations Research» eingesetzt (s. Lehrbücher der Wirtschaftsmathematik).

19.2 Inkrementelle Analyse und Marginalanalyse

19.2.1 Inkrementelle Analyse

Oft sollen in einer Analyse zwei mögliche Szenarien miteinander verglichen werden. Sie können durch bestimmte Größen quantifiziert werden. Das Szenario, das sich bei der Durchführung einer medizinischen Maßnahme ergibt, lässt sich durch die beiden Größen Kosten und Nutzen charakterisieren, wobei jeweils genau definiert werden muss, was unter Kosten und Nutzen zu verstehen ist. Für jedes Szenario ergibt sich eine eigene Kosten-Nutzen-Kombination. Inkrementelle Analysen zeichnen sich dadurch aus, dass die Differenz jeder Kenngröße beider Maßnahmen gebildet wird, wenn zwei Szenarien miteinander verglichen werden. So werden von den Kosten des ersten Szenarios die Kosten des zweiten Szenarios abgezogen. In Analogie dazu werden vom Nutzen des ersten Szenarios der Nutzen des zweiten Szenarios abgezogen. Je nach Art der Analyse werden diese Differenzen weiter verarbeitet. Bei Kosten- Effektivitäts- und Kos-

ten-Nutzwert-Analysen wird z. B. der Quotient aus beiden Differenzen gebildet (s. Kap. 19.5 «Formen der gesundheitsökonomischen Evaluation»).

19.2.2 Grenzwerte und Optimierung ökonomischer Funktionen

Die Analyse und Optimierung ökonomischer Funktionen mithilfe der Differenzialrechnung, auch Marginalanalyse genannt, unterscheidet sich in formaler Hinsicht nicht von der mathematischen Kurvendiskussion. Der entscheidende Unterschied besteht in der Notwendigkeit, jeden mathematischen Modellbaustein, also die Variablen, die Funktionen und ihre Eigenschaften, wie Monotonie, Stetigkeit, Extrema usw. ökonomisch zu interpretieren. Nur dadurch können

- mit dem mathematischen Modell ökonomische Zusammenhänge beschrieben, erklärt und prognostiziert,
- durch Vergleich und Kontrolle mit der Realität das Modell weiterentwickelt und
- aus mathematischen Optimierungsresultaten ökonomische Handlungsalternativen abgeleitet werden.

Da es nicht möglich und auch nicht sinnvoll ist, alle denkbaren Anwendungen der Differenzialrechnung auf ökonomische Probleme abzuhandeln, soll im Folgenden die Wirksamkeit der Marginalanalyse an einem Beispiel gezeigt werden. Die Schlagkraft mathematischer Methoden besteht darin, ein universelles und flexibles Instrumentarium zur Behandlung unterschiedlicher und scheinbar wesensverschiedener Anwendungsprobleme zu liefern.

19.2.3 Marginalanalyse: Grenznutzen, Grenzkosten

Medizinische Interventionen weisen, wie ökonomische Maßnahmen, mit zunehmendem Einsatz einen abnehmenden Grenznutzen auf. Ein Beispiel ist die Steigerung der Dosis eines Medikamentes bis zu einer Dosis, bei der der Grenznutzen gleich 0 ist (**Dosis-Wirkungsbeziehung**). In Abhängigkeit von der therapeutischen Breite wird bei weiterer Steigerung früher oder später eine Dosis erreicht, bei der die unerwünschten Ereignisse die erwünschten Wirkungen reduzieren. Die Effekte gehen schließlich ins Negative, in den toxischen Bereich, über. Bei ökonomischen Bewertungen muss daher eine Grenzkosten- und Grenznutzen-Analyse durchgeführt werden, die nach den zusätzlichen Kosten für die Produktion einer zusätzlichen Einheit eines Gutes oder für die Verfügbarkeit einer Dienstleistung und dem daraus resultierenden zusätzlichen Nutzen fragt. Grenzkosten müssen dabei von den inkrementellen Kosten, der Grenznutzen muss vom inkrementellen Nutzen unterschieden werden (s. **Tab. 19-1**). Diesem Konzept liegt das Gesetz vom abnehmenden Grenznutzen (1. Gossen'sches Gesetz) zugrunde.

Beispiel: Screening auf Kolonkarzinom

Der inkrementelle Ansatz sowie das Konzept des Grenznutzens und der Grenzkosten im Rahmen der gesundheitsökonomischen Evaluation soll an einer Studie zum **Screening auf Kolonkarzinom** mittels eines einfachen Tests auf okkultes Blut im Stuhl, Haemoccult®, verdeutlicht werden (mod. nach Neuhauser/Lewicki, 1975). Der Test besitzt eine Sensitivität von 91,67%, und eine Spezifität von 63,49%. Die Erkrankung

kommt in der betroffenen Bevölkerungsgruppe mit einer Prävalenz von 0,7194% vor (zur Bewertung diagnostischer Tests s. auch Kap. 20 «Weiterführende Methoden»).

Beim Screening auf Kolonkarzinom mit fünf aufeinander folgenden Tests lagen die durchschnittlichen Kosten pro entdecktem Fall bei 2268 US$ (s. **Tab. 19-2**). Die Leitlinie für die Früherkennung von Kolonkarzinomen sah vor, einen sechsten Test hinzuzufügen, der die durchschnittlichen Kosten pro entdecktem Fall, bezogen auf alle sechs Tests, «nur» auf 2451 US$ hätte steigen lassen. Wenn die zusätzlichen Kosten pro zusätzlich entdecktem Fall für den Übergang vom fünften auf den sechsten Test errechnet werden, so ergeben sich Kosten in Höhe von etwa 44 Mio. US$ pro neu entdecktem Fall. Der Grund dafür ist die geringe Zahl an zusätzlich entdeckten Fällen durch den sechsten Test. Die inkrementellen Kosten vom fünften zum sechsten Test stehen also in keinem «vernünftigen» Verhältnis zum inkrementellen Nutzen. Oder anders gesagt: Die Durchführung eines sechsten Tests kann ökonomisch nicht vertreten werden, obwohl durch den sechsten Test weitere Fälle entdeckt werden, die erst beim nächsten Routine-Screening, etwa ein Jahr später diagnostiziert werden und dann eventuell ein Kolonkarzinom im fortgeschrittenen Stadium aufweisen.

Das Beispiel macht die Aussagekraft inkrementeller Analysen deutlich, bei denen zusätzliche Kosten mit zusätzlichen Effekten in Beziehung gesetzt werden. Wenn nur die Durchschnittskosten, also die Kosten pro insgesamt entdecktem Fall betrachtet werden, könnte eine ökonomisch nicht gerechtfertigte Entscheidung für sechs parallele Tests resultieren. Gegenwärtig wird der Haemoccult als Test-Kit mit drei parallelen Tests eingesetzt.

Tabelle 19-3 zeigt die Abhängigkeit der Kosten von der Prävalenz der Erkrankung und der Sensitivität des Testsystems. Die tatsächlich beobachtete Prävalenz von ca. 0,72% ergibt bei einer Sensitivität des Tests von ca. 92% die beschriebene Entwicklung der Kosten (s. **Tab. 19-2**, Spalte 6; **Tab. 19-3**, Spalte 2). Bei einer angenommenen Sensitivität von 60% wäre die Entwicklung der Grenzkosten zwar weniger dramatisch,

Tabelle 19-1: Grenzkosten und inkrementelle Kosten.

Begriff	Definition
Grenzkosten	Veränderung der Kosten verursacht durch Intensitätsänderungen einer Intervention, ermöglicht die Analyse innerhalb einer Intervention und die Ermittlung der Kosten pro Einheit der Intensitätsänderung. Mathematisch handelt es sich um die erste Ableitung der entsprechenden Funktion.
Inkrementelle Kosten	Zusätzliche Kosten einer Intervention im Vergleich zu einer alternativen Intervention, ermöglicht einen Vergleich zwischen unterschiedlichen Interventionen.

Quelle: Eigene Darstellung

aber die Anzahl unentdeckter Fälle bliebe trotz sechs Tests relativ hoch (s. **Tab. 19-3**, Spalte 5). Bei einer Prävalenz von lediglich 0,11% kostet jeder neu entdeckte Fall erheblich mehr, da mit dem gleichen finanziellen Aufwand weniger Fäl-

le entdeckt werden können. Hier entstehen bereits beim vierten Test Kosten von mehr als 3 Mio. US$ pro neu entdecktem Fall.

Es ist also zu empfehlen, bei der vergleichenden Bewertung zweier Interventionen, z.B. zweier

Tabelle 19-2: Kolonkarzinom-Nachweis und Screening-Kosten bei sechs parallelen Haemoccult-Tests (n = 10000).

Anzahl der Tests	Karzinom Diagnose		Screening Kosten ($)			
	Anzahl der entdeckten Fälle (a)	Zusatznutzen (neu entdeckte Fälle)	Gesamtkosten (b)	Zusatzkosten	Zusatzkosten/ Zusatznutzen (c)	Durchschnittskosten (d)
1	65,9474	65,9474	77511	77511	1175	1175
2	71,4408	5,4934	107690	30179	5494	1507
3	71,8984	0,4576	130199	22509	49189	1811
4	71,9365	0,0381	148116	17917	470262	2059
5	71,9397	0,0032	163140	15024	4695000	2268
6	71,9400	0,0003	176330	13190	43966667	2451

Quelle: Neuhauser, Lewicki, 1975

a) Bei einer Prävalenz von 71,94 Erkrankten pro 10000 Personen.

b) Berechnet durch Addition der Kosten für den Haemoccult-Test bei 10000 Personen und der Kosten der Barium-Brei-Darstellung als weiterführende Diagnostik bei allen Personen mit positiven Testergebnissen.

c) Zusätzliche Kosten pro neu entdecktem Karzinom.

d) Berechnet durch Division der Gesamtkosten durch die Anzahl der entdeckten Fälle *(b/a)*.

Tabelle 19-3: Effekt von hypothetischen Änderungen der Testsensitivität und der Prävalenz des Kolonkarzinoms auf den Quotienten aus Zusatzkosten und Zusatznutzen.

Anzahl der Tests	Kosten ($) bei Prävalenz 71,94/10000, Sensitivität: 91,67%	Anteil entdeckter Fälle (%)*	Kosten ($) bei Prävalenz 71,94/10000, Sensitivität: 60,00%	Anteil entdeckter Fälle (%)	Kosten ($) bei Prävalenz 11/10000, Sensitivität: 91,67%	Anteil entdeckter Fälle (%)
1	1175	91,67	1743	60	7152	91,67
2	5494	> 99	1816	84	35505	> 99
3	49189	> 99,9	3353	93,6	321991	> 99,9
4	470262	> 99,9	6584	97,4	3078108	> 99,9
5	4695000	> 99,9	13696	99	30912409	> 99,9
6	43966667	> 99,9	29941	> 99	325476150	> 99,9

* gerundet

Quelle: Eigene Darstellung in Anlehnung an Neuhauser/Lewicki, 1975

blutdrucksenkender Medikamente mit inkrementellen und beim Vergleich unterschiedlicher Abstufungen einer Intervention, z. B. verschiedener Dosen eines Medikamentes mit Grenzkosten zu arbeiten, da sie als Grundlage für Entscheidungen zum effizienten Einsatz alternativer Therapiekonzepte besser geeignet sind als Durchschnittskosten. (Details s. Lehrbücher der Wirtschaftswissenschaften).

19.2.4 Schlussfolgerung

Aus ökonomischer und aus ärztlicher Sicht ist unstrittig, dass unnötige Leistungen, z. B. vermeidbare Operationen, doppelte Röntgenuntersuchungen, Über-, Unter- sowie Fehlversorgung, vermieden werden müssen. Das Grenznutzenkonzept ist jedoch umstritten. Aus ökonomischer Sicht können nämlich keinem Bereich – auch nicht dem Gesundheitswesen – Leistungen bis zur Sättigung, das entspricht einem Grenznutzen von Null, zugeordnet werden. Auch medizinische Maßnahmen können nur bis zu dem Punkt erbracht werden, an dem der aus einer Leistung resultierende Zusatznutzen, Grenznutzen, den für diese Leistung benötigten zusätzlichen Kosten, Grenzkosten, entspricht. Anders ausgedrückt, aus ökonomischer Sicht muss dann auf medizinische Leistungen verzichtet werden, wenn mit den bei der medizinischen Intervention aufgezehrten ohnehin knappen Mitteln in anderen Bereichen, z. B. Bildung und Forschung, ein größerer Nutzenzuwachs für die Gesellschaft erzielt werden kann als durch die medizinischen Maßnahmen (s. Kap. 19.7 «Kosten»).

Diese Sicht steht scheinbar im Widerspruch zur ärztlichen Ethik, aber auch medizinische Leistungen erzeugen nur bis zu einem bestimmten Punkt einen zusätzlichen Nutzen. Über diesen Punkt hinaus erbrachte Leistungen sind nutzlos oder können dem Patienten sogar schaden. Auf jeden Fall verursachen Ausgaben, die vermieden werden können, einen volkswirtschaftlichen Verlust. Es bedarf also der Abwägung aus gesellschaftlicher Sicht, ob medizinische Maßnahmen vor dem Erreichen des Optimums (Grenznutzen gleich 0) aus Kostengründen beendet werden sollen. Beim Haemoccult-Test ist dies der Fall, da die zur Zeit gebräuchliche Methode nur drei Einzeltests vorsieht, also Kosten von 49 189 US\$ pro zusätzlich entdecktem Fall nicht überschreitet (s. **Tab. 19-2**). Im Folgenden werden die Methoden der gesundheitsökonomischen Bewertung detailliert beschrieben.

19.3 Komponenten der gesundheitsökonomischen Analyse

Unter gesundheitsökonomischer Bewertung wird die ökonomische Evaluation medizinischer Maßnahmen verstanden. Dabei muss das ethische, soziale und juristische Umfeld berücksichtigt werden.

Die Komponenten einer gesundheitsökonomischen Evaluation sind erstens der Input, also der Ressourcenverbrauch, die Kosten eines Gesundheitsprogramms, zum anderen das Ergebnis, der Nutzen, der Output, also die Verbesserung des Gesundheitszustandes eines Individuums, einer Gruppe von Personen, z. B. von Diabetikern oder der Gesellschaft insgesamt.

In der Betriebswirtschaftslehre werden Begriffspaare definiert, die positive oder negative Veränderungen von «Bestandsgrößen» beschreiben, z. B. Einnahmen/Ausgaben, Einzahlungen/Auszahlungen, Lieferungen/Leistungen, Forderungen/Verbindlichkeiten, Kosten/Ertrag (Gewinn) u. v. m. Für die Anwendungen im Bereich der medizinischen Ökonomie ist deshalb eine präzise terminologische Differenzierung dieser Begriffe wichtig (s. Lehrbücher der Volks- und Betriebswirtschaftslehre).

Die medizinische Ökonomie verwendet prinzipiell folgende Methoden:

- Medizinische Entscheidungsanalysen («Decision Analyses»)
- Ergebnisforschung («Outcomes Research»):
  - Übersichtsartikel («Reviews»)
  - Metaanalysen klinischer Studien als Basis für Kosten-Nutzen-Analysen
  - Wirtschaftlichkeitsanalysen.

19.3.1 Medizinische Entscheidungsanalyse

Die Entscheidungsanalyse ist eine systematische, quantitative Methode, um den relativen Wert, den Nutzen, einer oder mehrerer verschiedener Entscheidungsmöglichkeiten zu vergleichen und die Alternative mit dem größten Nutzen oder der günstigsten Kosten-Wirksamkeit zu bestimmen (siehe Eisenführ/Weber, 1994).

Die Einsparungen durch eine zu bevorzugende Alternative werden erst bei Fehlentscheidungen deutlich. Wenn mehrere Alternativen zur Verfügung stehen, können sehr komplexe Entscheidungsprobleme auftreten. Sie lassen sich durch Tabellen (Entscheidungsmatrizen) und durch Entscheidungsbäume strukturieren und veranschaulichen (s. Kap. 20.3 «Entscheidungsbäume»).

19.3.2 Wirtschaftlichkeitsanalysen

Gesundheitsökonomische Analysen sind Sonderformen allgemeiner ökonomischer Bewertungsmethoden. Die gesundheitsökonomischen Evaluationsverfahren versuchen, den Nutzen einer medizinisch-technischen Leistung zu messen, zu bewerten und diesen Nutzen auf die entstandenen Kosten zu beziehen. Wirtschaftlichkeitsanalysen stellen damit einen wichtigen Informationsgewinn für Entscheidungsträger dar. Gewöhnlich werden die Kosten und die Konsequenzen zweier oder mehrerer Alternativen medizinischer Maßnahmen vergleichend untersucht (s. Kap. 19.2 «Inkrementelle Analyse und Marginalanalyse»). Abstufungen der gleichen Maßnahme, z.B. steigende Dosis eines Medikaments können über die Marginalanalyse bewertet werden. Die ökonomische Analyse umfasst also die Kosten, den Input sowie die Konsequenzen, Nutzen und Risiken (Output) medizinischer Maßnahmen.

Die in den Wirtschaftswissenschaften verwendeten Daten stammen gewöhnlich nicht aus Experimenten. Es werden empirische Daten, z.B. Zeitreihen sowie Modellrechnungen, z.B. Entscheidungsbäume und Markov-Modelle, verwendet. Im Unterschied dazu wird in den klinischen Wissenschaften die prospektive, randomisierte, kontrollierte, verblindete Studie («prospective, randomized, controlled, double-blind, clinical trial» – PRCDBCT) als «Goldstandard» angesehen. Vom Wirksamkeitsnachweis in diesen Studien wird die Zulassung und die Kosten-

erstattung von Arzneimitteln abhängig gemacht. Diese Studien geben auch über die Risiken Auskunft. Wirtschaftlichkeitsanalysen werden bisher zur Zulassung neuer Medikamente in Deutschland nicht verbindlich vorgeschrieben. Das Sondergutachten 1995 des Sachverständigenrates der konzertierten Aktion nimmt dazu wie folgt Stellung: «Um die Effizienz und die Effektivität medizinischer Behandlungen zu beurteilen, reicht eine Analyse der jeweiligen Ausgabenströme nicht aus. Es bedarf zusätzlich einer medizinisch fundierten Ergebnisorientierung. Sofern eine Leistung die medizinische Zielsetzung nur geringfügig besser verwirklicht als ein kostengünstigeres Verfahren, bietet sich als Entscheidungsgrundlage eine Kosten-Nutzen-Betrachtung an».

19.4 Perspektiven der Evaluation

Aus wessen Sicht wird die gesundheitsökonomische Evaluation durchgeführt? Die meisten Analysen werden aus der Sicht der Gesellschaft evaluiert. Aber auch andere Sichtweisen kommen in Frage: z.B. die Sicht der Sozialversicherungen, die eines Krankenhauses oder die Sicht der Krankenkasse. Die Wahl der Perspektive beeinflusst sowohl die Kosten als auch die Nutzen der Analyse. Außer bei der gesellschaftlichen Perspektive sollte angegeben werden, warum aus der entsprechenden Sicht evaluiert wurde.

Viele Gesundheitsökonomen empfehlen, die Analysen aus der Sicht der Gesellschaft durchzuführen. Bei dieser sind die berücksichtigten Kosten und Nutzen in der Regel am umfangreichsten. Im Idealfall können die Daten getrennt (disaggregiert) werden. Dann kann die Evaluation mit verhältnismäßig geringem Arbeitsaufwand auf eine andere Sichtweise übertragen werden. So können für andere Perspektiven irrelevante Kosten aus der Analyse entfernt und die Analyse erneut durchgeführt werden, ohne dass alle einzelnen Kostenkomponenten neu erhoben werden müssen.

Weiterhin sollte die Relevanz der Fragestellung, d.h. ihre ökonomische Bedeutung diskutiert werden. Die Studienergebnisse sollen den Entscheidungsträgern bei der Entscheidungsfindung helfen. Unter diesem Gesichtspunkt muss die Studie geplant werden.

Da es viele Akteure im Gesundheitswesen gibt und medizinisch-technische Leistungen aus verschiedenen Quellen finanziert werden, spielt die Perspektive der Personen oder der Institution, für die die Bewertung durchgeführt wird, eine große Rolle. Leitlinien für die ökonomische Bewertung von Arzneimitteln, pharmakoökonomische Evaluation, fordern daher die Angabe der Perspektive. Die Perspektive, aus der die Analyse durchgeführt wird, ist ein wichtiger Faktor, der beeinflusst, welche Ressourcen identifiziert, bemessen und zugewiesen werden müssen.

Beispiel: Sequenztherapie und Äquivalenz zweier Behandlungsalternativen

Unter **Sequenztherapie** ist die Möglichkeit zu verstehen, ein Medikament zunächst parenteral und später oral verabreichen zu können. Voraussetzung ist, dass die Wirkung nach parenteraler oder nach oraler Applikation gleichwertig (äquivalent) ist. Die Äquivalenz der Wirkung, parenteral einerseits und als Sequenztherapie andererseits müssen in klinischen Studien belegt werden. Bei der Behandlung einer schwer verlaufenden Infektionskrankheit, z. B. einer intraabdominellen Infektion (Peritonitis), bietet die Sequenztherapie den Vorteil, zunächst durch intravenöse Gabe schnell hohe Wirkspiegel eines Antibiotikums am Infektionsort zu erzielen. Sobald sich der Zustand des Patienten gebessert hat und er essen und trinken kann, besteht die Möglichkeit auf die per os Gabe des Antibiotikums umzustellen. Die Sequenztherapie bietet folgende Vorteile aus den Perspektiven der verschiedenen Teilnehmer an den Gesundheitsleistungen:

- **Nutzen für die Patienten:** Sie können früher aus dem Krankenhaus entlassen werden und damit früher in die häusliche Umgebung und die hausärztliche Behandlung zurückkehren. Dies trägt zur Verbesserung ihrer Lebensqualität bei und vermindert die Gefahr einer Infektion durch resistente Keime im Krankenhaus (Hospitalismus). Sie erlangen ihre Ar-

beitsfähigkeit früher zurück. Als Nachteil ist eine geringere Compliance im Vergleich zur parenteralen Therapie anzusehen, die in der Klinik und damit unter der Aufsicht von medizinischem Personal verabreicht wird.

- **Nutzen für das Krankenhaus:** Durch kürzere Verweildauer im Krankenhaus könnte die Fallpauschale, die durch die Krankenkassen bezahlt wird, unterschritten und damit ein höherer Gewinn erwirtschaftet werden. Durch einen geringeren Arbeitsaufwand des Personals fallen geringere Kosten pro Fall an. Dies führt zu einem höheren finanziellen Nutzen (Gewinn).
- **Nutzen für den Hausarzt:** Der Patient kommt früher in die Behandlung des Hausarztes zurück.
- **Nutzen für die Krankenversicherung:** Aufgrund der früheren Entlassung des Patienten aus der stationären Behandlung könnte die Fallpauschale gesenkt werden. Ein Nachteil wäre, dass beim Hausarzt höhere Kosten anfallen.
- **Nutzen für die Pharmaindustrie:** Ein Unternehmen der pharmazeutischen Industrie besitzt einen Wettbewerbsvorteil durch ein i. v. und p. o. verabreichbares Präparat gegenüber einer Firma, die nur über ein parenteral zu verabreichendes Mittel für die gleiche Indikation verfügt. Der Anreiz zur Entwicklung von i. v./p. o. verabreichbaren Präparaten wächst (Festlegung der Firmenstrategie). Eine Firma wird die Entwicklung von parenteral zu verabreichenden Präparaten nur bei anderen wesentlichen Vorteilen, z. B. besserer Verträglichkeit, vorantreiben. Ein geringerer Verkaufspreis von Tabletten wird durch höheren Umsatz, Gewinn, aufgrund des Wettbewerbsvorteils übertroffen.
- **Nutzen für die Volkswirtschaft, die Solidargemeinschaft:** Eine frühere Arbeitsfähigkeit des Patienten führt zu niedrigeren indirekten Kosten. Durch geringere Krankenhauskosten kommt es zu einer Senkung der gesamten Krankheitskosten.

Es wird empfohlen, zuerst die Perspektive der Gesellschaft einzunehmen und gegebenenfalls weitere Analysen aus anderen Perspektiven danach durchzuführen. Bei der Identifizierung relevanter Ressourcen sollte auch der zukünftige Verbrauch berücksichtigt werden. Es herrscht keine Einigkeit darüber, ob in die Analyse Zukunftskosten einfließen sollen, die nicht im Zusammenhang mit der bekämpften Krankheit stehen. Dies sind vor allem Kosten, die auf eine längere Lebenserwartung und die damit verbundene Morbidität zurückgehen. Teilweise wird es als unethisch empfunden, diese Kosten in der Analyse zu berücksichtigen. Selbst eine kostenlose Behandlung könnte ineffektiv sein, wenn eine Heilung hohe Kosten in der Zukunft verursacht.

19.5 Formen der gesundheitsökonomischen Evaluation

Folgende Formen der gesundheitsökonomischen Evaluation (Wirtschaftlichkeitsanalyse) sind bisher im Bereich des Gesundheitswesens entwickelt und angewandt worden (s. **Tab. 19-4**).

19.5.1 Krankheitskosten-Analyse
Um Informationen über die relative Bedeutung verschiedener Erkrankungen als Grundlage für die Zuteilung von Ressourcen zu erarbeiten, müssen Krankheitskostenstudien durchgeführt oder publizierte Krankheitskostendaten, auch aus verschiedenen Ländern, miteinander verglichen werden. In dieser Analyseform werden die ökonomischen Auswirkungen einer einzelnen Erkrankung möglichst unter Berücksichtigung aller Kosten ermittelt. Dabei werden keine Alternativen in der gleichen Studie miteinander verglichen.

Krankheitskosten-Analysen können in zweierlei Hinsicht relevant sein. Zum einen ermöglichen sie eine Schätzung der Belastung des Sozialsystems durch eine Erkrankung und erlauben damit eine fundiertere Entscheidung über die Allokation von Ressourcen. Zweitens, bilden diese Studien die Grundlage weiterer vertiefender sozioökonomischer Analysen z.B. über die Zuordnung von Ressourcen zu Präventionsmaßnahmen, wie Impfungen und Disease-Management-Programmen (DMP). Wie bei allen Verfahren muss bei der Krankheitskostenstudie im Vorfeld überlegt werden, welche Kosten einbezogen werden sollen und welcher Zeitrahmen abgegriffen wird.

Beispiel 1: Asthma bronchiale
Als Beispiel für eine häufige chronische Krankheit der Atemwege seien die Kosten von Asthma bronchiale für Deutschland dargestellt (s. **Tab. 19-5**), mod. nach Szucs, 1997. Es wird gezeigt, dass bei einer Krankheit die direkten Kosten überwiegen können, z.B. für die ambulante und die stationäre Behandlung, einschließlich der Arzneimittel, während die indirekten Kosten, Arbeitsausfall, eine geringere Rolle spielen.

Beispiel 2: Rückenschmerzen
Die Daten aus den Niederlanden sind für Deutschland umgerechnet worden (s. **Tab. 19-6**).

Tabelle 19-4: Wirtschaftlichkeitsuntersuchungen im Gesundheitswesen. Krankheitskosten-Analyse und Kosten-Nutzen-Analysen.

---

1) Medizinisch-ökonomische Studien zur Bewertung einer einzelnen Krankheit:
- Krankheitskostenstudie («cost of illness study»).

2) Gesundheitsökonomische Studien, in denen mehrere Behandlungsalternativen für die gleiche Indikation miteinander verglichen werden:
- Kosten-Minimierungs-Analyse («cost minimization analysis» CMA)
- Kosten-Effektivitäts-Analyse («cost effectiveness analysis» CEA)
- Kosten-Nutzwert-Analyse («cost utility analysis» CUA)
- Kosten-Nutzen-Analyse im engeren Sinne. («cost benefit analysis» CBA)

Quelle: Eigene Darstellung

Tabelle 19-5: Anteile der Kosten von Asthma bronchiale an verschiedenen Kostenarten in Deutschland 1992.

Kostenart	%
ambulante Behandlung	15
Arzneimittel	21
stationäre Behandlung	13
Rehabilitation	9
Krankengeld	4
Arbeitsunfähigkeit, Erwerbsunfähigkeit	28
vorzeitige Todesfälle	10
direkte Kosten	62
indirekte Kosten	38

Gesamtausgaben: ca. 2,5 Mrd. €.
Quelle: Eigene Darstellung in Anlehnung an Szucs, 1997

Tabelle 19-6: Kosten durch Rückenschmerzen.*

	Niederlande	Deutschland
Bevölkerung	15,4 Mio.	81 Mio.
direkte Kosten	0,37 Mrd. US$	2 Mrd. US$
indirekte Kosten	4,6 Mrd. US$	24 Mrd. US$

* Quelle: Eigene Darstellung in Anlehnung an van Tulder et al.,1995

Diese Berechnung der Daten für Deutschland aus den für die Niederlande publizierten Daten ist lediglich als grober Anhaltspunkt zu sehen, da beide Länder unterschiedliche Gesundheitssysteme mit verschiedenem Abrechnungsmodus für Gesundheitsleistungen besitzen. Die Analyse zeigt aber den hohen finanziellen Aufwand für eine einzelne chronische Krankheit. Es fällt außerdem der hohe Anteil der indirekten (volkswirtschaftlichen) Kosten auf. Als Schlussfolgerung muss über Möglichkeiten zur schnelleren Wiedereingliederung des Patienten in den Arbeitsprozess nachgedacht werden, selbst dann, wenn zum Erreichen dieses Ziels die medizinischen Leistungen verstärkt werden müssten und sich damit die direkten Kosten erhöhen.

19.5.2 Kosten-Minimierungs-Analyse («cost minimization analysis»)

In dieser Analyseform werden die Nettokosten von zwei oder mehr Alternativen mit gleicher Wirksamkeit verglichen, um die kostengünstigste der verglichenen Therapieformen zu ermitteln. Bei Arzneimitteln muss die Wirksamkeit beider Therapien äquivalent sein. Dies ist nur selten der Fall und erfordert die Durchführung von Äquivalenzstudien.

Beispiel 1: Alternative Strategien zur Diagnose des Pankreaskarzinoms

Beim Verdacht auf Pankreaskarzinom existieren verschiedene histologische Methoden zur Absicherung der Diagnose. Chen et al. (2004) analysierten die Kosten, die Versagerrate, die Testcharakteristika und die Komplikationsrate der folgenden vier häufig eingesetzten diagnostischen Verfahren:

- Computertomographie oder durch Ultraschall geführte Nadelaspiration
- endoskopische, retrograde Cholangiopancreatographie
- endoskopische, retrograde, ultraschallgeführte Nadelaspiration
- laparoskopische, chirurgische Biopsie.

Die Kosten der einzelnen Verfahren betrugen im ersten Fall 1405 $, im zweiten 1432 $, im dritten 3682 $ und im vierten 17711 $. Die Autoren schließen nach dem Vergleich von Kosten und Nutzen, dass die erste Methode das zu bevorzugende Verfahren zur Diagnose eines Pankreaskarzinoms darstellt.

Beispiel 2: Sequenztherapie

Eine Antibiotikatherapie muss bei lebensbedrohlichen Krankheiten oft intravenös begonnen werden. Nach ein bis drei Tagen wird bei klinischer Besserung des Gesundheitszustandes der Patient möglichst per os weiterbehandelt (s. S. 286). Beispiele sind die Behandlungen der Bauchfellentzündung, Peritonitis und schwere Atemwegsinfektionen.
Voraussetzungen für diese Sequenztherapie ist, dass die für die Behandlung eingesetzten Medikamente nach oraler Gabe ausreichend biover-

Tabelle 19-7: Kostenersparnis durch Sequenz-therapie.

- Verkürzung der Krankenhausverweildauer.
- Vermindertes Infektionsrisiko durch Hospitalkeime (Hospitalismus).
- Schnellere Mobilisierung des Patienten und damit verminderte Thrombosegefahr.
- Verminderte Nebenwirkungen, z. B. Phlebitis, durch kürzere Infusionstherapie.
- Niedrigere Kosten der Tabletten im Vergleich zu Spritzen und Infusionen.
- Verbesserte Lebensqualität des Patienten durch frühere Entlassung aus dem Krankenhaus.

Quelle: Eigene Darstellung

fügbar sind, d. h. dass die Aufnahme der Medikamente aus dem Darm zu erregerhemmenden Plasmaspiegeln führt. Außerdem muss die Äquivalenz der Wirksamkeit in klinischen Studien nach Applikation der Substanz intravenös/per os gezeigt worden sein. Eine mögliche Kostensenkung durch die Sequenztherapie ist in **Tabelle 19-7** dargestellt worden.

Ökonomische Analyse:

Folgende Kosten pro erfolgreich behandeltem Patienten können z. B. beim akuten Schub (Exacerbation) der chronischen Bronchitis erfasst werden:

- direkte Kosten bei i. v. Therapie
- direkte Kosten bei Sequenztherapie.

Hauptzielgrößen:

- Kosten der Antibiotikatherapie
- Kosten bei Versagen der Therapie
- Ergebnis: Die Höhe der Kosten pro erfolgreich behandeltem Patienten beim Vergleich der verschiedenen Therapiealternativen wird erfasst.
- Alternative: Kosten-Nutzwert-Analyse («cost utility analysis»)
- Die Verminderung der Lebensqualität und die Dauer der Reduktion der Lebensqualität wird erfasst (s. Kap. 21).

Die Kosten-Minimierungs-Analyse kann als Spezialfall der Kosten-Effektivitäts-Analyse an-

gesehen werden, bei der beide Alternativen die gleiche Effektivität aufweisen.

19.5.3 Kosten-Effektivitäts-Analyse («cost effectiveness analysis» CEA)

In dieser Analyseform werden die Kosten zweier oder mehrerer Behandlungs-Alternativen auf ihre Wirkung bezogen, durch die in diesem Zusammenhang der Nutzen definiert wird. Der Nutzen wird bei Kosten-Effektivitäts-Analysen in natürlichen Einheiten, z. B. mmHg, mg/dl etc., gemessen und als Effekt bezeichnet. Die Kosten-Effektivitäts-Analyse ist also eine ökonomische Untersuchung, in der die Ergebnisse in medizinisch messbaren Einheiten ausgedrückt werden, beispielsweise: (1) gerettete Menschenleben, (2) gewonnene Lebensjahre, (3) erfolgreich behandelte oder verhinderte Krankheitsfälle, (4) reduzierte Krankheitshäufigkeit und -dauer, (5) gewonnene Arbeitstage, (6) Anzahl Patienten, die ohne fremde Hilfe leben können sowie (7) andere klinische Parameter, z. B. Blutdrucksenkung in mmHg oder Cholesterinsenkung in mmol/l Blut.

Beispiel 1: Hypertoniebehandlung

Die Kosten zweier Medikamente zur Behandlung der Hypertonie werden auf die Senkung des Blutdrucks in mmHg bezogen und zwar einzeln oder vorzugsweise in einer inkrementellen Analyse. Werden zwei Medikamente mit A und B und die Kosten der jeweiligen Behandlung mit K_A und K_B bezeichnet, so gilt:

$$\frac{K_A - K_B}{N_A - N_B} = T_{CEA = ICER^*} \qquad (3)$$

* ICER: Incremental Cost-Effectiveness Ratio

T_{CEA} bezeichnet also das Kosten-Effektivitäts-Verhältnis. Gleichung 3 sei an folgendem Zahlenbeispiel verdeutlicht. Es seien:

N_A: Senkung des Blutdruck durch Medikament A: 15 Nutzeneinheiten (NE), hier: mmHg

N_B: Senkung des Blutdrucks durch Medikament B: 10 NE, hier mmHg

K_A: Kosten A: 100 Geldeinheiten (GE), hier: €

K_B: Kosten B: 80 GE, hier: €

$$T_{CEA} = \frac{100GE - 80GE}{15NE - 10NE} = \frac{20GE}{5NE} = 4,0\,(GE/NE)\,(4)$$

Eine Krankenversicherung möchte entscheiden, ob sie die Kosten einer Behandlung mit Medikament A erstatten sol. Bisher ließ sie nur eine Behandlung mit Medikament B zu. Die inkrementellen Kosten werden durch den inkrementellen Nutzen dividiert. Es ergibt sich ein inkrementelles Kosten-Nutzen-Verhältnis von 4,0 GE/NE. Dieser Quotient ist positiv. Das bedeutet, dass die teurere Maßnahme auch mit einem höheren Nutzen verbunden ist. Bei einem negativen Kosten-Nutzen-Verhältnis wäre es einfach, zu entscheiden, welche Maßnahme zu bevorzugen ist: Und zwar diejenige, die geringere Kosten bei höherem Nutzen mit sich bringt. Bei einem positiven Kosten-Nutzen-Verhältnis muss noch eine maximale Zahlungsbereitschaft festgelegt werden, in diesem Fall die maximale Zahlungsbereitschaft der Krankenversicherung, bevor eine Entscheidung getroffen werden kann. Diese gibt an, wie viel der Entscheidungsträger maximal bereit ist, pro gewonnener Nutzeneinheit zu zahlen. Bei einer maximalen Zahlungsbereitschaft von 5 Geldeinheiten pro gewonnener Nutzeneinheit wird die Krankenversicherung das neue Medikament A zur Erstattung zulassen, bei einer Zahlungsbereitschaft von 3 GE/NE würde sie es nicht tun.

Für Analysen aus der Perspektive der Gesellschaft wäre es natürlich zu kurz gegriffen, nur die direkten Medikamentenkosten in den Zähler einzubeziehen. Alle verfügbaren Kostendaten sollten einbezogen werden, da es möglich ist, dass ein Medikament weniger indirekte Kosten durch Arbeitsausfälle der Patienten verursacht als eine Alternativmedikation (s. Kap. 19.5.1 «Formen der gesundheitsökonomischen Evaluation»). Auch der Nutzen im Nenner muss in klinischen Studien eindeutig belegt sein. Beide gehen mit ihren Mittelwerten und Standardabweichungen in die Berechnungen ein. Unterschiede sollten in der Regel den üblichen Signifikanztests der Biometrie unterworfen werden (s. Lehrbücher der Statistik).

Bei Interventionen, die mit einer Reduktion der Letalität einhergehen, sollte versucht werden, die Wirtschaftlichkeit auf die gewonnenen Lebensjahre zu beziehen, also den Effekt der Intervention auf die Lebenserwartung zu berechnen. Dazu stehen z. B. folgende Verfahren und Hilfsmittel zur Verfügung:

- Sterbetafeln
- die DEALE- Methode («Declining Exponential Approximation of Life Expectancy»)
- Markov-Modelle.

Von diesen Methoden wird das Markov-Modell wegen seiner häufigen Verwendung in gesundheitsökonomischen Analysen in Kapitel 20 «Weiterführende Methoden» näher erläutert.

19.5.4 Kosten-Nutzwert-Analyse («cost utility analysis» CUA)

Die Kosten-Nutzwert-Analyse ist eine ökonomische Untersuchung, in die klinische Konsequenzen als Nutzwerte («utilities») eingehen. Der Begriff «Nutzwert» wird von Ökonomen verwendet, um auszudrücken, wie viel ein Individuum beim Konsum eines Gutes oder einer Dienstleistung gewinnt oder verliert. Der Nutzwert gibt die Präferenzen der Zielgruppe für einen bestimmten Gesundheitszustand als Werte zwischen 0 (Tod) und 1 (vollkommene Gesundheit) wieder. Der Nutzwert kann geschätzt werden, indem Patienten, Experten oder z. B. eine Stichprobe aus der Bevölkerung über die Bewertung der Lebensqualität befragt werden. Die wichtigsten Verfahren zur Bestimmung der Nutzwerte sind:

- spezifische Bewertungsskalen («rating scales»)
- Standardlotterie («standard gamble»)
- die zeitliche Abwägung, Zeitpräferenz («time-trade-off»).
- Zahlungsbereitschaft («willingness to pay», WTP)

Als Nutzen werden häufig QALYs verwendet. Das qualitätsbewertete («qualitätsbereinigte») Lebensjahr («Quality-Adjusted Life Year»), QALY ist ein wichtiges Maß für die Nutzenbewertung. QALYs werden als Produkt aus Lebenserwartung und einem Wert für die Lebensqualität angegeben. Dieser Wert wird auf unterschiedliche Weise ermittelt (siehe Kap. 21).

Tabelle 19-8: Beispiele von Nutzwerten, Ranglisten («League-Tables»).

Gesundheitszustand	Nutzwerte, «utilities»
gesund	1,00
Postmenopause-Syndrom	0,99
leichte Angina pectoris	0,99
Herzinsuffizienz NYHA*II	0,90
Status nach Nierentransplantation	0,84
Status nach Schlaganfall	0,79
Herzinsuffizienz NYHA III und IV	0,70
schwere Angina pectoris	0,50
Blindheit	0,39
Herzinsuffizienz NYHA IV, hospitalisiert	0,30
intrakranielle Blutung	0,29
Tod	0,00

* NYHA: *New York Heart Association.*
Quelle: Torrance, 1986.

Beispiele für Nutzwerte sind in **Tabelle 19-8** wiedergegeben.

In der inkrementellen Kosten-Nutzwert-Analyse von zwei alternativen Interventionen, wird der Quotient aus Kostendifferenz und Differenz der QALYs gebildet:

$$(K_C - K_A)(Q_C - Q_A) = T_{CUA = ICUR^*} \qquad (5)$$

*ICUR = Incremental Cost-Utility Ratio

Beispiele für die Kosten pro QALY verschiedener medizinischer Interventionen finden sich in **Tabelle 19-9**.

Kosten für eine Verbesserung der Versorgungsqualität

Ein interessanter Aspekt sind die Kosten, die aufgewendet werden müssen, damit Dienstleister im Gesundheitswesen die Qualität ihrer Versorgung verbessern. Zur Ermittlung dieser Kosten haben Gandjour et al (2005) ein mathematisches Modell entwickelt. Darin wird auch die Lebensqualität als QALYs berücksichtigt (**Tab. 19-10**).

19.5.5 Der Humankapitalansatz

Im Humankapitalansatz wird der Wert des menschlichen Lebens nach seinem Wertschöp-

Tabelle 19-9: T_{CUA}-Werte einiger medizinischer Interventionen: Kosten pro QALY (Großbritannien, Preise in £ von 1990).

Intervention	Kosten pro QALY
Neurochirurgischer Eingriff bei einer Kopfverletzung	240
Rat des Hausarztes, das Rauchen einzustellen	270
Schrittmacherimplantation	1100
Herzklappen-Ersatz bei einer Aortenstenose	1140
Hüftendoprothese	1180
Koronare Bypass-Operation wegen schwerer Angina Pectoris mit Linksherzinsuffizienz	2090
Nierentransplantation	4710
Brustkrebs-Reihenuntersuchung	5780
Herztransplantation	7840
Koronare Bypass-Operation wegen leichter Angina Pectoris mit Ein-Gefäß-Leiden	18830
Hämodialyse im Krankenhaus	21970
Neurochirurgischer Eingriff bei bösartigen intrakraniellen Tumoren	107780

Quelle: Eigene Darstellung in Anlehnung an Maynard, 1991.

fungspotenzial geschätzt. Dieses Wertschöpfungspotenzial entspricht in der Regel einem Erwerbseinkommen, das auf dem Arbeitsmarkt erzielt werden kann. Das Verfahren geht auf William Farr (1807–1883) zurück, der erstmals den Zusammenhang zwischen dem Wirtschaftswachstum eines Unternehmens und der Gesundheit seiner Mitarbeiter systematisch untersucht hat. Der Ansatz des Verfahrens ist problematisch, da viele Personen kein Erwebseinkommen erzielen, z. B. Betagte und Kinder. Außerdem gab es bis vor kurzem für bestimmte Arbeiten keine marktgerechte Bewertung, z. B. Haushaltsarbeit, Kindererziehung. Dies ist in Deutschland für Arbeiten im Haushalt geändert worden.

Tabelle 19-10: Kosten und Kosteneffektivität von Programmen zur Verbesserung der Versorgungsqualität, Primärprävention des Schlaganfalls und Sekundärprävention des Herzinfarktes (Inkrementelle Analyse).

Indikation	Kosten der Einführung a)	Kosten während der Restlebensdauer b)	Effektivität (QALYs) c)	Kosten-effektivität b/c
Schlaganfall	52 €	870 €	0,26	3346 €
Herzinfarkt	141 €	1978 €	0,35	5651 €

a) Kosten der Einführung der Programme pro Patient und Jahr.

Eine Formel zur Abschätzung der indirekten Kosten auf der Basis des Humankapital-Ansatzes lautet:

Produktivitätsminderung bei Arbeitsausfall einer Person =

$$\frac{\text{Erwerbsunfähigkeit TEU (Tage)} * \text{BIP (€)}}{\text{Zahl der Erwerbstätigen (ZE)} * 365 \text{ Tage}} = x\ (€).$$
(6)

oder

$$\frac{\text{Erwerbsunfähigkeit (Tage)} * \text{BIP (€)/Kopf}}{365 \text{ Tage}} = x\ (€).$$
(7)

BIP: Bruttoinlandsprodukt
TEU: Tage erwerbsunfähig
ZE: Zahl der Erwerbstätigen

19.5.6 Kosten-Nutzen-Analyse im engeren Sinne («cost benefit analysis» CBA)

In der Kosten-Nutzen-Analyse im engeren Sinne wird der Nutzen in Geldeinheiten ausgedrückt. Dazu wird der Humankapitalansatz verwendet. Der Quotient x kann beim Vergleich zweier medizinischer Maßnahmen A und B in der Kosten-Nutzen-Analyse wie folgt berechnet werden:

N_A: Gewinn an Humankapital durch Maßnahme A
N_B: Gewinn an Humankapital durch Maßnahme B
VHK: Verlust an Humankapital durch die Krankheit K
VHKmB und VHKoB: VHK mit und ohne Behandlung
VHKoB = TEUoB * BIP/ZEx365
VHKmB = TEUmB * BIP/ZEx365

$N_A = \text{VHKoB}-\text{VHKmB(A)}$
$N_B = \text{VHKoB}-\text{VHKmB(B)}$
K_A, K_B: Kosten von Interventionen A, B.

In der Kosten-Nutzen-Analyse werden nicht nur die Kosten, sondern auch alle Konsequenzen, also Nutzen und Risiken, in Geldeinheiten ausgedrückt.

Inkrementelle KNA:
$$T_{CBA} = (K_A - K_B)/(\text{VHK}_{mB(B)} - \text{VHK}_{mB(A)}) = \text{ICBR}^* \quad (8)$$
ZZ* ICBR: Incremental Cost-Benefit Ratio

Die Schwierigkeit der Kosten-Nutzen-Analysen besteht in der monetären Bewertung des klinischen Ergebnisses, das in der Regel nicht strikt ökonomisch, monetär, gemessen werden kann, z. B. der monetäre Wert des menschlichen Lebens. Wenn das Erwerbseinkommen in die Analyse eingesetzt wird, besteht allerdings die Gefahr, dass Konsequenzen, die nicht monetär bewertet werden können, von der Analyse a priori ausgeschlossen werden. Bei dieser Methode werden im Sinne des Humankapitalansatzes Input (Kosten) und Output (Effekte) von Gesundheitsleistungen in Beziehung gesetzt. Es gibt natürlich auch die Möglichkeit, den Nutzen über den «Willingness-to-pay/Willingness-to-accept»-Ansatz zu bestimmen (s. Kapitel 21.3). Bei dem Evaluationstyp der Kosten-Nutzen-Analyse im engeren Sinne («cost-benefit-analysis») werden also sowohl die Kosten als auch die auf der Nutzenseite stehenden gesundheitlichen Effekte von Gesundheitsleistungen monetär, d. h. in Geldeinheiten bewertet. Dieser Evaluationstyp ermöglicht damit einen direkten Vergleich von Kosten und Nutzen: Nur wenn der monetär bewertete Nutzen mindestens so groß ist wie die Kosten, ist es ökonomisch sinnvoll, eine medizinische Maßnahme anzuwenden.

19.5.7 Auswahl der geeigneten Evaluationsmethode

Zwischen Kosten-Effektivitäts- und Kosten-Nutzwert-Analysen einerseits und Kosten-Nutzen-Analyse im engeren Sinne andererseits bestehen grundsätzliche Unterschiede. In Kosten-Nutzen-Analysen (CBA) werden Interventionen mit unterschiedlichen Endpunkten verglichen, während in Kosten-Effektivitäts- und Kosten-Nutzwert-Analysen die wirtschaftlichste Alternative unter Interventionen mit identischen Endpunkten ermittelt wird. Außerdem werden in Kosten-Nutzen-Analysen die Endpunkte monetär bewertet. Dies wird bei Kosten-Effektivitäts-Analysen nicht verlangt. Da viele Untersucher ethische Bedenken gegen einen monetären Wert für Endpunkte, wie gewonnene Lebensjahre, aufführen, werden Kosten-Effektivitäts- und Kosten-Nutzwert-Analysen bevorzugt.

19.6 Diskontierung

Diskontierung ist ein sehr wichtiges Instrument in gesundheitsökonomischen Analysen, in denen längere Zeiträume betrachtet werden. Sowohl Kosten als auch Nutzen können über viele Jahre verstreut anfallen. Um Kosten und Nutzen unterschiedlicher medizinischer Interventionsmaßnahmen miteinander vergleichen zu können, müssen sie auf den gleichen Zeitpunkt bezogen werden. Anderenfalls würde das Verhältnis von Kosten und Nutzen verzerrt dargestellt. Das Hauptprinzip der Diskontierung ist es, dass Kosten und Nutzen, die zu einem früheren Zeitpunkt anfallen, stärker gewertet werden, als Kosten und Nutzen, die zu einem späteren Zeitpunkt auftreten. Diskontierung ist das Gegenteil einer Verzinsung. Kosten und Nutzen späterer Jahre werden abgezinst.

Die Berücksichtigung von zeitlichen Präferenzen hat eine lange Geschichte in der Ökonomie. Im Wesentlichen gibt es drei Argumente, mit denen die Existenz von zeitlichen Präferenzen begründet wird. Erstens wird mit einem zeitlich fallenden Nutzen argumentiert. Dieser ist so zu verstehen, dass durch den Kauf eines Gutes heute mehr Nutzen erzielt werden kann, als wenn dasselbe Gut zu einem späteren Zeitpunkt zum selben Preis gekauft würde.

Als weitere Argumente werden das Sterberisiko oder Ereignisse mit ähnlichem Effekt herangezogen. Als drittes Argument wird angeführt, dass sich empirisch beobachten lasse, dass Personen positive zeitliche Präferenzen im Konsumverhalten haben. Es ist ungewiss, ob die Individuen in Zukunft überhaupt noch die Möglichkeit haben zu konsumieren, ein gewisses Gut nicht mehr konsumieren können oder weniger Nutzen durch den Konsum eines Gutes haben.

Darüber, dass Kosten diskontiert werden sollen, herrscht weitgehende Einigkeit. Es ist unmittelbar einleuchtend, dass früher anfallende Kosten eine stärkere Belastung darstellen, als spätere Kosten derselben Größe. Die Gründe für die Diskontierung der Kosten sind dieselben wie für die Diskontierung des Nutzens. Für Kosten kann jedoch leichter veranschaulicht werden, warum diese diskontiert werden müssen: Geld kann zinsbringend angelegt werden. Legt man heute 1000 € bei einem Zinssatz von 5% an, so stehen im darauf folgenden Jahr 50 € mehr zur Verfügung. Anders formuliert, stellen Kosten in Höhe von 1050 €, die in einem Jahr anfallen, dieselbe Belastung dar, wie 1000 €, die heute anfallen.

Dass auch Nutzen diskontiert werden, ist auf den ersten Blick weniger einleuchtend. Es stellt sich die Frage, wieso ein Jahr bei erhöhter Lebensqualität heute mehr wert sein sollte, als ein Jahr in erhöhter Lebensqualität in zehn Jahren. Dennoch ist es gängige Praxis, sowohl Kosten als auch Nutzen mit derselben Rate zu diskontieren. Auch in den meisten Leitlinien wird diese Vorgehensweise empfohlen. Die wissenschaftliche Debatte, ob diese Vorgehensweise richtig sei, ist noch nicht abgeschlossen.

Für die klassische Vorgehensweise, Kosten und Nutzen mit derselben Rate zu diskontieren, gibt es im Wesentlichen zwei Argumente. Erstens wird ein Paradox des ewigen Aufschubs angeführt, zweitens gibt es ein Konsistenz-Argument.

Das **Paradox des ewigen Aufschubs** stammt von Keeler und Cretin (Keeler/Cretin, 1983). Die Autoren argumentieren, wenn nur die Kosten und nicht der Nutzen diskontiert würde, sei es immer lohnend, mit einer Maßnahme zu warten. Zu einem späteren Zeitpunkt wäre mit derselben ursprünglichen Geldmenge und derselben Maßnahme ein größerer Nutzen zu erzielen. Das **Konsistenz-Argument** stammt ursprünglich von Weinstein und Stason (Stason/Weinstein, 1977). Sie argumentieren, dass es prinzipiell möglich ist, auch den Nutzen monetär zu bewerten. Es ist plausibel anzunehmen, dass dem Nutzen, der in der Zukunft erzielt wird, derselbe inflationsbereinigte Preis zugewiesen wird wie heute. Daher sollten Kosten und Nutzen mit derselben Rate diskontiert werden.

Beide Argumente werden kritisiert. Als Argument gegen das Paradox des ewigen Aufschubs wird u. a. genannt, dass Prävention prinzipiell benachteiligt wird. Zudem werde nicht zur Wahl gestellt, ob eine Maßnahme heute oder morgen zu implementieren sei, sondern welche Maßnahme aus unterschiedlichen Möglichkeiten ausgewählt werden soll. Gegen das Konsistenz-Argument wird u. a. angeführt, dass sich der Reichtum der Gesellschaft im Laufe der Zeit erhöhe. Damit steige auch der monetäre Wert der Gesundheit und somit der Wert des Nutzens.

Formale Vorgehensweise bei der Diskontierung: Die entscheidende Größe bei der Diskontierung ist die **Diskontrate**, die auch als **Diskontsatz** bezeichnet wird. Kosten und Nutzen können mit unterschiedlichen Raten diskontiert werden, theoretisch ist es möglich, dass sich die Diskontraten im Laufe der Zeit verändern oder nicht für alle Güter gleich groß sind. Im Folgenden wird der Fall dargestellt, dass es zwei feste Diskontraten gibt:

Mit der Rate r werden die Kosten, mit der Rate l die Nutzenwerte diskontiert. Weiter bezeichne $c_0, c_1, \ldots c_n$ die tatsächlichen nominalen Kosten, die Jahr für Jahr anfallen. Die diskontierten Gesamtkosten werden mit c_{heute} bezeichnet. Es ergibt sich folgende Berechnungsformel:

$$c_{heute} = c_0 + \frac{c_1}{(1+r)} + \frac{c_2}{(1+r)^2} + \ldots + \frac{c_n}{(1+r)^n} = \sum_{i=0}^{n} \frac{c_i}{(1+r)^i} . \tag{9}$$

Seien $u_0, u_1, \ldots u_n$ die Nutzenwerte, so bezeichne u_{heute} den diskontierten Gesamtnutzen. Es gilt:

$$u_{heute} = u_0 + \frac{u_1}{(1+l)} + \frac{u_2}{(1+l)^2} + \ldots + \frac{u_n}{(1+l)^n} = \sum_{i=0}^{n} \frac{u_i}{(1+l)^i} . \tag{10}$$

Ein möglicher Denkfehler besteht darin, dass der Diskontsatz als Synonym der Inflationsrate verstanden wird. Das beruht darauf, dass durch das Diskontieren Kosten und Nutzen im heutigen Wert angegeben werden. Die Diskontrate entspricht jedoch nicht der Inflationsrate. Die Diskontrate wird vielmehr als inflationsbereinigter Zinssatz verstanden.

Es gibt unterschiedliche Empfehlungen, in welchem Bereich die Diskontrate gewählt werden soll. So empfehlen Weinstein und Fineberg (1980) Diskontraten zwischen 4 und 6 %, Sugden und Williams (1978) empfehlen Raten zwischen 3 und 5 %. Laut Drummond et al. (1987) wird üblicherweise mit 5 % pro Jahr diskontiert. Die am häufigsten zitierte Empfehlung beträgt 3 % p. a. für Kosten und Nutzen (*US Panel on the Cost-Effectiveness in Health and Medicine*). Für England gilt die Empfehlung des NICE. Da die Wahl der Diskontrate das Ergebnis der Analyse erheblich beeinflussen kann, bietet es sich an, Sensitivitätsanalysen durchzuführen (siehe Kap. 20.5)

19.7 Kosten

19.7.1 Bestimmung von Kosten

In diesem Kapitel wird dargestellt, was bei der Wahl und der Bestimmung von Kosten in gesundheitsökonomischen Evaluationen zu beachten ist. Unterschiede zwischen direkten Kosten und indirekten Kosten werden erörtert. Es ist nicht immer möglich, die Begriffe «Kosten» und «Nutzen» klar abzugrenzen. In Cost-Benefit-Analysen werden alle Effekte einer Interventionsmaßnahme in monetären Einheiten bewertet. In diesen wird nicht zwischen Nutzen und Kosten differenziert (vgl. Kap. 19.5 «Formen der gesundheitsökonomischen Evaluation»). In Kosten-Effektivitäts-Analysen und in Kosten-Nutzwert-Analysen hingegen tauchen die Kosten im

Zähler und der Nutzen im Nenner des Kosten-Nutzen-Verhältnisses auf.

In diesem Abschnitt wird im Allgemeinen unterstellt, dass eine Kosten-Nutzwert- bzw. Kosten-Effektivitäts-Analyse durchgeführt werden soll. Manchmal ist es unklar, ob ein Effekt als Kosten oder als Nutzen bewertet werden soll. In solchen Fällen wird eine Empfehlung gegeben. Mit diesen und weiteren Empfehlungen soll erreicht werden, dass Studien möglichst gut mit anderen Studien verglichen werden können. Es wird z. B. empfohlen, die Analyse aus der Sicht der Gesellschaft durchzuführen. Eine Analyse, die sich an den hier gemachten Empfehlungen orientiert, wird im Folgenden als Hauptanalyse bezeichnet. Oft ist es zusätzlich sinnvoll, weitere Analysen durchzuführen. Die Empfehlungen und der Aufbau dieses Abschnitts orientieren sich an Luce et al. (1996).

Die Bestimmung der Kosten in gesundheitsökonomischen Evaluationen erfolgt in drei Schritten. Erstens werden alle relevanten Ressourcen identifiziert, deren Verbrauch sich durch eine Interventionsmaßnahme verändert. Zweitens wird der Verbrauch an Ressourcen quantifiziert. Drittens werden Preise für die entsprechenden Ressourcen festgelegt, so dass die sich ergebenden Kosten berechnet werden können.

19.7.2 Das Konzept der Opportunitätskosten

Wenn in der Ökonomie von Kosten gesprochen wird, sind meistens Opportunitätskosten gemeint. Der Wert eingesetzter Ressourcen wird danach beurteilt, welchen Nutzen eine alternative Verwendung dieser Ressourcen hätte haben können. Opportunitätskosten werden daher auch **Alternativkosten** genannt. So könnten beispielsweise die Mittel, die zur Behandlung eines Asthmapatienten aufgewendet werden, alternativ auch für die Raucherprävention oder für Maßnahmen zur Verminderung der Luftverschmutzung verwendet werden. Die Kosten der Asthmabehandlung könnten also bei knapper Finanzlage auch beschrieben werden als Kosten fortgefallener Raucherprävention oder unterlassener Maßnahmen zur Verbesserung der Luftqualität.

Von Bedeutung ist dieses Konzept auch in der Gesundheitsökonomie, z. B. bei der Bestimmung indirekter Kosten. Aus volkswirtschaftlicher Sicht hätte ein Patient, der krankheitsbedingt zu Hause bleiben muss, seine Arbeitskraft für die Produktion von Gütern oder Dienstleistungen einsetzen können, so dass als Kosten der Erkrankung Produktivitätsausfälle, also indirekte Kosten entstehen. Aus diesem Grund werden solche Kosten in der Regel auf der Grundlage entgangener Löhne und Gehälter berechnet.

Ein anderes Beispiel ist die Bewertung der Medikamente in klinischen Studien, die kostenlos zur Verfügung gestellt werden und für die noch kein Verkaufpreis festgelegt worden ist. In diesem Fall kann das Medikament auch danach beurteilt werden, wie hoch der Preis der zweitbesten Behandlungsalternative eines anderen bereits auf dem Markt befindlichen Medikaments ist.

Die Kosten, die für Gesundheitsleistungen aufgewendet werden, stehen nicht mehr für andere Gelegenheiten («opportunities») zur Verfügung, bei denen die finanziellen Mittel vielleicht einen höheren Nutzen gestiftet hätten. Der Geldwert des verlorenen Nutzens wird als Opportunitätskosten bezeichnet. Die für ein Projekt im Gesundheitswesen eingesetzten Ressourcen stehen nicht mehr für andere Projekte innerhalb oder außerhalb des Gesundheitswesens zur Verfügung. In der Ökonomie müssen aus gesellschaftlicher Sicht stets Opportunitätskosten eingesetzt werden, da es immer um die alternative Auswahl von knappen Ressourcen geht.

19.7.3 Kostenarten

Die Unterscheidung folgender Kostenarten hat sich in der Praxis bewährt (s. **Tab. 19-11**).

19.7.4 Nutzen

Eine ähnliche Einteilung wie bei den Kosten ergibt sich für den Nutzen: direkter medizinischer Nutzen, direkter, nicht-medizinischer Nutzen, indirekter Nutzen und intangibler Nutzen. Der ökonomische Nutzen ist eine Saldogröße der entsprechenden Kostenkategorien. Beispielsweise wäre die Reduktion des Personal- und Sachaufwandes oder die Vermeidung künftiger Behandlungskosten ein direkter Nutzen. Ein vermindertes Produktionsdefizit durch Vermei-

Tabelle 19-11: Kostenarten.

a) Gesundheitsökonomische Einteilung:
  - direkte medizinische Kosten
  - direkte, nicht-medizinische Kosten (externe Kosten)
  - indirekte, volkswirtschaftliche Kosten
  - intangible Kosten.

b) Betriebswirtschaftliche Einteilung:
  - fixe Kosten
  - variable Kosten
  - Friktionskosten
  - Transferkosten.

dung von Todesfällen oder von körperlichen Behinderungen gilt als indirekter Nutzen. Wenn eine Therapie Angst und Schmerzen verringert oder eine höhere Verträglichkeit, Sicherheit und Compliance aufweist und damit die Lebensqualität verbessert, so ist dieser Nutzen als intangibel einzustufen. Ein intangibler Nutzen kann zumindest partiell durch eine CUA oder CBA (mit «willingness-to-pay») erfasst werden.

19.7.5 Direkte Kosten

Die Einführung einer neuen Intervention hat auf den Verbrauch gewisser Ressourcen einen direkten Einfluss. Die Kosten, die aus den Veränderungen dieses Ressourcenverbrauchs entstehen, heißen direkte Kosten. Der Begriff der direkten Kosten ist sehr weit gefasst. Zum einem entstehen direkte Kosten im Bereich der medizinischen Versorgung. Zu den Ressourcen in diesem Bereich gehört die Arbeitskraft von professionellem Personal, wie Ärzten, Krankenschwestern und Pflegern. Auch Kosten für klinische Tests, Medikamente, Hilfsmittel und medizinisches Zubehör fallen in diesen Bereich.

Auch im nicht-medizinischen Bereich fallen direkte Kosten an. Müssen Kinder während der Zeit der Interventionsmaßnahme betreut werden, so werden Kosten verursacht. Es ist dabei gleichgültig, ob die Betreuung professionell, von Freiwilligen oder von Familienangehörigen erfolgt, in jedem Fall werden durch die Betreuung Ressourcen verbraucht und es fallen direkte Kosten an. Auch Transportkosten der Patienten zur Klinik und zurück gehören zu den direkten Kosten. Es spielt dabei keine Rolle, ob die Patienten

mit einem privaten Auto, oder mit öffentlichen Verkehrsmitteln angereist sind. Nicht nur die Fahrscheine, das verbrauchte Benzin und die Abnutzung der Autos gehören zu den direkten Kosten. Auch die Zeit, die der Patient im Auto verbringt, um zur Klinik zu kommen, ist eine verbrauchte Ressource und als direkte Kosten zu bewerten.

Direkte Kosten können auch Jahre nach der Interventionsmaßnahme entstehen, sofern zukünftiger Ressourcenverbrauch auf die Interventionsmaßnahme zurückzuführen ist. Treten bei einer Behandlung Nebenwirkungen auf, so gehören die darauf beruhenden Kosten auch zu den direkten Kosten. Es kommt vor, dass der Begriff «direkte Kosten» falsch interpretiert wird. Der Name kann den Eindruck erwecken, dass direkte Kosten die Kosten sind, bei denen ein direkter Transfer von Geldleistungen beobachtet werden kann, das ist jedoch nicht gemeint. Jeder tatsächliche Ressourcenverbrauch verursacht direkte Kosten. Bei Kosteneffektivitäts- und Kosten-Nutzwert-Analysen tauchen direkte Kosten üblicherweise im Zähler des entsprechenden Verhältnisses auf.

Eine besondere Stellung unter den direkten Kosten nehmen die Kosten ein, die durch zusätzlichen Zeitverbrauch des Patienten zustande kommen. Es kann keine monetäre Transferzahlung beobachtet werden und es gibt unterschiedliche Möglichkeiten, wie mit diesen direkten Kosten umgegangen werden soll. In Analysen aus der Perspektive der Gesellschaft handelt es sich bei Anfahrtszeiten, Wartezeiten und der Dauer der Behandlung um einen realen Ressourcenverbrauch. Diese Kosten können wahlweise entweder in den Zähler oder in den Nenner der Kosten-Nutzen-Analyse einfließen. Fließen sie in den Zähler ein, so müssen sie zuvor in Geldeinheiten umgerechnet werden. Im Nenner würde sich stattdessen eine Veränderung der QALYs ergeben. Formal könnte das geschehen, indem während der Behandlungszeit von einer niedrigeren Lebensqualität ausgegangen wird.

Theoretisch spielt es keine Rolle, welche der beiden Vorgehensweisen gewählt wird, vorausgesetzt, dass bei allen gesundheitsökonomischen Evaluationen, die miteinander verglichen werden, die gleiche Vorgehensweise gewählt worden ist. Dann würde sich die gleiche Reihenfolge von unterschiedlichen möglichen Interventionsmaßnahmen ergeben. Da bei unterschiedlichen Ansätzen die Ergebnisse nicht mehr miteinander vergleichbar sind, ist es sinnvoll, Empfehlungen zu geben, wie vorgegangen werden soll. Für die Hauptanalyse wird empfohlen, die verwendete Zeit des Patienten in Geldeinheiten zu bemessen (s. Weinstein at el., 1996). Zu dieser Entscheidung hat die Tatsache geführt, dass es in der Praxis nicht immer möglich ist, die Lebensqualität bezüglich der für die Interventionsmaßnahme zusätzlich benötigten Zeit zu adjustieren.

Die Einbeziehung der verbrauchten Zeit als Kosten, z.B. mithilfe des oben beschriebenen Humankapitalansatzes, in den Zähler der gesundheitsökonomischen Analyse, berücksichtigt noch keine möglichen Schmerzen während der Behandlung. Diese müssten separat eine Veränderung der Lebensqualität nach sich ziehen. Obwohl die verwendete Zeit reale Kosten einer Interventionsmaßnahme darstellt, kann Sie vernachlässigt werden, falls sich ihr Verbrauch zwischen den beiden verglichenen Alternativen nur geringfügig unterscheidet.

Die Ermittlung der direkten Kosten ist relativ einfach. Sie entsprechen den konkreten Aufwendungen und Ausgaben («cost, charges, wages») für medizinische und einige nicht-medizinische Maßnahmen, die dem Patienten zugeordnet werden können. Beispiele sind Krankenhauskosten, Kosten des Hausarztes, Medikamentenkosten etc.

19.7.6 Indirekte Kosten

Unter die indirekten Kosten fallen alle Kosten durch Arbeitsausfall, daher auch Produktivitätskosten genannt. Indirekte Kosten umfassen Zeitkosten, die nicht direkt auf einen Ressourcenverbrauch der Interventionsmaßnahme zurückzuführen sind. Zu diesen Kosten gehört erstens, wenn die Produktivität von Personen aufgrund von Krankheit nicht mehr im vollen Umfang gewährleistet ist und zweitens, wenn es aufgrund von vorzeitigen Todesfällen zu Produktivitätsminderungen kommt. Drittens gehört zu den indirekten Kosten die Einschränkung, Freizeit nicht im vollen Umfang nutzen zu können. Das ist u. a. dann der Fall, wenn aufgrund von Krankheit einem Hobby nicht mehr nachgegangen werden kann. Das *US Panel* empfiehlt, die Reduktion der Freizeit als Verlust an QALYs und nicht als indirekte Kosten zu erfassen.

Da der Begriff der «indirekten Kosten» in einigen Gebieten der Wissenschaft anders verwendet wird, werden indirekte Kosten von einigen Autoren auch als Produktivitätskosten bezeichnet (s. Gold et al., 1996). Indirekte Kosten können in Morbiditätskosten und Mortalitätskosten unterteil werden. Die Produktivität kann sowohl durch Veränderung der Morbidität als auch der Mortalität variieren. Morbiditätskosten und Mortalitätskosten werden innerhalb gesundheitsökonomischer Analysen unterschiedlich behandelt. Daher wird der Umgang mit ihnen separat dargestellt.

Morbiditätskosten werden definitionsgemäß durch gesundheitliche Beeinträchtigungen verursacht. Sie treten in Form von verringerter Arbeitsfähigkeit sowie durch Einschränkungen in der Freizeitgestaltung auf. Neben einer Berücksichtigung von Morbiditätskosten im Zähler, d. h. als monetäre Kosten, können Morbiditätskosten auch im Nenner als eine Verringerung der Lebensqualität berücksichtigt werden. Eine Quantifizierung der veränderten Lebensqualität in monetären Einheiten ist schwierig. Es ist einfacher, diesen Effekt als QALYs darzustellen. Außerdem entspricht die Behandlung veränderter Lebensqualität als Nutzen eher dem Wesen von Kosten-Effektivitäts- und Kosten-Nutzwert-Analysen. Daher wird für die Hauptanalyse empfohlen, Morbiditätskosten im Sinne eines Freizeitverlusts im Nenner des Kosten-Nutzen-Verhältnisses zu berücksichtigen.

Nicht immer ist es eindeutig, ob **Zeitkosten** zu den direkten oder den indirekten Kosten gehören. Zeit als Behandlungszeit zählt zu den direkten Kosten, als Morbiditätszeit zählt sie zu den indirekten Kosten. Für die Hauptanalyse wird die folgende Regel vorgeschlagen: Falls Zeit Behandlungs- und Morbiditätszeit bedeuten kann, sollte sie als Morbiditätszeit behandelt werden.

Es gibt unterschiedliche Möglichkeiten, wie **Mortalitätskosten** in gesundheitsökonomische Evaluationen einfließen können. Die Kosten, die durch verlorene Lebensjahre entstehen, können entweder als monetärer Verlust oder als Nutzenminderung bewertet werden. Wichtig ist, dass die verlorenen Lebensjahre nicht doppelt gezählt werden. Wird eine monetäre Bewertung gewählt, so dürfen die verlorenen Lebensjahre nicht mehr bei den QALYs im Nenner auftauchen und umgekehrt. Für gewöhnlich gehen verlorene Lebensjahre jedoch in den Nenner ein. Daher wird für die Hauptanalyse empfohlen, Mortalitätskosten nicht monetär zu bewerten. Eine Ausnahme stellen Steuerausfälle dar, die natürlich als Kosten im Zähler berücksichtigt werden müssen. Sollen Mortalitätskosten monetär bewertet werden, so ist es sinnvoll zusätzlich zur Hauptanalyse eine Cost-Benefit-Analyse durchzuführen.

19.7.7 Intangible Kosten
Intangible Kosten entstehen u. a. durch eine Verminderung der **Lebensqualität**. Ihnen werden die monetäre Bewertung unerwünschter Begleitsymptome einer medizinischen Maßnahme, seelische Beeinträchtigungen wie Stress, Angst und Schmerzen sowie die Folgen geringerer Verträglichkeit eines Mittels und schlechter Compliance (Therapietreue) zugerechnet.

19.7.8 Externe Kosten (direkte, nicht-medizinische Kosten)
Unter externen Kosten werden Kosten verstanden, die z. B. den Angehörigen bei Krankenbesuchen oder dem Patienten durch Transportkosten ins Krankenhaus entstehen.

19.7.9 Friktionskosten-Ansatz
Unter dem Begriff Friktionskosten werden Kosten zusammengefasst, die nicht bei den anderen Kostenfaktoren wie den indirekten Kosten eingeschlossen werden, d. h. Such- und Einarbeitungskosten für neue Mitarbeiter, jedoch nicht der Produktivitätsverlust während der Friktionsperiode. Beim Friktionskosten-Ansatz handelt es sich also um einen Ansatz zur Messung von Änderungen in der Produktivität (Koop-

manschap et al., 1996). Es wird versucht, den Anteil an verlorener Produktionsleistung anhand des Zeitraums zu bestimmen, der innerhalb einer Organisation (Unternehmen) benötigt wird, um eine krankheitsbedingt gesunkene Produktion auf das Ausgangsniveau zurückzuführen. In der Praxis muss der Produktivitätsverlust durch Arbeitskollegen aufgefangen werden. Bei längerer Abwesenheit, müssen die Stellen nach einer gewissen Übergangszeit durch neue Mitarbeiter besetzt werden.
Dieser Zeitraum hängt von der Art des Unternehmens sowie der Belegschaftsstruktur und der Art der Erkrankung ab. Das Verfahren ist bei Epidemien, z. B. Grippeepidemien, nicht anwendbar. In solchen Zeiten kann die Gesamtproduktivität von Unternehmungen sehr schnell abnehmen, weil die verlorene Arbeitszeit nicht kurzfristig durch vorhandene oder neue Mitarbeiter ersetzt werden kann.

19.7.10 Transferzahlungen
In die ökonomische Analyse aus Gesellschaftssicht sollten nur Kosten eingeschlossen werden, die durch die Krankheit verursacht werden. Transferzahlungen sind Ausgaben für Renten und Invalidität. Sie sind kein Verbrauch an Ressourcen, sondern eine Umschichtung der wirtschaftlichen Kaufkraft. Regierungen könnten sich für Transferzahlungen interessieren, wenn nach einer Erkrankung Invaliditätsrente gezahlt werden muss. Transferzahlungen sollten jedoch getrennt von den tatsächlichen Kosten aufgelistet werden.

19.7.11 Friktions- und Transferkosten
Wie bereits im Abschnitt zu den indirekten Kosten erwähnt wurde, sollen durch verloren gegangene Lebensjahre entstandene Produktivitätskosten mit Ausnahme der Steuerausfälle nicht monetär in die Analyse einfließen. Von den Produktivitätskosten sind **Friktionskosten** abzugrenzen, die sehr wohl in die Hauptanalyse einfließen. Dazu gehören Transaktionskosten, die getätigt werden müssen, um einen Arbeiter zu ersetzen. Zum Beispiel muss ein neuer Arbeiter eingearbeitet werden. Das sind Kosten, die für die Gesellschaft zusätzlich entstehen. Es ist auch

möglich, dass die als Ersatz eingestellten Arbeitskräfte nicht so produktiv sind, wie ihre Vorgänger. Auch diese Kosten zählen zu den Friktionskosten. Es sind echte Kosten für die Gesellschaft. Sie sollten in der Analyse berücksichtigt werden, sind allerdings schwierig zu bestimmen.

Reine **Transferzahlungen** stellen hingegen keine echten Kosten für die Gesellschaft dar. Durch Einkommenstransfers finden zwar Umverteilungen innerhalb der Gesellschaft statt, der Gesellschaft insgesamt entstehen jedoch keine Kosten. Ob der Patient einen hohen oder einen niedrigen Preis für ein Medikament zahlen muss, ist für die Analyse gleichgültig, solange die Herstellungskosten dieselben sind und durch Preisveränderungen keine Verhaltensveränderungen resultieren. Verhaltensveränderungen der Gesellschaft, u.a. auch durch Steuern, führen in der Regel sehr wohl zu Kosten für die Gesellschaft.

Aus einer anderen Perspektive als der der Gesellschaft, sind Transferzahlungen jedoch von großer Bedeutung. Aus der Sicht der Sozialversicherungen beispielsweise hat der Medikamentenpreis einen Einfluss auf das Kosten-Nutzen-Verhältnis. Daher empfiehlt es sich, Transferkosten zu dokumentieren. Während transferiertes Geld selbst keinen Verbrauch an Ressourcen darstellt, kann es durch den verwaltungstechnischen Aufwand für den Transfer des Geldes zu relevanten Kosten kommen. Diese werden idealerweise in einer gesundheitsökonomischen Analyse berücksichtigt.

19.7.12 Identifizierung relevanter Ressourcen

Der erste Schritt bei der Bestimmung der Kosten ist die Identifizierung der relevanten Ressourcen. Anfangs sollten alle verbrauchten Ressourcen zusammengestellt werden, selbst kleine und solche, die sich schlecht monetär bewerten lassen. Es ist wichtig, dass auch weniger offensichtliche Ressourcen, wie z.B. Transportkosten, zusammengetragen werden. Damit wird die Versuchung vermieden, einigen weniger gut quantifizierbaren Ressourcen, keine Aufmerksamkeit zu schenken. Einige Ressourcen werden sich dabei als nicht relevant für die Evaluation herausstellen.

Bei der Wahl der relevanten Ressourcen sollte also nicht die Leichtigkeit ihrer Messung ausschlaggebend sein. Alle Ressourcen, deren Verbrauch entweder auf individueller oder auf kollektiver Ebene groß genug ist, um einen Einfluss zu haben, sollten in der Analyse enthalten sein. Ein individuell kleiner Ressourcenverbrauch, der bei einer großen Anzahl von Personen auftaucht, kann auf gesellschaftlicher Ebene einflussreich sein.

Da Studien in der Regel eine eher kurze Nachbeobachtungszeit haben, ist die Datenlage unter Umständen nicht ausreichend, um Aussagen über den zukünftigen Verlauf von Krankheitskosten treffen zu können. Es ist oft unklar, wie sich die Interventionsmaßnahme auf andere als die zu behandelnde Krankheit auswirkt. Die Entscheidung, wie mit derartigen Zukunftskosten verfahren werden soll, kann umgangen werden, indem im Zuge einer Sensitivitätsanalyse unterschiedliche Annahmen über Folgekrankheiten getroffen werden (s. Kap. 20.5).

19.7.13 Quantifizierung des Ressourcenverbrauchs

Im zweiten Schritt der Kostenbestimmung muss quantifiziert werden, wie viele Ressourcen verbraucht werden. Von Interesse ist der inkrementelle Ressourcenverbrauch, also die Differenz des Ressourcenverbrauchs mit und ohne medizinische Interventionsmaßnahme. Es reicht oft aus, sich bei der Quantifizierung auf den inkrementellen Verbrauch zu beschränken.

Es gibt verschiedene Möglichkeiten, den Verbrauch der Ressourcen zu erfassen. Die verbrauchten Güter können sehr detailliert in Mikroeinheiten erfasst werden («micro-costing»), die Quantifizierung kann aber auch eher grob erfolgen («gross-costing»). Im Extremfall würde beim «micro-costing» jede verbrauchte Spritze und jedes verbrauchte Pflaster einzeln erfasst. Beim «gross-costing» würden möglicherweise nur die Anzahl der Krankenhaustage oder die Anzahl der Arztbesuche gemessen werden. Prinzipiell ist das «micro-costing» zu bevorzugen. Das Modell kann leichter an veränderte Bedingungen angepasst werden. Zum Beispiel könnte das Modell auf eine andere Region mit abweichenden Preisen übertragen werden. «Grosscosting» hat den Vorteil, dass es in der Regel einfacher und billiger ist, den Güterverbrauch grob zu schätzen. Bei der Entscheidung darüber, wie detailliert der Ressourcenverbrauch gemessen werden soll, muss abgewogen werden, ob der zusätzliche Aufwand bei einer feineren Messung gerechtfertigt ist.

19.7.14 Ermittlung der Preise und der Kosten

Im dritten Schritt der Kostenermittlung müssen den verbrauchten Ressourcen Preise zugeordnet werden. Aus den Preisen und der Menge der verbrauchten Ressourcen ergeben sich die Kosten. Die für die Gesellschaft relevanten Kosten sind die **Opportunitätskosten**. Sie können in den meisten Fällen mithilfe der Marktpreise geschätzt werden. Manchmal ist eine Adjustierung der Marktpreise nötig. Es ist nahezu unmöglich, alle Opportunitätskosten genau zu bestimmen. Dabei müssen grobe Verzerrungen vermieden werden. Es muss eine Abwägung darüber erfolgen, wie stark die Kosten der jeweiligen Ressource das Ergebnis der Analyse beeinflussen.

Bei der **Ermittlung der relevanten Preise** ist es wichtig, dass sie der geografischen Lage der zu implementierenden Interventionsmaßnahme gerecht werden. Das Preisniveau der Studienorte, in denen der Verbrauch ermittelt wird, weicht häufig vom Preisniveau des vorgesehenen Einsatzgebietes ab. Es kommt zu erheblichen regionalen Preisunterschieden. Sowohl die Lebenshaltungskosten und die Behandlungskosten als auch die Einkommensverhältnisse können abweichen. Wird die Studie beispielsweise im Ruhrgebiet durchgeführt, so sind die Preise der Studienpopulation nicht unbedingt für ganz Deutschland repräsentativ.

Für die Analyse sind nur Kosten relevant, die sich durch die Interventionsmaßnahme verändern. Fixkosten müssen in der Analyse nicht berücksichtigt werden. Unter **Fixkosten** werden Kosten verstanden, die konstant bleiben, unabhängig davon, wie viele Einheiten eines Gutes produziert werden. Bei der Interventionsmaßnahme und dem Vergleichsszenario fallen sie gleichermaßen an. Bei der Berechnung der inkrementellen Kosten fallen die Fixkosten durch die Bildung der Differenz weg.

Es kommt vor, dass bei einigen Kosten fälschlicherweise angenommen wird, dass es sich um Fixkosten handelt. Dazu gehören Verwaltungskosten, Kosten für die Bereitstellung von Krankenhäusern und Pflegeeinrichtungen sowie Kosten für Personal. Kurzfristig bleiben diese Kosten konstant. Wird die Interventionsmaßnahme nämlich für einen kurzen Zeitraum durchgeführt, so wird kein neues Krankenhaus gebaut und kein zusätzliches Personal eingestellt. Langfristig gesehen kommt es jedoch zu Mehrkosten in diesen Bereichen. Das muss in den Berechnungen berücksichtigt werden.

Es kann sinnvoll sein, eine **kurzfristige Analyse** durchzuführen, bei der diese Kosten als fix angenommen werden. Kurzfristige Analysen dieser Art bergen jedoch ein hohes Missbrauchspotenzial, weil Kosten in der kurzfristigen Analyse berücksichtigt werden, die langfristig wegfallen. Darauf sollte auf jeden Fall hingewiesen werden. Auch **Forschungs- und Entwicklungskosten** werden häufig in Analysen als Fixkosten betrachtet. Die Einordnung als Fixkosten ist nicht ganz zutreffend, es handelt sich vielmehr um so genannte «first-copy-costs». Die Bezeichnung «first-copy-costs» stammt aus der Informationsökonomie. Wird eine Information, z. B. ein Buch, erstellt, so ist es teuer, die erste Ausgabe des Buches zu erstellen: Die Informationen müssen gesammelt und zusammengestellt werden. Die Kosten einer weiteren Ausgabe sind wesentlich geringer.

Forschungs- und Entwicklungskosten haben dieselben Eigenschaften. Für ein neues Medikament fallen sie einmalig an, unabhängig davon, wie viele Tabletten hergestellt werden. Wenn ein neues Medikament bereits entwickelt wurde, so sind aus gesellschaftlicher Perspektive nur die Grenzkosten, d. h. die Herstellungskosten einer weiteren Einheit des Medikamentes von Bedeutung. Die in den Durchschnittspreis einfließenden Entwicklungskosten sind für die Gesellschaft bereits angefallen. Es steht zwar noch nicht fest, welche Bevölkerungsgruppen die Entwicklungskosten tragen, für Analysen aus der

Perspektive der Gesellschaft ist es jedoch irrelevant, welche Gesellschaftsmitglieder diese Kosten tragen. Die Situation verändert sich, wenn eine gesundheitsökonomische Analyse vor der Entwicklung des Medikamentes durchgeführt wird. In diesem Fall hat die Gesellschaft die Wahl, ob sie die Kosten für die Entwicklung tragen möchte. Entwicklungskosten müssen in diesem Fall in der Analyse berücksichtigt werden.

In die Hauptanalyse sollten die «first-copy-costs» eingeschlossen werden. Es besteht die Gefahr des Missbrauchs, wenn Entwicklungskosten nicht in die Analyse einfließen. Auch wenn klar ist, dass die Entwicklung eines Medikaments nicht kosteneffektiv ist, könnte das Medikament trotzdem entwickelt werden. Eine anschließende Analyse könnte für den Einsatz des Medikamentes sprechen, da in dieser die «first-copy-costs» unberücksichtigt blieben.

Ein anderer Ausweg ist es, Analysen aus anderen Perspektiven als aus der der Gesellschaft durchzuführen. Wird die Perspektive der Krankenversicherung gewählt, so ist der Preis des Medikamentes ausschlaggebend, nicht die Produktionskosten.

Im Bereich der Kostenermittlung müssen oft Annahmen getroffen werden, wie stark Kapazitäten ausgelastet sind. Einige Kostenkomponenten hängen von der Ausnutzung gewisser Kapazitäten ab, beispielsweise von der Auslastungsrate einer Notaufnahme. Dabei sind die Annahmen einer minimalen Auslastung, d.h. keine Wartezeiten oder einer maximalen Auslastung unrealistisch. Auch die Einstellung von Einrichtungen auf den durchschnittlichen Bedarf scheint wenig sinnvoll, da so in Zeiten der Spitzennachfrage Kapazitätsengpässe entstehen. Es gibt keine allgemeingültige Antwort auf die Frage, wie mit der Auslastung von Kapazitäten umgegangen werden soll. In der Literatur wird bei Krankenhäusern und anderen gesundheitlichen Einrichtungen oft von einer Auslastung von 80% ausgegangen. Existieren keine genaueren Angaben, so wird empfohlen, diese Rate zu verwenden und in Sensitivitätsanalysen zu variieren. In jedem Fall ist die Wahl der Rate zu begründen.

Der **Marktpreis** einer Intervention ist nicht grundsätzlich für die Kostenermittlung geeignet. Vielfach entsprechen Marktpreise nicht den Opportunitätskosten der Gesellschaft. Marktpreise basieren auf den Herstellungskosten und dem Gewinn. Die Herstellungskosten entsprechen in etwa den Opportunitätskosten der Gesellschaft. Sie weichen nur insofern voneinander ab, als zu hohe Gewinne zu allgemeinen Veränderungen der Nachfrage führen. Gewinne sind nichts anderes als Transferkosten. Eine häufig vorkommende Lösung ist es, die Preise zu adjustieren. Die in der Analyse verwendeten Preise, liegen somit unterhalb der tatsächlichen Preise. In den Vereinigten Staaten gibt es so genannte «Medicare Cost Reports». Dort werden «Cost-to-charge-ratios» zugänglich gemacht, die sich je nach Leistungsart unterscheiden. Diese Ratios helfen dabei, eine Adjustierung durchzuführen. Ein aktueller Marktpreis kann sich auch dann als unangemessen zur Schätzung der Opportunitätskosten erweisen, wenn sich durch die Implementierung einer Intervention die relevanten Preise einer Ressource in der Zukunft erheblich verändern. Ein Beispiel dafür wäre ein Impfstoff, für dessen Herstellung viele Blutspenden benötigt werden. Wird eine Massenproduktion des neuen Impfstoffs notwendig, so würde die Ressource «Blutspende» knapper werden. Diese Verknappung ist dauerhaft, d.h. sie dauert solange an, wie der Impfstoff massenhaft hergestellt wird.

Szenarien, in denen es nur kurzfristig zu einer Verknappung der Ressourcen kommt, sind ebenfalls denkbar. Werden beispielsweise durch die Einführung einer neuen Maßnahme viele Krankenschwestern benötigt, so käme es vorübergehend zu einer Verknappung der Ressource «Krankenpflegerin», bis wieder genügend neue Krankenschwestern ausgebildet worden sind. In der Praxis sind diese Effekte häufig vernachlässigbar. Anderenfalls müssen geeignete Adjustierungen durchgeführt werden.

Es gibt Güter, für die keine Marktpreise existieren. So lassen sich beispielsweise die Behandlungszeit eines Patienten oder Pflegezeiten im privaten Rahmen nicht direkt mit Marktpreisen bewerten. Um einen entsprechenden Ressourcenverbrauch dennoch bewerten zu können, wird der individuelle Stundenlohn herangezogen. Diese Vorgehensweise kann unter gewissen Annahmen aus der ökonomischen Theorie abgeleitet werden. Bei der Herleitung wird angenommen, dass ein konstanter Stundenlohn für die Person existiert, dass keine Fehlzeiten wegen Krankheit zustande kommen und dass der Arbeitnehmer die Anzahl seiner Arbeitsstunden frei wählen kann. Sind diese Bedingungen erfüllt, so entspricht der Stundenlohn den Opportunitätskosten. Sollten einzelne Bedingungen nicht erfüllt sein, so sind Adjustierungen notwendig. Existiert z. B. ein höherer Stundenlohn für Überstunden, so muss dieser anstelle des Durchschnittslohnes verwendet werden.

In der Hauptanalyse empfiehlt es sich, auf den **Stundenlohn** zurückzugreifen. Es wird dabei empfohlen, den durchschnittlichen Stundenlohn der betrachteten Bevölkerungsgruppe zu verwenden. Das Einkommen variiert stark mit Alter und Geschlecht. Würde der Durchschnittslohn der gesamten Bevölkerung verwenden werden, so wäre eine verzerrungsfreie Schätzung der Opportunitätskosten nicht möglich. Häufig reicht es aus, beim Stundenlohn lediglich nach Alter und Geschlecht zu differenzieren.

Ob **gruppenspezifische Löhne** oder **Durchschnittslöhne** verwendet werden, beeinflusst das Endergebnis. Werden durchschnittliche Löhne statt gruppenspezifischer Löhne verwendet, so erscheinen Maßnahmen für Personen mit geringerem Einkommen lohnenswerter als sie tatsächlich sind. Analog erscheinen bei Verwendung von Durchschnittslöhnen Maßnahmen für Personen mit höherem Einkommen weniger wirtschaftlich als in der Realität.

Dies wird an einem Beispiel deutlich. Es seien zwei Interventionsmaßnahmen gegeben: Ein Screening auf Prostatakrebs für Männer einerseits und ein Screening auf Brustkrebs für Frauen andererseits. Im Mittel sind Männer einkommensstärker als Frauen. Wird davon ausgegangen, dass beide Interventionsmaßnahmen dieselbe Zeit in Anspruch nehmen und einen vergleichbaren Effekt erzielen, so sind die Unterschiede des Kosten-Nutzen-Verhältnisses auf die unterschiedlich hohen Einkommen von Frauen und Männern zurückzuführen. Durch beide Maßnahmen wird dieselbe Anzahl an Lebensjahren gewonnen. Der Nenner des Kosten-Nutzen-Verhältnisses ist demnach gleich. Bei beiden Maßnahmen sei dieselbe Behandlungszeit nötig. Da eine Stunde Behandlungszeit bei Männern durchschnittlich teurer ist, als bei Frauen, stehen bei gleicher Behandlungszeit von Männern im Zähler höhere Kosten als bei Frauen. Es sind auch andere Konstellationen denkbar. Wenn durch eine Interventionsmaßnahme Morbidität und Mortalität so stark gesenkt werden, dass es zu einer Reduzierung der Behandlungszeit kommt, so werden die einkommensstärkeren Männer gegenüber den einkommensschwächeren Frauen bevorzugt.

Grundsätzlich wird empfohlen, die Löhne möglichst genau zu bestimmen (Luce et al., 1996). Ist der Effekt auf die Analyse klein, so kann auf eine Differenzierung verzichtet werten.

Über die Frage, ob eine Differenzierung gerechtfertigt ist, gibt es ethische Diskussionen, in denen als unangemessen empfunden wird, die Zeit verschiedener Personen unterschiedlich zu bewerten. Aber auch inhaltlich gibt es Argumente, die gegen eine derartige Vorgehensweise sprechen. Während bei den Kosten, d. h. im Zähler, Lebenszeit unterschiedlich bewertet wird, wird Lebenszeit im Nenner gleich bewertet. In einigen Fällen ist es unabhängig von dieser Diskussion nicht zulässig, die beobachteten Löhne als Schätzer der Opportunitätskosten heranzuziehen. Das sind Stundenlöhne erstens von Personen im Arbeitsalter, die nicht gegen Bezahlung arbeiten, zweitens von Personen, die nicht arbeiten (z. B. Kinder, Rentner und Arbeitsunfähige) und drittens von Personen, die ihre Beschäftigung besonders gern oder sehr ungern ausüben.

Zu der ersten Gruppe gehören u. a. Hausfrauen und Hausmänner. Sie arbeiten zwar, bekommen aber keinen Lohn ausgezahlt. Es wäre unangemessen für sie den Stundenlohn Null € anzusetzen. Stattdessen bietet es sich an, Löhne von Personen mit ähnlichen Eigenschaften zu nehmen, die gegen Bezahlung arbeiten. Als übereinstimmende Kriterien könnten z. B. das Alter, das Geschlecht, die Ausbildung und die

Berufserfahrung herangezogen werden. Der so geschätzte Arbeitslohn stellt eine untere Grenze der tatsächlichen Opportunitätskosten dar. Schließlich könnte die Person arbeiten und einen entsprechenden Lohn erzielen. Geht die Person freiwillig nicht einer entlohnten Tätigkeit nach, so bevorzugt sie die Tätigkeit im Haushalt. Die Tätigkeit im Haushalt bringt der Person einen höheren Nutzen, als die bezahlte Arbeit.

Für Personen die nicht arbeiten, ist es schwieriger, Schätzer für die Opportunitätskosten zu bestimmen. Es kann nicht dieselbe Vorgehensweise wie bei Personen der ersten Gruppe gewählt werden. Für Kinder existieren keine Daten zur Schätzung der Opportunitätskosten, da keine vergleichbare Gruppe berufstätig ist. Für Rentner gibt es zwar eine Vergleichsgruppe von Personen, die noch berufstätig sind, diese ist jedoch nicht repräsentativ.

Personen, die ihrer Tätigkeit besonders gerne nachgehen, haben höhere Opportunitätskosten, als der ihnen gezahlte Lohn vermuten lässt. Verzichten diese Personen auf eine Stunde Arbeit, so entgeht ihnen nicht nur der Lohn, sondern auch ein Stück Lebensqualität. Sie könnten möglicherweise einen besser bezahlten Job annehmen, der ihnen aber weniger Spaß macht. Bei diesen Personen sind also die höheren Opportunitätskosten der besser bezahlten Arbeit anzusetzen. Analog überschätzt der Arbeitslohn die Opportunitätskosten derjenigen, die ihre Tätigkeit besonders ungern verrichten. Es haben sich noch keine ausgereiften Methoden etabliert, mit denen diese Probleme in einer Evaluation gehandhabt werden können. Werden neue Analysen erstellt, so sollte idealerweise der aktuelle Stand der Forschung einbezogen werden.

Probleme bei der Kostenermittlung treten überdies auf, wenn Güter bewertet werden müssen, die zu Hause erstellt wurden und für den Eigenverbrauch bestimmt sind. Diese Güter besitzen keinen Preis. Eine Möglichkeit wäre, die Bewertung mit dem potenziellen **Reservationspreis**. oder dem Marktpreis[171] Dabei müsste ermittelt werden, welcher Preis auf dem Markt für ähnliche Güter existiert, bzw. welcher Preis auf dem Markt für dieses Gut erzielt werden könnte. Tatsächlich sind die Zusammenhänge aber deutlich

komplizierter. Es kann argumentiert werden, dass die Opportunitätskosten eines selbst hergestellten Gutes geringer seien, als der Preis eines entsprechend erworbenen Gutes. Der Konsument, so die Argumentation, entscheidet sich in jedem Fall für das günstigere Produkt. In der Praxis kann jedoch ein selbst hergestelltes Produkt einen viel höheren Wert für die betroffene Person haben, als ein gekauftes.

Wurden Preise zu unterschiedlichen Zeitpunkten erhoben, so muss eine **Inflationsanpassung** durchgeführt werden. Dazu können die Preisindizes für die Lebenshaltung des Statistischen Bundesamtes herangezogen werden. Aus diesen lassen sich Inflationsraten errechnen. Je nach Gut kommt es zu anderen preislichen Veränderungen. Der Preisindex für die Lebenshaltungskosten bezieht sich auf einen gewissen Warenkorb. Dieser gibt vor, wie die Preisindizes der einzelnen Güter gewichtet werden müssen. Das Statistische Bundesamt veröffentlicht auch Preisindizes für einzelne Güter. Prinzipiell ist es besser, diese bei der Inflationsanpassung zu verwenden, da sie auf das jeweilige Gut zugeschnitten sind. Eine Analyse sollte auch die zukünftigen Entwicklungen der Preise berücksichtigen. So sinken Medikamentenpreise oft mit der Zeit, da Patente auslaufen.

19.8 Bewertung gesundheitsökonomischer Studien

Das Ziel gesundheitsökonomischer Studien ist es, Entscheidungsträger mit Informationen zu versorgen, auf deren Grundlage sie über den Einschluss von Maßnahmen in den Leistungskatalog der gesetzlichen Krankenversicherung bestimmen können. Für den Entscheidungsträger ergeben sich bei der Analyse der Studien viele Probleme. Einige Studien sind nicht miteinander vergleichbar, da ihre Methodik zu unterschiedlich ist, in manchen Studien fehlen rele-

---

171 Unter dem Reservationspreis wird der Preis verstanden, den eine Person höchstens für ein Gut zu zahlen bereit ist.

vante Angaben, andere Studien weisen eine zu geringe Qualität auf. Qualität und Relevanz einer Studie richtig zu erkennen, ist nicht einfach und sehr zeitaufwändig. Daher wurden Kriterien entwickelt, die Gesundheitsökonomen bei der Erstellung von Analysen und Entscheidungsträgern bei der Bewertung der Studien helfen sollen.

Es kommt auf drei wesentliche Punkte bei gesundheitsökonomischen Studien an, auf Transparenz, auf Vergleichbarkeit und auf die Qualität der Studie. Eine Arbeitsgruppe der Fachzeitschrift BMJ *(British Medical Journal)* hat detaillierte Kriterienlisten erstellt (Drummond/Jefferson, 1996). Ihre deutsche Übersetzung befindet sich in **Tabelle 19-12**. Im Folgenden werden die Probleme und die zu berücksichtigenden Aspekte dargestellt, auf die sich diese Liste bezieht. Sie orientiert sich an der Veröffentlichung von Drummond et al. (1996). Die Aspekte, die bei gesundheitsökonomischen Studien berücksichtigt werden müssen, lassen sich in drei Teile gliedern. Der erste Teil bezieht sich auf das Studiendesign, der zweite auf die zu Grunde gelegten Datenquellen und der dritte Teil auf die Analyse und die Interpretation der Ergebnisse.

19.8.1 Das Studiendesign
Die Fragestellung
Ein wesentlicher Bestandteil des Studiendesigns ist die Fragestellung der gesundheitsökonomischen Studie. In dieser sollten drei Aspekte berücksichtigt werden. Erstens sollte die Fragestellung klar und deutlich dargestellt werden, zweitens sollte die Sichtweise (s. u.) klar angegeben und begründet werden und drittens sollte diskutiert werden, inwiefern die Fragestellung von ökonomischer Relevanz ist.

Die Fragestellung muss klar abgegrenzt werden. Beispielsweise wäre die Frage: «Lohnt es sich, Statine als primärpräventive Maßnahme zur Vermeidung der koronaren Herzkrankheit (KHK) einzusetzen?», allein nicht ausreichend. Es müsste klar dargestellt werden, was die Alternativen sind. Wird stattdessen gar keine Primärprävention durchgeführt? Oder werden anstelle von Statinen blutdrucksenkende Mittel als Präventionsmaßnahme eingesetzt? Oder wird eine

Mischform evaluiert, die so gut wie möglich dem Status Quo entspricht?

Es muss angegeben werden, wer Statine erhalten soll: Welche Altersgruppen sollen einbezogen werden? Kommen nur Personen mit einem erhöhten Risikoscore in den Genuss der Prävention? Wie wird erhöhtes Risiko festgestellt? Wie lange soll behandelt werden? Für beide Alternativen muss klar werden, welche Personengruppen behandelt werden, womit sie behandelt werden und wann sie behandelt werden. Nur so ist es für Entscheidungsträger möglich, auf der Grundlage der Ergebnisse die richtige Entscheidung zu fällen.

Außerdem sollte das Problem so gestellt sein, dass sowohl Kosten als auch Nutzen berücksichtigt werden. Dabei sollte deutlich werden, welcher Studientyp gewählt wurde. Handelt es sich um eine Kosten-Minimierungs-Analyse («cost minimization analysis» CMA), eine Kosteneffektivitäts-Analyse («cost effectiveness analysis» CEA), eine Kosten-Nutzen-Analyse («cost benefit analysis» CBA) oder eine Kosten-Nutzwert-Analyse («cost utility analysis» CUA)? (s. Kap. 19.5 «Formen der gesundheitsökonomischen Evaluation»). Die Analyseergebnisse werden nicht schlechter, wenn der Analysetyp nicht namentlich erwähnt wird. Oft kann der Analysetyp auch aus der Beschreibung der Studie abgeleitet werden.

Alternativen
Es ist nicht nur wichtig, dass die Alternativen in der Fragestellung genau beschrieben werden, es ist auch wichtig, dass eine angemessene Wahl der Alternativen erfolgt. Es werden in der Regel zwei Alternativen miteinander verglichen: die Interventionsmaßnahme und das Referenzszenario, z. B. der Status quo. Manchmal gibt es weitere Alternativen, die als zusätzliche gesundheitsökonomische Evaluationen aufgefasst werden können. Sowohl die Wahl der Interventionsmaßnahme als auch die Wahl des Referenzszenarios müssen begründet werden. Das Referenzszenario sollte so konstruiert werden, dass die Opportunitätskosten der neuen Behandlungsmethode möglichst gut bestimmt werden können (s. Kap. 4.1 «Annahmen und Ziele der

Tabelle 19-12: Checkliste nach Drummond und Jefferson (1996).

Studiendesign	Ja	Nein

1) Die Fragestellung der Studie ist angegeben.
2) Die ökonomische Relevanz der Fragestellung ist angegeben.
3) Die Sichtweise(n) der Analyse ist/sind klar angegeben und begründet.
4) Gründe für die Wahl des Alternativprogramms und der Intervention sind angegeben.
5) Die miteinander verglichenen Alternativen sind klar beschrieben.
6) Die Art des verwendeten ökonomischen Evaluationsverfahrens ist angegeben.
7) Die Wahl des Evaluationsverfahrens ist bezüglich der angegebenen Fragestellung begründet.

Datenquelle

8) Die Quelle(n) für die verwendeten Effektivitätsschätzer ist/sind angegeben.
9) Bei einer einzigen zu Grunde liegenden Effektivitätsstudie:
   Die Details des Designs und die Ergebnisse der Studie werden genannt.
10) Bei einer Vielzahl zu Grunde liegender Effektivitätsstudien:
   Die Methodik der Zusammenfassung oder der Metaanalyse ist angegeben.
11) Der primäre Zielparameter der ökonomischen Evaluation ist angegeben.
12) Die Methoden, mit denen Gesundheitszustände oder Nutzen bewertet werden, sind angegeben.
13) Die Populationen, aus denen die zu Grunde liegenden Schätzwerte ermittelt wurden, sind detailliert beschrieben.
14) Produktivitätsveränderungen (falls sie vorkommen) sind separat aufgeführt.
15) Es wird diskutiert, inwiefern Produktivitätsveränderungen für die Fragestellung relevant sind.
16) Mengenangaben von Ressourcen werden separat von ihren Kosten pro Einheit angegeben.
17) Es werden die Methoden beschrieben, mit denen Mengenangaben und Kosten pro Einheit geschätzt werden.
18) Währungen und Preise werden genannt.
19) Es wird angegeben, welche Währungen transformiert und welche Preise inflationsbereinigt wurden.
20) Alle benutzten Modelle werden beschrieben.
21) Die Wahl des benutzten Modells inklusive der verwendeten Schlüsselparameter ist begründet.

Analyse und Interpretation der Ergebnisse

22) Der Zeithorizont von Kosten und Nutzen ist angegeben.
23) Die verwendeten Diskontrate(n) ist/sind angegeben.
24) Die Wahl der Diskontrate wird begründet.
25) Falls Kosten oder Nutzen nicht diskontiert werden, wird dies begründet.
26) Für stochastische Daten werden statistische Tests und Konfidenzintervalle angegeben.
27) Eine Sensitivitätsanalyse wurde durchgeführt.
28) Die Wahl der in der Sensitivitätsanalyse verwendeten Variablen wird begründet.
29) Es ist angegeben, in welchem Bereich die Variablen variiert werden.
30) Relevante Alternativen werden miteinander verglichen.
31) Eine inkrementelle Analyse wurde durchgeführt.
32) Die Hauptergebnisse werden in aggregierter Form und in nicht aggregierter Form angegeben.
33) Die Fragestellung wird beantwortet.
34) Es werden Schlussfolgerungen gezogen.
35) Die Schlussfolgerungen werden mit der nötigen Vorsicht abgeleitet.

Quelle: Eigene Übersetzung, nach Drummond and Jefferson, 1996

Gesundheitsökonomie»). Prinzipiell sollte demnach das Szenario als Referenz gewählt werden, das der derzeit kosteneffektivsten Maßnahme entspricht. In der Praxis werden üblicherweise die am weitesten verbreiteten Behandlungen als Referenzbehandlung gewählt. Placebogabe kann nur dann als Referenzbehandlung gewählt werden, wenn «keine Behandlung» die derzeit übliche Praxis ist.

Datenquellen

Es gibt im Wesentlichen drei Arten von Datenquellen, die in den meisten gesundheitsökonomischen Analysen verwendet werden, erstens Daten, die die Wirkung (Effekt) der Interventionsmaßnahme belegen, zweitens Daten, die den Effekt bewerten sowie drittens Kostendaten. Oft müssen noch Modellierungen stattfinden, da nicht immer alle Informationen verfügbar sind.

Wirksamkeit

Effektivitätsdaten belegen die Wirksamkeit der Interventionsmaßnahme. Mit ihnen steht und fällt die Qualität einer gesundheitsökonomischen Evaluation. Sie geben z. B. an, wie sich das Risiko (Erkrankungsrisiko, Sterbewahrscheinlichkeit, etc.) bei der Interventionsmaßnahme im Vergleich zum Referenzszenario verändert. Es kann auf eine einzelne Effektivitätsstudie zurückgegriffen werden oder auf systematische Übersichten oder Metaanalysen einer Vielzahl von Studien. In Metaanalysen werden Ergebnisse aus unterschiedlichen Studien mittels statistischer Methoden zusammengefasst. Basiert die Analyse auf einer einzigen Effektivitätsstudie, so sollte das Design und die Ergebnisse dieser Studie in der gesundheitsökonomischen Analyse angegeben werden. Dazu gehören die Wahl der Studienpopulation, wie die Population auf die Behandlungsarten aufgeteilt wurde und der Studientyp. Als Goldstandard gelten prospektive, randomisierte, doppelblinde, kontrollierte Studien. Diese haben die höchste interne Validität und sind frei von Verzerrungen. Es sollte auch angegeben werden, ob die klinische Studie nach dem «Intention-to-treat»-Prinzip ausgewertet worden ist. Andere Auswertungsstrategien sind weniger aussagekräftig. Ihre Verwendung sollte begründet werden.

Wenn der Effektivitätsparameter auf vielen einzelnen Studien basiert, so sollte erwähnt werden, ob es sich um eine Metaanalyse, einen systematischen Übersichtsartikel oder eine Ad-hoc-Analyse handelt. In jedem Fall sollte beschrieben werden, mit welcher Methode die einzelnen Effektivitätsparameter zusammengefasst wurden. Auch die Suchstrategien und die Kriterien für die Aufnahme der Studien in die Bewertung sollten genannt werden. Die Verwendung vieler Studien hat den Vorteil, dass in der Regel der Effektivitätsschätzer genauer wird und das zugehörige Konfidenzintervall schrumpft. Die Alternativbehandlung der Effektivitätsstudie oder der Studien sollte angegeben werden. Im Idealfall handelt es sich um dieselbe Behandlung, die dem Referenzszenario entspricht. Andernfalls muss angegeben werden, welche Transformation durchgeführt wurde, um auf einen Vergleichswert zwischen Interventionsbehandlung und Referenzgruppe zu kommen.

Es gibt viele verschiedene Möglichkeiten, in denen Nutzen-Einheiten angegeben werden können. Die Art der gesundheitsökonomischen Analyse hat darauf einen großen Einfluss. So wird in Kosten-Nutzen-Analysen («cost benefit analysis») Nutzen in Geldeinheiten bewertet, bei Kosteneffektivitätsanalysen könnte es sich um die Anzahl verhinderter Krankheitsfälle handeln und bei Kosten-Nutzwert-Analysen kann der Nutzen in «QALYs» angegeben werden. In jedem Fall sollte angegeben werden, welche primäre Nutzeneinheit als Zielparameter gewählt wurde.

Bei Bewertungen der Verbesserung des Gesundheitszustandes sollte die verwendete Methode angegeben werden, z. B. «Zeitpräferenz» («time-trade-off») oder Standard-Lotterie («standard gamble») (s. Kap. 21.6 «Nutzentheoretische Messverfahren»). Nicht nur was gemessen wurde, ist wichtig, es spielt auch eine Rolle, an wem es gemessen wurde. Handelt es sich dabei um eine repräsentative Stichprobe aus der Bevölkerung, um ein bestimmtes Patientenkollektiv oder um Ärzte und Pflegepersonal? Wann und von wem wurden die Daten erhoben? Wenn Produktivitätsveränderungen oder indirekte

Nutzen im Modell enthalten sind, so sollten sie separat angegeben und ihre Relevanz in der Studie diskutiert werden. Es sollte aber auch möglich sein, eine Berechnung ohne sie durchzuführen.

Die Veränderungen des Nutzens einer Interventionsmaßnahme gehen einher mit veränderten Kosten. So kann es zu einer anderen Zahl von Krankenhaustagen kommen, zusätzliche oder andere Medikamente werden benötigt. Den Mengeneinheiten werden Preise zugeordnet. Ein wichtiger Aspekt gesundheitsökonomischer Studien ist es, dass die benötigten Mengeneinheiten und die zu Grunde liegenden Preise angegeben werden.

Es sollte klar werden, auf welcher Datengrundlage Mengen und Preise basieren. Die Methode, nach der Mengen und Preise aus dem Datenmaterial geschätzt wurden, sollte klar angegeben werden. Aus der Studie muss hervorgehen, auf welchen Zeitpunkt sich Preise beziehen, und in welcher Währung sie erhoben wurden. Ferner sollte angegeben werden, wie Währungen transformiert wurden. Falls möglich, sollten Währungsumwandlungen dem realen Preisunterschied der Länder entsprechen und nicht durch Spekulationen am Kapitalmarkt verzerrt werden. Die Vor- und Nachteile der Methode zur Bestimmung der Kosten sollten diskutiert werden. Viele der benötigten Daten können nicht direkt in einer Studie erhoben werden, sondern müssen modelliert werden. Gründe, für die Notwendigkeit von Modellierungen sind sehr vielfältig. Es kommt vor, dass Ergebnisse extrapoliert werden müssen. Zum Beispiel muss modelliert werden, wie sich die Sterblichkeit außerhalb des Nachbeobachtungszeitraumes verhält.

Modellierung

Manchmal ist der gemessene Nutzen kein Zielparameter, sondern nur ein Zwischenergebnis. Der eigentliche Zielparameter muss dann per Modellierung hergeleitet werden. Bei der Primärprävention der koronaren Herzkrankheit könnte gemessen werden, wie sich die Cholesterinwerte durch die Einnahme von Statinen verändern. Anschließend kann mithilfe von Risikogleichungen, z. B. der Framingham-Risikoglei-

chung oder dem Risikoscore von PROCAM, abgeschätzt werden, wie sich das Risiko eines Herzinfarktes verändert.

19.8.2 Analyse und Interpretation der Ergebnisse

Zeitraum

Gesundheitsökonomische Analysen beschränken sich auf einen Zeithorizont. Dieser sollte lang genug gewählt werden, um alle für die Auswertung relevanten Effekte zu berücksichtigen. Der gewählte Zeithorizont sollte in der Analyse genannt werden. Die meisten Autoren, die gesundheitsökonomische Analysen durchführen, sind der Meinung, dass Kosten diskontiert werden müssen, sobald der Zeithorizont länger als ein Jahr ist. Auch der Nutzen wird in der Regel diskontiert. Falls Kosten oder Nutzen nicht diskontiert werden, sollte dies begründet werden. Die verwendete Diskontrate bzw. die verwendeten Diskontraten sollten angegeben werden. Weitere Aspekte zur Diskontierung sind dargestellt in Kapitel 19.6.

Unsicherheit

Bei der Analyse ist es wichtig, dass Unsicherheiten der Ergebnisse verdeutlicht werden. Es gibt viele ökonomische Studien, in denen Unsicherheiten gar nicht oder nicht adäquat berücksichtigt werden. Ohne einen angemessenen Umgang mit Unsicherheit kann der Leser jedoch schlecht abschätzen, wie aussagekräftig und robust die Ergebnisse sind. Es kann zwischen zwei Arten von Unsicherheiten unterschieden werden: Parameterunsicherheiten und Modellunsicherheiten. Es ist möglich, diese beiden Arten von Unsicherheiten weiter zu untergliedern, worauf an dieser Stelle jedoch verzichtet wird.

Unter **Parameterunsicherheiten** wird verstanden, dass Größen wie die Diskontrate, Kosten und Wahrscheinlichkeiten nicht genau bekannt sind. Gründe dafür sind z. B. Messungenauigkeiten oder unterschiedliche Meinungen von Experten. Unter **Modellunsicherheiten** wird verstanden, dass Ergebnisse davon abhängen, wie die zusammengetragenen Informationen miteinander verknüpft werden. Nicht alle Gesundheitsökonomen würden denselben Entscheidungsbaum aufstellen, um eine Fragestellung zu beantworten. Auch grundlegendere Modelle verursachen Modellungenauigkeiten. Bei Regressionsmodellen variiert das Ergebnis, je nachdem, welche Kovariablen (Einflussvariablen) in die Modellgleichung aufgenommen werden. So ist es z.B. möglich, quadratische und kubische Terme mit in das Modell aufzunehmen.

Oft fließen Zufallsstichproben in eine gesundheitsökonomische Analyse ein. Manchmal werden direkt die individuellen Kosten und der individuelle Nutzen erhoben, manchmal beschränkt sich die Erhebung nur auf einen kleinen Teil der Analyse. Die Zufallsstichprobe sollte sich auf eine angemessene Population beziehen und falls nötig gewichtet oder kalibriert werden. Der Stichprobenumfang muss angegeben werden. Wenn stochastische Daten verwendet wurden, sollte angegeben werden, welche statistischen Tests durchgeführt worden sind. Die üblichen statistischen Methoden müssen verwendet werden. Für geschätzte Parameter können Konfidenzintervalle angegeben werden. Im günstigsten Fall können auch Konfidenzintervalle für die Zielvariable, z.B. für das Kosteneffektivitätsverhältnis angegeben werden.

Bei ökonomischen Evaluationen werden Daten extrapoliert, wenn von einem Surrogatmarker (z.B. Cholesterinspiegel, Blutdruck, Knochendichte) auf einen klinischen Endpunkt (Myokardinfarkt, Fraktur) geschlossen werden soll. Eine Unsicherheit ergibt sich, wenn die Beziehungen zwischen intermediären und finalen Endpunkten auf sekundären klinisch-epidemiologischen Schätzungen (z.B. Framingham-Studie) beruhen. Die frühen ökonomischen Studien zur medikamentösen Lipidsenkung basierten deshalb größtenteils auf den Risikofunktionen der Framingham-Studie.

Extrapolation findet auch statt, wenn Daten außerhalb der primären Datenquelle projiziert werden. In klinischen Studien werden Patienten oft nur über einen kurzen Zeitraum verfolgt, die Kosten und der Nutzen können jedoch lebenslang bestehen. Ein Beispiel ist die ökonomische Evaluation von Zidovudin bei der Behandlung von asymptomatischen HIV-positiven Personen. Die klinische Studie dauerte nur ein Jahr, die Autoren extrapolierten aber die Kosten und den Nutzen über die gesamte Lebenserwartung der Patienten durch Modellierung der Überlebenskurven. Ähnliche Probleme treten bei Sepsis-Studien auf, die in der Regel nur die Letalität innerhalb der ersten 30 Tage berücksichtigen.

Unsicherheiten, die durch Extrapolation entstehen oder auf die Wahl von Methoden zurückzuführen sind, können mithilfe von Sensitivitätsanalysen abgeschätzt werden. Falls eine Sensitivitätsanalyse durchgeführt wurde, sollte angegeben werden, um welche Art der Sensitivitätsanalyse es sich handelt (s. Kap. 20.5 «Sensitivitätsanalyse»). Es sollte begründet werden, welche Variablen in die Sensitivitätsanalyse eingeflossen sind sowie die Bereiche, in denen die Parameter variiert wurden. Idealerweise sollten sie auf Nachweisen aus klinischen Studien oder auf Logik basieren, z.B. sind Wahrscheinlichkeiten auf den Bereich von 0 bis 1 beschränkt. Andere Parameter werden möglichst durch Konfidenzintervalle abgegrenzt.

Transparenz

Der Schwerpunkt bei der Darstellung der Ergebnisse sollte auf der Transparenz liegen. Die Ergebnisse, die im Rahmen einer gesundheitsökonomischen Studie präsentiert werden, sollten einer inkrementellen Analyse entstammen. Das bedeutet, dass relevante Alternativen miteinander verglichen werden, wobei nicht die absoluten Kosten und Nutzen von Bedeutung sind, sondern die Kosten- und Nutzendifferenzen zwischen den Alternativen. Die Hauptergebnisse sollten sowohl in aggregierter als auch in disaggregierter Form dargestellt werden.

Vergleiche mit anderen Interventionsmaßnahmen sollten nur vorgenommen werden, wenn gezeigt werden kann, dass die Methodik und das Studiendesign ähnlich sind. Die ursprüngliche Fragestellung der Studie sollte beantwortet werden. Alle Schlussfolgerungen sollten klar aus den verwendeten Daten und den berechneten Ergebnissen hervorgehen. Es sollte diskutiert werden, inwiefern die Gültigkeit der Ergebnisse eingeschränkt ist. Sie kann z.B. durch Unsicherheiten oder auf bestimmte Populationen begrenzt sein.

Andere Checklisten

Neben der Checkliste des BMJ gibt es viele andere Bewertungssysteme und Checklisten zur Durchführung gesundheitsökonomischer Studien. Die wichtigsten stammen von dem *Commonwealth of Australia* (1995), dem *Ontario Ministry of Health* (1994), dem *Canadian Coordination Office for Health Technology Assessment* (1994), der *Task Force on Principles of Economic Analysis of Health Care Technology* (1996) und vom *US Public Health Service Panel on Cost-Effectiveness in Health and Medicine* (Weinstein et al., 1996, Kurscheid 2004). Die Hannoveraner Konsensus Gruppe hat 1999 für Deutschland Empfehlungen zur Durchführung gesundheitsökonomischer Evaluationen verabschiedet (Hannoveraner Konsensus Gruppe, 1999, Kurscheid et al., 2004). Konsensuskriterien wurden u.a. publiziert von Chiou et al. (2003) und Evers et al. (2005).

Meistens führen Entscheidungsträger keine eigenen gesundheitsökonomischen Studien durch, sondern greifen auf bereits veröffentlichte Analysen zurück. Um möglichst nur hochwertige Studien zu berücksichtigen, bietet es sich an, Analysen aus Journalen mit strengem Peer Review zu verwenden. Dazu gehören u. a. die *Annals of Internal Medicine* (www.acponline.org/journals/annals/), das *British Medical Journal* (www.bmj.com), und das *Journal of the American Medical Association* (www.ama-assn.org). Reviews gesundheitsökonomischer Studien sind in den Datenbanken des *NHS Centre for Reviews and Dissemination* (http://nhscrd.york.ac.uk/) zu finden.

19.9 Durchführung ökonomischer Evaluationen

19.9.1 Schema für ökonomische Evaluationen

Die Durchführung einer ökonomischen Untersuchung kann durch eine schematische Einteilung in acht Schritte erleichtert werden (Szucs, 1997):

1. Definition des Problems und Zielsetzung
2. Analyse des Indikationsgebietes
3. Auswahl des Vergleichs
4. Festlegung des Studiendesigns
5. Festlegung der Studieninhalte (Prüfplan)
6. Datenerhebung für Kosten und Nutzen
7. Evaluation der Daten zu Kosten und Nutzen
8. Statistische Auswertung und Sensitivitäts-Analyse.

Schritt 1: So kurz und präzise, wie möglich, wird das Problem definiert und die Zielsetzung der Untersuchung festgelegt. Wie bei klinischen Prüfungen muss die Fragestellung klar dargelegt werden. Die Hypothesen müssen formuliert werden.

Schritt 2: Anschließend wird die Indikation, der Krankheitsverlauf und das Krankheitsmanagement beschrieben. Dazu müssen folgende Fragen geklärt werden: 1. Welche Parameter der Indikation sind für die gesundheitsökonomisch bewertete Therapie wichtig? 2. Wie wird die Krankheit bisher therapiert und mit welchem Ergebnis?

Schritt 3: Die Vergleichstherapie (Kontrolle) wird festgelegt. Die Kontrolle muss nicht nur klinisch sinnvoll, sondern auch gesundheitsökonomisch, gesundheitspolitisch, relevant sein.

Schritt 4: Das Studiendesign (retrospektiv oder prospektiv, randomisiert, kontrolliert, doppelblind oder offen) wird definiert. Hierbei ist wichtig, dass die Ressourcen quantitativ in Originaleinheiten (Anzahl, Zeit, Mengen) und nicht nur in Geldeinheiten erhoben werden.

Schritt 5: Die Studieninhalte werden detailliert in einem Prüfplan festgehalten.

Schritt 6: Die Kosten-Nutzendaten werden erhoben.

Schritt 7: In der Bewertung werden die Mengen mit dem Preis pro Einheit multipliziert. Die Wahl der Preise hängt von der Perspektive der Untersuchung ab. Aus der Sicht des Leistungsträgers sollten Erstattungspreise, aus der Sicht von Leistungserbringern Gesamtkosten oder tatsächliche Kosten eingesetzt werden (s. Kap. 19.7 «Kosten»). In der angelsächsischen Literatur wird deshalb zwischen «costs» und «charges» sprachlich und inhaltlich unterschieden.

Schritt 8: Die Ergebnisse müssen einer Sensitivitäts-Analyse unterzogen werden, in der Schlüsselparameter verändert und die Einflüsse dieser Veränderung auf das Endergebnis untersucht werden. Es sollten die Schlüsselparameter variiert werden, die die größte Unsicherheit aufweisen oder nur indirekt erhoben werden konnten.

Die Beachtung der obigen Schritte sollte eine klare Aussage über die Kosteneffektivität einer bestimmten Therapie oder Intervention ermöglichen. Wie bei klinischen Prüfungen besteht auch bei ökonomischen Untersuchungen die Gefahr der Verzerrung (Bias). Eine klare Vereinbarung zur Publikationsstrategie mit dem etwaigen Sponsor vor Beginn der Untersuchung ist ebenfalls unerlässlich.

19.9.2 Retrospektive oder prospektive gesundheitsökonomische Studien

In der Vergangenheit wurden oft retrospektive Wirtschaftlichkeitsuntersuchungen auf der Grundlage vorhandener klinischer Daten durchgeführt. Der Vorteil von retrospektiven Untersuchungen ist der relativ geringe zeitliche und organisatorische Aufwand sowie der geringere Kostenbedarf. Der Nachteil ist jedoch, dass fehlende oder nicht untersuchungsgerechte Angaben durch Annahmen und Schätzungen ergänzt werden müssen. Aus diesen Gründen empfiehlt es sich, wie in wissenschaftlich guten klinischen Studien, möglichst einen prospektiven Ansatz für KNA zu wählen, in Verbindung mit einer klinischen Prüfung auf Überlegenheit oder Äquivalenz. Die Vorteile des prospektiven Ansatzes liegen darin, dass auf Schätzungen und Annahmen verzichtet werden kann, dass höchste Qualitätsstandards eingesetzt werden können und Glaubwürdigkeit und Akzeptanz der Ergebnisse höher zu beurteilen sind, als bei retrospektiven Studien. Nachteile prospektiver Studien sind der relativ hohe Kosten- und Zeitbedarf.

19.9.3 Ökonomische Analysen im Rahmen von klinischen Prüfungen

Da die Anzahl klinischer Studien ständig zunimmt, stellt sich die Frage, ob es nicht sinnvoll wäre, ökonomische Analysen in diese Studien zu integrieren. Es gibt aber Unterschiede zwischen klinischen Studien und gesundheitsökonomischen Evaluationen. Um beurteilen zu können, ob im Rahmen einer klinischen Studie eine ökonomische Begleitevaluation, Piggyback-Studie, sinnvoll ist, sollten die ökonomische Bedeutung der Fragen, die praktische Relevanz des Studiendesigns und die logistischen Folgen durch die zusätzliche ökonomische Analyse bedacht werden. Neben diesen entscheidenden Kriterien sollten zusätzliche Gesichtspunkte diskutiert werden (s. **Tab. 19-13** und **Tab. 19-14**).

Die gesundheitsökonomische Begleitevaluation von multinationalen, klinischen Studien ist möglich, wenn Folgendes beachtet wird:

- Unterschiede zwischen den Ländern müssen berücksichtigt werden. Das sind z. B. Unterschiede in den Gesundheitssystemen, unterschiedliches Risikoverhalten der Population und genetische Unterschiede.
- Ein Teil der Daten (z. B. Preise) muss aus Quellen außerhalb der klinischen Studie eingefügt werden.
- Die Perspektive der Untersuchung muss den Besonderheiten der einbezogenen Länder angepasst werden.
- Der Prüfplan gibt die ökonomische Vorgehensweise und die statistischen Verfahren ausführlich wieder.

19.10 Evidence-based Medicine/ Health-Technology Assessment (EBM/HTA)

Auf EBM/HTA soll hier nur hingewiesen werden, da die gesundheitsökonomischen Evaluationen auf klinischen Studien basieren, die nach den Kriterien von EBM/HTA durchgeführt worden sind. Eine detaillierte Darstellung würde den Rahmen dieses Lehrbuches sprengen (s. Ollenschläger et al., 2007, Schumacher/Schulgen, 2007).

19.10.1 Evidence-based Medicine (EBM)

Definition: EBM ist die rationale und konsequente Nutzung der Ergebnisse guter klinischer

Tabelle 19-13: Fragen zum Sinn einer ökonomischen Piggyback-Analyse im Rahmen einer klinischen Prüfung.

1. Ist die Studie klar konzipiert und in der Lage, eindeutige, nicht verzerrte Antworten auf klinische Fragen zu geben?

2. Sind zwei oder mehrere Interventionen mit grundsätzlich verschiedenen Kosten evaluiert worden und werden sie in der Praxis regelmäßig angewendet?

3. Gibt es bei einem klinischen Nutzen kritische Aspekte, die im Rahmen der Studie nicht ermittelt werden?

4. Ist eine der Alternativen die tägliche Praxis oder besteht die tägliche Praxis eher darin, «nichts zu tun»?

5. Wird die Studie in einem typischen Umfeld durchgeführt und sind die Ergebnisse generalisierbar?

6. Wird das Herausarbeiten ökonomischer Daten die Prüfärzte und/oder die Patienten wesentlich belasten?

Quelle: Szucs, 1997

Tabelle 19-14: Vor- und Nachteile der Kombination ökonomischer Forschung mit klinischen Studien.

Vorteile:

- Gleichzeitige Analyse der klinischen Wirksamkeit und der Wirtschaftlichkeit.
- Verwendung der Ergebnisse als Grundlage für klinische Entscheidungen.
- Hoher Grad an Zuverlässigkeit und Akzeptanz der Daten (hohe interne Validität).
- Ausschöpfung des Marktpotenzials während der Einführungsphase der Intervention.

Nachteile:

- Zusätzlicher Aufwand für den Prüfarzt aufgrund erweiterter Erhebungsbögen (Patientenfragebögen, «Case Reports»).
- Die Grundlage des Vergleichs ist nicht praxisrelevant, nicht für den klinischen Alltag tauglich oder hat eine geringe externe Validität.
- Protokollspezifikationen, z. B. Arztbesuche oder Laboruntersuchungen sind Studien-bedingt vorgeschrieben, würden aber außerhalb der Studie nicht anfallen.
- Falls keine Wirksamkeit vorliegt, ist die gesundheitsökonomische Evaluation irrelevant, da das Medikament ohnehin nicht eingeführt wird.

Quelle: modifiziert nach Szucs, 1997

Studien bei Entscheidungen zur medizinischen Versorgung einzelner Patienten oder von Patientengruppen (Sackett et al., 1999). Zur Umsetzung des Konzepts werden Leitlinien entwickelt.

Definition: Leitlinien für gesundheitsbezogene Maßnahmen sind systematisch weiterentwickelte Empfehlungen als Grundlage gemeinsamer Entscheidungen von Arzt und Patient für die im Einzelfall beste medizinische Versorgung. Dass Leitlinien einen Nutzen stiften, muss im Einzelfall nachgewiesen werden.

19.10.2 Health-Technology Assessment (HTA)

Definition: Bewertung von medizinischen Verfahren und Produkten, Umweltbedingungen, Organisations- und Supportsystemen und Rahmenbedingungen des Alltags mit Auswirkungen auf den Gesundheitszustand der Bevölkerung.

Übungs- und Kontrollfragen

1. Erläutern Sie das ökonomische Prinzip sowie die Begriffe inkrementelle Analyse und Grenznutzen.
2. Welche Kostenarten kennen Sie und was sind Opportunitätskosten?
3. Welche Formen der gesundheitsökonomischen Kosten-Nutzen-Analyse kennen Sie?
4. Was versteht man unter dem Humankapitalansatz?
5. Erläutern Sie das Konzept der Diskontierung.

Literatur

Lehrbücher der Wirtschaftswissenschaften, z. B.

Feess, E. (2004): Mikroökonomie. Eine spieltheoretische und anwendungsorientierte Einführung. Marburg, Metropolis Verlag.

Siebert, H. (2007). Einführung in die Volkswirtschaftslehre. Stuttgart, Verlag W. Kohlhammer.

Stobbe, A. (1991): Mikroökonomik. Berlin, Springer Verlag.

Tietze, J. (2005). Einführung in die angewandte Wirtschaftsmathematik. Wiesbaden, Verlag F. Vieweg und Sohn.

Wöhe, G.; Döring, U. (2005): Einführung in die Allgemeine Betriebswirtschaftslehre. München, Verlag Franz Vahlen.

Gesundheitsökonomie und Übersichten

Breyer, F.; Zweifel, PS; Kifmann, M. (2005): Gesundheitsökonomie. Berlin, Springer Verlag.

Brunner, H.; Lauterbach, KW (1999): Managed Care in den USA –Konzepte und Bedeutung für Krankenhäuser. In: Braun, GE (Hrsg.): Handbuch Krankenhausmanagement. Stuttgart, Schäffer-Poeschel Verlag.

Drummond, M. F. et al. (2005): Methods for the Economic Evaluation of Health Care Programmes. New York/Oxford, Oxford University Press.

Gold, M.; Russel, LB; Siegel, JE; Weinstein, MC (1996): Cost-Effectiveness in Health and Medicine. New York, Oxford University Press.

Hajen, L.; Paetow, H.; Schumacher, H. (2004): Gesundheitsökonomie. Kohlhammer, Stuttgart.

Schöffski, O.; Glaser, P.; Schulenburg, JM v. d. (2002): Gesundheitsökonomische Evaluationen. Berlin, Springer Verlag.

Szucs, Th.D. (1997): Medizinische Ökonomie. Eine Einführung. München, Verlag Medizin und Wissen, Urban und Vogel.

Checklisten

Chiou, C. F., Hay, J. W., Wallace, J. F., Bloom, B. S., Neumann, P. J., Sullman, S. D., Yu, H-T. Keeler, E. B., Henning, J. M., Ofman, J. J. (2003). Development and validation of a grading system for the quality of cost-effectiveness studies. Medical Care 41: 32 – 44.

Drummond, MF et al. (1996): Guidelines for authors and peer reviewers of economic submissions to the BMJ. BMJ. 313: 275 – 283.

Drummond, M.; Manca, A.; Sculper, M. (2005). Int J Technol Assess Health Care. 21: 165 – 171.

Evers, S., Goossens, M., de Vet, H., van Tulder, M., Ament, A. (2005). Int J Technol Assess Health Care 21 : 240 – 245.

Hannoveraner Konsensus Gruppe. Deutsche Empfehlungen zur gesundheitsökonomischen Evaluation. Revidierte Fassung der Hannoveraner Konsens (1999): Gesundheitsökonomie und Qualitätsmanagement. 4: A62 – 65.

Kurscheid, T., Schrappe, M., Lauterbach, K.W. (2004). Kritische Bewertung gesundheitsökonomischer Studien. In: Lauterbach, K.W., Schrappe, M. Gesundheitsökonomie, Qualitätsmanagement und Evidence-based Medicine. Stuttgart, Schattauer Verlag.

Weinstein, MC et al. (1996): For the Panel on Cost-Effectiveness in Health and Medicine. Recommendations of the Panel on Cost-Effectiveness in Health an Medicine. JAMA. 276: 1253 – 1258.

Diskontierung

Keeler, EB; Cretin, S. (1983): Discounting of life-saving and other nonmonetary effects. Management Science. 29: 300 – 306.

Stason, WB; Weinstein, MC (1977): Allocation of resources to manage hypertension. N Engl J Med. 296: 732.

Suyden, R.; Williams, A. (1978): Principles of practical cost benefit analysis. Oxford, Oxford University Press.

Weinstein, MC; Fineberg, HV (1980): Clinical Desicion Analysis. Philadelphia, W. B. Saunders Company.

Entscheidungsbäume und Markovmodelle

Centers for Disease Control: Measles – United States, 1989 and first 20 weeks 1990. MMWR. 39: 353 – 355, 361 – 363, 1990.

Mast, EE; Berg, JL; Hanrahan, LP; Wassel, JT; Davis, JP (1990): Risk factors for measles in a previously vaccinated population and cost-effectiveness of revaccination strategies. JAMA. 264: 2529 – 2533.

Petitti, DB (2000): Meta Analysis, Decision Analysis and Cost-Effectiveness Analysis. Methods for Quantitative Synthesis in Medicine. New York/Oxford, Oxford University Press.

Sonnenberg, FA; Beck, JR (1993): Markov Models in medical decision making a practical guide. Med Decis Making. 13 (4): 322–38.

Medizinische Entscheidungsanalys

Eisenführ, F.; Weber, M. (2003): Rationales Entscheiden. Berlin, Springer Verlag.

Messung von Kosten

Koopmanschap, M. A; Rutten, F. F. (1996): A practical guide for calculating indirect costs of disease. Pharmacoeconomics, 10 (5): 460 – 6.

Luce, BR et al.: Estimating costs in cost-effectiveness analysis. In: Gold, MR; Siegel, JE; Russel, LB; Weinstein, MC (1996): Cost-Effectiveness in Health and Medicine. New York/Oxford, Oxford University Press.

Kosten-Nutzen-Analysen

Chen, V.; Arguedas, MR; Kilgore, ML; Eloubeidi, MA (2004): A cost-minimization analysis of alternative strategies in diagnosing pancreatic cancer. Am J Gastroenterol. 99: 2223 – 2234.

Gandjour, A., Lauterbach, K. W. (2005). How much does it cost to change behavior of health professionals? A mathematical model and an application to academic detailing.. Med Decis Making 25: 341 – 347.

Maynard, AK (1991): Developing the health care market. Economic Journal 101: 1277 – 1286.

Neuhauser, D.; Lewicki, AM (1975): What do we gain from the sixth stool guaiac. N Engl J Med. 293: 226 – 228.

Tulder, MW van; Koes, BW; Bouter, LM (1995): A cost of illness study of back pain in the Netherlands. Pain. 62: 233 – 240.

Evidence-based Medicine

Ollenschläger, G., Bucher, H.C., Donner-Banzhoff, N., Forster, J., Gaebel, W., Kunz, R., Müller, O. A., Neugebauer, E. A. M., Steurer, J. (Hrsg.). (2007). Kompendium evidenzbasierte Medizin. Clinical Evidence Concise. Bern, Verlag Hans Huber.

Schumacher, M.; Schulgen, G. (2007): Methodik klinischer Studien. Berlin/Heidelberg, Springer.

Herrn PD Dr. Dr. A. Gandjour danken wir für zahlreiche kritische Anregungen und Kommentare.

20. Weiterführende Methoden

Björn Stollenwerk und Helmut Brunner

20.1 Vergleich zweier Behandlungs-methoden

Häufig sollen in Kosten-Nutzen-Analysen unterschiedliche Behandlungsmethoden miteinander verglichen werden. Wichtige statistische Kenngrößen, die für die Analysen benötigt werden, können von klinischen Studien übernommen werden. Anhand eines Beispiels werden die wichtigsten Kenngrößen erläutert: Eine Krankheit wird im Status quo mit einem bestimmten Medikament behandelt (Medikation 1, herkömmliche Behandlungsmethode). Es wird ein neues Medikament entwickelt, von dem die Forscher glauben, dass es besser sei (Medikation 2, innovative Behandlungsmethode). Um zu testen, ob das neue Medikament wirklich besser ist, wird eine **randomisierte, doppelblinde, kontrollierte, klinische Studie** (RCT) durchgeführt. Die Ergebnisse der Studie lassen sich in einer Vierfeldertafel zusammenfassen (s. **Tab. 20-1**).

Die erste Kenngröße ist das **Risiko**. In diesem Beispiel wird unter dem Risiko einer Medikation die Wahrscheinlichkeit verstanden, dass eine Person nicht geheilt wird, unter der Bedingung, dass sie die entsprechende Medikation erhalten hat. Der Begriff Risiko wird im allgemeinen Sprachgebrauch mit einem negativen Ereignis verbunden. Daher wird unter dem Risiko in diesem Beispiel nicht die Heilungswahrscheinlichkeit, sondern ihre Gegenwahrscheinlichkeit, die Wahrscheinlichkeit nicht geheilt zu werden, verstanden.

Je nach Studie wird der Begriff Risiko neu definiert. In anderen Studien könnte unter dem Begriff Risiko beispielsweise die Sterbewahrscheinlichkeit oder die Wahrscheinlichkeit einer Krankenhauseinweisung verstanden werden.

Das wahre Risiko, d.h. die wahre Wahrscheinlichkeit, nach Gabe eines bestimmten Medikamentes zu sterben, ist immer unbekannt. Diese Wahrscheinlichkeit kann aber durch in Studien

Tabelle 20-1: Vierfeldertafel zum Vergleich zweier Behandlungsmethoden. In den Zellen stehen die absoluten Zellenhäufigkeiten. Bemerkung zur Interpretation der Indizes: Der erste Index steht für die Zeilennummer, der zweite Index für die Spaltennummer. Wird über eine Spalte oder eine Zeile summiert, so wird der Index durch ein + ersetzt.

	Medikation 1 (herkömmliche Behandlungsmethode)	Medikation 2 (innovative Behandlungsmethode)	gesamt
geheilt	$n_{11} = 60$	$n_{12} = 70$	$n_{1+} = 130$
nicht geheilt	$n_{21} = 92$	$n_{22} = 21$	$n_{2+} = 113$
gesamt	$n_{+1} = 152$	$n_{+2} = 91$	$N = 243$

Quelle: Eigene Darstellung in Anlehnung an Schumacher/Schulgen, 2007

erhobene Daten geschätzt werden. Der Wert, mit dem die Wahrscheinlichkeit geschätzt wird, wird auch als Schätzer bezeichnet. Als Schätzer für das wahre Risiko wird bei Vierfeldertafeln mit dem Aufbau von **Tabelle 20-1** der Anteil der Personen verwendet, die nicht geheilt werden konnten. Bei dieser Größe, dem Anteil, handelt es sich nicht um die tatsächliche Wahrscheinlichkeit, da sich bei einer Wiederholung des Experimentes ein anderer Anteil ergeben kann.

Es sei p_1 das tatsächliche (absolute) Risiko, AR, der herkömmlichen Behandlungsmethode und p_2 das absolute Risiko der innovativen Behandlungsmethode. Die Schätzer werden mit $\hat{p}_1$ bzw. $\hat{p}_2$ bezeichnet.[172] Bei der vorliegenden Studie ergeben sich dann die Werte[173]:

$$\hat{p}_1 = \frac{\text{Anz. nicht geheilter Personen (Medikation 1)}}{\text{Anz. aller Personen (Medikation 1)}} = \frac{n_{21}}{n_{+1}} = \frac{92}{152} \approx 0{,}61,$$

$$\hat{p}_2 = \frac{\text{Anz. nicht geheilter Personen (Medikation 2)}}{\text{Anz. aller Personen (Medikation 2)}} = \frac{n_{22}}{n_{+2}} = \frac{21}{91} \approx 0{,}23.$$

Die Risiken sind Bausteine für eine Vielzahl weiterer Kenngrößen. Das **relative Risiko, RR,** ist der Quotient zweier Risiken. In der Regel wird das Risiko der innovativen Behandlungsmethode durch das Risiko der herkömmlichen Behandlungsmethode geteilt. Das Risiko des Referenzwertes steht im Nenner. Mit den hier gewählten Bezeichnungen ergibt sich:

$$RR = \frac{p_2}{p_1}.$$

Und für die Schätzwerte:

$$\widehat{RR} = \frac{\hat{p}_2}{\hat{p}_1} \approx \frac{0{,}23}{0{,}61} \approx 0{,}38.$$

Das geschätzte RR lässt sich so interpretieren, dass das Risiko bei der innovativen Behandlungsmethode nur 0,38 mal so groß ist, wie bei der herkömmlichen Behandlungsmethode. Relative Risiken können Werte zwischen null und unendlich annehmen. Sind beide Behandlungs-

methoden gleich gut, so ergibt sich ein relatives Risiko von 1.

Die **absolute Risikoreduktion (ARR)** ist die Differenz beider Risiken. Vom Risiko der Referenzbehandlung wird das Risiko der innovativen Behandlung abgezogen:

$$ARR = p_1 - p_2.$$

Zu der gegebenen Vierfeldertafel ergibt sich der Schätzwert:

$$\widehat{ARR} = \hat{p}_1 - \hat{p}_2 \approx 0{,}61 - 0{,}23 \approx 0{,}37.$$

Die Bezeichnung Risikoreduktion macht nur Sinn, wenn die innovative Behandlungsmethode ein geringeres Risiko aufweist, als die herkömmliche Behandlungsmethode. Das heißt, es muss gelten:

$$p_1 \geq p_2.$$

Falls p_2 größer als p_1 ist, wird oft der **absolute Risikoanstieg ARI** («absolute risk increase») definiert. Da nicht fest vorgeschrieben ist, welche Behandlungsmethode als Referenzmethode gelten muss, gibt es eine allgemeinere Definition für das ARR und das ARI gleichermaßen:

$$ARR \text{ bzw. } ARI = \left| p_1 - p_2 \right|.$$

Für $p_1 \geq p_2$ ist die relative Risikoreduktion (RRR) definiert durch

$$RRR = \frac{\left(p_1 - p_2 \right)}{p_1} = 1 - RR = \frac{ARR}{p_1}.$$

Die absolute Risikoreduktion wird dabei durch das Risiko der herkömmlichen Behandlungsmethode geteilt. Im betrachteten Beispiel ergibt sich eine geschätzte Risikoreduktion von:

$$\widehat{RRR} = 1 - \widehat{RR} \approx 0{,}62 = 62\%.$$

---

172 Aussprache: «Dach» bzw. «p eins Dach». In der Statistik wird das Dach verwendet, um anzudeuten, dass es sich um einen Schätzwert für den «wahren», aber unbekannten Wert handelt.

173 Alle angegebenen gerundeten Zahlen beziehen sich auf die exakten Ausgangswerte der Vierfeldertafel. Auf gerundeten Zwischenergebnissen basierende Berechnungen weichen daher ab.

Sie lässt sich so interpretieren, dass durch die innovative Behandlungsmethode das Risiko um 62% sinkt. Ist $p_1 < p_2$, so handelt es sich bei $(p_1 - p_2 \vee p_1$, um den RRI, den **relativen Risikoanstieg** («**relative risk increase**»). Analog zum absoluten Risiko können die RRR und der RRI gemeinsam definiert werden als

$$\frac{\left|p_1 - p_2\right|}{p_1}.$$

Manchmal sollen Studienergebnisse auf andere Populationen übertragen werden. Während das Risiko bei der herkömmlichen Behandlungsmethode für die Studienpopulation p_1 beträgt, kann es z.B. für die gesamte Bevölkerung Deutschlands abweichen. Es sei q_1 das Risiko der herkömmlichen Behandlungsmethode der Population, auf die die Studienergebnisse übertragen werden sollen. $\hat{p}_1$ und $\hat{p}_2$ wurden in einer klinischen Studie geschätzt. Die Schätzwerte lauten $\hat{p}_1$ und $\hat{p}_2$. Das Risiko q_2 der innovativen Behandlungsmethode der neuen Population soll abgeschätzt werden, da es für eine gesundheitsökonomische Evaluation benötigt wird. Dazu gibt es viele unterschiedliche Möglichkeiten. Welche Vorgehensweise angemessen ist, muss in jedem Fall einzeln entschieden werden. Eine Möglichkeit wäre es, die Annahme zu treffen, dass das relative Risiko konstant bleibt. Dann wäre:

$$\hat{q}_2 = \hat{q}_1 \cdot \hat{RR}.$$

Die Annahme, dass das relative Risiko konstant bleibt, ist jedoch häufig nicht gerechtfertigt. Wie bereits erwähnt, können relative Risiken auch größer als 1 sein. Bei $\hat{RR}$ gleich 7 und $\hat{q}_1$ gleich 0,2 ergäbe sich laut dieser Annahme ein $\hat{q}_2$ in Höhe von 1,4. Da Wahrscheinlichkeiten immer zwischen 0 und 1 (einschließlich der Intervallgrenzen) liegen müssen, ist 1,4 kein zulässiger Schätzwert für q_2. Ein geeigneteres Maß als das relative Risiko ist das «Odds Ratio» (OR), zu deutsch Chancenverhältnis.

Ein «**Odds**» (**Chance**) ist definiert als eine Wahrscheinlichkeit geteilt durch ihre Gegenwahrscheinlichkeit. Für die herkömmliche Behandlungsmethode ergibt sich ein geschätztes Odds von:

$$\frac{92}{60} = \frac{\left(92 \middle/ 152\right)}{\left(60 \middle/ 152\right)} = \frac{\hat{p}_1}{\left(1 - \hat{p}_1\right)} \approx 1,53.$$

Analog ergibt sich für die innovative Behandlungsmethode:

$$\widehat{Odds}_2 = \frac{\hat{p}_2}{\left(1 - \hat{p}_2\right)} = 0,3.$$

Das «**Odds Ratio**» bildet den Quotienten zweier Odds. Ein geeignetes OR für die betrachtete klinische Studie lautet:

$$OR = \frac{\left(p_2 \middle/ \left(1 - p_2\right)\right)}{\left(p_1 \middle/ \left(1 - p_1\right)\right)}.$$

Für die betrachtete Vierfeldertafel ergibt sich folgender Schätzwert:

$$\hat{OR} = \frac{\left(\hat{p}_2 \middle/ \left(1 - \hat{p}_2\right)\right)}{\left(\hat{p}_1 \middle/ \left(1 - \hat{p}_1\right)\right)} = \frac{0,3}{1,53} = 0,19608.$$

Für sehr kleine Wahrscheinlichkeiten p_1 und p_2 sind RR und OR fast identisch. Dazu gehören viele Sterbewahrscheinlichkeiten.

Mithilfe des «Odds Ratios» kann ein Studienergebnis besser auf eine andere Studienpopulation übertragen werden. Unter der Annahme, dass das OR bei der Studienpopulation und der zu übertragenden Population identisch ist, gilt:

$$OR = \frac{\left(q_2 \middle/ \left(1 - q_2\right)\right)}{\left(q_1 \middle/ \left(1 - q_1\right)\right)}.$$

Wenn q_1 und *OR* bekannt sind, kann diese Gleichung nach q_2 aufgelöst werden.

Eine der wichtigsten Kenngrößen der Evidenzbasierten Medizin ist die «**number needed to treat**» (*NNT*). Sie gibt an, wie viele Patienten im Mittel behandelt werden müssen, um einen Patienten zu heilen oder ein Leben zu retten. Es gilt folgende Berechnungsformel:

$$NNT = \frac{1}{ARR}\ .$$

Die *NNT* ist nicht allgemeingültig, sie bezieht sich auf dieselbe Population, auf die sich auch das *ARR* bezieht. Für das betrachtete Beispiel ergibt sich der Schätzer:

$$\widehat{NNT} = \frac{1}{\widehat{ARR}} = 2{,}67\ .$$

Es müssen im Mittel 2,67 Patienten mit der innovativen anstelle der herkömmlichen Behandlungsmethode behandelt werden, um einen Patienten zusätzlich zu heilen.

Kommt es durch die innovative Behandlungsmethode zu einer geringeren Heilungswahrscheinlichkeit, so spricht man von der «**number needed to harm**» (*NNH*):

$$NNH = \frac{1}{ARI}\ .$$

Werden z. B. bei *NNH* = 5 fünf Personen mit der schlechteren Behandlungsmethode behandelt, so ist im Mittel damit zu rechnen, dass eine Person weniger geheilt wird.

Aus der *NNT* kann ein Kosten-Nutzen-Verhältnis berechnet werden:

Kosten-Nutzen-Verhältnis =
(Kosten pro behandeltem Patienten * *NNT* – Kosten pro Ereignis)/(Gewinn an Lebensdauer, Lebensqualität durch Ereignisvermeidung): Lebensdauer und Lebensqualität werden durch das gemeinsame QALY zusammengefasst.

Alle oben genannten Kenngrößen sind in der Regel unbekannt und müssen geschätzt werden. Schätzer sind mit einer gewissen Ungenauigkeit behaftet. Um die Ungenauigkeit abschätzen zu können, bietet es sich an, **Konfidenzintervalle** für die Schätzer zu berechnen. Ein Konfidenzintervall überdeckt die wahre gesuchte Größe mit einer fest vorgegebenen Wahrscheinlichkeit $1 - \alpha$. In der Regel wird $\alpha = 5\%$ gewählt. Konfidenzintervalle eignen sich auch, um Signifikanzen zu überprüfen. Ist das *RR* bzw. das *OR* gleich 1, so gibt es keinen Unterschied zwischen den Behandlungsmethoden. Bei genau gleich guten Behandlungsmethoden sind außerdem *RRR* und *ARR* gleich 0. Liegt beispielsweise die 1 im Konfidenzintervall für das *OR*, so bedeutet das, dass kein signifikanter Unterschied zwischen den Behandlungsmethoden besteht.[174]

Konfidenzintervalle für Wahrscheinlichkeiten p_1 und p_2 können mithilfe der Pearson-Clopper-Werte berechnet werden. Die resultierenden Konfidenzintervalle sind nicht symmetrisch und haben die sinnvolle Eigenschaft, dass die Grenzen zwischen 0 und 1 liegen. Die Formel ist verhältnismäßig kompliziert, daher sei auf Hartung (2005) verwiesen. Für große Personenzahlen können asymptotische Konfidenzintervalle verwendet werden (s. Hartung, 2005).

Der Schätzer für das relative Risiko $\widehat{RR}$ kann Werte im Bereich von 0 bis unendlich annehmen. Der Logarithmus[175] ln $\widehat{RR}$ liegt im Bereich der reellen Zahlen und ist approximativ (d. h. annähernd) normalverteilt. Der Schätzwert für seinen Standardfehler wird mit $\hat{\sigma}_{\ln \widehat{RR}}$ bezeichnet und kann folgendermaßen berechnet werden:

$$\hat{\sigma}_{\ln(\widehat{RR})} = \sqrt{\frac{1 - {n_{21}}/{n_{+1}}}{n_{21}} + \frac{1 - {n_{22}}/{n_{+2}}}{n_{22}}}\ .$$

---

174 Es genügt, eins der entsprechenden Konfidenzintervalle zu betrachten, sonst kommt man in den Bereich der multiplen Tests.

175 Es wird üblicherweise der natürliche Logarithmus ln verwendet.

Für das logarithmierte relative Risiko ergibt sich das 95%-Konfidenzintervall:

$$\ln(\hat{RR}) \pm 1{,}96 \cdot \sigma_{\ln(\hat{RR})} \, .$$

Werden die Grenzen zurücktransformiert, so erhält man ein Konfidenzintervall für $\hat{RR}$. Die Rücktransformation erfolgt mit der Exponentialfunktion e^x. Im hier behandelten Beispiel ergibt sich:

$$\hat{\sigma}_{\ln(\hat{RR})} = \sqrt{\frac{1 - 92/152}{92} + \frac{1 - 21/91}{21}} \approx 0{,}20 \, ,$$

$$\ln\hat{RR} = \ln(0{,}38) = -0{,}97$$

und

$$95\%\text{-KI}(\ln\hat{RR}) = -0{,}97 \pm 1{,}96 \cdot 0{,}20$$

$$= \left[-1{,}36; -0{,}58\right].$$

$$\exp(-1{,}36) = 0{,}26$$
$$\exp(-0{,}57) = 0{,}57$$

$$95\%\text{-KI}(\hat{RR}) = \left[0{,}26; 0{,}56\right].$$

Durch Transformationen dieses Konfidenzintervalls lassen sich auch Konfidenzintervalle für *RRR* bestimmen:

$$1 - 0{,}26 = 0{,}74 \quad 1 - 0{,}56 = 0{,}44,$$

$$KI(RRR) = \left[0{,}44; 0{,}74\right].$$

Für *ARR* erhält man ein 95%-Konfidenzintervall mit der Formel:

$$\left| p_1 - p_2 \right| \, ? \, 1{,}96 \cdot \sigma_{ARR}$$

mit

$$\sigma_{ARR} = \sqrt{\left(\frac{(n_{11} \cdot n_{21})}{n_{+1}^3} + \frac{(n_{12} \cdot n_{22})}{n_{+2}^3} \right)} \, .$$

Für das betrachtete Beispiel ergibt sich:

$$\hat{\sigma}_{ARR} = \sqrt{\frac{60 \cdot 92}{152^3} + \frac{70 \cdot 21}{91^3}} \approx 0{,}059 \, .$$

$$KI(ARR) = 0{,}37 \pm 1{,}96 \cdot 0{,}059 = \left[0{,}25; 0{,}49\right].$$

Aus dem Konfidenzintervall für ARR kann auch ein Konfidenzintervall für die *NNT* hergeleitet werden:

$$KI(NNT) = \left[\frac{1}{0{,}49}, \frac{1}{0{,}25}\right] = \left[2{,}0; 3{,}9\right].$$

Analog zum relativen Risiko kann auch von einem normalverteilten logarithmierten Schätzer für das *OR* ausgegangen werden:

$$\hat{\sigma}_{\ln(OR)} = \sqrt{\frac{1}{n_{11}} + \frac{1}{n_{12}} + \frac{1}{n_{21}} + \frac{1}{n_{22}}} \, .$$

Das Konfidenzintervall für das *OR* bei der vorliegenden Vierfeldertafel wird folgendermaßen berechnet:

$$\hat{\sigma}_{\ln(OR)} = \sqrt{\frac{1}{60} + \frac{1}{70} + \frac{1}{92} + \frac{1}{21}} \approx 0{,}30,$$

$$\ln(\hat{OR}) = -1{,}63 \, .$$

$$KI(\ln OR) \approx -1{,}63 \pm 1{,}96 \cdot 0{,}30,$$

$$\approx \left[-2{,}2; -1{,}0\right].$$

$$KI(OR) \approx \left[0{,}11; 0{,}37\right].$$

20.2 Bewertung diagnostischer Tests zur Früherkennung von Krankheiten (Screening)

Diagnostische Tests zur Früherkennung werden verwendet, um herauszufinden, ob Patienten an einer Krankheit erkrankt sind, bevor für die Krankheit typische Symptome aufgetreten sind. Im medizinischen Alltag werden diese Screening-Methoden u. a. in den Bereichen HIV und Krebs, bei Krebs z. B. in den Bereichen Mammographie und Colon-/Rectum-/Prostata-Karzinom eingesetzt.

In der Regel wird durch einen diagnostischen Test keine 100%ige Sicherheit erreicht. In klinischen Studien wird die Qualität diagnostischer

Tabelle 20-2: Vierfeldertafel eines diagnostischen Tests.

	Test positiv (+)	Test negativ (–)	gesamt
Krankheit liegt vor	n_{11} (richtig positiv)	n_{12} (falsch negativ)	n_{1+}
Krankheit liegt nicht vor	n_{21} (falsch positiv)	n_{22} (richtig negativ)	n_{2+}
gesamt	n_{+1}	n_{+2}	N

Tabelle 20-3: Beispiel einer Vierfeldertafel eines diagnostischen Tests.

	Test positiv (+)	Test negativ (–)	gesamt
Krankheit liegt vor	99	1	99 + 1 = 100
Krankheit liegt nicht vor	1998	97 902	1998 + 97 902 = 99 900
gesamt	99 + 1998 = 2097	1 + 97 902 = 97 903	100 000

Prävalenz der Krankheit: 1/1000; Sensitivität des Tests: 99 %; Spezifität des Tests: 98 %
Quelle: Eigene Darstellung

Tests geprüft. Die wichtigsten Qualitätsindikatoren lassen sich mithilfe einer Vierfeldertafel bestimmen. Vierfeldertafeln diagnostischer Tests unterscheiden sich inhaltlich elementar von den Vierfeldertafeln zum Vergleich zweier Behandlungsmethoden. Aus ihnen können nicht dieselben Größen hergeleitet werden.

Eine Vierfeldertafel mit der Struktur eines diagnostischen Tests befindet sich in **Tabelle 20-2**.

In der Regel wird die Qualität eines diagnostischen Tests durch seine **Sensitivität** und seine **Spezifität** beschrieben. Unter der (exakten) Sensitivität wird die Wahrscheinlichkeit verstanden, dass die Krankheit tatsächlich diagnostiziert wird, unter der Voraussetzung, dass sie vorliegt. Die (exakte) Spezifität beschreibt die Wahrscheinlichkeit, dass der Test negativ ausfällt, wenn der Patient tatsächlich nicht erkrankt ist. Die wahren Wahrscheinlichkeiten, d.h. die wahren Werte der Sensitivität und der Spezifität sind unbekannt. Aber sie können durch die experimentell ermittelten Häufigkeiten der Vierfeldertafel geschätzt werden (empirische Sensitivität und Spezifität). Die Sensitivität wird ermittelt, indem die Anzahl der richtig positiven

(«true positive») durch die Anzahl der insgesamt erkrankten Patienten geteilt wird. Die Spezifität wird geschätzt, indem die Anzahl der richtig negativ («true negative») zugeordneten Patienten durch die Anzahl aller nicht erkrankten Patienten geteilt wird.

Schätzung der Sensitivität:

$$\hat{P}(T+\,|\,K+) = \frac{n_{11}}{n_{1+}}.$$

Schätzung der Spezifität:

$$\hat{P}(T-\,|\,K-) = \frac{n_{22}}{n_{2+}}.$$

Oft ist die Annahme gerechtfertigt, die Sensitivität und die Spezifität eines diagnostischen Tests auf andere Bevölkerungsgruppen außerhalb der Studienpopulation zu übertragen.

Beispiel: Gegeben sei die Vierfeldertafel in **Tabelle 20-3**. Für die Sensitivität und die Spezifität ergeben sich folgende Schätzwerte:

Sensitivität:

$$\hat{P}(T+\,|\,K+) = \frac{n_{11}}{n_{1+}} = \frac{99}{100} = 0,99\,.$$

Spezifität:

$$\hat{P}(T-\,|\,K-) = \frac{n_{22}}{n_{2+}} = \frac{97902}{99900} = 0,98\,.$$

Für die praktische Relevanz und in gesundheitsökonomischen Evaluationen sind zwei andere Größen wichtiger als die Sensitivität: Der **positiv prädiktive Wert (ppW)** und der **negativ prädiktive Wert (npW)**.

Beispiel: Ein Patient möchte wissen, ob er an einer bestimmten Krankheit erkrankt ist. Der diagnostische Test fällt positiv aus. Für den Patienten ist die Wahrscheinlichkeit von Interesse, dass er wirklich an der Krankheit leidet. Diese kann nicht allein aus der Sensitivität und der Spezifität hergeleitet werden.

Unter dem positiv prädiktiven Wert wird die Wahrscheinlichkeit bzw. deren Schätzwert verstanden, dass ein Patient tatsächlich an der Krankheit erkrankt ist, wenn der Test positiv ausgefallen ist. Unter dem negativ prädiktiven Wert wird die Wahrscheinlichkeit oder deren Schätzwert verstanden, dass ein Patient tatsächlich nicht an der Krankheit erkrankt ist, wenn der Test negativ ausgefallen ist.

Im Gegensatz zur Sensitivität und Spezifität dürfen der positiv prädiktive Wert und der negativ prädiktive Wert nur in absoluten Ausnahmefällen auf andere Populationen übertragen werden.

Für die Studienpopulation lassen sich der positiv prädiktive Wert und der negativ prädiktive Wert ähnlich leicht, wie die Sensitivität und die Spezifität berechnen. Schätzung des positiv prädiktiven Wertes für die Studienpopulation:

$$\hat{P}(K+\,|\,T+) = \frac{n_{11}}{n_{+1}}\,.$$

Die Anzahl der Personen, bei denen sowohl der Test positiv ausfällt als auch die Krankheit vorliegt, wird durch die Anzahl der Personen ge-

teilt, bei denen der Test positiv ausfällt. Schätzung des negativ prädiktiven Wertes für die Studienpopulation:

$$\hat{P}(K-\,|\,T-) = \frac{n_{22}}{n_{+2}}\,.$$

Die Anzahl der Personen, bei denen sowohl der Test negativ ausfällt als auch die Krankheit nicht vorliegt, wird durch die Anzahl der Personen geteilt, bei denen der Test negativ ausfällt.

A priori, d.h. im Vorfeld, bevor der diagnostische Test durchgeführt wird, soll die Wahrscheinlichkeit bestimmt werden, dass eine Person an der Krankheit erkrankt ist. Diese Wahrscheinlichkeit wird auch als A-priori-Wahrscheinlichkeit bezeichnet. Sie wird durch die **Prävalenz**, d.h. den Anteil der erkrankten Personen geschätzt. Im Nachhinein (a posteriori), d.h. nachdem der diagnostische Test durchgeführt wurde, sind mehr Informationen über den Patienten bekannt. Daher wird diese Wahrscheinlichkeit dann als A-posteriori-Wahrscheinlichkeit bezeichnet. Fällt der Test positiv aus, so wird die A-posteriori-Wahrscheinlichkeit durch den positiv prädiktiven Wert geschätzt, fällt der Test negativ aus, so wird sie durch den negativ prädiktiven Wert geschätzt.

Für die beispielhaft betrachtete Studienpopulation ergibt sich folgende Prävalenz:

$$\hat{P}(K+) = \frac{n_{1+}}{N} = \frac{100}{100000} = 0,001\,.$$

Der positiv prädiktive Wert und der negativ prädiktive Wert der Studienpopulation lauten:

$$ppW = \hat{P}(K+\,|\,T+) = \frac{n_{11}}{n_{+1}} = \frac{99}{2097} \approx 0,05\,,$$

$$npW = \hat{P}(K-\,|\,T-) = \frac{n_{22}}{n_{+2}} = \frac{97902}{97903} \approx 1\,.$$

Das bedeutet: wenn der diagnostische Test bei Personen der Studienpopulation negativ ausfällt, ist diese Person mit einer fast 100%igen Wahrscheinlichkeit nicht erkrankt. Fällt der Test jedoch positiv aus, so liegt in nur 5% der Fälle tatsächlich die Krankheit vor.

Die Aussagekraft eines positiven Testergebnisses erhöht sich in Populationen mit höherer Prävalenz. Es sei angenommen, der Test wird auf eine Hochrisikogruppe angewendet, bei der eine Prävalenz von 10% vorliegt. Es sollen der positiv und der negativ prädiktive Wert dieser Hochrisikogruppe bestimmt werden.

Beispiel: Handelt es sich bei dem Test um einen HIV-Test, so kann davon ausgegangen werden, dass sich der Test in der Qualität bei einer Hochrisikogruppe nicht von der der Studienpopulation oder der Bevölkerung unterscheidet. Das ist gleichbedeutend damit, dass die Sensitivität und die Spezifität übertragen werden können.

Für Personen der Hochrisikogruppe lassen sich die Wahrscheinlichkeiten bestimmen, mit denen sie in jede der vier Gruppen der Vierfeldertafel fallen. Eine Person ist a priori mit einer Wahrscheinlichkeit von 10% krank. Von diesen 10% fällt das Testergebnis in 99% der Fälle positiv aus, da die Sensitivität 0,99 beträgt. Die Wahrscheinlichkeit, dass eine Person der Hochrisikogruppe sowohl erkrankt ist, als auch dass der Test positiv ausfällt, beträgt:

$$\hat{P}(T+\cap K+) = 0{,}1 \cdot 0{,}99 = 0{,}099 \,.$$

Die Gegenwahrscheinlichkeit der Sensitivität beträgt 1 – 0,99 = 0,01. Somit kann auch die Wahrscheinlichkeit bestimmt werden, dass eine Person krank ist, die Krankheit aber nicht durch den diagnostischen Test erkannt wird:

$$\hat{P}(T-\cap K+) = 0{,}1 \ (1-0{,}99) = 0{,}001 \,.$$

Die A-priori-Wahrscheinlichkeit nicht erkrankt zu sein, ist die Gegenwahrscheinlichkeit der Prävalenz, also 1 – 0,1 = 0,9. Unter Einbeziehung der Spezifität können nach dem gleichen Prinzip die Wahrscheinlichkeiten berechnet werden, dass der Test positiv ausfällt, die Person aber nicht erkrankt ist bzw. der Test negativ ausfällt und die Person nicht erkrankt ist:

$$\hat{P}(T+\cap K-) = (1-0{,}1) \cdot (1-0{,}98) = 0{,}018 \,,$$
$$\hat{P}(T-\cap K-) = (1-0{,}1) \cdot 0{,}98 = 0{,}882 \,.$$

Mit diesen vier Wahrscheinlichkeiten können die A-posteriori-Wahrscheinlichkeiten berechnet werden:

$$ppW = \frac{\hat{P}(T+\cap K+)}{\hat{P}(T+\cap K+) + \hat{P}(T+\cap K-)} = \frac{0{,}099}{0{,}099 + 0{,}018} \approx 0{,}85 \,,$$

$$npW = \frac{\hat{P}(T-\cap K-)}{\hat{P}(T-\cap K+) + \hat{P}(T-\cap K-)} = \frac{0{,}882}{0{,}001 + 0{,}882} \approx 1 \,.$$

Es ist deutlich erkennbar, dass der diagnostische Test für eine Hochrisikopopulation wesentlich besser geeignet ist, um aussagekräftige Ergebnisse zu produzieren. Der negativ prädiktive Wert sinkt zwar, liegt aber immer noch sehr nah an der 1. Der positiv prädiktive Wert hat sich derart erhöht, dass bei 85% der Personen mit positivem Score tatsächlich die Krankheit vorliegt.

Das aus der Wahrscheinlichkeitstheorie stammende **Bayes-Theorem** gibt an, wie mit bedingten Wahrscheinlichkeiten gerechnet werden kann. Es lautet:

$$P(A|B) = \frac{P(B|A) \cdot P(A)}{P(B)} \,.$$

Dabei sind A und B zwei beliebige Ereignisse. Durch die Anwendung des Satzes von Bayes lassen sich Berechnungsformeln für den positiv prädiktiven und für den negativ prädiktiven Wert erstellen, die diese in Abhängigkeit von der Prävalenz, der Sensitivität und der Spezifität angeben:

$$ppW = \frac{\text{Sensitivität} \cdot \text{Prävalenz}}{(\text{Sensitivität} \cdot \text{Prävalenz}) + (1-\text{Spezifität}) \cdot (1-\text{Prävalenz})} \,,$$

$$npW = \frac{\text{Spezifität} \cdot (1-\text{Prävalenz})}{\text{Spezifität} \cdot (1-\text{Prävalenz}) + (1-\text{Sensitivität}) \cdot \text{Prävalenz}} \,.$$

Es gibt weitere Größen, die als **Qualitätsindikatoren** diagnostischer Tests verwendet werden. Die **Konkordanzrate** bezeichnet den Anteil der richtig zugeordneten Personen. Unter der **Testeffizienz** wird die Summe des positiv und des negativ prädiktiven Wertes verstanden. Die Testeffizienz wird auch als **Resultatvalidität (RV)** bezeichnet. Unter der **Testvalidität (TV)** wird die Summe von Sensitivität und Spezifität verstanden. Die Testvalidität ist ein Maß für die Qualität des Tests. Höhere Werte deuten auf einen besseren Test hin, geringere auf einen weniger guten Test. Die Qualität des Testergebnisses hängt nicht nur von der Qualität des Tests ab, sondern auch von der Prävalenz der Krankheit in der Bevölkerung. Ein Maß für die Qualität des Testergebnisses ist die Testeffizienz. Im Idealfall nehmen sowohl die Resultatvalidität als auch die Testvalidität den Wert 2 an.

Für die ursprüngliche Studienpopulation der Vierfeldertafel lassen sich diese Größen folgendermaßen berechnen:

Konkordanzrate:

$$\hat{P}(T+\cap K+) + \hat{P}(T-\cap K-) = \frac{n_{11}+n_{22}}{N} = \frac{99+97902}{100\,000} \approx 0,98 \,.$$

Testeffizienz (Resultatvalidität):

$$ppW + npW = 0,05 + 1 = 1,05.$$

Testvalidität:

$$\text{Sensitivität} + \text{Spezifität} = 0,99 + 0,98 = 1,97.$$

Da die Studienpopulation eine geringe Prävalenz aufweist, ist die Resultatvalidität relativ gering (1,05). Es ist erstrebenswert, eine höhere Resultatvalidität zu erreichen. Dazu stehen in der Praxis in der Regel zwei Möglichkeiten zur Verfügung. Entweder kann ein für gewöhnlich teurerer Test mit einer höheren Testvalidität und einer gleichzeitig höheren Testeffizienz durchgeführt werden.

Eine zweite Möglichkeit besteht darin, nur die Personen, bei denen der Test positiv ausgefallen ist, erneut zu testen. In der Praxis macht es für gewöhnlich keinen Sinn, den teureren, besseren Test für die gesamte Population zu verwenden. Ein zweiter Test wird demnach nur bei Personen mit positivem Testergebnis durchgeführt. Ob wiederholt mit dem ersten Test eine Diagnose erstellt werden soll oder ob in der zweiten Phase der teurere Test eingesetzt werden soll, hängt von der jeweiligen Krankheit, dem diagnostischen Testverfahren und z. T. von ökonomischen Aspekten ab.

In diesem Beispiel wird davon ausgegangen, dass derselbe Test ein weiteres Mal durchgeführt wird. Bei einer zweiten Durchführung des Tests können sich Sensitivität und Spezifität des Tests verändern. Wenn z. B. die Konzentration gewisser Proteine im Blut des Patienten gemessen wurden, so kann ein falsch positiver Testausgang an genetischen Besonderheiten des Patienten gelegen haben. Da die Gene des Patienten bei der zweiten Messung selbstverständlich identisch sind, könnte im Extremfall bei der zweiten Durchführung des Testes wieder dasselbe Ergebnis herauskommen, wie beim ersten Test. Beruhen die Abweichungen vom richtigen Ergebnis hingegen auf Messungenauigkeiten, so kann unterstellt werden, dass Sensitivität und Spezifität bei der zweiten Durchführung des Tests identisch sind, obwohl eine Patientenselektion durchgeführt wurde. In diesem Fall wären die Messfehler, d. h. die Abweichung des Testergebnisses von dem wahren Gesundheitszustand des Patienten zwischen den beiden Tests unabhängig.

In der Praxis ist demnach in der Regel eine Verschlechterung der Sensitivität und der Spezifität in der zweiten Messrunde zu erwarten. Wie sich Sensitivität und Spezifität bei dem selektierten Patientenkollektiv verändern, sollte mit einer weiteren Vierfeldertafel experimentell ermittelt werden.

Für das vorliegende Rechenbeispiel sei unterstellt, dass sich Sensitivität und Spezifität des zweiten Testvorgangs nicht von dem ersten unterscheiden. Der Ausgang des Testergebnisses kann approximiert werden, in dem als Randsummen die absoluten Häufigkeiten eines positiven Testergebnisses der ersten Runde verwendet werden. Unter Einhaltung der vorgegebenen Sensitivität und Spezifität lässt sich die folgende Vierfeldertafel ermitteln (s. **Tab. 20-4**).

Für die vorselektierte Subpopulation lassen sich der positiv prädiktive Wert und der negativ prädiktive Wert ermitteln:

$$ppW = \hat{P}(K+\,|\,T+) = \frac{n_{11}}{n_{+1}} = \frac{98,01}{137,97} \approx 0,71 \,,$$

$$npW = \hat{P}(K-\,|\,T-) = \frac{n_{22}}{n_{+2}} = \frac{1958,04}{1959,03} \approx 1 \,.$$

Tabelle 20-4: Berechnete Vierfeldertafel unter der Annahme, dass eine zweite Durchführung des diagnostischen Tests unabhängig ist von dem Ausgang der ersten Durchführung desselben diagnostischen Tests.

	Test positiv (+)	Test negativ (–)	gesamt
Krankheit liegt vor	98,01	0,99	99
Krankheit liegt nicht vor	39,96	1958,04	1998
gesamt	137,97	1959,03	2097

Quelle: Eigene Darstellung

Tabelle 20-5: Vierfeldertafel zur Bewertung eines diagnostischen Tests.

	Test positiv (+)	Test negativ (–)	gesamt
Krankheit liegt vor	$P(K+\cap T+)$	$P(K+\cap T-)$	$P(K+)$ (Prävalenz)
Krankheit liegt nicht vor	$P(K-\cap T+)$	$P(K-\cap T-)$	$P(K-)$ 1 – Prävalenz
gesamt	$P(T+)$	$P(T-)$	1

Quelle: Eigene Darstellung

Der positiv prädiktive Wert hat sich erheblich verbessert: Von 5% bei einer Durchführung des Tests auf 71%.

Vierfeldertafeln, in denen absolute Häufigkeiten stehen, implizieren, dass diese direkt aus einem Experiment ermittelt wurden. Approximative Vierfeldertafeln wie **Tabelle 20-3** sind unüblich. Stattdessen können Vierfeldertafeln erstellt werden, in denen die relativen Zellenhäufigkeiten stehen. Dabei wird die absolute Zellenhäufigkeit durch die Anzahl aller Personen geteilt. Sie haben jedoch den Nachteil, dass durch Rundungen die Genauigkeit des Ergebnisses verschlechtert wird. In der Praxis bietet es sich an, immer mit genauen Zahlen zu rechnen. Die Struktur einer Vierfeldertafel mit Wahrscheinlichkeiten wird in **Tabelle 20-5** dargestellt.

20.3 Entscheidungsbäume

Unabhängig davon, ob es sich bei einer gesundheitsökonomischen Evaluation um eine Kosten-Nutzwert-, Kosten-Effektivitäts- oder Kosten-Nutzen-Analyse handelt, für jedes dieser gesundheitsökonomischen Evaluationsverfahren muss eine Methode gewählt werden, mit der die Analyse durchgeführt wird. Manchmal werden im Rahmen einer Wirksamkeitsstudie zusätzlich die benötigten Kosten- und Nutzen-Daten direkt erhoben. Studien dieser Art werden auch als Piggyback-Studien[176] bezeichnet, da eine gesundheitsökonomische Studie auf die Wirksamkeitsstudie aufgesattelt wird. Oft ist es jedoch notwendig, weiter zu modellieren. In diesen Fällen ist es z. B. möglich, einen Entscheidungsbaum zur Lösung des Problems zu verwenden.

Ein einfaches Beispiel eines Entscheidungsbaumes befindet sich in **Abbildung 20-1**. Dieser Baum repräsentiert das Entscheidungsproblem, dass ein Arzt zwischen zwei Medikationen wählen muss, die er einem Patienten verschreiben könnte. Sobald er sich für ein Medikament entschieden hat, tritt mit einer gewissen Wahrscheinlichkeit die Heilung ein. Es ist möglich, dass ein Medikament dem anderen überlegen

---

176 Piggyback ist das englische Wort für Huckepack.

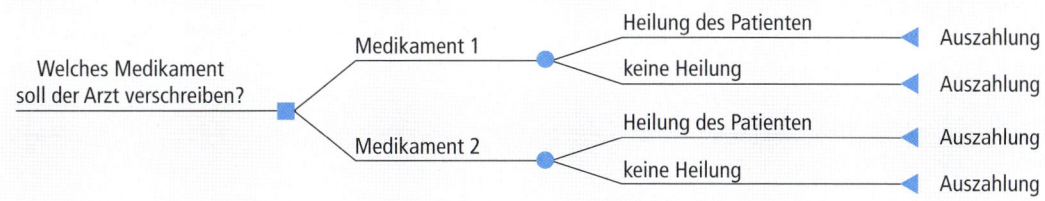

Quelle: Eigene Darstellung, Tree Age

Abbildung 20-1: Ein einfacher Entscheidungsbaum. Unter dem Begriff «Auszahlung» können sowohl Kosten als auch Nutzen verstanden werden.

ist, d. h. dass bei diesem eine höhere Heilungswahrscheinlichkeit vorliegt. Das andere Medikament ist möglicherweise viel billiger.

Wie jeder Entscheidungsbaum besteht der vorliegende Baum aus Knoten und Ästen. Er enthält die wichtigsten Knotentypen, die in Entscheidungsbäumen vorkommen können. Mit Rechtecken werden Entscheidungsknoten gekennzeichnet. Hier kann eine Entscheidungsperson Einfluss auf den Ausgang des Entscheidungsproblems nehmen. Durch Kreise werden Zufallsknoten dargestellt. Obwohl es ungewiss ist, welcher der Äste rechts eines Zufallsknoten realisiert wird, ist es nicht möglich, darauf Einfluss zu nehmen. Finale Knoten werden durch Dreiecke dargestellt. Zu ihnen führt jeweils ein Ast hin, es geht kein Ast von ihnen aus. Jedem finalen Knoten werden eine oder mehrere Auszahlungen zugewiesen. Diese hängen von der Art des gesundheitsökonomischen Evaluationsverfahrens ab. Bei Kosten-Nutzwert-Analysen gibt es pro finalem Knoten jeweils zwei Auszahlungen: Die Kosten einerseits und den Nutzen andererseits.

Die Analyse eines Problems mithilfe eines Entscheidungsbaumes erfolgt in fünf Schritten:

- Das Problem erfassen und abgrenzen.
- Den Entscheidungsbaum aufstellen, d. h. das Problem strukturieren.
- Den Baum mit Werten füllen.
- Den Baum analysieren.
- Eine Sensitivitätsanalyse durchführen.

Zu den Werten, mit denen der Baum gefüllt werden muss, gehören sowohl Wahrscheinlichkeiten, wie z. B. die Heilungswahrscheinlichkeit

in Abhängigkeit von der Medikation als auch Auszahlungen, d. h. die Kosten oder der Nutzen des jeweiligen Ausgangs. Es kommen unterschiedliche Datenquellen in Frage: Ergebnisse eigener Studien, Angaben aus der Literatur, selbst oder von anderen durchgeführte Reviews, Metaanalysen, sowie Expertenmeinungen. Stehen mehrere Datenquellen zur Verfügung, so sollte diejenige mit der höchsten Evidence verwendet werden (Evidence s. Kap. 19.10 «Evidence-based Medicine/Health-Technology Assessment»).

Analysiert werden Entscheidungsbäume mit dem sogenannten Roll-Back-Verfahren, das auch als «folding back and averaging» bezeichnet wird. Bei diesem Verfahren wird der Baum schrittweise Knoten für Knoten analysiert. Angefangen wird mit den Knoten der hintersten Ebene. Diese besteht im Allgemeinen nur aus finalen Knoten. Wenn alle Knoten einer Ebene analysiert worden sind, werden die Knoten der davor liegenden Ebene analysiert. Bei Zufallsknoten werden die Auszahlungen gemäß ihrer Wahrscheinlichkeiten gemittelt. Es wird nun der Fall betrachtet, dass nur eine Auszahlung pro finalem Knoten vorliegt, d. h. dass der Baum als Auszahlungen entweder nur Kosten oder nur Nutzen enthält, die Kosten minimiert oder der Nutzen maximiert werden soll. Liegt nur eine Auszahlung pro finalem Knoten vor, so wird bei Entscheidungsknoten die Entscheidung favorisiert, die zu der besten Auszahlung führt. So kann für den ganzen Baum eine einzige Auszahlung ermittelt werden und gleichzeitig wird festgelegt, welche Handlungen durchgeführt werden sollen.

Beispiel: In **Abbildung 20-2** befindet sich ein Entscheidungsbaum, in dem neben der Auszahlung (Nutzen des Patienten) auch die Wahrscheinlichkeiten eingetragen sind. Der Arzt möchte entscheiden, ob er ein Medikament verschreiben soll. Verschreibt er es nicht, so hat der Patient einen Nutzen von 10. Wird das Medikament verschrieben, so hat der Patient zusätzlichen Arbeitsaufwand, er muss das Medikament bei der Apotheke besorgen. Nimmt der Patient anschließend das Medikament z. B. nicht ein, da ihn die Nebenwirkungen der Packungsbeilage abgeschreckt haben, so hat er einen geringeren Nutzen, als wenn ihm das Medikament nicht verschrieben worden wäre. Dieser Fall trifft aber nur sehr selten ein, in diesem Beispiel in 1% der Fälle. Nimmt der Patient das Medikament ein, so ist dies mit einem hohen Nutzen verbunden, wenn es wirkt. Wirkt es nicht, so sinkt der Nutzen des Patienten weiter, da z. B. Sodbrennen auftreten kann.

Mithilfe des oben beschriebenen Roll-Back-Verfahrens wird dieser Entscheidungsbaum gelöst: Zunächst wird für den Knoten «Patient nimmt... [das Medikament] ein» der erwartete Nutzen ermittelt:

$$100 * 0,8 + 8 * 0,2 = 81,6.$$

Anschließend wird der erwartete Nutzen für den Fall ermittelt, dass der Arzt das Medikament verschreibt:

$$0,01 * 9 + 0,99 * 81,6 = 80,874.$$

Danach kann der Arzt entscheiden, welche der Handlungsalternativen für den Patienten mit einem höheren Nutzen verbunden ist. Da 80,874 größer als 10 ist, verschreibt der Arzt dem Patienten das Medikament. Im Baum in **Abbildung 20-3** sind neben diesen erwarteten Nutzen auch Wahrscheinlichkeiten eingetragen, mit denen der jeweilige finale Knoten realisiert wird, falls der Arzt sich dazu entscheidet, das Medikament

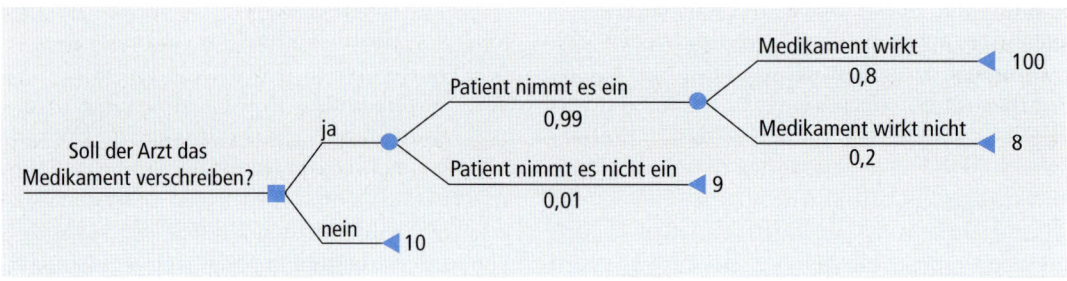

Quelle: Eigene Darstellung, Tree Age

Abbildung 20-2: Ein Entscheidungsbaum vor Anwendung des Roll-Back-Verfahrens. Bei den Auszahlungen handelt es sich um Nutzeneinheiten.

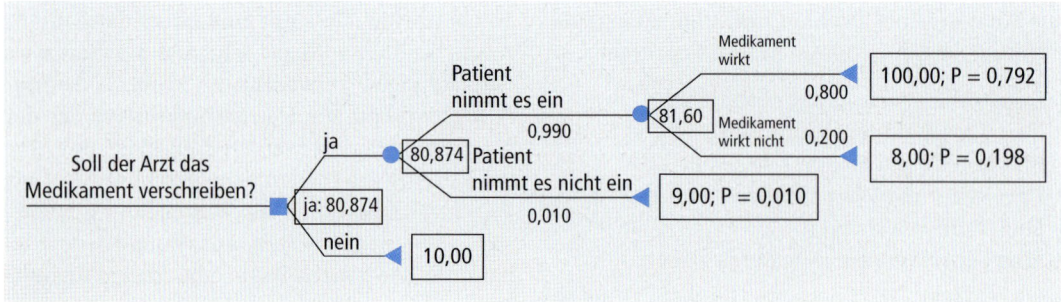

Quelle: Eigene Darstellung, Tree Age

Abbildung 20-3: Entscheidungsbaum nach Anwendung des Roll-Back-Verfahrens.

zu verschreiben. Die Wahrscheinlichkeit, dass der Patient das Medikament einnimmt und es anschließend auch wirkt, wird z.B. folgendermaßen berechnet:

$$0,99 * 0,8 = 0,792.$$

In gesundheitsökonomischen Analysen mit mehreren Auszahlungen – jedem finalen Knoten sind oft sowohl Kosten als auch Nutzen zugeordnet – ist die Analyse komplizierter. Es bietet sich an, den Baum so zu konstruieren, dass alle möglichen Handlungskombinationen zu jeweils einer Handlung zusammengefasst werden, und dass diese am Anfang des Baumes stehen. So können gemäß dem Roll-Back-Verfahren für jede mögliche Handlungsalternative die erwarteten Auszahlungen (z.B. Kosten oder Nutzen) bestimmt werden. Eine der Handlungsalternativen wird als Referenzszenario gewählt. Anschließend kann z.B. das inkrementelle Kosteneffektivitätsverhältnis bestimmt werden. In der Praxis stehen Computerprogramme zu Verfügung, mit denen Entscheidungsbäume aufgestellt und analysiert werden können. Am weitesten verbreitet ist die Tree Age Software (www.treeage.org).

Beispiel eines Entscheidungsbaumes

Das folgende Beispiel wurde von Petitti (2000) in gekürzter und leicht abgewandelter Form übernommen.

In einer Innenstadt sind neue Fälle von Masern aufgetreten. Alle Betroffenen sind Kinder zwischen 8 und 15 Jahren. Sie erkrankten, obwohl sie gemäß der damaligen Empfehlung einmal gegen Masern geimpft worden waren. Mittlerweile ist bekannt, dass eine einmalige Impfung nicht zu einem lebenslangen Impfschutz führt. Es soll entschieden werden, ob alle einmal geimpften Kinder eine zweite Impfung erhalten sollen.

In die Aufstellung des Entscheidungsbaumes fließen folgende Überlegungen ein: Die Handlungsalternativen sind, die Kinder ein zweites Mal zu impfen oder sie nicht ein zweites Mal zu impfen. Sie können mit Masern in Kontakt kommen. Falls dies nicht geschieht, können Masern nicht bei ihnen ausbrechen. Nicht bei allen Kindern, die mit Masern in Kontakt kommen, bricht die Krankheit auch aus. Für Kinder, die tatsächlich an Masern erkranken, besteht die Gefahr, dass sie an Masern versterben. Es ergibt sich der Entscheidungsbaum in **Abbildung 20-4**. Auch leicht abweichende Entscheidungsbäume zum selben Problem sind möglich.

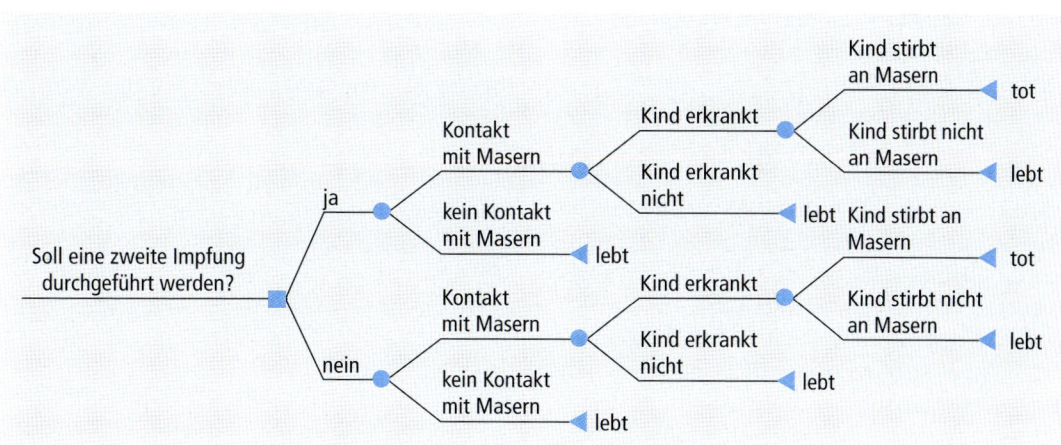

Quelle: Eigene Darstellung in Anlehnung an Petitti (vgl. Text), Tree Age

Abbildung 20-4: Entscheidungsbaum zur Beantwortung der Fragestellung, ob Kinder ein zweites Mal gegen Masern geimpft werden sollen.

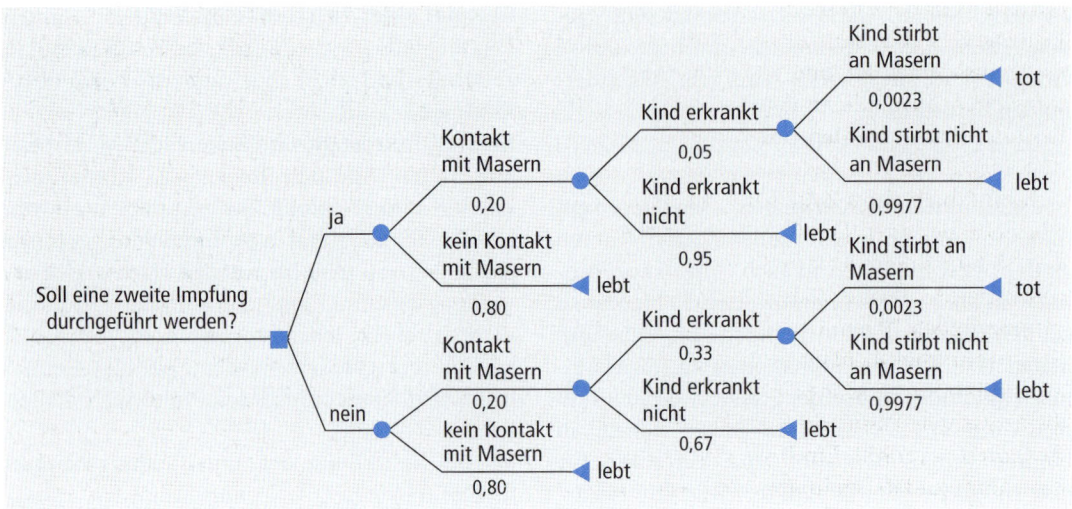

Quelle: Eigene Darstellung in Anlehnung an Petitti (vgl. Text), Tree Age

Abbildung 20-5: Entscheidungsbaum mit berechneten Wahrscheinlichkeiten.

Experten schätzen, dass 20 von 100 Kindern zwischen 8 und 15 Jahren jedes Jahr mit Masern in Kontakt kommen werden. Eine Literaturrecherche ergibt, dass Kinder, die nur einmal geimpft worden waren, mit einer Wahrscheinlichkeit von 0,33 an Masern erkranken, wenn sie mit einem infizierten anderen Kind in Kontakt kommen. Liegt bereits eine Wiederimpfung vor, so verringert sich das Risiko auf 0,05 (Mast et al., 1990).[177] Von 10 000 an Masern erkrankten Kindern sterben 23 an der Krankheit (*Centers for Disease Control*, 1990).[178]

Diese Angaben können verwendet werden, um die Wahrscheinlichkeiten des Baumes zu bestimmen (s. **Abb. 20-5**). Um den Baum zu analysieren, müssen den Endknoten noch Auszahlungen zugewiesen werden. Der Nutzen kann z. B. in qualitätsadjustierten Lebensjahren angegeben werden, die die Kinder noch vor sich haben. Auf eine gesundheitsökonomische Analyse des Baumes wird an dieser Stelle verzichtet, da die Komplexität dieses Problems stark ansteigen würde. Um eine Analyse durchzuführen, muss der gesundheitsökonomische Evaluationstyp festgelegt werden. Es muss beispielsweise eine Sichtweise gewählt und der Umgang mit zukünftigen Kosten und Nutzen festgelegt werden.

20.4 Markovmodelle

Einige Aspekte können mit herkömmlichen Entscheidungsbäumen nicht berücksichtigt werden, da die Entscheidungsbäume eine unüberschaubare Größe annehmen würden. Dann ist es oft sinnvoll, die Analyse mithilfe eines Markovmodells durchzuführen. Mit Markovmodellen können Wahrscheinlichkeiten, Präferenzen und Kosten berücksichtigt werden, die sich systematisch verändern. Außerdem können zeitlich verzögerte Konsequenzen sowie häufige Wechsel zwischen Gesundheitszuständen modelliert werden.

In Markovmodellen wird die Zeit in gleichgroße Abschnitte, so genannte Zyklen unterteilt. Den Zyklen werden Zeitpunkte ($t_1, t_2, t_3, \dots$) zugeordnet. In der Regel liegen diese Zeitpunkte in der Intervallmitte. Außerdem wird eine endliche

177 Mast, EE; Berg, JL; Hanrahan, LP; Wassel, JT; Davis, JP (1990): Risk factors for measles in a previously vaccinated population and cost-effectiveness of revaccination strategies. JAMA. 264: 2529–2533.

178 Centers for Disease Control: Measles-United States, 1989 and first 20 weeks 1990. MMWR 1990. 39: 353–355, 361–363.

Anzahl von (Gesundheits-) Zuständen festgelegt. Die Zustände sind disjunkt, d. h. sich gegenseitig ausschließend, und erschöpfend, d. h. alle möglichen Zustände, in denen sich eine Person befinden kann, werden durch das Markovmodell abgedeckt. Das bedeutet, dass jede Person sich innerhalb eines Zyklus in genau einem der Zustände befindet. Die Gesamtwahrscheinlichkeit, sich in einem der Zustände zu befinden, ist somit gleich 1. Von Zyklus zu Zyklus sind Übergänge möglich. Jedem Übergang wird eine Übergangswahrscheinlichkeit zugeordnet. Des Weiteren gibt eine Ausgangsverteilung an, wie sich die betrachtete Population auf die Zustände zum Zeitpunkt t_0 verteilt. Ein Beispiel eines Markovmodells befindet sich in **Abbildung 20-6**.

Dabei handelt es sich um ein klassisches Markovmodell mit drei Zuständen: «gesund», «krank» und «tot». Bei dem Zustand «tot» handelt es sich um einen absorbierenden Zustand, da von ihm aus keine anderen Übergänge möglich sind, als zu sich selbst. Die Pfeile von «gesund» auf «gesund» und von «krank» auf «krank» deuten an, dass Personen in aufeinanderfolgenden Zyklen im jeweiligen Zustand verbleiben können. Die Pfeile zwischen «gesund» und «krank» bedeuten, dass von Zyklus zu Zyklus eine Person erkranken bzw. gesund werden kann. Die Darstellung des Markovmodells in Abbildung 20-6 wird als Erreichbarkeitsgraph bezeichnet. Eine andere Darstellung von Markovmodellen sind Markovknoten. **Abbildung 20-7** zeigt einen Markovknoten desselben Modells. Markovknoten können anstelle eines finalen Knotens in Entscheidungsbäume integriert werden.

Auf der ersten Ebene nach dem Markovknoten befinden sich alle Zustände des Markovmodells. Kommt in der ersten Ebene bereits ein finaler Knoten vor, so bedeutet dies, dass es sich um einen absorbierenden Zustand handelt. In der zweiten Ebene werden im vorliegenden Beispiel nur direkte Übergänge zu anderen Zuständen angedeutet. Es ist jedoch auch möglich z. B. Zufallsknoten in das Modell zu integrieren.

Auszahlungen werden bei Markovmodellen nicht finalen Knoten, sondern Zuständen zugeordnet. Pro Zyklus, in dem sich eine Person in einem Zustand befindet, wird die Auszahlung

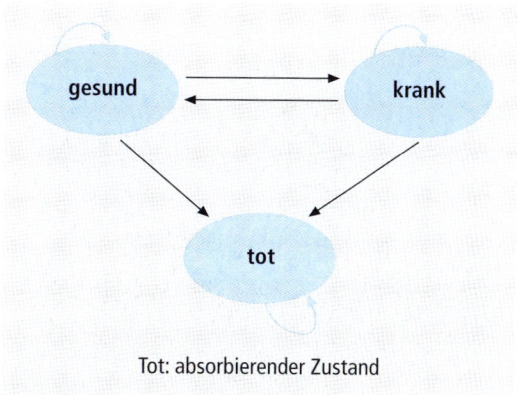

Tot: absorbierender Zustand

Quelle: Eigene Darstellung

Abbildung 20-6: Erreichbarkeitsgraph eines Markovmodells.

ausgeschüttet. Auch einzelnen Übergängen können Auszahlungen zugeordnet werden. Soll z. B. berücksichtigt werden, dass im Jahr vor dem Tod in der Regel höhere Gesundheitsausgaben entstehen, so können allen Übergängen zum Zustand «tot» Auszahlungen, in diesem Fall Kosten, zugewiesen werden.

Manchmal ist es notwendig, eine Halbzykluskorrektur durchzuführen. Markovmodelle sind Momentaufnahmen, in der Realität finden kontinuierlich Übergänge statt. Wird keine Halbzykluskorrektur durchgeführt, so wird implizit angenommen, dass die Übergänge am Ende eines jeweiligen Zyklus stattfinden. Ist diese Annahme nicht gerechtfertigt, so verursacht diese Vorgehensweise Berechnungsungenauigkeiten, die eventuell von Bedeutung sind. In der Regel ist es realistischer, von Übergängen in der Intervallmitte auszugehen. Diese Annahme wird durch eine Halbzykluskorrektur implementiert. Wird keine Halbzykluskorrektur durchgeführt, so finden für die Zustände, in denen sich die Personen zur Initialisierung des Modells befinden, keine Ausschüttungen statt. Für die übrigen Zyklen werden pro Zyklus die vollen Auszahlungen ausgeschüttet. **Abbildung 20-8** zeigt, in welchem Zyklus tatsächlich wie viel Zeit verbracht wird. Bei der Halbzykluskorrektur werden für den Ausgangszeitpunkt, sowie für den letzten Zyklus, die halben Auszahlungen ausge-

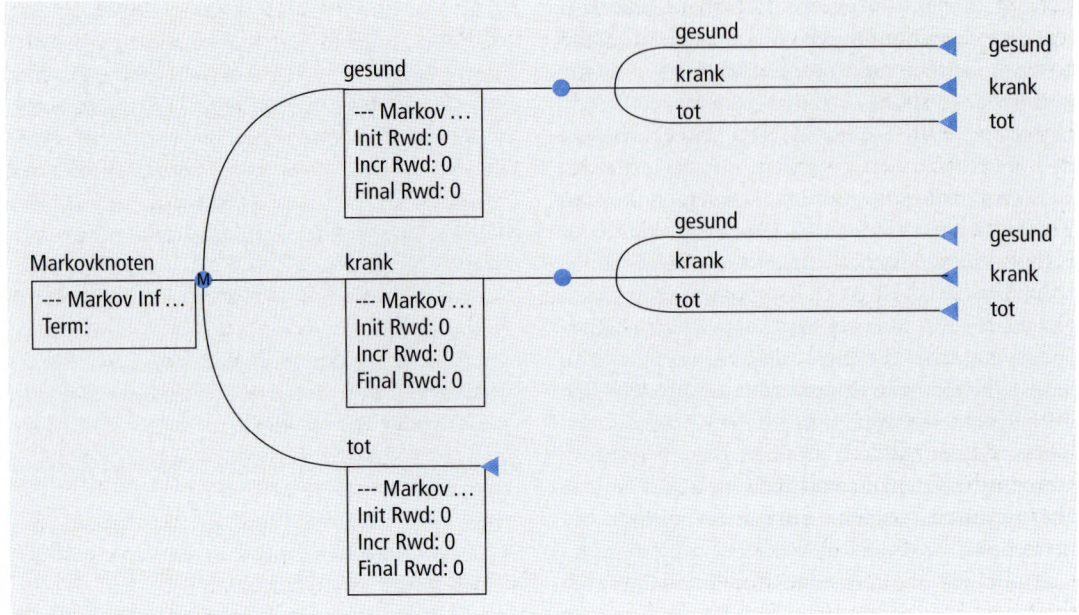

Init Rwd: Auszahlungen für den nullten Zyklus
Incr Rwd: Auszahlungen für den ersten bis zum vorletzten Zyklus
Final Rwd: Auszahlungen für den letzen Zyklus
Term: Es wird an dieser Stelle eine Bedingung festgelegt, die definiert wie viele Zyklen evaluiert werden sollen.
(Term = Terminierung = Abbruchkriterium)
Quelle: Eigene Darstellung, Tree Age

Abbildung 20-7: Darstellung eines Markovmodells durch einen Markovknoten.

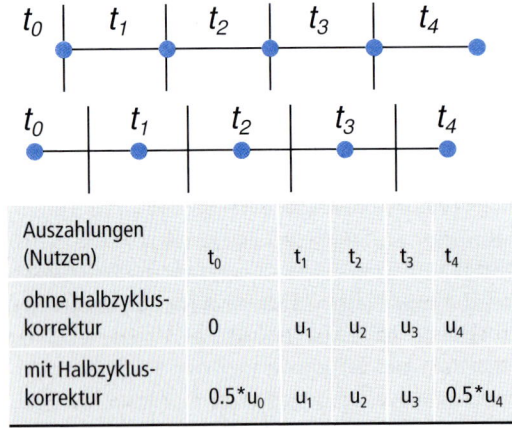

Auszahlungen (Nutzen)	t_0	t_1	t_2	t_3	t_4
ohne Halbzyklus-korrektur	0	u_1	u_2	u_3	u_4
mit Halbzyklus-korrektur	$0.5 \cdot u_0$	u_1	u_2	u_3	$0.5 \cdot u_4$

$t_0, \ldots, t_4$ = Zeitpunkte
$u_1, \ldots, u_4$ = Nutzen / Auszahlungen zu den
Zeitpunkten $t_0, \ldots, t_4$
Quelle: Eigene Darstellung

Abbildung 20-8: Darstellung der Halbzykluskorrektur.

schüttet. Je nach Entscheidungsproblem ist es nötig, entsprechende Anpassungen vorzunehmen. Ein Beispiel dafür wäre, dass 75 % der Übergänge in der ersten Hälfte eines Zyklus stattfinden.

Die Übergangswahrscheinlichkeiten und Auszahlungen des Markovmodells können im Laufe der Zeit variieren. Es ist z. B. sinnvoll, die Übergangswahrscheinlichkeiten vom Alter abhängen zu lassen.

20.5 Sensitivitätsanalyse

Die Ergebnisse gesundheitsökonomischer Analysen unterliegen Unsicherheiten. Die Sensitivitätsanalyse ist ein geeignetes Instrument, um diese Unsicherheiten einschätzen zu können. Mit Sensitivitätsanalysen wird die Robustheit der Ergebnisse überprüft und kritische Annahmen werden identifiziert. Variablen, die einen großen Einfluss auf das Endergebnis haben, können aufgespürt werden.

Der erste Schritt einer Sensitivitätsanalyse ist es, die Variablen auszuwählen, die im Zuge der Sensitivitätsanalyse variiert werden sollen. In der Regel werden alle Variablen ausgewählt, die Schwankungen unterliegen bzw. deren Werte unter Unsicherheit geschätzt wurden.

Neben der Variablenauswahl muss für jede gewählte Variable ein Intervall bestimmt werden, in dem Werte variiert werden. Nach Möglichkeit sollten diese Bereiche auf Evidence oder logischen Begrenzungen basieren. Beispielsweise können die Grenzen von Konfidenzintervallen übernommen werden. Eine logische Begrenzung stellt das Intervall von 0 bis 1 für Wahrscheinlichkeiten dar. Manchmal liegen keine auf Evidence basierenden Grenzen vor. Dann müssen Annahmen getroffen werden. Es müssen auch Basiswerte der einbezogenen Variablen vorliegen. In einem Basisszenario wird davon ausgegangen, dass es sich bei diesen Werten um die wahren Parameter handelt.

Einfache Sensitivitätsanalyse

Bei dieser häufigsten Form der Sensitivitätsanalyse werden eine oder mehrere Variablen (Einflussparameter) über einen plausiblen Wertebereich verändert. Es wird analysiert, welche Auswirkungen diese Veränderungen auf den Zielparameter haben. Oft handelt es sich bei dem Zielparameter um das Kosten-Nutzen-Verhältnis. Aber auch Kosten oder Nutzen selbst können als Zielparameter gewählt werden.

Es muss eine Regel für die Interpretation des Zielparameters festgelegt werden. Zum Beispiel kann eine Kosteneffektivitätsgrenze vorgegeben werden. Liegt das berechnete Kosteneffektivitätsverhältnis unterhalb der Grenze, so lohnt es sich, die Interventionsmaßnahme durchzuführen, andernfalls sollte sie nicht durchgeführt werden. Bei Kosten-Nutzen-Analysen im eigentlichen Sinne («cost benefit analysis») soll die Alternative mit dem höchsten Nutzen bevorzugt werden, der in Geldwerten berechnet wird.

Hängt die Entscheidung von der Wahl des Input-Parameters im zuvor festgelegten Bereich ab, so wird der Einflussparameter als «sensitiv» bezeichnet. Andernfalls heißt er «insensitiv». Wenn die Analyse bezüglich der Wahl eines Parameters sensitiv ist, muss der Parameter mit äußerster Sorgfalt gewählt werden.

Man spricht von univariaten Verfahren, wenn jeweils nur eine Variable verändert wird, von multivariaten Verfahren, wenn gleichzeitig mehrere Variablen verändert werden. Die grafische Darstellung und Interpretation von Ergebnissen von multivariaten Sensitivitätsanalysen wird umso schwieriger, je mehr Variablen berücksichtigt werden. Außerdem kommt es vor, dass die Anzahl der gleichzeitig veränderten Variablen aus numerischen Gründen beschränkt wird, da der Rechenaufwand bei einer Hinzunahme weiterer Variablen exponentiell ansteigt.

Schwellenwert-Analyse («threshold analysis»)

Bei der Schwellenwert-Analyse werden die Punkte bestimmt, bei denen sich die Entscheidung zur Wahl oder Abwahl einer Strategie als indifferent erweist. An diesen Punkten kehrt sich das Ergebnis in einer Analyse in der Regel um: Wird der Wert des einfließenden Parameters marginal erhöht, so ist eine andere Strategie zu bevorzugen als bei einer leichten Verringerung des einfließenden Parameters. Der Entscheidungsträger kann abschätzen, ob der Schwellenwert unter Praxisbedingungen erreicht werden kann.

Extreme Szenario-Analyse

Die extreme Szenario-Analyse «analysis of extremes» ist eine spezielle Form der multivariaten Sensitivitätsanalyse. Das bedeutet, dass alle Parameter gleichzeitig variiert werden können. Indem alle Einflussgrößen in den vorgegebenen Bereichen variiert werden, lassen sich Extremwerte der Zielvariablen bestimmen. Die ermittelten Extremwerte geben an, welche Werte die Zielvariable im «besten Fall» («best case») und im «schlechtesten Fall» («worst case») annehmen kann.

Tornado-Diagramme

Ein Tornado-Diagramm ist eine Ansammlung von Mini-Sensitivitätsanalysen. Für jede zu analysierende Variable wird eine univariate Sensitivitätsanalyse durchgeführt, bei der die Extremwerte des Zielparameters bestimmt werden. Aus den Extremwerten wird für jede Variable ein horizontaler Balken erstellt. Auf der x-Achse werden die erwarteten Auszahlungen (z. B. erzielter Nutzen oder Kosten) abgetragen. Ein breiter Balken ist ein Indikator dafür, dass die Variable einen großen potenziellen Effekt auf den Erwartungswert der Zielvariablen hat. Der Graph heißt Tornado-Diagramm, weil die Balken der Breite nach von oben nach unten angeordnet werden. Die grafische Darstellung ähnelt der Form eines Tornados. Handelt es sich bei einer der zu analysierenden Variablen um eine sensitive Variable, so wird die Auszahlung der Zielvariablen beim Schwellenwert durch einen Strich gekennzeichnet.

Probabilistische Sensitivitätsanalyse (Monte-Carlo-Simulation)

Mit den bisher erwähnten Formen der Sensitivitätsanalyse ist es möglich, Bereiche zu bestimmen, in denen das Ergebnis mit hoher Wahrscheinlichkeit liegen wird, vorausgesetzt, dass die vorgegebenen Grenzen der Einflussvariablen angemessen gewählt wurden. Diese Grenzen sind jedoch häufig nicht aussagekräftig genug. Die Häufigkeitsverteilung des Zielparameters ist wesentlich aussagekräftiger. Mit dieser kann abgeschätzt werden, wie wahrscheinlich es ist, dass es sich bei einer gewählten Strategie tatsächlich um die bessere handelt.

Die probabilistische Sensitivitätsanalyse versucht, diese Problematik zu lösen. Dabei werden den einzelnen einfließenden Parametern Wahrscheinlichkeitsverteilungen zugeordnet. Zum Beispiel kann die Gleichverteilung oder eine Dreiecksverteilung über dem vorgegebenen Intervall angenommen werden. Auch eine Normalverteilungsannahme ist denkbar, da aus Konfidenzintervallen Rückschlüsse auf die Varianz und den Erwartungswert gezogen werden können.

Anschließend werden aus diesen Verteilungen Zufallsstichproben gezogen, um eine empirische Verteilung der Kosten-Effektivitäts-Relation zu generieren. Dieser Ansatz ist als Monte-Carlo-Simulation bekannt und wird schon seit längerem im Bereich der Entscheidungsanalyse eingesetzt.

Beispiele

Ein Urologe möchte prüfen, ob er ein neues Screeningverfahren, einen Test auf Prostatakrebs, routinemäßig bei seinen Patienten durchführen soll. Der Einfachheit halber wird eine Kostenminimierungs-Analyse aus Sicht der Krankenkasse durchgeführt, da die Festlegung der Nutzen sehr komplex wäre. In der Praxis ist eine Kosten-Nutzwert-Analyse vorzuziehen.

In den Entscheidungsbaum fließen die Prävalenz von Prostatakrebs sowie die Sensitivität und die Spezifität des Screeningverfahrens mit ein. Wenn das Testergebnis positiv ausfällt, soll eine Operation erfolgen. Mit einer gewissen Wahrscheinlichkeit kommt es bei dem Eingriff zu Komplikationen. Wird kein Test durchgeführt, so erfolgt auch kein operativer Eingriff. Kosten können entstehen für die Durchführung des Tests/Screenings, für die Operation, für Spätfolgen einer unbehandelten Prostatakrebserkrankung und für Komplikationen bei der Operation. Der verwendete Entscheidungsbaum wird in **Abbildung 20-9** dargestellt. Die Parameter, die in der Sensitivitätsanalyse variiert werden, inklusive ihres Basiswertes und der Bereiche, in denen sie variiert werden, befinden sich in **Tabelle 20-6**. In den Abbildungen befinden sich den Parametern entsprechende Variablenbezeichnungen, die aus Abkürzungen bestehen und nur Kleinbuchstaben enthalten.

Basiswertanalyse des Baumes: Eine Basiswertanalyse des Baumes ergibt, dass der Test routinemäßig durchgeführt werden soll (s. **Abb. 20-10**). Demnach kommt es zu Kosten in Höhe von 2001 €, wenn der Test durchgeführt wird. Wird er nicht durchgeführt, so kommt es zu Kosten in Höhe von 10 000 €. Die Parameter wurden nur sehr grob gewählt. Daher sollten auf jeden Fall Sensitivitätsanalysen berücksichtigt werden.

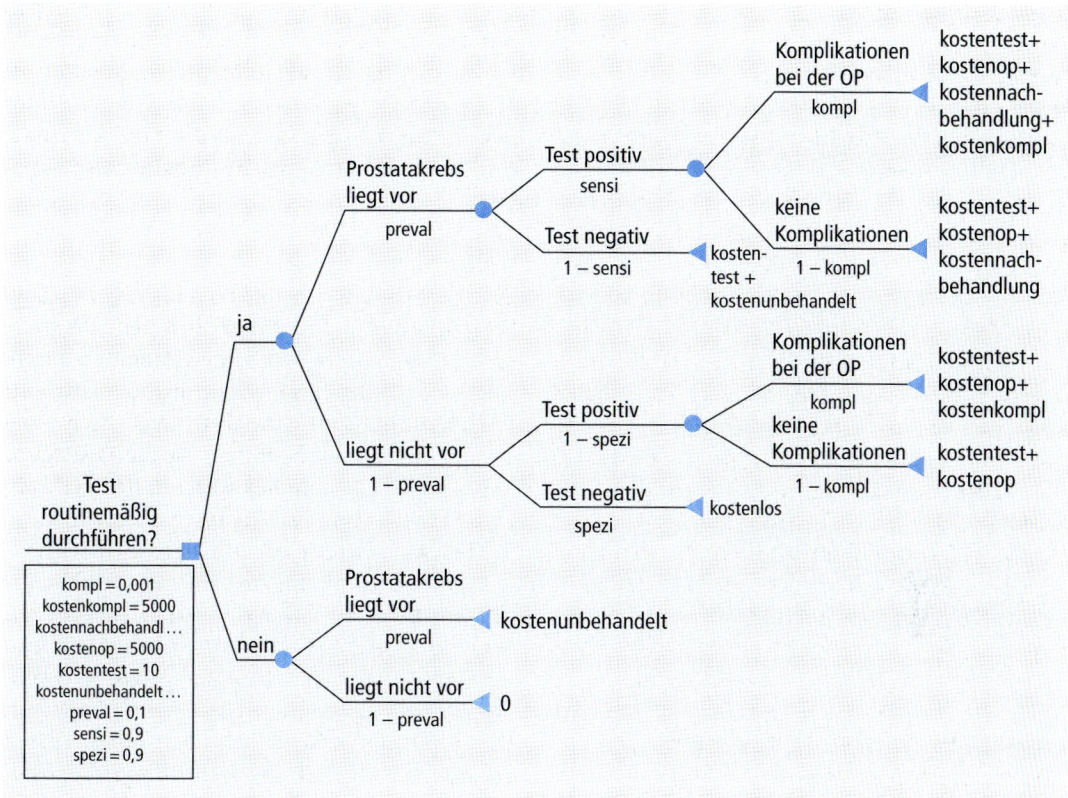

Quelle: Eigene Darstellung, Tree Age

Abbildung 20-9: Entscheidungsbaum zur Beantwortung der Frage, ob ein diagnostischer Test zur Erkennung eines Prostatakarzinoms durchgeführt werden soll.

Tabelle 20-6: Bereiche, in denen die Parameter im Rahmen einer Sensitivitätsanalyse variiert werden sollen.

Parameter	Basiswert	von	bis
Prävalenz	0,1	0	0,1
Sensitivität	0,9	0,5	1
Spezifität	0,9	0,5	1
Wahrscheinlichkeit einer Komplikation	0,001	0	0,002
Screeningkosten	10	5	200
OP-Kosten	5000	2000	7000
Behandlungskosten nach der OP bei Erkrankten	1000	100	2000
Kosten bei Komplikationen	5000	2000	10 000
Spätfolgekosten bei unbehandeltem Prostatakarzinom	100 000	10 000	500 000

Quelle: Eigene Darstellung

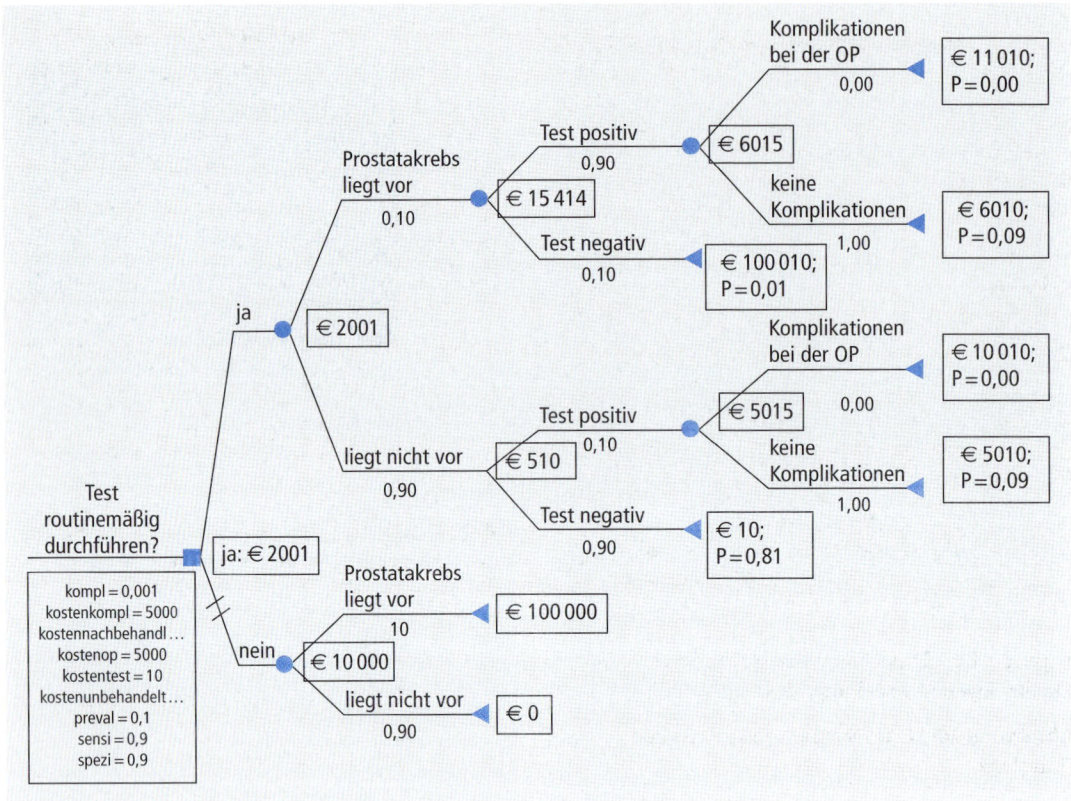

Quelle: Eigene Darstellung, Tree Age

Abbildung 20-10: Ausgewerteter Entscheidungsbaum zur Beantwortung der Frage, ob ein diagnostischer Test zur Erkennung eines Prostatakarzinoms durchgeführt werden soll.

Beispiel univariate Sensitivitätsanalyse: In einer univariaten Sensitivitätsanalyse wird die Prävalenz des Prostatakrebses variiert. Wie in **Abbildung 20-11** zu erkennen ist, handelt es sich bei der Prävalenz um einen sensitiven Parameter. Die vorzuziehende Handlung hängt von der Höhe der Prävalenz ab. Auch das Ergebnis einer Schwellenwertanalyse ist in dieser Grafik zu erkennen. Der Schwellenwert liegt bei 0,01. Wird die Prävalenz zu klein, so lohnt sich ein routinemäßiger Testeinsatz nicht mehr. Das heißt bei einer Prävalenz von weniger als 1% entstehen bei Konstanthaltung der übrigen Parameter im Mittel mehr Kosten, wenn das Screening durchgeführt wird. Bei Prävalenzen größer als 1% können Kosten durch das Screening gespart werden. Das **Beispiel einer bivariaten Sensitivi-**tätsanalyse zum selben Entscheidungsbaum befindet sich in **Abbildung 20-12**.

Analyse der Extremwerte: Bei den vorgegebenen Intervallen für die einfließenden Parameter können Kosten zwischen 0 € und 100010 € entstehen.

Im Tornado-Diagramm in **Abbildung 20-13** kann erkannt werden, wie stark der Einfluss eines jeweiligen Parameters auf die zu erwartenden Kosten sind. Bei zwei Variablen, z.B. der Prävalenz und den Kosten, die im Falle einer Verschleppung des Prostatakrebses entstehen, sind dunkelblaue Striche eingezeichnet. Diese deuten an, dass die beiden Variablen sensitiv sind. Die Trennstriche liegen an den Stellen, an denen Schwellenwerte vorliegen, d.h. die zu präferierende Handlung sich verändert.

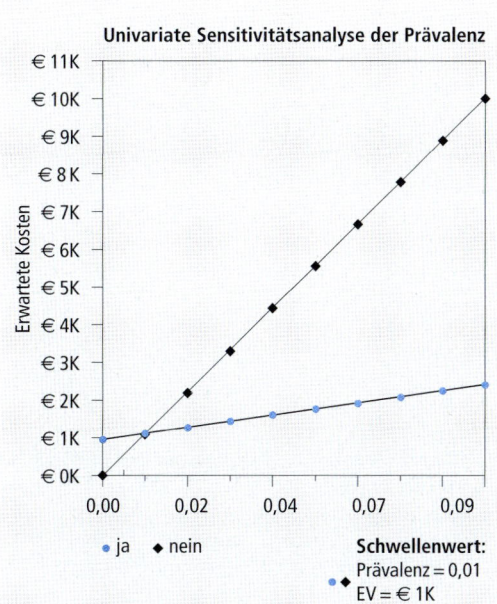

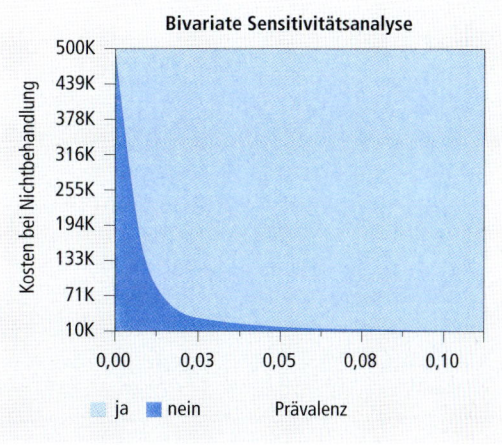

Quelle: Eigene Darstellung, Tree Age

Abbildung 20-12: Bivariate Sensitivitätsanalyse der Parameter «Prävalenz» und «Kosten bei Nichtbehandlung».

Legende: EV= Expectancy Value, Erwartete Kosten
Quelle: Eigene Darstellung, Tree Age

Abbildung 20-11: Univariate Sensitivitätsanalyse der Prävalenz.

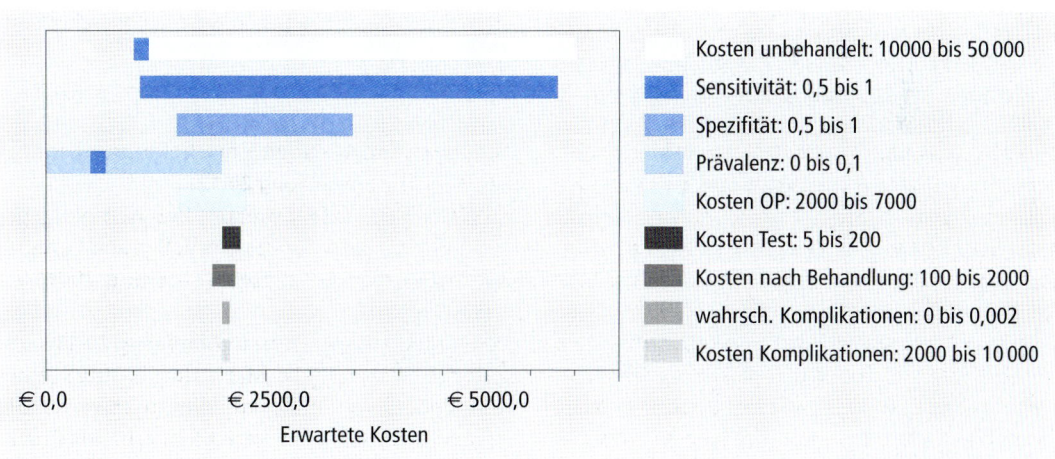

Quelle: Eigene Darstellung, Tree Age

Abbildung 20-13: Tornadodiagramm.

Übungs- und Kontrollfragen

1. Gehen Sie davon aus, dass in Tabelle 20-1 bei Medikation 1 statt 60 Personen 80 Personen geheilt werden und bei Medikation 2 statt 70 Personen 72 Personen geheilt werden, die Randsummen der Vierfeldertafel jedoch konstant bleiben. Berechnen Sie zu der veränderten Tabelle die beiden sinnvollen relativen Risiken, die entsprechenden Odds Ratios, die absolute Risikoreduktion, die relative Risikoreduktion die NNT, sowie die entsprechenden 95%-Konfidenzintervalle dieser Größen.

2. Erläutern Sie den Zusammenhang von positiv und negativ prädiktivem Wert mit Prävalenz, Sensitivität und Spezifität. Welche Eigenschaften sollte ein diagnostischer Test haben und wie verändern sich diese, wenn sich die Prävalenz in der Bevölkerung ändert?

3. Erläutern Sie das Roll-Back-Verfahren mit Hilfe eines selbst aufgestellten Entscheidungsbaumes.

4. Legen Sie für das Markovmodell in Abbildung 20-6 die folgenden Übergangswahrscheinlichkeiten fest: 0,09 von gesund zu krank, 0,9 von gesund zu gesund, 0,8 von krank zu krank und 0,1 von krank zu tot. Wählen Sie die Auszahlungen (Nutzen) 0 für tot, 1 für gesund und 0,8 für krank. Berechnen Sie die Auszahlungen für die Zyklen 0 bis 3, einmal mit Halbzykluskorrektur und einmal unter der Annahme, dass Übergänge am Ende des jeweiligen Zyklus stattfinden.

5. Was ist das Grundprinzip der Sensitivitätsanalyse?

Literatur

Centers for Disease Control: Measles – United States, 1989 and first 20 weeks 1990. MMWR. 39: 353–355, 361–363, 1990.

Eisenführ, F.; Weber, M. (1994): Rationales Entscheiden. Berlin, Springer Verlag.

Hartung, J.; Elplet, B.; Klösener, KH (2005): Statistik – Lehr und Handbuch der angewandten Statistik. 14. Auflage. München/Wien, Oldenbourg Verlag.

Mast, EE; Berg, JL; Hanrahan, LP; Wassel, JT; Davis, JP (1990): Risk factors for measles in a previously vaccinated population and cost-effectiveness of revaccination strategies. JAMA. 264: 2529–2533.

Petitti, DB (2000): Meta Analysis, Decision Analysis and Cost-Effectiveness Analysis. Methods for Quantitative Synthesis in Medicine. New York/Oxford, Oxford University Press.

Schumacher, M.; Schulgen, G. (2007): Methodik klinischer Studien. Berlin/Heidelberg, Springer.

Sonnenberg, FA; Beck, JR (1993): Markov Models in Medical Decision Making a Practical Guide. Med Decis Making. 13 (4): 322–38.

21. Die Bedeutung der Lebensqualität für gesundheitsökonomische Evaluationen

Helmut Brunner

In diesem Kapitel soll die Frage beantwortet werden, warum die gesundheitsökonomische Forschung auf die Messung der Lebensqualität als besonders wichtigen Bewertungsparameter zurückgreift. Obwohl der Gewinn an Lebensjahren das vorrangige Ziel medizinischer Maßnahmen ist, lässt sich oft mit den gewonnenen Lebensjahren allein nicht sinnvoll beschreiben, was Patienten von medizinischen Maßnahmen erwarten. Würde der Nutzen einer medizinischen Maßnahme ausschließlich über die gewonnene Lebenszeit definiert, wäre es in jedem Fall ein erstrebenswertes Ziel, das Leben eines bettlägerigen, pflegebedürftigen Menschen, der unter starken Schmerzen leidet, mit allen zur Verfügung stehenden medizinischen Mitteln auch für Tage oder wenige Wochen zu verlängern.

Zunächst soll daher versucht werden, den Begriff Lebensqualität zu beschreiben. Menschen, die über ihre Lebensqualität sprechen, verstehen darunter verschiedene Ausprägungen der Qualität des Lebens, z. B. Glück, Harmonie, Zufriedenheit, Wohlbefinden, berufliche und soziale Akzeptanz, Selbstverwirklichung und viele weitere Aspekte, die zu den positiven Seiten des Lebens zählen. Diese Einschätzung ist also subjektiv, Veränderungen unterworfen und abhängig von der kulturellen Umgebung und den Wertvorstellungen des Einzelnen. Um die Lebensqualität in die Evaluation einbeziehen zu können, ist daher eine Beschränkung auf Gesundheit und Krankheit notwendig.

Die Weltgesundheitsorganisation (WHO) hat Gesundheit wie folgt definiert: Gesundheit ist der «Zustand des völligen körperlichen, psychischen und sozialen Wohlbefindens und nicht nur das Freisein von Krankheit und Gebrechen». Danach sind alle Menschen mehr oder weniger krank. Mit dieser Definition wird jedoch allgemein akzeptiert, dass Gesundheit aus drei **Komponenten, Dimensionen**, besteht: einer physischen, einer seelischen und einer sozialen. Gesundheitsbezogene Lebensqualität kann also auf die Frage begrenzt werden, wie der Einzelne den physischen, psychischen und sozialen Aspekt seines Gesundheitszustands bewertet.

Als Beispiele für chronische und fortschreitende Erkrankungen mit erheblichen Einschränkungen der Lebensqualität können z. B. aus pädiatrischer Sicht angeborene Erkrankungen erwähnt werden. Sie führen außer zu schweren Beeinträchtigungen der Lebensqualität auch zur Verkürzung der Lebenserwartung, z. B. Mucoviszidose, Myositis ossificans progressiva und viele andere.

Die WHO-Definition von Gesundheit ist sehr allgemein und lässt keine quantitativen Aussagen zu. Um die Wirkungen medizinischer Maßnahmen auf die Lebensqualität beurteilen zu können, muss daher der Begriff **gesundheitsbezogene Lebensqualität** möglichst klar beschrieben werden. Außerdem müssen Methoden erarbeitet werden, die es erlauben, den Einfluss von Krankheit auf die Lebensqualität quantitativ zu erfassen.

21.1 Verfahren zur Erfassung gesundheitsbezogener Lebensqualität

Die Methoden zur Erfassung gesundheitsbezogener Lebensqualität sind auf verschiedene Ziele ausgerichtet und daher unterschiedlich strukturiert. Im Folgenden werden zunächst die Verfahrensformen aufgelistet und dann ihre Verwendungsmöglichkeiten erörtert (s. **Tab. 21-1**).

21.1.1 Verfahrensformen

Man unterscheidet psychometrische und nutzentheoretische Verfahren zur Erfassung gesundheitsbezogener Lebensqualität.

Bei den **psychometrischen Verfahren** handelt es sich um Fragebögen, die für verschiedene Krankheitszustände wie Fieber, Schmerzen, Übelkeit, Einschränkungen der Bewegungsfähigkeit oder Bewusstseinstrübung entwickelt worden sind. Bei den **nutzentheoretischen Verfahren** bittet man Menschen, ihren Gesundheitszustand auf einer Skala zu bewerten, die zwei definierte Endpunkte hat.

Die zweite bei der Messung von Lebensqualität wichtige Unterteilung ist die zwischen Profil- und Indexinstrumenten. Diese Unterscheidung betrifft die psychometrischen Messverfahren. Bei einem **Profilinstrument** werden Gesundheitszustände durch Abstufungen, Zahlenwerte, Noten, Scores, auf verschiedenen Krankheitsdimensionen beschrieben. Diese Abstufungen bilden das jeweilige **Krankheitsprofil**. Ein solches Profil könnte etwa aus den Zahlenwerten für die empfundenen Schmerzen, die ausgestandenen Ängste, die Einschränkungen der Mobilität oder für die Fähigkeit zur Körperpflege bestehen.

Bei einem **Indexinstrument** werden die Gesundheitszustände ebenfalls durch Abstufungen der ermittelten Zahlenwerte für die einzelnen Dimensionen beschrieben, z.B. Einschränkung der Mobilität auf 0,8 statt optimal 1,0. Zusätzlich wird auf der Grundlage dieser Abstufungen ein einziger Wert, ein sog. **Index (Score, Nutzwert)**, berechnet. Jedes Indexinstrument liefert also einen Index und ein Profil, aber nicht jedes Profilinstrument liefert einen Index.

In der Medizin muss man häufig Abstufungen und Scores einsetzen, um den Schweregrad von Erkrankungen zu beschreiben, z.B. für die Herzinsuffizienz die Einteilung nach einem Schema der *New York Heart Association* in NYHA-Scores I bis IV oder bei intraabdominellen Infektionen (Peritonitis) die *Acute Physiology and Chronic Health Evaluation*, APACHE-Score, bei zusätzlichen Einschränkungen des Bewusstseins zusammen mit dem COMA-Scale, einem Klassifikationsschema zur Prognoseabschätzung bei Intensivpatienten.

Die dritte Unterscheidung betrifft die zwischen **generischen** und **krankheitsspezifischen Verfahren**. So gibt es krankheitsspezifische Instrumente für Krebs, Herz-Kreislauf-Erkrankungen, neurologische Beschwerden, Erkrankungen der Atemwege und rheumatische Beschwerden. Generische Messinstrumente sind für die krankheitsübergreifende Bewertung gedacht.

Ferner ist zwischen **Selbst- und Fremdeinschätzung** zu unterscheiden. Bei der Fremdeinschätzung liefert eine andere Person die Einschätzung der Lebensqualität des Patienten, nahe Angehörige, der behandelnde Arzt oder die betreuende Krankenschwester. Die meisten psychometrischen Verfahren sind als Instrumente der Selbsteinschätzung konzipiert.

Tabelle 21-1: Einteilung der Verfahren zur Messung gesundheitsbezogener Lebensqualität.

1) Psychometrische Verfahren:
- Profil-Instrumente
- Index-Instrumente
- generische Verfahren
- krankheitsspezifische Verfahren
- Selbsteinschätzung
- Fremdeinschätzung

2) Nutzentheoretische Verfahren:
- generische Verfahren
- krankheitsspezifische Verfahren
- Selbsteinschätzung
- Fremdeinschätzung

Quelle: Eigene Darstellung

21.1.2 Anwendung der Verfahren

Der unterschiedliche Einsatz nutzentheoretischer und psychometrischer Verfahren hängt davon ab, ob ein Krankheitsprofil oder ein einziger

Lebensqualitätswert (Nutzwert, Index) erstellt werden soll. Im ersten Fall würde der Patient gebeten, seinen aktuellen Gesundheitszustand durch Fragen zu verschiedenen Dimensionen selbst zu bewerten, im zweiten Fall würden zuerst Fragen zu verschiedenen Aspekten des aktuellen Gesundheitszustandes gestellt und dann aufgrund der Antworten der Gesamtindex für die aktuelle Lebensqualität berechnet. Aus den Einzelbewertungen der unterschiedlichen Dimensionen, z.B. Schmerzen, Angst, Mobilität und Fähigkeit zur Körperpflege, wird ein Gesamtwert (Index) der Lebensqualität bestimmt.

Mithilfe von **Krankheitsprofilen** kann ermittelt werden, auf welche Aspekte der Lebensqualität sich eine medizinische Maßnahme auswirkt, während bei gesundheitsökonomischen Fragestellungen in der klinischen Forschung anhand eines Index die Wirkungen medizinischer Maßnahmen gegeneinander abgewogen werden müssen. Wenn es um verschiedene Behandlungsmethoden für die gleiche Krankheit geht, sind krankheitsspezifische Verfahren angezeigt. Beim Vergleich von Behandlungsmethoden für unterschiedliche Krankheiten, wie sie bei Entscheidungen über Mittelzuweisungen häufig vorkommen, werden generische Verfahren benötigt.

Gewöhnlich ist die **Selbsteinschätzung** der Lebensqualität zu bevorzugen. Natürlich gibt es Krankheitszustände, bei denen nur die **Fremdeinschätzung** möglich ist. Wenn der Patient nicht willens oder nicht in der Lage ist, über sich Auskunft zu geben, bleibt nur die Fremdeinschätzung übrig. Wenn aber ausdrücklich das subjektive Befinden des Patienten interessiert, ist natürlich die Selbsteinschätzung unerlässlich. Wenn bestimmte äußere Bedingungen der Lebensqualität, etwa Einschränkungen der Beweglichkeit, unabhängig von subjektiven Wahrnehmungsverzerrungen, erfasst werden sollen, ist wiederum die Fremdbeobachtung günstiger. Oft ist es besser, für die Fremdeinschätzung geschulte Beobachter einzusetzen und nicht nahe stehende Personen, da auch sie nicht objektiv sein können. Die Einschätzung von Nutzwerten durch die Allgemeinbevölkerung kann in Zukunft eine wichtige Rolle spielen (s. Oregon Experiment, Hadorn, 1991).

21.1.3 Skalenniveaus

Eine grundsätzlich wichtige Frage ist die nach dem Skalenniveau der Daten, die mithilfe der einzelnen Verfahren über die Lebensqualität des Patienten erarbeitet worden sind (s. **Tab. 21-2**).

Wenn die Messwerte lediglich Gleichheit oder Unterschiedlichkeit widerspiegeln, wird von **Nominalskalenniveau** gesprochen. Werden zusätzlich durch die Zahlen **Rangfolgen** wiedergegeben, handelt es sich um **Ordinalskalenniveau**. Sind darüber hinaus empirische Relationen abgebildet, die gleiche Abstände aufweisen, liegt **Intervallskalenniveau** vor. Werden Quotienten abgebildet, liegt **Rationalskalenniveau** vor. Intervall- und Rationalskalen werden oft zusammenfassend als **Kardinalskalen** (metrische Skalen) bezeichnet.

Die empirischen Relationen, die zur Bewertung von Indexinstrumenten bei der Lebensqualitäts-Messung herangezogen werden, sind oft Bevorzugungsrelationen (Präferenzen) zwischen Beschreibungen von Krankheitszuständen: z.B. «die Person A fühlt sich bezüglich ihrer Gesundheit wohler als die Person B» (Ordinalskalenniveau).

Für die **gesundheitsökonomische Analyse** ist die Frage nach dem **Skalenniveau**, auf dem die gesundheitsbezogene Lebensqualität erfasst werden kann, von entscheidender Bedeutung. Wenn darüber entschieden werden soll, ob die Lebensqualität, die durch eine bestimmte medizinische Maßnahme gewonnen wurde, die zusätzlichen

Tabelle 21-2: Skalenniveaus.

- Nominalskala. Beispiele: Geschlecht, Religion, Augenfarbe (für die Lebensqualität nur selten relevant)
- Ordinalskala. Beispiele: Rangordnung von Gesundheitszuständen, die die Lebensqualität beeinflussen (stärkere oder weniger große Angst, Depression, Unzufriedenheit etc.)
- Kardinalskalen (metrische Skalen):
  - Intervallskala. Beispiele: Schmerzskala, Visusbestimmung, Intelligenztests, Schulnoten
  - Verhältnisskala. Beispiel: Messwerte in physikalischen Einheiten
  - Absolutskala.

Quelle: Eigene Darstellung

Kosten rechtfertigt, ist es unerlässlich, dass die Lebensqualität mindestens auf dem Niveau einer Intervallskala gemessen wird. Als Grundlage für derartige Entscheidungen wird gewöhnlich die Differenz zwischen zwei Lebensqualitätswerten mit der Differenz zwischen den beiden Werten für die Kosten ins Verhältnis gesetzt (s. Kap. 19.2 «Inkrementelle Analyse und Marginalanalyse»).

21.1.4 Güte der Methoden

Es gibt verschiedene Kriterien, von denen die Güte eines Verfahrens abhängt. Diese Kriterien werden im Folgenden kurz diskutiert (s. auch Kap. 20 «Weiterführende Methoden»). Die Kriterien für die Güte der Messverfahren sind:

- Validität
- Reliabilität
- Objektivität
- Praktikabilität.

Validität (Güte): Validität eines Tests ist das Maß, mit dem der Test das misst, was er messen soll. Ein Messverfahren zur Lebensqualität sollte möglichst genau auf die Aspekte von Krankheitszuständen zugeschnitten sein, die für die Lebensqualität entscheidend sind (**Inhaltsvalidität** oder **Konstruktvalidität**). In diesem Zusammenhang sind zwei Formen der Validität von Bedeutung: die vergleichende (konkurrente) und die unterscheidende (diskriminante) Validität. Hohe **vergleichende Validität** besteht, wenn das Messverfahren annähernd die gleichen Ergebnisse liefert wie andere Messverfahren, die dieselben Parameter der Lebensqualität erfassen. **Unterscheidende Validität** bedeutet, dass durch das Messverfahren Unterschiede dort aufgedeckt werden, wo sie sinngemäß auch bestehen müssten. Die diskriminante Validität unterscheidet zwischen Gruppen oder zwischen Individuen (**Sensitivität**).

Reliabilität (Zuverlässigkeit): Ein Messverfahren ist in dem Maße zuverlässig, wie es unter gleichen Bedingungen die gleichen Ergebnisse liefert (auch als **Reproduzierbarkeit** bezeichnet). Ein Ansatz zur Bestimmung der Zuverlässigkeit eines Verfahrens besteht darin, das gleiche Messverfahren in einem gewissen zeitlichen Abstand zweimal oder öfter hintereinander (seriell) anzuwenden, unter Kenntnis des jeweils vorherigen Testergebnisses. Die auf diese Weise bestimmte Reliabilität bezeichnet man als **Test-Retest-Reliability**. Ein zweiter Ansatz besteht darin, ein Verfahren mehrfach gleichzeitig (parallel) anzuwenden. Man spricht dann von **Test-Paralleltest-Reliability**. Bei Messverfahren, die auf mehreren Einzeldaten beruhen, besteht ein dritter Ansatz darin, die Einzeldaten in zwei möglichst gleiche Hälften aufzuteilen und die Hälften miteinander zu vergleichen. Man spricht dann von **Testhälften-Reliabilität** («**split-half-reliability**»). Dieser Ansatz kann verallgemeinert werden, indem man jedes einzelne Ergebnis als unabhängige Messung derselben Größe betrachtet. Diese Form der Reliabilität bezeichnet man als **interne Konsistenz**.

Objektivität: Ein Messverfahren ist objektiv, wenn es unabhängig von den Personen, die es anwenden, vergleichbare Ergebnisse liefert. Drei Arten der Objektivität werden unterschieden: die Ausführungs-, die Auswertungs- und die Interpretations-Objektivität. Bei schriftlicher Befragung (**Fragebogen**) kann der Befragte anonym bleiben. In diesem Falle ist wie beim **Interview** die Objektivität der Ausführung gefährdet. Ein Verfahren ist auswertungsobjektiv, wenn unterschiedliche Personen zu den gleichen Ergebnissen kommen. Ein Verfahren ist interpretationsobjektiv, wenn unterschiedliche Personen die gleichen Ergebnisse in gleicher Weise interpretieren.

Praktikabilität: Das Messverfahren sollte möglichst wenig Zeit und Geld kosten und so gestaltet werden, dass die Personen gerne bereit sind, an der Untersuchung teilzunehmen.

21.2 Psychometrische Verfahren

Psychometrische Verfahren zur Erfassung von Lebensqualität sind Fragebögen, die wichtige Aspekte des Gesundheitszustandes abgreifen. Wie oben erwähnt, unterscheidet man generische und krankheitsspezifische psychometrische Verfahren.

21.2.1 Generische Fragebögen zur Lebensqualität

Es stehen zahlreiche Fragebögen zur Verfügung. Folgende generischen Verfahren zur Erfassung der Lebensqualität werden häufig verwendet (s. **Tab. 21-3**).

Der Fragebogen SF-36 ist das am meisten verwendete generische Profilinstrument und der EQ-5D das am meisten verwendete generische Indexinstrument (Garratt et al., 2002). Von beiden Fragebögen gibt es deutschsprachige Versionen.

Der SF-36 als Beispiel eines generischen Profilinstruments

Der SF-36 ist als standardisiertes Instrument zur Erfassung gesundheitsbezogener Lebensqualität entwickelt worden. Der Fragebogen kann sowohl zur Selbst- als auch zur Fremdbeurteilung eingesetzt werden. Die Bearbeitungszeit beträgt ca. zehn Minuten. Danach werden die für jede Dimension ermittelten Werte addiert und linear auf Werte zwischen 0 und 1 transformiert. Darüber hinaus besteht die Möglichkeit, einen psychischen und einen körperlichen Summenwert zu errechnen.

Der EQ-5D als Beispiel für ein generisches Indexinstrument

Die Entwicklung des EQ-5D erfolgte durch die EuroQol-Gruppe. Fünf Dimensionen der Lebensqualität werden in diesem Fragebogen in jeweils drei Stufen abgefragt.

Tabelle 21-3: Einige häufig verwendete generische Fragebögen zur Lebensqualität.

Profilinstrumente:
- 36-Punkte (Items) Short-Form des Medical Outcomes Study Health Survey (SF-36)
- Nottingham Health Profile (NHP)
- Sickness Impact Profile (SIP)
- Dartmouth Primary Care Cooperative Information Project Charts (COOP).

Indexinstrumente:
- European Quality of Life Questionnaire (EQ-5D).
- Health Utilities Index (HUI)
- Quality of Well-Being Scale (QWB)

Quelle: Konerding, 2004

Fünf Dimensionen:

- Mobilität
- Körperpflege
- Allgemeine Tätigkeiten
- Schmerzen/körperliche Beschwerden
- Ängstlichkeit/Niedergeschlagenheit.

Jede dieser fünf Dimensionen umfasst drei Stufen:

- keine Probleme
- einige Probleme
- extreme Probleme.

Es gibt somit $3^5 = 243$ mögliche Gesundheitszustände, die durch den EQ-5D unterschieden werden können.

21.2.2 Krankheitsspezifische Fragebögen zur Lebensqualität

Es existiert ein umfassendes Angebot an krankheitsspezifischen Fragebögen zur Messung von Lebensqualität. Bei einigen krankheitsspezifischen Indexinstrumenten, etwa beim **Psoriasis Disability Index** zur Erfassung der Lebensqualität von Patienten mit Schuppenflechte wird der Index dadurch bestimmt, dass Fragen zu verschiedenen krankheitsrelevanten Symptomen, wie «Sichtbarkeit der Schuppenflechte im Gesicht» gestellt, und die Antworten auf die verschiedenen Fragen zu einem Wert zusammengefasst werden.

Als Beispiel für ein **krankheitsspezifisches Profilinstrument** sei der **Seattle Angina Questionnaire (SAQ)** betrachtet (s. **Tab. 21-4**). Dieser Fragebogen wurde von Spertus et al. (1995) zur Ermittlung der gesundheitsbezogenen Lebens-

Tabelle 21-4: Der Seattle Angina Questionnaire (SAQ), ein Beispiel für einen krankheitsspezifischen Fragebogen (Profilinstrument).

- Körperliche Einschränkung (9 Items)
- Dauer der Angina pectoris Anfälle (1 Item)
- Häufigkeit der Angina pectoris Anfälle (2 Items)
- Zufriedenheit mit der Behandlung (4 Items)
- Krankheitswahrnehmung (3 Items)

Quelle: Spertus et al., 1995

qualität von Patienten entwickelt, die an einer koronaren Herzerkrankung leiden. Er umfasst insgesamt 19 Eigenschaften (Items) der Lebensqualität, die sich auf fünf Dimensionen der koronaren Herzerkrankung beziehen.

Der Patient kann jeweils fünf vorgegebene Antwortmöglichkeiten ankreuzen. Bei der Auswertung werden benachbarte Antwortmöglichkeiten durch Zahlen mit gleichen Abständen kodiert. Für jede der fünf Dimensionen werden diese Zahlen addiert und dann auf den Bereich zwischen 0 und 100 transformiert. Das SAQ wurde in mehreren Studien auf seine Validität und Reliabilität geprüft.

21.3 Nutzentheoretische Messverfahren

Diese Verfahren werden in der Gesundheitsökonomie häufig zur Erfassung gesundheitsbezogener Lebensqualität eingesetzt (s. **Tab. 21-5**). Sie helfen bei der Beantwortung der Frage, wie eine Person ihren aktuellen Gesundheitszustand beurteilt. Diese Bewertung soll in einem einzigen Wert, dem Nutzwert («utility») erfasst werden, der z.B. in die QALYs der Kosten-Nutzwert-Analyse einfließt (s. Kap. 19.5 «Formen der gesundheitsökonomischen Evaluation»). In der Gesundheitsökonomie gibt es einerseits die Verfahren der Zahlungsbereitschaft («willingness to pay») und der Annahmebereitschaft («willingness to accept»), die darauf abzielen, einen Geldbetrag für die Bewertung des Gesundheitszustandes zu ermitteln. Andererseits gibt es drei Verfahren, bei denen nicht nach einem finanziellen Gegenwert gefragt wird.

Tabelle 21-5: Nutzentheoretische Messverfahren.

- Urteils-, Bewertungs-Skalen («rating-scales»)
- Standardspiel, Standardlotterie («standard-gamble»)
- Zeitausgleich («time-trade-off»)
- Zahlungsbereitschaft («willingness to pay»)
- Annahmebereitschaft («willingness to accept»)

Quelle: Eigene Darstellung

21.3.1 Urteilsskalen-Verfahren

Im Unterschied zu den visuellen Analogskalen, die in nebeneinander angeordneten Feldern zum Ankreuzen bestehen, beschriftet mit der Folge der natürlichen Zahlen von 0 bis 100 (Wahrscheinlichkeiten P = 0 bis 1) oder in einer beiderseitig begrenzten Geraden, werden in Urteilsskalen die Lebensqualitätswerte in Worten wiedergegeben. Den beiden Enden der Skala werden bei der Erfassung gesundheitsbezogener Lebensqualität die Zustände «schlechtester möglicher Gesundheitszustand» und «bester möglicher Gesundheitszustand» zugewiesen. Die Probanden werden gebeten, die zu beurteilenden Krankheitszustände auf dieser Skala einzuordnen.

Bei der numerischen Darstellung der Angaben auf der Urteilsskala wird davon ausgegangen, dass die Befragten Abstände zwischen Bewertungen gleichen Unterschieden ihrer Lebensqualität zuordnen und diese Abstände auf der Urteilsskala unverzerrt abbilden. Die Werte für zwei Gesundheitszustände werden willkürlich gesetzt, und zwar der Zustand am unteren Ende der Skala mit 0 und der am oberen Ende mit 1,0. Die numerischen Werte für alle anderen Gesundheitszustände liegen dazwischen. Unter diesen Voraussetzungen können Urteilsskalen-Werte als **intervallskaliert** angesehen werden.

Wie die meisten anderen Methoden werden auch die Urteilsskalen-Verfahren in gesundheitsökonomischen Zusammenhängen vorwiegend eingesetzt, um unterschiedliche Krankheitszustände miteinander zu vergleichen. **Chronische Krankheitszustände** werden üblicherweise als Zustände betrachtet, die vom Krankheitsbeginn bis zum Tod andauern.

Temporäre, akute Krankheitszustände bestehen vom Krankheitsausbruch eine Zeit lang fort und gehen dann in den Zustand «völliger Gesundheit» oder in einen chronischen Krankheitszustand über. Um vergleichbare Werte zu gewinnen, werden die Bewertungen für chronische Krankheiten auf die beiden Zustände «völlige Gesundheit» 1,0 und «Tod» 0 normiert. Da fast jeder Mensch den Zustand der völligen Gesundheit als den bestmöglichen erachtet, hat die auf diese Weise normierte Skala mit 1 ein klar definiertes oberes Ende. Nicht alle Menschen halten aber den Tod für den schlechtesten möglichen Zustand ihrer Lebenssituation. Daher ist das untere Ende der normierten Skala nicht klar definiert. Es können auch negative Werte vorkommen. Ein Beispiel zeigt **Tabelle 21-6a, b**. Bei den Rosser-Skalen wird der Nutzwert des Patienten auf einer Matrix abgelesen, nachdem er zuvor gemäß den Kriterien Behinderung («disability») und Leidensdruck («distress») zugeordnet wurde.

Gegenwärtig werden auch Verfahren entwickelt und untersucht, um aus den Ergebnissen von standardisierten Profilinstrumenten der Lebensqualitätsmessung, beispielsweise der Short Form 36 (SF36), Nutzwerte zu erhalten.

21.3.2 Standardspiel, Standardlotterie («standard gamble»)

Beim Standardspiel wählen die Befragten zwischen zwei Alternativen. Eine dieser Alternativen ist ein sicheres Ereignis, meist der zu bewertende Krankheitszustand. Die andere Alternative kann als ein «Glücksspiel» mit zwei unsicheren Ausgängen, einem schlechten und einem guten, betrachtet werden. Das Glücksspiel ist der medizinische Eingriff, der entweder zu weitgehender Behebung des Krankheitszustandes oder mit einer sehr viel geringeren Wahrscheinlichkeit zum Tode führen kann. Es werden also Präferenzen der Befragten mit der Wahlmöglichkeit zwischen folgenden Alternativen ermittelt:

- A I: Alternative 1: Krankheitszustand u (K) tritt ohne Behandlung sicher ein.
- A II: Alternative 2: Der Zustand der Genesung G tritt mit der Wahrscheinlichkeit P (G) ein. Der Tod oder eine sehr starke Verschlechterung des Gesundheitszustandes treten mit der Wahrscheinlichkeit 1 – P (G) ein (s. **Abb. 21-1**).

Um die Bewertung für das sichere Ereignis zu bestimmen, werden die Wahrscheinlichkeiten für die beiden unsicheren Ausgänge bei der zweiten Alternative so lange verändert, bis die Befragten beide Alternativen für gleichwertig halten, sie sind gegenüber beiden Alternativen indifferent oder, anders gesagt, sie ziehen keine der Alternativen der anderen vor.

Tabelle 21-6: Rosser-Methode: Bewertungsskalen («Rating Scales») zur Graduierung des Gesundheitszustandes.

a) Behinderung («disability»):
- I keine Invalidität/Behinderung
- II leichte soziale Einschränkungen
- III schwere soziale Einschränkungen und/oder leichte Minderung der Arbeitsleistung; die meisten Hausarbeiten, bis auf schwere, können ausgeführt werden.
- IV schwere Arbeitseinschränkungen; Hausfrauen und ältere Menschen können nur leichte Hausarbeiten verrichten, sich aber noch selbst versorgen (einkaufen).
- V völlige Arbeitsunfähigkeit; Fortführung der Ausbildung unmöglich. Ältere Menschen sind ans Haus gebunden und nicht in der Lage einzukaufen. Hausfrauen können nur einige leichte Arbeiten ausführen.
- VI gebunden an einen Rollstuhl; die Fortbewegung zu Hause ist nur mit Hilfe möglich.
- VII bettlägerig.
- VIII Bewusstseinsverlust.

b) Leidensdruck («distress»):
- A kein Leidensdruck
- B leichter Leidensdruck
- C mäßiger Leidensdruck
- D schwerer Leidensdruck

Behinderung («disability»)	Leidensdruck («distress»)			
	A	B	C	D
I	1,000	0,995	0,990	0,967
II	0,990	0,986	0,973	0,932
III	0,980	0,972	0,956	0,912
IV	0,964	0,956	0,942	0,870
V	0,946	0,935	0,900	0,700
VI	0,875	0,845	0,680	0,000
VII	0,677	0,564	0,000	< 0
VIII	< 0	–	–	–

Quelle: Rosser/Kind, 1978

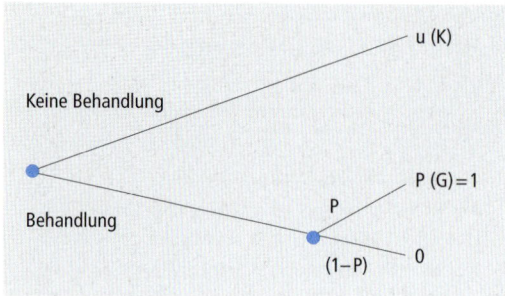

Legende: siehe Text
Quelle: Eigene Darstellung

Abbildung 21-1: Verfahren der Standardlotterie für einen Gesundheitszustand u (K).

Wenn der Tod nicht als der schlimmste mögliche Ausgang angesehen wird, muss erst die Bewertung für den schlechtesten Krankheitszustand festgestellt werden. Ist dies ein chronischer Zustand, werden hierzu die folgenden beiden Alternativen vorgegeben:

- Alternative 1: Der Tod tritt ohne Intervention sicher ein.
- Alternative 2: Weitgehende Heilung H tritt mit der Wahrscheinlichkeit P (H), der schlimmste mögliche Krankheitszustandes mit der Wahrscheinlichkeit 1 – P (H) ein.

Die Wahrscheinlichkeiten für Alternative 2 verändern sich durch die verschiedenen vorgeschlagenen medizinischen Maßnahmen so lange, bis die befragte Person beide Alternativen als gleichwertig empfindet. Dieser Wert wird in einen Nutzwert der vorgeschlagenen medizinischen Maßnahme umgerechnet (Einzelheiten siehe Konerding, 2004). Beispiele für Nutzwerte gibt **Tabelle 19-8** wieder (S. 291).

Beispiel 1: Katarakt-Operation (teilweise hypothetisch)

Bei Patienten, die durch grauen Star (Katarakt) in ihrem Sehvermögen auf beiden Augen stark beeinträchtigt sind, sei der Visus im Durchschnitt mit 40% angenommen. Durch eine Operation mit Ersatz beider natürlicher Linsen durch Kunststofflinsen kann ihnen weitgehende Wiederherstellung ihrer Sehfähigkeit mit

einer Wahrscheinlichkeit von 0,975 in Aussicht gestellt werden. Mit einer Wahrscheinlichkeit von 0,02499 wird als Komplikation der Operation durch eine Endophthalmitis völliges Erblinden (Visus kleiner als 2%) eintreten. Der Nutzwert u ihrer Lebensqualität betrage dann im Mittel nur noch 0,39 (s. **Tab. 19-8**, S. 291). Mit einer Wahrscheinlichkeit von 0,00001 werden die Patienten während oder kurz nach der Operation (perioperativ) versterben. Der durchschnittliche Nutzwert ihrer Lebensqualität vor der Operation sei über das Verfahren der Standardlotterie mit 0,6 ermittelt worden. Die Restlebenserwartung der Patienten sei im Mittel 20 Jahre. Die Kosten für die Katarakt-Operation und die Nachsorge, einschließlich der fachärztlichen Betreuung über 20 Jahre, seien mit 60 000 € angenommen. Die Kosten für die augenärztliche Behandlung für 20 Jahre ohne Operation werden mit 5000 € angesetzt.

Die Kosten-Nutzwert-Analyse (s. Kap. 19.5.4) würde sich in drei möglichen Ergebnissen (a, b, c) wie folgt darstellen:

a) Die Operation verläuft erfolgreich. Der postoperative Visus betrage 90%. Der mittlere Nutzwert der Lebensqualität der Patienten nach erfolgreicher Operation wird mit 0,8 ermittelt.
   $T_{CUA} = \Delta K/\Delta QALYs = (60\,000 - 5000)/(20^*(0,8 - 0,6)) = 13\,750$ € pro QALY.
   Unter der Voraussetzung, dass die Operation erfolgreich verläuft, kostet die medizinische Maßnahme 13 750 € pro gewonnenem qualitätsbewertetem («qualitätsbereinigtem») Lebensjahr (QALY).

b) Postoperativ tritt eine Endophthalmitis auf, die zur Erblindung führt. Die Behandlungskosten einschließlich der Operation betragen 150 000 €:
   $T_{CUA} = (150\,000 - 5000)/(20^*(0,39 - 0,6)) = -34\,524$ € pro QALY. Dieser Wert kann aufgrund seines negativen Vorzeichens nicht in die Gesamtkostenrechnung eingehen, sondern muss als inkrementelle Kosten gerechnet werden (s. unten).

c) Der Patient verstirbt während der Operation oder kurze Zeit postoperativ, z. B. durch einen

Narkosezwischenfall, Herzinfarkt o.Ä. Die Kosten betragen in diesem Fall 30000 €. ΔK=30000−5000 = 25000 €.

Aus den Eintrittswahrscheinlichkeiten lassen sich nun die Kosten pro gewonnenem Lebensjahr für einen statistischen Patienten errechnen:

Gesamtkosten-Nutzenverhältnis: 0,975*13750 + 0,02499*145000 + 0,00001*25000 = 17030,05 € pro QALY.

Eine Krankenkasse muss bei Katarakt-Operationen also mit Kosten von ca. 17000 € pro gewonnenem qualitätsbewertetem Lebensjahr rechnen. Eine inkrementelle Analyse der Kosten durch die Operation sieht wie folgt aus:

0,975*55000 + 0,02499*145000 + 0,00001* 25000 = 57248,8 € pro operiertem Patienten.

Beispiel 2: Herzklappenersatz (teilweise hypothetisch)

Ein 70-jähriger Patient mit Herzinsuffizienz, dem vor zwei Jahren eine neue Herzklappe (Bioklappe vom Schwein) implantiert worden war, erleidet einen Hinterwandinfarkt, den er überlebt. Da die neue Klappe schon vor dem Infarkt nur noch eine Funktionsfähigkeit von 20% aufwies, ist die Implantation einer neuen Klappe indiziert. Die Krankenkasse möchte für eine Kosten-Nutzwert-Analyse eines neuen, sehr viel teureren Operationsverfahrens (neue Kunststoffklappe) die Abschätzung der Kosten pro QALY ermitteln.

Neben anderen Patienten wird auch der 70-jährige Mann über die Einschätzung seines gegenwärtigen Gesundheitszustandes befragt. Ihm wird die Frage vorgelegt, ob er das Operationsrisiko eingehen würde, wenn das neue Operations-Verfahren mit einer Wahrscheinlichkeit von 0,65 zur langfristigen deutlichen Besserung führen, er aber mit einer Wahrscheinlichkeit von 0,345 mit einer Verschlechterung und mit p = 0,005 mit einem tödlichen Ausgang rechnen müsste. Würde der Patient diese Voraussetzungen akzeptieren, so betrüge der Nutzwert seines derzeitigen Gesundheitszustandes u = 0,65. Bei einer Restlebenserwartung von 8 Jahren würde der Nutzen für die Kostennutzwert-

Analyse 8*0,65 = 5,2 QALYs betragen. Bei Kosten für das neue Operationsverfahren und die Nachsorge von 95000 €, aber 40000 € medizinischen Kosten ohne Operation mit einer Restlebenserwartung von 2 Jahren und einem Nutzwert von 0,3 (s. **Tab. 19-8**, S. 291) ergäbe sich folgende Rechnung:

T_{CUA} = (95000−40000)/(5,2−0,6) = 11956,52 €, also ca. 12000 € pro gewonnenem qualitätsbewertetem Lebensjahr.

Nun könnte auch das neue mit dem alten Operationsverfahren in einer inkrementellen Analyse verglichen werden. Wenn z.B. das alte Operationsverfahren 80000 € einschließlich Nachsorge kostet und die Restlebenserwartung 11 Jahre beträgt mit einem Nutzwert von 0,35, so sähe die Berechnung wie folgt aus:

T_{CUA}=(80000−40000)/(3,85−0,6) = 12307,69 €.

Aufgrund der Tatsache, dass das neue Verfahren zu einer deutlichen Verbesserung der Lebensqualität führt, ist es dem alten Operationsverfahren überlegen, d.h. es entstehen geringere Kosten pro gewonnenem, qualitätsbezogenem Lebensjahr, obwohl das neue Verfahren deutlich teurer ist.

21.3.3 Zeitausgleichs-Verfahren, Zeitpräferenz («time-trade-off»)

Da viele Menschen keine konkreten Vorstellungen von Wahrscheinlichkeiten besitzen, ist das Verfahren der Zeitpräferenz entwickelt worden. Der Unterschied zum Verfahren der Standardlotterie besteht darin, dass dem Patienten eine Therapie angeboten wird, die mit einer Einbuße an Lebenserwartung verbunden ist, dafür aber seine derzeitigen Krankheitssymptome verbessert. Dabei wird die Überlebenszeit hypothetisch so lange verändert, bis der Patient bezüglich der Therapie indifferent ist. Je größer der Anteil an Restlebenserwartung ist, die der Patient bereit wäre aufzugeben, umso schlechter schätzt er seinen derzeitigen Gesundheitszustand ein.

Auch beim Zeitausgleichs-Verfahren wählen die Befragten also zwischen zwei Alternativen, die bei diesem Verfahren aus Krankheitszuständen unterschiedlicher Dauer bestehen (s. **Abb. 21-2**).

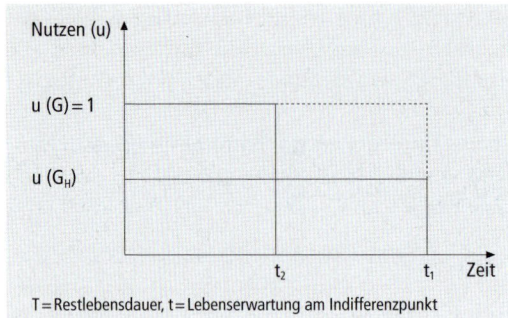

T = Restlebensdauer, t = Lebenserwartung am Indifferenzpunkt

Legende: siehe Text
Quelle: Eigene Darstellung

Abbildung 21-2: Verfahren der Zeitpräferenz für einen chronischen Krankheitszustand u (G_H).

Bei chronischen Krankheitszuständen, die nicht schlimmer als der Tod sind, lauten die beiden Alternativen:

A I: Der Krankheitszustand u dauert t_1 Jahre und endet dann mit dem Tod.
A II: Der Zustand völliger Gesundheit, der durch die angebotene medizinische Maßnahme erreicht wird, dauert t_2 Jahre ($t_2 < t_1$) und endet dann mit dem Tod.

Die Zeitspanne der Alternative II wird so lange durch vorgeschlagene medizinische Maßnahmen verändert, bis die befragte Person beide Alternativen für gleichwertig hält. Beim Umsetzen der Angaben der Probanden in Zahlen wird angenommen, dass sich die Bewertung einer Folge von Gesundheitszuständen aus der Summe der Produkte der Zeiten der Krankheitszustände mit deren Bewertungen ergibt. Die Bewertung für den Krankheitszustand u ergibt sich als Quotient der beiden Zeiten.

Beispiel: Herzklappenersatz (s. o.)
Der Patient würde beim Verfahren der Zeitpräferenz darüber befragt, wie viele Jahre seiner Restlebensdauer er aufzugeben bereit wäre, wenn ein neues Operationsverfahren ihm seitens des Herzens weitgehende Beschwerdefreiheit bei Verkürzung der Lebenserwartung gewähren würde, da die neue Kunststoffklappe im Mittel ca. 8 Jahre funktionsfähig bleibt, während

die Bioklappe 11 Jahre Restlebenserwartung gestattet, allerdings mit einer deutlich verminderten Lebensqualität. Ein weiterer Klappenersatz nach der zweiten Operation kommt nicht mehr in Frage.

Die Berechnung des Nutzwertes ergäbe sich, wie folgt:

u = 1 – (3/8) = 0,625. Dieser Wert entspricht etwa dem von 0,65, der durch das Verfahren der Standardlotterie ermittelt wurde.

21.3.4 Kritische Wertung der nutzentheoretischen Verfahren
Bei der Interpretation der mithilfe der nutzentheoretischen Verfahren gewonnenen Werte stellen sich zwei Fragen:

- Sind die Annahmen, auf denen die Berechnung der Werte beruht, empirisch nachvollziehbar?
- Spiegeln die drei Verfahren dieselbe Größe wider?

Die Gültigkeit der Annahmen
In der üblicherweise praktizierten Form, beruht das **Skalen-Verfahren** auf zwei Annahmen:

- Die Befragten können konsistent Abstände in der Abstufung der Bewertung einschätzen.
- Die Befragten bilden die von ihnen wahrgenommenen Abstände unverzerrt auf der Urteilsskala ab.

Erwartungsgemäß bestehen große individuelle Unterschiede. Nicht alle Personen können konsistent Abstände zwischen Bewertungen beurteilen. Dies muss im Einzelfall berücksichtigt werden. Unter der Gültigkeit der zweiten Annahme müssten Urteilsskalen-Werte, die sich auf die gleichen Parameter beziehen, aber unter verschiedenen Rahmenbedingungen erhoben wurden, in einer linearen Beziehung zueinander stehen. Das **Standardspiel-Verfahren** beruht auf der Annahme, dass sich Personen bei Entscheidungen gemäß der Erwartungsnutzentheorie verhalten.

Beziehungen zwischen den drei Verfahren

Da bei den drei Verfahren die Patients subjektive Bewertungen ihres Gesundheitszustandes abgeben, bleibt unklar, was die Befragten unter «Bewertung» verstehen. Im Unterschied zum Urteilsskalenverfahren werden die Patients beim Standardspiel und beim Zeitausgleichs-Verfahren nicht direkt nach Bewertungen ihres Gesundheitszustandes befragt, sondern nach Präferenzen zwischen zwei Alternativen.

Der Unterschied zwischen dem Urteilsskalen-Verfahren auf der einen und dem Standardspiel sowie dem Zeitausgleichs-Verfahren auf der anderen Seite liegt aus ökonomischer Sicht in der Beantwortung der Frage, inwieweit man bereit ist, für ein Gut ein anderes Gut einzutauschen. Das Standardspiel und das Zeitausgleichs-Verfahren beruhen in der gesundheitsökonomischen Anwendung darauf, dass die Befragten eine Behandlungs-Alternative für eine andere eintauschen.

Es bestehen aber auch Unterschiede zwischen den Verfahren des Standardspiels und der Zeitpräferenz. Beim Standardspiel geht es um Entscheidungen zwischen Wahlmöglichkeiten mit unsicheren Ausgängen, beim Zeitausgleichs-Verfahren um Wahlmöglichkeiten zwischen zeitlichen Folgen sicherer Ereignisse. Aus der Sicht der meisten Ökonomen bilden Entscheidungen unter Unsicherheit eine validere Grundlage für die Messung von Bewertungen, weil fast alle Entscheidungen in der Ökonomie wie in der Medizin unter Unsicherheit gefällt werden müssen. Um die beiden Möglichkeiten voneinander abzugrenzen, werden Bewertungen, die über Entscheidungen unter Unsicherheit bestimmt worden sind, daher als «utilities» (Bewertungen), die auf Urteilen unter Sicherheit beruhen, als «values» bezeichnet. Im wohlfahrtstheoretischen Sinne misst daher nur der Standardspiel-Fragebogen Nutzwerte (utilities), die für das QALY-Modell vorliegen sollten.

Green et al. (2000) fanden bei einer sehr umfassenden Literaturanalyse, dass Standardspiel- und Zeitausgleichs-Werte meistens recht eng miteinander korrelieren, während die Korrelation mit Urteilsskalen-Werten geringer war (s. **Tab. 21-7**). Aufgrund dieser Ergebnisse schlossen die Auto-

Tabelle 21-7: Unterschiede in der Bestimmung von Nutzwerten am Beispiel der chronischen Angina pectoris, Schweregrad gemäß Canadian Cardiovascular Society.

Methode	Schwere-grad I	Schwere-grad II	Schwere-grad III/IV
Skalen-verfahren	0,892	0,780	0,590
Zeitprä-ferenz	1,0	0,997	0,929
Standard-lotterie	0,965	0,970	0,875

Quelle: Green et al., 2000

ren, dass Urteilsskalen-Werte einen anderen Aspekt gesundheitsbezogener Lebensqualität widerspiegeln als Werte, die mit dem Standardspiel oder dem Zeitausgleichs-Verfahren bestimmt werden.

21.4 Fazit

Die Bestimmung der Lebensqualität sollte als Ergebniskriterium immer in die Planung gesundheitsökonomischer Studien einbezogen werden. Es sollten möglichst verschiedene Methoden (Profile, Indizes [Nutzwerte], generische, krankheitsspezifische Maße) zur Erfassung der Lebensqualität verwendet werden. Zwischen Selbst- und Fremdbeurteilung sollte sorgfältig abgewogen werden.

Es sei erneut betont, dass sich die Bestimmung von Nutzwerten zur gesundheitsökonomischen Analyse auf **statistische, nicht auf individuelle (identifizierte) Menschenleben,** also nicht auf einzelne Patients, bezieht. Die Frage, ob eine medizinische Maßnahme aus Kostengründen einem Patienten vorenthalten werden soll, kann nur auf vielen Ebenen gesellschaftlich diskutiert und nicht von Gesundheitsökonomen allein entschieden werden. Als Beispiel dafür, dass ein gesellschaftlicher Konsens in solchen Fragen möglich erscheint, soll abschließend auf das Oregon-Experiment hingewiesen werden, dessen detaillierte Beschreibung den Rahmen dieses Lehrbuches sprengen würde (Hadorn, 1991).

Übungs- und Kontrollfragen

1. Geben Sie Verfahren zur Erfassung der gesundheitsbezogenen Lebensqualität an.
2. Führen Sie Kriterien für die Bewertung der Güte von Methoden zur Erfassung gesundheitsbezogener Lebensqualität auf.
3. Erläutern Sie an einem Beispiel generische Profilinstrumente.
4. Was versteht man unter einem QALY?
5. Welche nutzentheoretischen Messverfahren kennen Sie?

Literatur

Cook, KF; Ashton, CM; Byrne, MM; Brody, B.; Geraci, J.; Giesler, RB; Hanita, M.; Souchek, J.; Wray, NP (2001): A psychometric analysis of the measurement level of the rating scale, time-trade-off, and standard gamble. Soc Sci Med 53: 1275–1285.

Garratt, A.; Schmidt, L.; Mackintosh, A.; Fitzpatrick, R. (2002): Quality of life measurement: bibliographic study of patient assessed health outcome measures. BMJ 324: 1417–1419.

Gill, TM; Feinstein, AR (1994): A critical appraisal of the quality-of-life measurements. JAMA. 272: 619–626.

Green, C.; Brazier, J.; Deverill, M. (2000): Valuing health-related quality of life: A review of health state valuation techniques. Pharmacoeconomics. 17: 151–165.

Hadorn, DC (1991): Setting health care priorities in Oregon. Cost-effectiveness meets the rule of rescue. JAMA. 265: 2218–2225.

Konerding, U.: Gesundheitsbezogene Lebensqualität. In: Lauterbach, K.; Schrappe, M. (Hrsg.) (2004): Gesundheitsökonomie, Qualitätsmanagement und Evidence-based Medicine. Stuttgart, Schattauer.

Rosser, RM; Kind, PA (1978): A scale of valuation of states of illness. Is there a social consensus? In: J Epidemiol. 13: 117–123.

Spertus, JA; Winder, JA; Dewhurst, TA; Deyo, RA; Prodzinski, J.; McDonell, M.; Fihn, SD (1995): Development and evaluation of the Seattle Angina Questionnaire: a new functional status measure for coronary artery disease. J Am Coll Cardiol. 25: 333–341.

Testa, MA; Simonson, D. (1996): Assessment of quality of life outcome, N E J Med 334: 835.

Torrance, GW (1986): Measurement of health state utilities for economic appraisal. J Health Econ. 5: 1–30.

Vermeer, F. (1988): Cost-benefit analysis of early thrombolytic treatment with intracoronary streptokinase. Brit Heart J. 59: 27–34.

Herrn PD Dr. Dr. A. Gandjour danke ich für zahlreiche kritische Kommentare.

Herausgeber und Autoren

Prof. Dr. med. Helmut Brunner
Dr. (Univers.) Anna Furmaniak
Dr. med., Dipl. Theol. Andreas Gerber, MA
Prof. Dr. med. Dr. sc. (Harvard) Karl W. Lauterbach, MdB
PD Dr. rer. pol. Markus Lüngen
Dipl. Volksw. Anna Maria Passon
PD Dr. med. Stephanie Stock, Gesundheitsökonomin (ebs)

Institut für Gesundheitsökonomie und Klinische Epidemiologie
der Universität zu Köln
Gleueler Str. 176–178
50935 Köln

Dr. rer. nat. Björn Stollenwerk
Helmholtz Zentrum München
Deutsches Forschungszentrum für Gesundheit und Umwelt
Institut für Gesundheitsökonomie und Management im Gesundheitswesen
Ingolstädter Landstraße 1
85764 Neuherberg

Dr. rer. pol. Gabriele Klever-Deichert
Bundesministerium für Gesundheit (BMG)
Rochusstr. 1
53123 Bonn

Prof. Francesco Longo
Prof. Associato Dipartimento di Analisi Istituzionale e Management Pubblico (DAIMAP)
Direttore CERGAS
Universitá Bocconi
Via Roentgen 1
20136 Mailand, Italien

Dr. med. Evelyn Plamper
Leiterin Stabsabteilung Unternehmensentwicklung
Universitätsklinikum Köln (AöR)
Gleueler Strasse 24
50931 Köln

Dr. med. Dipl. oec. Marcus Redaèlli
Institut für Allgemeinmedizin und Familienmedizin
Leiter des Schwerpunkts Effektivität und Effizienz von Gesundheitsleistungen in der ambulanten
Versorgung
Private Universität Witten/Herdecke gGmbH
Alfred-Herrhausen-Straße 50
58448 Witten

Dr. med. David Schwartze
Zentrum für Innere Medizin
Kliniken St. Antonius
Carnaper Straße 48
42283 Wuppertal

Abkürzungen

AM	Arzneimittel
BIP	Bruttoinlandsprodukt
BMGS	Bundesministerium für Gesundheit und Soziales
BPflV	Bundespflegesatzverordnung
BQS	Bundesgeschäftsstelle für Qualitätssicherung
BSC	Balanced Scorecard
BVA	Bundesversicherungsamt
CMI	Casemix Index
DMP	Disease Management Programm
DRG	Diagnosis Related Groups
EbM:	Evidenzbasierte Medizin
EFQM	European Foundation for Quality Management
EV	Expectacy Value, Erwartete Kosten
FPÄndG	Fallpauschalenänderungsgesetz
FPG	Fallpauschalengesetz
GMG	Gesundheitsmodernisierungsgesetz
GAR	Gesundheitsausgabenrechnung
GKV	Gesetzliche Krankenversicherung
GKV-NOG	GKV-Neuordnungsgesetz
GKV-SolG	GKV-Solidaritätsstärkungsgesetz
GRG	Gesundheitsreformgesetz
GSG	Gesundheitsstrukturgesetz
HTA	Health Technology Assesment

IQWiG	Institut für Wirtschaftlichkeit und Qualität im Gesundheitswesen
KaiG	Konzertierte Aktion im Gesundheitswesen
KBV	Kassenärztliche Bundesvereinigung
KFPV	Krankenhausfallpauschalenverordnung
KHBV	Krankenhausbuchführungsverordnung
KHG	Krankenhausfinanzierungsgesetz
KHStatV	Krankenhausstatistik-Verordnung
KTQ	Kooperation für Transparenz und Qualität im Krankenhaus
KZBV	Kassenzahnärztliche Bundesvereinigung
LÄK	Landesärztekammer
NHS	National Health Service
NICE	National Institute of Clinical Excelence
NYHA	New York Heart Association
OTC	Over The Counter
PKV	Private Krankenversicherung
Psych-PV	Psychiatrie-Personalverordnung
QALY	Quality Adjusted Life Years
QS	Qualitätssicherung
RG	Relativgewicht
RSA	Risikostrukturausgleich
SGB	Sozialgesetzbuch
SVR	Sachverständigenrat
TPG	Transplantationsgesetz
VdAK	Verband der Angestellten-Krankenkassen

Sachregister